ESQUIZOFRENIA

Título original: *Surviving Schizophrenia: A family manual*

Todos os direitos reservados pela Autêntica Editora Ltda. Nenhuma parte desta publicação poderá ser reproduzida, seja por meios mecânicos, eletrônicos, seja via cópia xerográfica, sem a autorização prévia da Editora.

A editora não se responsabiliza pelo conteúdo, funcionamento, manutenção ou atualização de links ou outros recursos apresentados pelo autor neste livro.

EDITOR
Marcelo Amaral de Moraes

EDITORA ASSISTENTE
Luanna Luchesi

PREPARAÇÃO DE TEXTO
Luanna Luchesi

REVISÃO TÉCNICA
Dr. Daniel Segenreich
Médico Psiquiatra – CRM 711020-RJ

REVISÃO
Felipe Magalhães

PROJETO GRÁFICO DE CAPA E MIOLO
Diogo Droschi
(sobre imagem de
Polya_olya/Shutterstock)

DIAGRAMAÇÃO
Guilherme Fagundes

Dados Internacionais de Catalogação na Publicação (CIP)
(Câmara Brasileira do Livro, SP, Brasil)

Torrey, E. Fuller
  Esquizofrenia / E. Fuller Torrey ; tradução Luis Reyes Gil. -- 7. ed.
-- São Paulo : Autêntica, 2022.

  Título original: Surviving Schizophrenia : A family manual.

  ISBN 978-65-5928-178-7

  1. Esquizofrenia 2. Esquizofrenia - Pacientes - Relações com a família
3. Família - Saúde 4. Transtornos mentais I. Título. II. Série.

22-110937   CDD-616.898

Índices para catálogo sistemático:
  1. Esquizoides : Aspectos psicológicos : Medicina   616.8982

Eliete Marques da Silva - Bibliotecária - CRB-8/9380

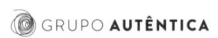 GRUPO **AUTÊNTICA**

Belo Horizonte
Rua Carlos Turner, 420
Silveira . 31140-520
Belo Horizonte . MG
Tel.: (55 31) 3465 4500

São Paulo
Av. Paulista, 2.073 . Conjunto Nacional
Horsa I . Sala 309 . Cerqueira César
01311-940 . São Paulo . SP
Tel.: (55 11) 3034 4468

www.grupoautentica.com.br
SAC: atendimentoleitor@grupoautentica.com.br

Dr. E. Fuller Torrey, PhD

ESQUIZOFRENIA

- **O que é esquizofrenia** e como identificar os **primeiros sintomas**
- **Os impactos** da esquizofrenia sobre o **indivíduo** e a **família**
- **Tratamentos** para a esquizofrenia e a melhora da **qualidade de vida**

SÉTIMA EDIÇÃO

TRADUÇÃO: Luis Reyes Gil

APRENDENDO A VIVER

autêntica

Também do Dr. E. Fuller Torrey, PhD:

- *Ethical Issues in Medicine: The Role of the Physician in Today's Society* (editor)
- *Witchdoctors and Psychiatrists: The Common Roots of Psychotherapy and Its Future*
- *The Death of Psychiatry*
- *International Collaboration in Mental Health* (coeditor)
- *Why Did You Do That?*
- *Schizophrenia and Civilization*
- *The Roots of Treason: Ezra Pound and the Secret of St. Elizabeths*
- *Nowhere to Go: The Tragic Odyssey of the Homeless Mentally Ill*
- *Care of the Seriously Mentally Ill: A Rating of State Programs* (coautor)
- *Criminalizing the Seriously Mentally Ill : The Abuse of Jails as Mental Hospitals* (coautor)
- *Frontier Justice: The Rise and Fall of the Loomis Gang*
- *Freudian Fraud: The Malignant Effect of Freud's Theory on American Thought and Culture*
- *Schizophrenia and Manic-Depressive Disorder: The Biological Roots of Mental Illness as Revealed by the Landmark Study of Identical Twins* (coautor)
- *Out of the Shadows: Confronting America's Mental Illness Crisis*
- *The Invisible Plague: The Rise of Mental Illness from 1750 to the Present* (coautor)
- *Surviving Manic Depression: A Manual on Bipolar Disorder for Patients, Families, and Providers* (coautor)
- *Beasts of the Earth: Animals, Humans, and Disease* (coautor)
- *Surviving Prostate Cancer: What You Need to Know to Make Informed Decisions*
- *The Insanity Defense: How America's Failure to Treat the Seriously Mentally Ill Endangers Its Citizens*
- *American Psychosis: How the Federal Government Destroyed the Mental Illness Treatment System*
- *The Martyrdom of Abolitionist Charles Torrey*
- *Evolving Brains, Emerging Gods: Early Humans and the Origins of Religion*

"Quanto a mim, você precisa saber
que não teria exatamente escolhido a loucura
caso me fosse dada alguma escolha."

Vincent Van Gogh, 1889, em carta ao irmão,
escrita durante seu confinamento não voluntário
no hospital psiquiátrico de St. Remy.

SUMÁRIO

CAPÍTULO 1

O MUNDO INTERIOR
DA LOUCURA: VISTO DE DENTRO

CAPÍTULO 5

AS CAUSAS
DA ESQUIZOFRENIA

CAPÍTULO 6

O TRATAMENTO DA ESQUIZOFRENIA: UMA INTRODUÇÃO

CAPÍTULO 7

O TRATAMENTO DA ESQUIZOFRENIA: MEDICAÇÃO E OUTROS

CAPÍTULO 10

COMO PACIENTES E FAMÍLIAS PODEM SOBREVIVER À ESQUIZOFRENIA?

CAPÍTULO 11

PERGUNTAS FREQUENTES

SOBRE A COLEÇÃO "APRENDENDO A VIVER"

Todos nós sonhamos, fazemos planos e, de repente, somos interpelados pelo imperativo da realidade da vida, que nos revela surpresas diversas. Então somos impactados, ficamos atônitos e muitas vezes nos imobilizamos diante do desconhecido.

Os transtornos e as doenças mentais são elementos que mudam definitivamente as nossas vidas e a de todos que estão por perto. Pode ser uma filha com TDAH, o amigo com depressão, a avó com doença de Alzheimer, o tio com esquizofrenia, o colega autista, o cônjuge bipolar, o pai alcoólatra ou o neto viciado em drogas. Não importa onde você nasceu, sua classe social, etnia ou gênero; fatalmente você ou alguém próximo será acometido por algum desses (ou outros) transtornos, e isso o afetará.

Diante de fatos como esses, cada pessoa reage de uma forma. Muitas simplesmente ignoram ou negam o problema, postergando a intervenção, o que contribui para o aumento dos desafios e do sofrimento. Outras se afastam, rejeitam ou discriminam, se recusando a ajudar ou a participar dos cuidados e da promoção de uma convivência social mais harmônica. Algumas, mesmo bem-intencionadas e sensíveis em relação ao outro, se imobilizam por não saberem o que está acontecendo e como podem ajudar. E, claro, há aquelas que, diante dos desafios, arregaçam as mangas e dão o melhor de si para aliviar a dor e o sofrimento, tanto daqueles que sofrem do transtorno quanto dos que fazem parte do contexto em que o portador está inserido.

Foi pensando em tornar a vida mais leve e mais equilibrada para todas as pessoas que sofrem, direta ou indiretamente, com transtornos e doenças mentais que nós, do Grupo Editorial Autêntica, idealizamos a coleção "Aprendendo a Viver". Acreditamos que os conhecimentos e a informações que você encontrará nas publicações dessa coleção o ajudarão a lidar com as surpresas da vida de uma maneira mais assertiva e produtiva. Cremos que é possível ter qualidade de vida e satisfação, apesar das dificuldades, limitações e decorrências que cada um desses transtornos traz para seus portadores, seus familiares e outras pessoas com as quais convivem.

A coleção "Aprendendo a Viver" tem a pretensão de aliviar o sofrimento e a dor causados pela falta de conhecimento, pela ignorância, pelo preconceito e pela segregação que quase sempre acompanham aqueles que já sofrem demasiadamente com seu próprio transtorno ou doença. "Aprendendo a Viver" é um soro de lucidez para que você aprenda a lidar com todos os desafios que um transtorno acarreta e a ter a maior qualidade de vida possível.

Leia, aprenda, aplique e compartilhe.

Marcelo Amaral de Moraes
Editor

Sobre o autor

E. FULLER TORREY, PhD, é psiquiatra e pesquisador, especializado em esquizofrenia e em transtorno bipolar. É diretor de pesquisa do Stanley Medical Research Institute (SMRI), fundador do Treatment Advocacy Center (TAC) e professor de psiquiatria na Uniformed Services University of the Health Sciences. É também autor e editor de 20 livros, entre eles *The Roots of Treason: Ezra Pound and the Secret of St. Elizabeths*, indicado pelo Círculo Nacional de Críticos de Livros como uma das cinco melhores biografias de 1983. Dedica-se ativamente a palestras e participou de diversos programas da TV americana, como *Oprah*, *60 Minutes* e *20/20*. Recebeu duas Medalhas de Comenda pelo Serviço de Saúde Pública dos EUA, além de outros prêmios e homenagens. Dr. Torrey reside em Washington, D.C., nos Estados Unidos.

PREFÁCIO À SÉTIMA EDIÇÃO

Sinto-me afortunado por ter vivido tempo suficiente para escrever uma sétima edição deste livro. É uma satisfação ver que ele continua amplamente utilizado nos Estados Unidos e em outros países de língua inglesa, assim como em traduções para o espanhol, italiano, russo, chinês e japonês. Essa satisfação, no entanto, é atenuada pela decepção por não termos ainda compreendido as causas precisas da esquizofrenia, nem dispormos ainda de tratamentos definitivos. Quando escrevi a primeira edição deste livro há 35 anos, imaginava que a essa altura teríamos avançado mais no caminho da pesquisa. Por essa falha, culpo meus colegas psiquiatras por não terem atraído maior atenção para essa doença, e o governo federal dos Estados Unidos, especialmente o Instituto Nacional de Doenças Mentais (National Institute of Mental Health, NIMH), por não ter feito pesquisa suficiente. Apesar do meu desapontamento, tenho esperança de que atualmente estejamos próximos de grandes avanços na pesquisa.

Há vários aspectos novos nesta edição revista. No Capítulo 7, descrevi um plano de tratamento específico para uma pessoa que desenvolve uma psicose pela primeira vez. O plano tenta esclarecer de que modo os 20 antipsicóticos disponíveis nos Estados Unidos deveriam ser usados. Também atualizei o que se sabe a respeito de causas, enfatizando especialmente novas e animadoras pesquisas que apontam para antecedentes inflamatórios, infecciosos e imunológicos (Capítulo 5).

Há novas seções sobre "Esquizofrenia com bom prognóstico" (Capítulo 4) e "Exercícios" (Capítulo 8). Para defensores da causa das doenças mentais, atualizei questões controversas como a anosognosia (Capítulo 1), a Hearing Voices Network (Capítulos 2 e 8), o modelo de recuperação (Capítulo 4), profissionais de saúde que negam a doença mental (Capítulo 5) e a Lei HIPAA sobre confidencialidade (Capítulo 9).

Assim, minha expectativa é que este livro continue a ser útil àqueles que têm esquizofrenia, às suas famílias e àqueles que estão envolvidos no sistema de tratamentos médicos. Como escrevi no prefácio à primeira edição, espero que este livro ajude a tirar a esquizofrenia do Lamaçal do Desespero e colocá-la na corrente principal da medicina.

AGRADECIMENTOS

Tive o prazer de trabalhar com a HarperCollins por 35 anos. Desde 1983, quando Carol Cohen e Lou AvRutick lançaram este livro, até o presente, com Emily Taylor e Gail Winston guiando a nova edição, a equipe foi consistentemente acolhedora, competente e prestativa. Tornaram minha tarefa mais fácil.

Também agradeço àqueles que contribuíram com ideias e correções para esta edição, entre eles John Davis, Faith Dickerson, Bob Drake, Pete Earley, Jeffrey Geller, Mike Knable, Dick Lamb, Cam Quanbeck, Brian Stettin, Maree Webster, Mark Weiser e Bob Yolken. Shannon Flynn, Daniel Laitmen e o falecido Fred Frese foram generosos ao compartilhar suas histórias de vida como exemplos de "esquizofrenia bem-sucedida". Tenho uma imensa dívida para com D. J. Jaffe pela sua seleção, da confusão de sites da internet relevantes para a esquizofrenia, sempre em modificação, para a elaboração do Apêndice B. Minha assistente de pesquisa, Wendy Simmons, fez excelente trabalho no registro e controle de todas as partes e em assegurar sua remontagem. Mais importante, continuo em dívida com minha esposa, Barbara, pelos inefáveis ingredientes que tornaram possível a escrita de um livro.

Além disso, deixo meus sinceros agradecimentos a:

P. J. Kavanagh por permitir citações do seu *Collected Poems of Ivor Gurney.*

Joseph H. Berke pela permissão de citar trechos de *Mary Barnes: Two Accounts of a Journey Through Madness.*

Malcolm B. Bowers e Science Press pela permissão de reproduzir trechos de *Retreat from Sanity: The Structure of Emerging Psychosis.*

Andrew McGhie e British Psychological Society pela permissão de reproduzir trechos de um artigo do *British Journal of Medical Psychology.*

British Journal of Psychiatry pela permissão de reproduzir trechos de um artigo de James Chapman.

Journal of Abnormal and Social Psychology pela permissão de reproduzir um artigo da Anonymous.

Anchor Press e Doubleday pela permissão de reproduzir trechos de *These Are My Sisters,* de Lara Jefferson.

Presses Universitaires de France pela permissão de reproduzir trechos de *Autobiography of a Schizophrenic Girl,* de Marguerite Sechehaye.

W. W. Norton and Company pela permissão de reproduzir trechos de *In a Darkness,* de James A. Wechsler.

National Schizophrenia Fellowship pela permissão de reproduzir trechos de *Coping with Schizophrenia,* de H. R. Rollin.

G. P. Putnam and Sons pela permissão de reproduzir trechos de *This Stranger, My Son,* de Louise Wilson.

University Books pela permissão de reproduzir trechos de *The Witnesses,* de Thomas Hennell.

J. G. Hall e *Lancet* pela permissão de citar trecho de um artigo.

Nancy J. Hermon e Colin M. Smith pela permissão de citar uma apresentação na Alberta Schizophrenia Conference de 1986.

Psychological Bulletin e *Schizophrenia Bulletin* pela permissão de citar trechos de artigos.

O propósito deste livro é informá-lo sobre a evolução da esquizofrenia e as maneiras pelas quais ela pode se desenvolver. A avaliação dos seus sintomas requer um especialista. Para um diagnóstico e um processo de terapia adequados de todos os sintomas, reais ou aparentes, ligados à esquizofrenia, por favor, consulte um médico. Na minha discussão de casos, mudei todos os nomes e detalhes que pudessem identificar as pessoas, mas preservando a integridade dos achados de pesquisa.

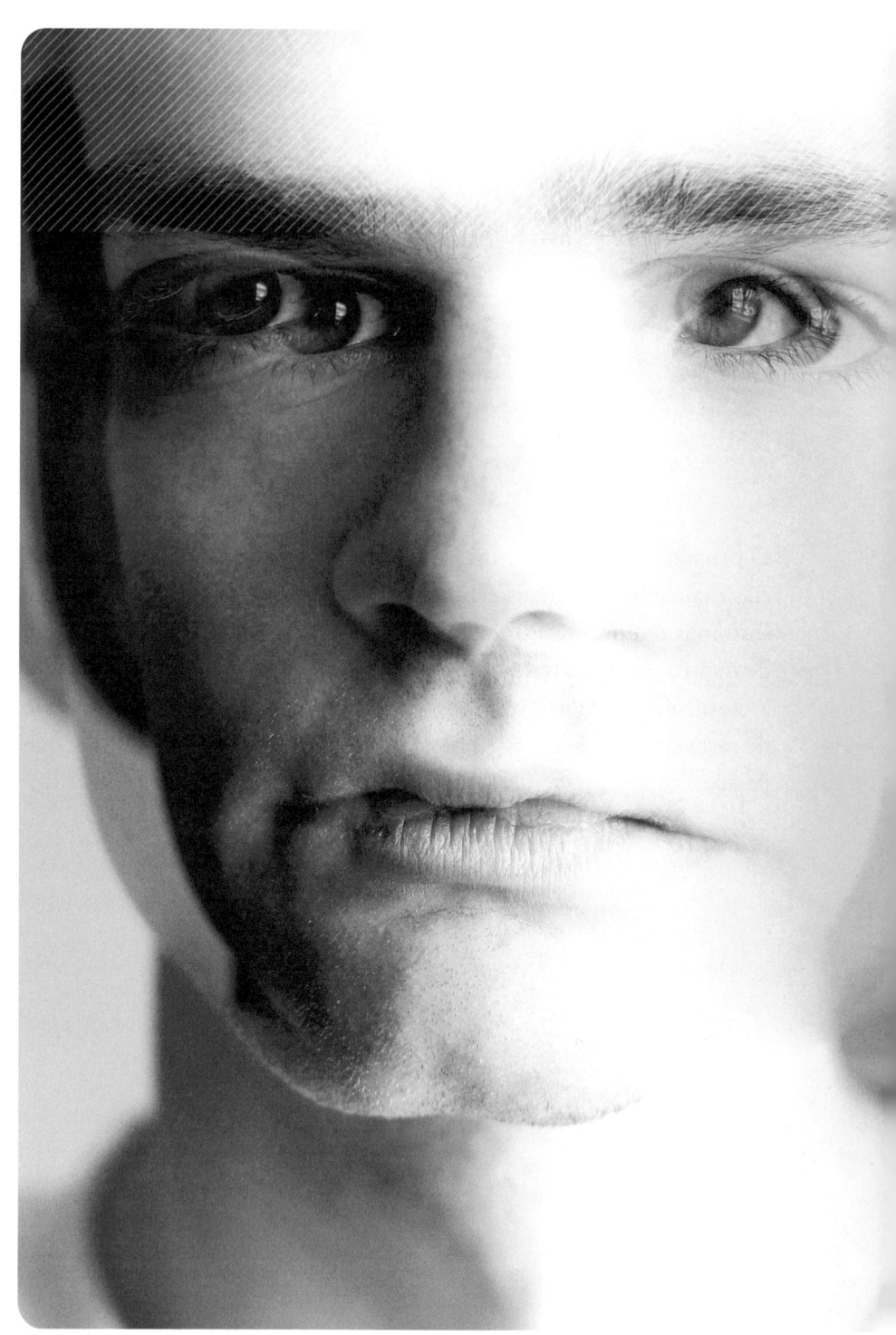

ESQUIZOFRENIA

CAPÍTULO 1
O mundo interior da loucura: visto de dentro

O que a esquizofrenia significa para mim, então? Significa fadiga e confusão, significa tentar separar em cada experiência o real do irreal e não saber às vezes onde esses limites se sobrepõem. Significa tentar pensar direito quando há um labirinto de experiências atrapalhando, e quando os pensamentos são continuamente sugados da sua cabeça, ao ponto de você ficar com vergonha ao ter que falar em reuniões. Significa sentir às vezes que está dentro da própria cabeça e que visualiza a si mesmo andando pelo seu cérebro, ou vê outra garota usando suas roupas e desempenhando ações à medida que você as está pensando. Significa saber que está sendo continuamente "observado", que nunca vai dar certo na vida porque as leis estão todas contra você e saber que sua destruição final nunca está muito distante.

Paciente com esquizofrenia, citada em Henry R. Rollin,
Coping with Schizophrenia

Quando uma tragédia acontece, uma das coisas que torna a vida suportável para as pessoas é a empatia solidária de amigos e familiares. Podemos ver isso, por exemplo, em um desastre natural, como uma inundação, e com uma doença crônica como o câncer. Os mais próximos da pessoa afligida oferecem ajuda, solidariedade e geralmente proporcionam um importante consolo e apoio nesse tempo em que a pessoa precisa tanto disso. "Empatia", disse Emerson, "é uma atmosfera de apoio, e nela nos acomodamos bem e com facilidade".

Um pré-requisito para a empatia é a capacidade de se colocar no lugar da pessoa afligida. A pessoa deve ser capaz de se imaginar numa inundação ou desenvolvendo um câncer. Sem essa capacidade de se colocar no lugar da pessoa afligida, pode haver uma compaixáo abstrata, mas não a verdadeira solidariedade.

Empatia com os afligidos por esquizofrenia é rara, porque é difícil se colocar de lugar de quem sofre dela. O processo todo da doença é misterioso, estranho e assustador para a maioria das pessoas. Como notado por Roy Porter em *A Social History of Madness,* "a *estranheza* tem sido tipicamente o aspecto-chave nos diálogos fragmentados que acontecem, ou nos silêncios que se intrometem entre o 'louco' e o 'são'. A loucura é um país estrangeiro".

A esquizofrenia, portanto, não é como uma inundação, na qual podemos imaginar todos os nossos pertences sendo levados embora pela água. Nem como um câncer, quando podemos imaginar um tumor de crescimento lento, espalhando-se sem cessar de um órgão a outro e espremendo fora a vida de seu corpo. Não, a esquizofrenia é loucura. Os afligidos por ela agem de um jeito bizarro, dizem coisas estranhas, afastam-se de nós e podem até tentar nos machucar. Não são mais a mesma pessoa – são *loucos*! Não entendemos por que dizem o que dizem e fazem o que fazem. Não entendemos o processo da doença. Em vez de um tumor de crescimento constante, que somos capazes de entender, é como se a pessoa perdesse o controle de seu cérebro. Como ser solidário com uma pessoa possuída por forças desconhecidas e invisíveis? Como ser solidário com um louco ou uma louca?

A escassa empatia em relação àqueles com esquizofrenia faz dela um desastre ainda maior. Ser afligido pela doença já é suficientemente ruim. Aqueles de nós que não têm essa doença deveriam perguntar-se, por exemplo, como se sentiriam se seu cérebro começasse a lhes pregar peças, se vozes invisíveis falassem com eles aos gritos, se perdessem a capacidade de sentir emoções e não conseguissem mais raciocinar de maneira lógica. Como um indivíduo com esquizofrenia observou: "Meu maior medo é esse meu cérebro. A pior coisa imaginável é ficar aterrorizado com a própria mente, a parte do corpo que controla tudo o que somos e tudo o que fazemos e sentimos". Isso certamente já seria fardo suficiente para qualquer ser humano suportar. Mas e se, além disso, as pessoas mais próximas começassem a nos evitar ou ignorar, a fingir que não ouvem nossos comentários, fingir que não notaram o que fizemos? Como iríamos nos sentir se aqueles com quem mais nos importamos ficassem o tempo todo constrangidos com nosso comportamento?

Como há pouca compreensão da esquizofrenia, há também pouca empatia. Por isso é obrigação de todos aqueles que têm um familiar ou um amigo próximo com esquizofrenia aprender o quanto for possível a respeito do que é a doença e do que a pessoa afligida está experimentando. Isso não é um mero exercício intelectual ou um modo de satisfazer a própria curiosidade, mas um meio de tornar possível sentirmos empatia pela pessoa. Para amigos e familiares que querem ser úteis, provavelmente a coisa mais importante a fazer é aprender sobre o funcionamento interno do cérebro de uma pessoa com esquizofrenia. Depois de ouvir de seu filho afligido pela doença algumas descrições de suas alucinações, uma mãe me escreveu: "Consegui ver melhor as alucinações visuais que o infernizavam e, honestamente, isso arrepiou os pelos da minha nuca. Também me ajudou a sair da *minha* tragédia e compreender o quanto é horrível para a pessoa que está afligida. Agradeço por essa dolorosa consciência. Fez-me capaz de lidar mais facilmente com tudo isso".

Havendo empatia, a esquizofrenia é uma tragédia pessoal. Sem empatia, torna-se uma calamidade familiar, pois não há nada para criar vínculos entre as pessoas, nenhum bálsamo para aliviar as feridas. Compreender a esquizofrenia também ajuda a desmistificar a doença e a trazê-la do reino do oculto para a luz da razão. À medida que passamos a entendê-la, a face da doença lentamente se altera diante de nós e deixa de ser de terror para ser de tristeza. Para quem sofre dela, essa é uma mudança importante.

A melhor maneira de saber o que uma pessoa com esquizofrenia experimenta é ouvir alguém que tenha a doença. Por essa razão, me apoiei fortemente nos relatos dos próprios pacientes para descrever sinais e sintomas. Há algumas descrições excelentes esparsas na literatura em inglês; as melhores foram listadas no final deste capítulo. Em contrapartida, um dos livros mais lidos, *Nunca lhe prometi um jardim de rosas*, de Hannah Green, não é nada útil, como explicado no Apêndice A. Descreve uma paciente que, segundo uma das análises, não deveria sequer ter sido diagnosticada com esquizofrenia, e sim com histeria (que agora costuma ser chamada de transtorno de somatização).

Quando ouvimos pessoas com esquizofrenia descrevendo o que estão experimentando e observamos seu comportamento, podemos notar certas anormalidades:

1 Alterações dos sentidos.

2 Incapacidade de localizar e interpretar suas sensações, e, portanto, incapacidade de reagir de modo adequado.

3 Delírios e alucinações.

4 Alterações de consciência do eu.

5 Mudanças no processamento das emoções.

6 Alterações de movimentos.

7 Mudanças no comportamento.

8 Consciência diminuída da doença.

Nenhum sintoma ou sinal é necessariamente encontrado em todos os indivíduos; em vez disso, o diagnóstico final se apoia no quadro geral dos sintomas. Alguns pacientes demonstram maior frequência de um determinado sintoma, enquanto em outros pacientes os sintomas mais frequentes ou intensos podem ser outros. Inversamente, não há um sintoma ou sinal de esquizofrenia que seja encontrado exclusivamente nessa doença. Todos os sintomas e sinais podem ser detectados pelo menos ocasionalmente em outras doenças do cérebro, como tumores cerebrais e epilepsia do lobo temporal.

ALTERAÇÕES DOS SENTIDOS

No conto "O coração delator" (1843), de Edgar Allan Poe, o personagem principal, claramente incorrendo num lapso e entrando num estado similar à esquizofrenia, exclama, dirigindo-se ao leitor: "Não lhe contei que aquilo que tomamos por loucura nada mais é que uma hiperacuidade dos sentidos?". Como especialista nos recessos escuros da mente humana, Poe coloca seu dedo diretamente no tema central da loucura. Alterações dos sentidos são especialmente proeminentes nos estágios iniciais de um colapso em indivíduos com esquizofrenia e podem ser encontradas, segundo um estudo, em quase dois terços dos pacientes. Como os autores do estudo concluem: "A disfunção da percepção é um dos aspectos mais comuns do estágio inicial da esquizofrenia". Pode ser evocado mais comumente em pacientes que se recuperam de um episódio psicótico; é raro que pacientes aguda ou cronicamente psicóticos descrevam tais alterações.

Alterações dos sentidos como marca da esquizofrenia também foram notadas por profissionais contemporâneos de Poe. Em 1862, o diretor do Hospital Psiquiátrico de Illinois escreveu que a insanidade "ou reverte de vez ou modifica essencialmente a mente em sua maneira de receber impressões". As alterações podem ser tanto de intensificação (mais comum) como de embotamento; todas as modalidades sensoriais podem ser afetadas. O protagonista de Poe, por exemplo, experimentava predominantemente um aumento da acuidade auditiva:

É verdade! – nervoso – eu estava muito, muito, terrivelmente nervoso, e ainda estou! Mas por que você afirmaria que estava louco? A doença aguçara meus sentidos – sem destruí-los – sem embotá-los. Era principalmente o sentido da audição que estava aguçado. Ouvia todas as coisas no céu e na terra. Ouvia muitas coisas do inferno. Como podia, então, estar louco? Preste atenção! E observe com que sanidade – e calma – consigo contar a história inteira.

Outro paciente descreveu isso da seguinte maneira:

Da última vez, notei que todos os ruídos me pareciam mais altos que antes. Como se alguém tivesse aumentado o volume. Noto isso especialmente com os ruídos de fundo – sabe o que quero dizer, não? Barulhos que estão sempre à nossa volta mas que você quase nem percebe.

Mudanças na percepção visual são ainda mais comuns que as mudanças auditivas. Um paciente descreveu-as da seguinte maneira:

As cores parecem mais vivas agora, quase como se fossem pinturas luminosas. Não tenho certeza se as coisas são sólidas até tocá-las. Parece que percebo mais as cores do que antes, embora não tenha uma inclinação artística. Não são só as cores das coisas que me fascinam, mas detalhes de todo tipo, como marcas na superfície, que também chamam minha atenção.

E outro notava tanto a maior vivacidade das cores quanto as transformações dos objetos:

Tudo parecia vibrante, especialmente vermelho; as pessoas adquiriam uma aparência demoníaca, com contornos pretos e olhos brancos brilhantes; todo tipo de objetos – cadeiras, prédios, obstáculos – ganhavam vida própria; pareciam fazer gestos ameaçadores, como se fossem dotados de animismo.

Em alguns casos as alterações visuais melhoravam a aparência:

Montes de coisas pareciam psicodélicas; elas brilhavam. Eu estava trabalhando num restaurante e ele parecia mais sofisticado do que era na realidade.

Em outros casos as alterações tornavam o objeto feio ou assustador:

As pessoas pareciam deformadas, como se tivessem feito uma plástica, ou estivessem usando uma maquiagem com uma estrutura óssea diferente.

Cores e texturas podem se misturar entre si:

Eu via tudo muito brilhante, rico e puro, como a linha mais fina possível. Ou liso e brilhante como água, mas sólido. Depois de um tempo, as coisas ficaram rústicas e escuras de novo.

Às vezes tanto as sensações auditivas *quanto* as visuais ficam aumentadas, como aconteceu com esta jovem:

Essas crises, longe de diminuir, pareciam aumentar. Um dia, enquanto estava no escritório do diretor, de repente a sala ficou enorme. Fui tomada por um pavor intenso e, sentindo-me perdida, olhei em volta pedindo desesperadamente ajuda. Ouvia as pessoas falando, mas não entendia o sentido das palavras. As vozes soavam metálicas, sem

emoção ou cor. De vez em quando, uma palavra se destacava das demais. Ela era repetida sem parar na minha cabeça, de maneira absurda, como se tivesse sido arrancada fora por uma faca.

Estreitamente relacionada à hiperacuidade dos sentidos é a inundação dos sentidos por estímulos. Não é só que os sentidos fiquem mais agudamente sintonizados, e sim que passam a ver e ouvir tudo. Normalmente, nosso cérebro descarta a maioria das visões e dos sons que recebe, permitindo que a gente se concentre naquilo que decidir priorizar. Esse mecanismo de triagem parece ficar prejudicado em muitas pessoas com esquizofrenia, liberando uma verdadeira enchente de estímulos sensoriais simultâneos no cérebro.

Esta é a descrição que uma pessoa fez da inundação dos sentidos com estímulos auditivos:

Tudo parece captar minha atenção, embora eu não esteja particularmente interessado em nada. Eu estou falando com você nesse instante, mas posso ouvir ruídos acontecendo no vizinho e no corredor. Tenho dificuldade para bloquear isso, o que torna mais difícil ainda me concentrar no que estou lhe dizendo agora.

E com estímulos visuais:

Ocasionalmente, nos períodos subsequentes de perturbação, havia alguma distorção da visão e algum grau de alucinação. Em várias oportunidades meus olhos ficavam hipersensíveis à luz. Cores comuns pareciam bem mais vivas, e a luz do sol parecia ter uma intensidade ofuscante. Quando isso acontecia, era impossível ler, e as letras pareciam excessivamente pretas.

Com frequência essas duas coisas acontecem ao mesmo tempo:

Meu foco era um pouco bizarro. Eu conseguia fazer retratos de pessoas que passavam andando pela rua. Lembrava das placas dos carros que estávamos seguindo ao entrar em Vancouver. Pagamos $3,57 de combustível. O calibrador de pneus fez 18 bips enquanto estávamos ali.

Quem vê de fora pode achar que se trata apenas de alguém "sem contato com a realidade". Na verdade, experimentamos tantas realidades que, com frequência, fica confuso e, às vezes, totalmente insuportável.

Como esses exemplos deixam claro, é difícil se concentrar ou prestar atenção quando há tantos dados sensoriais jorrando pelo cérebro. Em um estudo, mais da metade das pessoas com esquizofrenia relembraram comprometimento na atenção e em manter o controle do tempo. Um dos pacientes expressou-se assim:

Às vezes, quando as pessoas falam comigo, minha cabeça está sobrecarregada. É muita coisa para dar conta ao mesmo tempo. E vai embora tão rápido quanto chega. Faz você esquecer o que acabou de ouvir, porque não consegue ouvir por tempo suficiente. São só palavras ao vento, a não ser que possa entendê-las olhando os rostos.

Por causa dessa sobrecarga sensorial, indivíduos com esquizofrenia têm dificuldades na vida social. Como um jovem observou:

Situações sociais eram quase impossíveis de lidar. Eu sempre era visto como alguém retraído, ansioso, nervoso ou francamente esquisito, que

pegava alguns fragmentos inócuos de conversa e pedia que as pessoas repetissem o que haviam dito ou explicassem a que se referiam.

Outras modalidades sensoriais além das auditivas e visuais podem também ser afetadas na esquizofrenia. Mary Barnes, em seu relato autobiográfico *Viagem através da loucura*, relembrava que "era terrível ser tocada. Certa vez uma enfermeira tentou cortar minhas unhas. O toque me afetou tanto que tentei mordê-la". Uma estudante de medicina com esquizofrenia lembrou que "tocar qualquer paciente me fazia sentir como se estivesse sendo eletrocutada". Outra paciente descreveu o horror de sentir um rato em sua garganta e notar o gosto da "decomposição em minha boca, como se o corpo do rato estivesse se desintegrando dentro de mim". Às vezes, a sensibilidade aumentada localiza-se na genitália, algo que um paciente explicava como "uma irritação sexual genital da qual não era possível ter paz nem alívio". Certa vez, cuidei de um jovem que tinha a sensação de que seu pênis estava ficando preto. Ele tentava conter esse medo delirante insistindo com os médicos – ou com qualquer um que estivesse à vista – que o examinasse de cinco em cinco minutos, para tranquilizar-se. Sua internação foi precipitada por ele ter ido ao posto de correio local, onde uma namorada trabalhava, para pedir-lhe que o examinasse diante dos clientes.

Outro aspecto da hiperacuidade dos sentidos é a inundação da mente por pensamentos. É como se o cérebro estivesse sendo bombardeado não só por estímulos externos (sons e visões), mas também por estímulos internos (pensamentos, memórias). Um psiquiatra que estudou essa área extensivamente afirma que não conhecemos como deveríamos os estímulos internos em pessoas com esquizofrenia:

Meu problema é que tenho pensamentos demais. Você pensa em alguma coisa, vamos dizer um cinzeiro, e então pensa, ah, sei! isso serve para eu pôr meu cigarro, mas se eu pensar nisso então começo a pensar ao mesmo tempo em uma dezena de outras coisas associadas a ele.

Minha concentração é muito ruim. Eu pulo de uma coisa à outra. Se estou falando com alguém, é só a pessoa cruzar as pernas ou coçar a cabeça que eu me distraio e esqueço o que estava dizendo. Acho que consigo me concentrar melhor de olhos fechados.

E essa outra pessoa descreve a inundação de memórias do passado:

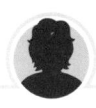

Emoções da infância começaram a voltar como símbolos, e fragmentos de conversas do passado povoaram minha cabeça. Comecei a achar que estava hipnotizado e que iria rememorar o que havia acontecido nos primeiros 4 anos e meio da minha vida.

Talvez tenha sido essa maior capacidade de alguns pacientes em relembrar eventos da infância que, no passado, levou psicanalistas a supor equivocadamente que os eventos relembrados tivessem relação com as causas da esquizofrenia. Não há, porém, evidências científicas que apoiem essas teorias, ao passo que há muita evidência em apoio às teorias contrárias.

Uma variação da inundação por pensamentos ocorre quando a pessoa sente que há alguém inserindo a torrente de pensamentos em sua cabeça. Isso costuma ser referido como inserção ou invasão de pensamentos, e é considerado por muitos psiquiatras como um sintoma patognomônico de esquizofrenia:

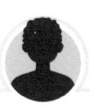

"Pensamentos" de todo tipo parecem chegar a mim, como se alguém estivesse "falando" dentro da minha cabeça. Quando estou junto a alguém, parece ficar pior ainda.

Na faculdade, eu "sabia" que todo mundo estava pensando e falando a meu respeito, e que um farmacêutico local decidira me atormentar inserindo os pensamentos dele na minha cabeça e me induzindo a comprar coisas que não me serviam para nada.

Com esse tipo de atividade acontecendo na cabeça de uma pessoa, não surpreende que ela sinta dificuldades em se concentrar:

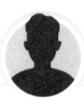

Fui convidado a jogar damas e comecei a fazer isso, mas não deu para continuar. Estava absorvido demais em meus pensamentos, particularmente aqueles que tinham a ver com a aproximação do fim do mundo e aqueles que poderiam levar ao uso da força e à acusação de intenções homicidas.

As alterações dos sentidos podem também ser muito assustadoras, como descrito por Esso Leete, que escreveu vários artigos úteis, do ponto de vista do paciente:

Anoitecia e eu fazia uma caminhada pela praia, perto da minha faculdade na Flórida. De repente, minhas percepções mudaram. O vento foi ficando mais forte e se tornou um presságio de algo terrível. Eu sentia que ficava cada vez mais forte; tinha certeza de que iria me arrastar e me levar embora com ele. Algumas árvores ali perto curvaram-se de modo ameaçador na minha direção e rolos de ervas daninhas eram empurrados pelo vento. Fiquei muito assustado e comecei a correr. Mas, apesar de saber que estava correndo, não conseguia avançar. Parecia suspenso no espaço e no tempo.

Quando todos os aspectos da hiperacuidade dos sentidos ocorrem juntos, a consequente cacofonia no cérebro deve ser assustadora, e é nesses termos que ela costuma ser descrita pela maioria dos pacientes. Nos primeiros estágios da doença, porém, antes que essa hiperacuidade se torne muito severa, ela pode ser uma experiência agradável. Muitas descrições dos dias iniciais de desenvolvimento da esquizofrenia falam de uma consciência aumentada, comumente chamada de "experiências de pico"; tais experiências são também comuns na doença maníaco-depressiva (transtorno bipolar) e com o uso de drogas. Eis a descrição de um paciente:

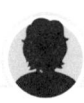

De repente, todo o meu ser se preencheu de luz e de amorosidade, e com um surto de emoções profundamente comoventes, que brotavam de mim e iam acolher e retribuir a influência que penetrava em mim. Estava num estado de extrema lucidez e iluminação.

Muitos pacientes interpretam tais experiências dentro de uma perspectiva religiosa e acreditam estar sendo tocados por Deus:

Eu estava num estado de animação e consciência cada vez mais exaltado. O que as pessoas diziam tinha um significado oculto. Elas diziam coisas que se aplicavam à vida. Tudo o que era real parecia fazer sentido. Eu tinha uma grande percepção da vida, da verdade e de Deus. Fui à igreja e, de repente, todas as partes da missa faziam sentido.

À vista dessas experiências, não surpreende que o excesso de preocupações religiosas seja um dos sinais precoces de esquizofrenia. Um estudo com indivíduos nos estágios iniciais de esquizofrenia reportou que "quase todos os pacientes se queixavam da inefabilidade de suas experiências; e a grande maioria reportava preocupações metafísicas, sobrenaturais ou questões filosóficas".

Na esquizofrenia, as sensações podem também ficar embotadas, não só exacerbadas. Esse embotamento é mais comum nos estágios mais avançados da doença, enquanto a exacerbação é com frequência um dos primeiros sintomas. O embotamento é descrito "como se uma pesada cortina fosse puxada sobre a mente do paciente; parecia uma densa nuvem entorpecedora que impedia o livre uso dos seus sentidos". A própria voz pode soar abafada ou muito distante, e a visão às vezes fica oscilante ou borrada: "Por mais que forçasse a vista, era como se olhasse de dentro de um devaneio e a massa de detalhes, que era como a padronagem de um tapete, se perdia".

Uma das sensações que pode ficar embotada na esquizofrenia é a de dor. Embora não aconteça com frequência, quando esse embotamento ocorre, pode ser algo dramático e ter consequências práticas para quem cuida do indivíduo. Hoje está em voga atribuir esse embotamento a medicações, mas, na realidade, ele já foi claramente descrito pelo Dr. John Haslam nos idos de 1798 em seu livro *Observations on Insanity* [*Observações sobre a insanidade*]. Em manuais antigos, por exemplo, há vários relatos de cirurgiões que conseguiam realizar apendicectomias e intervenções similares em alguns pacientes com esquizofrenia, usando pouca ou nenhuma anestesia. Uma de minhas pacientes só percebeu que tinha um grande abscesso no seio quando o pus vazou pelo seu vestido; embora essa condição costume ser extremamente dolorosa, ela dizia não sentir dor alguma. Enfermeiras que cuidaram por vários anos de pacientes com esquizofrenia relatam histórias de ossos fraturados, úlceras perfuradas ou apêndices rompidos, sem que os pacientes tivessem se queixado de nada. Na prática, é importante estar ciente dessa possibilidade para que se possa buscar auxílio médico para as pessoas com esquizofrenia caso pareçam doentes, mesmo que não estejam se queixando de dor. Essa é também a razão pela qual algumas pessoas com esquizofrenia queimam os dedos quando fumam um cigarro até o final.

Pode até ser que haja um denominador comum para todos os aspectos das alterações dos sentidos discutidas até aqui. Todos os dados sensoriais que chegam ao cérebro passam pelo tálamo, na porção mais baixa do cérebro. Suspeita-se que essa área esteja envolvida na esquizofrenia, como será descrito no Capítulo 5, e é provável que doenças nessa parte do cérebro sejam responsáveis por vários destes sintomas. Norma MacDonald, que publicou um relato sobre a doença dela em 1960, previu essa possibilidade de maneira particularmente clara, vários anos antes que psiquiatras e neurologistas compreendessem isso, e escreveu a respeito de sua concepção sobre um colapso no sistema de filtros do cérebro:

O andar de um desconhecido pela rua podia ser um sinal para mim, que eu precisaria interpretar. Cada rosto nas janelas de um bonde passando ficava gravado na minha mente, todos eles concentrados em mim e tentando me passar algum tipo de mensagem. Agora, muitos anos depois, sou capaz de avaliar o que acontecia. Cada um de nós consegue lidar com um grande número de estímulos, que invadem nosso ser por qualquer um dos sentidos. Podemos ouvir todos os sons dentro do nosso campo auditivo e ver cada objeto, tom e cor dentro do nosso campo visual, e assim por diante. É óbvio que seríamos incapazes de realizar qualquer uma das nossas atividades diárias se mesmo um centésimo desses estímulos disponíveis nos invadisse ao mesmo tempo. Portanto, a mente precisa ter um filtro que funcione sem o nosso pensamento consciente, selecionando estímulos e permitindo que só cheguem à consciência aqueles que sejam relevantes para a situação. E esse filtro deve operar o tempo inteiro com eficiência máxima, particularmente se houver necessidade de certo grau de concentração. O que aconteceu comigo em Toronto foi um colapso no filtro, e então uma miscelânea de estímulos sem relação entre eles me dispersou das coisas nas quais eu devia colocar toda a minha atenção.

INCAPACIDADE DE INTERPRETAR E DE REAGIR

Em pessoas cujo cérebro funcione normalmente, os estímulos que chegam são selecionados e interpretados; então, uma reação correta é definida e executada. A maior parte das reações é aprendida, como, por exemplo, dizer "obrigado" quando nos dão algum presente. Essas reações também empregam a lógica, como ser capaz de prever o que acontecerá conosco se não chegarmos ao trabalho na hora que se espera. Nossos cérebros selecionam e interpretam os estímulos recebidos e enviam reações centenas de milhares de vezes por dia.

Uma das falhas fundamentais na esquizofrenia é a frequente incapacidade de selecionar, interpretar e reagir. Manuais de psiquiatria descrevem isso como um transtorno do pensamento, mas há mais do que meros pensamentos envolvidos. Estímulos visuais e auditivos, emoções e algumas ações também sofrem um desarranjo, da mesma maneira que ocorre com os pensamentos; a falha no cérebro provavelmente é similar.

Não entendemos o cérebro humano suficientemente bem para saber com precisão como o sistema trabalha; mas imagine uma operadora de telefone instalada no meio do seu cérebro, com um daqueles antigos quadros de conexões telefônicas por plugues. Ela recebe todas as informações sensoriais, pensamentos, ideias, memórias e emoções que vão chegando, faz uma seleção, e determina as devidas correspondências. Por exemplo, normalmente nosso cérebro capta as palavras de uma frase e as converte automaticamente em um padrão de pensamento. Não precisamos nos concentrar nas palavras individuais, e sim focar o sentido da mensagem como um todo.

Bem, o que aconteceria se a operadora desse quadro de telefonia resolvesse não fazer o trabalho de selecionar e interpretar? Dois pacientes descrevem esse tipo de falha na compreensão dos estímulos auditivos:

Quando as pessoas falam, eu preciso pensar no que as palavras querem dizer. Sabe, há um lapso de tempo, em vez de uma reação espontânea. Preciso pensar um pouco, o que consome alguns segundos. Tenho que prestar a maior atenção às pessoas quando elas falam, se não aquilo tudo se mistura e não consigo entendê-las.

Posso me concentrar razoavelmente bem no que as pessoas estão dizendo quando elas falam de um jeito simples. Mas quando elas se estendem em frases longas, aí eu perco os significados. Vira tudo um monte de palavras que eu teria que enfileirar de novo para entender o que querem dizer.

Alguns pesquisadores descreveram essa falha como afasia receptiva, similar à encontrada em alguns pacientes que sofreram um derrame. As palavra estão lá, mas a pessoa não consegue sintetizá-las em sentenças, como explica esta pessoa com esquizofrenia:

Eu de repente costumava ter aquela coisa de não conseguir entender o que a pessoa dizia, como se fosse uma língua estrangeira.

As dificuldades para compreender estímulos visuais são similares às descritas no caso dos estímulos auditivos:

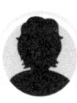

Eu preciso juntar as coisas na cabeça. Se olho o meu relógio, vejo a pulseira, o relógio, o mostrador, os ponteiros e assim por diante, e então tenho que juntar tudo para conseguir uma peça só.

Uma paciente tinha problemas similares quando olhava para a psiquiatra dela e via "os dentes, depois o nariz, as bochechas, em seguida um olho, depois o outro. Acho que era essa independência de cada parte que me inspirava tanto medo e me impedia de reconhecê-la, mesmo sabendo quem ela era".

Talvez seja por causa desses comprometimentos na interpretação visual que algumas pessoas com esquizofrenia não identificam alguém e dizem que ele ou ela parece outra pessoa. Minha irmã com esquizofrenia fazia isso com frequência, afirmando que tinha visto vários amigos de infância que eu sabia que, na realidade, não poderiam estar presentes. Outro paciente com esquizofrenia acrescentava um toque de grandiosidade às suas falhas de percepção visual:

Hoje de manhã, quando estava no Hillside [Hospital], participei de um filme. Havia vários artistas de cinema ali. O técnico de raio-X era o Peter Lawford. O segurança era o Don Knotts.

Além das dificuldades em interpretar estímulos auditivos e visuais individuais e situá-los em padrões coerentes, muitas pessoas com esquizofrenia têm dificuldade para juntar esses dois tipos de estímulos:

Não consigo me concentrar na televisão porque não sei ver a tela e ao mesmo tempo ouvir o que estão dizendo. Parece que não dá para assimilar duas coisas como essas ao mesmo tempo, ainda mais quando uma delas exige ver e a outra ouvir. Além disso, parece que estou sempre captando coisas demais ao mesmo tempo, e então não consigo dar conta de tudo e não entendo o sentido.

Tentei sentar no meu apartamento e ler; as palavras pareciam muito familiares, como velhos amigos cujos rostos eu lembrava muito bem, mas não sabia mais dizer seus nomes; eu lia o mesmo parágrafo dez vezes, sem entender, e então fechava o livro. Tentei ouvir rádio, mas os sons entravam

na minha cabeça como se fossem os sons de uma serra elétrica. Caminhei com todo cuidado por meio do trânsito até um cinema, sentei e vi um filme inteiro, que parecia consistir em um monte de gente vagando por ali, devagar, e falando muito a respeito de uma coisa ou de outra. Por fim, decidi passar os demais dias no parque, vendo as aves no lago.

As dificuldades que essas pessoas enfrentam para assistir televisão ou ver um filme no cinema são muito típicas. Na realidade, é impressionante como são poucos os pacientes com esquizofrenia que assistem TV nas alas dos hospitais, ao contrário do que popularmente se acredita. Alguns podem sentar em frente ao aparelho e ver a movimentação visual, como se fosse aquele sinal de teste no início e no final das transmissões, mas poucos sabem dizer o que está acontecendo ali. Isso inclui pacientes de todos os níveis de inteligência e instrução, até pessoas com curso superior que, por terem um pouco mais o que fazer, esperaríamos que aproveitassem a TV a maior parte do dia. Mas o mais provável é que você as encontre sentadas quietas em outro canto da sala, ignorando a televisão; se você perguntar o porquê, talvez digam que não conseguem acompanhar o que está acontecendo, ou então pode ser que tentem ocultar sua falha, alegando que estão cansadas. Um dos meus pacientes era um grande torcedor da equipe de beisebol *New York Yankees* antes de adoecer. Após o início da doença, passou a se recusar a assistir aos jogos, ainda que fossem os *Yankees* que estivessem jogando e ele estivesse na sala naquela hora, pois não conseguia entender o que estava acontecendo na TV. Como uma alternativa prática, os programas favoritos de TV e cinema de muitas pessoas com esquizofrenia são desenhos animados e relatos de viagens. Ambos são simples e podem ser acompanhados visualmente sem necessidade de integrar informações auditivas ao mesmo tempo.

Mas o trabalho da operadora telefônica no nosso cérebro não se resume a selecionar e interpretar os estímulos que chegam. Também exige fazer a conexão dos estímulos com as reações adequadas que devem ser enviadas de volta. Por exemplo, se alguém me pergunta: "Você gostaria de almoçar comigo hoje?", meu cérebro se focaliza imediatamente no conteúdo geral da pergunta e começa a ponderar: Será que disponho de tempo? Será que eu quero? Que desculpa posso dar para não ir? O que os outros podem pensar se me virem com essa pessoa? Que efeito terá para essa pessoa a minha recusa do convite? A partir dessas ponderações, emerge uma resposta que, em um cérebro considerado "normal", será apropriada à situação. De modo similar, a notícia da morte de um amigo será conectada a uma expressão de pesar, e os estímulos visuais e auditivos de um filme engraçado serão conectados a sensações de alegria, do mesmo modo que uma nova ideia a respeito da criação do universo será conectada a uma apreciação lógica e aos conhecimentos anteriores que a pessoa tiver nessa área. Trata-se de um processo organizado, contínuo, e a operadora de telefonia segue em frente, dia após dia, e comete relativamente poucas falhas.

A incapacidade de pacientes com esquizofrenia não só de selecionar e interpretar estímulos, mas de selecionar as reações apropriadas é uma das características da doença. Isso levou o psiquiatra suíço Eugen Bleuler em 1911 a introduzir o termo "esquizofrenia", que, em alemão, significa uma divisão das diversas partes do processo de pensamento. Bleuler ficava impressionado com as reações inadequadas que costumava ver em pessoas com essa doença; por exemplo, ao contar a uma pessoa com esquizofrenia que um amigo próximo dela havia morrido, ela podia soltar uma risadinha. É como se a operadora de telefonia não estivesse mais a fim de nada, e além de parar de selecionar e interpretar ficasse fazendo traquinices de propósito, pegando os estímulos recebidos e fazendo conexões de qualquer jeito, geralmente inadequadas.

Essa incapacidade de interpretar e reagir adequadamente também está no cerne das dificuldades dos pacientes em se relacionar. O fato de não serem capazes de juntar os estímulos auditivos e visuais dificulta entender os outros; se, além disso, você não consegue reagir de modo adequado, então as relações interpessoais se tornam impossíveis. Um paciente descreve essas dificuldades:

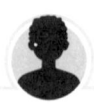

Durante a visita, tentei estabelecer contato com ela, sentir que ela estava ali de fato, viva e sensível. Mas foi em vão. Embora eu a reconhecesse, com certeza, ela se tornara parte do mundo irreal. Eu sabia o nome dela

e tudo mais a seu respeito, mas ela me parecia estranha, irreal, como uma estátua. Eu via seus olhos, o nariz, os lábios se mexendo, ouvia sua voz e entendia o que dizia perfeitamente e, no entanto, estava na presença de uma estranha. Tentei restaurar o contato entre nós, fiz esforços desesperados para romper aquele muro invisível que nos separava, mas quanto mais tentava, menos bem-sucedido era, e o desconforto crescia cada vez mais.

É por essa razão que muitas pessoas com esquizofrenia preferem gastar o tempo consigo mesmas, isoladas, comunicando-se o mínimo possível com os outros. O processo é muito difícil e doloroso demais de empreender, por isso só recorrem a ele quando absolutamente necessário.

Do mesmo modo que os estímulos auditivos e visuais não podem ser selecionados e interpretados pelo cérebro e acabam evocando reações inadequadas, as ações do indivíduo também podem ficar fragmentadas e levar a reações inapropriadas. Discutiremos isso com maiores detalhes posteriormente, mas vale a pena notar que, nestes casos, provavelmente é o mesmo tipo de déficit do cérebro que está envolvido. Por exemplo, compare as dificuldades acima descritas em reagir a estímulos auditivos e visuais com as que este paciente enfrenta na simples ação de pegar um copo d'água:

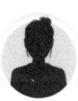

Se vou fazer algo como ir pegar um copo d'água, preciso repassar cada detalhe – achar o copo, andar, abrir a torneira, encher o copo, fechar a torneira, beber. Eu fico construindo uma foto. Preciso alterar a foto a cada passo, e fazer com que a foto antiga mude. Não consigo me concentrar. Não sou capaz de segurar as coisas direito. Sempre tem alguma outra coisa entrando em cena, ou várias. É mais fácil eu simplesmente ficar quieto.

Isso sugere que deve haver um número específico de déficits cerebrais subjacentes, e que eles levam à ampla gama de sintomas que definem o quadro clínico de esquizofrenia.

Quando os padrões de pensamento da esquizofrenia são examinados de fora, como quando descritos por um psiquiatra, os termos utilizados são "desconexão", "associações frouxas", "concretude", "comprometimento da lógica", "bloqueio do pensamento" e "ambivalência". Começando pela desconexão: um dos meus pacientes costumava entrar em meu consultório toda manhã e pedir à secretária que escrevesse para ele uma frase numa folha de papel. Um desses pedidos foi: "Anote todos os tipos de serpentes pretas que sejam parecidas com cebola crua, muito ariscas, bem escondidas, muito compridas e sinuosas, de todos os tamanhos". Esse paciente havia juntado várias ideias aparentemente desconectadas que um cérebro de funcionamento "normal" nunca teria juntado. Outro paciente escreveu:

Meus pensamentos ficam todos bagunçados, começo pensando ou falando de uma coisa, mas nunca chego lá. Em vez disso, fico vagando na direção errada e empaco em todo tipo de coisas diferentes que possam estar conectadas com as coisas que eu quero dizer, mas de uma maneira que não sei explicar. As pessoas que me ouvem ficam mais perdidas do que eu.

Às vezes, há uma vaga conexão entre os fragmentos desorganizados do pensamento da esquizofrenia; chama-se isso de associações frouxas. Por exemplo, na frase anterior sobre serpentes pretas, talvez o paciente tenha juntado cebolas a serpentes pretas em razão do padrão da pele de algumas cobras, similar ao da cebola. Houve uma ocasião em que eu tirava sangue do braço de uma paciente e ela disse: "Olhe as minhas veias azuis. Eu pedi às mulheres russas que as transformassem em vermelhas", fazendo uma conexão frouxa da cor do sangue com os "Vermelhos" da antiga União Soviética.

Às vezes, a associação frouxa se apoia não em alguma tênue conexão lógica entre as palavras, mas apenas no seu som similar. Por exemplo, um jovem me deu de presente um poema que havia escrito:

I believe we will soon achieve world peace. But I'm still on the lamb.[1]

Ele havia confundido o cordeiro (*lamb*), associado à paz e à docilidade, com a expressão "*on the lam*" ["em fuga"], que ele visivelmente não soube soletrar direito. Não há uma associação lógica entre *lamb* ["cordeiro"] e *lam* ["fuga"], exceto a sonoridade similar; tais associações são chamadas de associações em cadeia ou associações por assonância. Outro exemplo desse tipo de pensamento me foi enviado por um jovem com esquizofrenia. Ele queria compartilhar comigo uma carta que havia escrito a uma pessoa de autoridade, a quem ele tentava explicar seus sintomas:

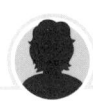

Esquizofrênicos não são necessariamente estúpidos, como alguns podem ter feito você acreditar. Esquizofrênicos podem ser muito inteligentes. Eu, por exemplo, olho uma frase e a vejo em três dimensões. Percebo cada uma das combinações de letras da sentença e isso me faz ver palavras que não se pretendia que fossem vistas. Essas palavras ocultas podem, em última instância, formar uma frase oculta, com um sentido que não tem nenhuma relação com o da frase original. Um exemplo disso pode desconcertar o observador mais atento. Palavras simples como eye *["olho"] podem ser substituídas por* I *["eu"] e* to *["para"] por* too *["também"] ou* two *["dois"]. Homônimos têm um sentido importante para o esquizofrênico, como você pode ver.[2] Palavras como* no *["não"] e* know *["saber"] podem ser usadas de modo intercambiável. Então, quando eu respondo a uma pergunta com um* "no" *["não"], posso estar simplesmente fazendo a pergunta* "know?", *como em* "do you know?" *["você sabia"?]. Portanto, veja como pode ser confuso para um médico entrar no meu mundo de esquizofrênico e me avaliar. É como se as regras da lógica tivessem sido alteradas.*

---

[1] "Acredito que logo alcançaremos a paz mundial. Mas ainda estou em fuga".

[2] No original, a frase é *as you can see, or should I say sea,* o que ressalta no próprio discurso os homófonos *see* e *sea*. (N.T.)

Outra característica do pensamento da esquizofrenia é a concretude. Isso pode ser testado pedindo que a pessoa diga qual o sentido de provérbios, que requerem certa capacidade de abstração para passar do específico para o geral. Quando se pergunta à maioria das pessoas o que significa "Quem tem estufa de vidro não deve atirar pedras",[3] elas respondem algo como: "Se você não é perfeito, não critique os outros". Sem dificuldade, elas vão dos sentidos específicos de "estufa de vidro" e "pedras" para o conceito geral.

Mas a pessoa com esquizofrenia costuma perder essa capacidade de abstração. Pedi a 100 pacientes com esquizofrenia que explicassem o provérbio acima; menos de um terço foi capaz de pensar abstratamente. A maioria respondeu algo como: "Podia quebrar as janelas". Em vários casos, a resposta concreta também demonstrava algum pensamento desconexo:

Bem, poderia querer dizer isso mesmo, porque as janelas talvez fossem quebradas. Eles de fato plantam flores em estufas de vidro.

Porque se fizessem isso iriam quebrar o ambiente.

Alguns pacientes personalizavam o provérbio:

As pessoas devem sempre manter a compostura em seus arranjos de vida. Lembro de ter morado numa estufa de vidro, mas tudo o que eu fazia era acenar.

---

[3] Em português, o provérbio correspondente seria "Quem tem *telhado* de vidro não atira pedras no telhado do vizinho". Foi mantida uma tradução literal porque os exemplos que se seguem remetem a esse enunciado.

Outros deram respostas totalmente irrelevantes, que ilustravam muitas facetas do transtorno de pensamento na esquizofrenia:

Não acerte até ir – quer esteja vindo ou indo embora.

Alguns pacientes foram capazes de pensar abstratamente no pro-vérbio, mas ao formular sua resposta, incorporavam outros aspectos de pensamento típicos da esquizofrenia:

Pessoas que moram em estufas de vidro não devem esquecer das que moram em casas de pedra e não devem atirar vidros.

Se você sofre de complexidades, não fale sobre pessoas.
Não seja leviano.

A resposta mais sucinta veio de um jovem quieto, cronicamente doente, que ponderou sobre isso de modo solene, ergueu o olhar e disse: "Cuidado".

O pensamento concreto também pode ocorrer na vida cotidiana de algumas pessoas. Por exemplo, um dia eu estava tirando uma foto da minha irmã, que tinha esquizofrenia. Quando eu disse, "Olhe o passarinho", ela na mesma hora olhou para o céu. Outro paciente, passando por uma banca de jornal, viu uma manchete anunciando que uma estrela havia caído da janela. "Como pode uma coisa grande como uma estrela ter entrado dentro de uma casa?" questionou ele, até que se deu conta de que se tratava de uma estrela de cinema.

O comprometimento da capacidade de pensar logicamente é outro aspecto do pensamento característico da esquizofrenia, como ilustrado em vários dos exemplos anteriores. Um jovem escreveu: "Parecia que a parte da minha mente que controlava a lógica havia ido embora pela porta". Outro exemplo é de um paciente sob meus cuidados que, num teste psicológico, ao lhe perguntarem "O que você faria caso se perdesse numa floresta?", respondeu: "Iria para o fundo da floresta, não para a frente". Similarmente, muitos pacientes perdem a capacidade de raciocinar em termos de causa e efeito sobre os eventos. Um deles, por exemplo, ateou fogo à sua casa com a mãe dentro, confinada a uma cadeira de rodas; e quando questionado a respeito, com muito tato, não pareceu entender que havia colocado em risco a vida dela. Quando levamos em conta esse comprometimento do pensamento causal e lógico em muitas pessoas com esta doença, não surpreende que elas muitas vezes tenham dificuldade nas atividades diárias, como pegar um ônibus, seguir instruções ou planejar refeições. Também explica as ideias fantásticas que alguns pacientes interpretam como fatos. Um dos meus pacientes, por exemplo, escreveu-me um bilhete a respeito de "uma aranha que pesa mais de uma tonelada" e "um passarinho que pesa 80 quilos e faz 200 trilhas no inverno e tem uma perna só". Era uma pessoa com instrução superior.

Além da desconexão, das associações frouxas, da concretude e do comprometimento da lógica, há outros aspectos dos processos de pensamento em indivíduos com esquizofrenia. Neologismos – palavras inventadas – podem ser ouvidos ocasionalmente. Soam como bobagens para quem ouve, mas para a pessoa que está dizendo são uma reação à incapacidade de encontrar as palavras que querem:

Grandes e magníficos pensamentos vêm à minha mente quando estou falando e ponho para fora as palavras que eu quero dizer... Tenho muito a dizer, mas não consigo focar nas palavras, então elas saem todas atrapalhadas.

Outra forma incomum, mas bastante dramática, de alteração da forma do pensamento na esquizofrenia é a chamada salada de palavras; a pessoa simplesmente enfileira uma série de palavras totalmente sem relação entre elas e as pronuncia como se formassem uma frase. Um de meus pacientes uma vez virou para mim todo sério e perguntou, "*Bloodworm Baltimore frenchfry?*" [algo como "Minhoca de sangue Baltimore batata frita?"]. Sem dúvida, é difícil responder a uma pergunta dessas!

Em geral, não é necessário analisar detalhadamente o padrão de pensamento para saber que há algo errado com ele. O efeito geral sobre o ouvinte é ao mesmo tempo previsível e indicativo. Nas suas formas mais comuns, faz o ouvinte perceber que há algo de nebuloso no pensamento, como se as palavras tivessem sido um pouco remexidas. John Bartlow Martin escreveu um livro sobre doença mental chamado *A Pane of Glass* [*Uma vidraça*], e Ingmar Bergman retratou a recorrência dos sintomas de esquizofrenia em seu filme *Through a Glass Darkly* [no Brasil, *Através do espelho*] (ver Capítulo 12). Ambos se referem a essa qualidade opaca da fala e do pensamento. O ouvinte assimila todas as palavras, que podem estar quase corretas, mas no final da frase ou do parágrafo percebe que "não faz sentido". É a sensação evocada quando, desconcertados por alguma coisa, apertamos os olhos, enrugamos a testa, e damos um leve sorriso. Costumamos também exclamar "Como assim?" quando fazemos isso. É essa a reação que costuma ser evocada quando ouvimos pessoas com esquizofrenia, que têm alterações da forma do pensamento:

Sinto como se todas as coisas estivessem relacionadas com todo mundo, e que algumas pessoas são muito mais suscetíveis a essa teoria da relatividade do que outras, seja porque têm ancestrais prévios ligados de uma maneira ou de outra a lugares ou coisas, seja porque acreditam, ou por deixarem um rastro quando você anda por um quarto que conhece. Algumas pessoas podem deixar um rastro diferente e todo tipo de coisa acontece desse jeito.

Claro que essas alterações de pensamento podem se manifestar em todos os graus nos pacientes. Especialmente nos estágios iniciais da doença, pode haver apenas algo vago ou evasivo que desafia uma classificação precisa, mas na doença plenamente desenvolvida o comprometimento costuma ser evidente. Só um paciente incomum não apresentará alguma alteração da forma do pensamento. Quando o padrão de pensamento se mostra completamente normal, alguns psiquiatras até questionam se a esquizofrenia é o diagnóstico correto: para eles, a esquizofrenia, por definição, deve incluir alguma alteração do pensamento. Outros alegam que é possível, embora não usual, que se trate de esquizofrenia genuína, mas com outros sintomas, mesmo não havendo alteração da forma do pensamento.

Também é comum encontrar em pessoas com esquizofrenia um tipo totalmente diferente de alteração da forma do pensamento: o bloqueio. Voltando à metáfora da operadora telefônica, é como se ela de repente cochilasse por uns momentos e o sistema "caísse". Por exemplo, a pessoa está pensando ou começa a responder e então empaca, com frequência no meio da frase, e parece que tem um "branco" por um breve período. John Perceval já descrevia isso em 1840:

Por exemplo, eu muitas vezes tenho sido solicitado a abrir a boca e me dirigir às pessoas de diversas maneiras, e começo sem nenhuma premeditação uma fala muito racional e bem encadeada... mas no meio dela, é como se me faltasse força, ou as palavras se mostrassem contraditórias em relação àquelas que acabaram de ser ditas: e então eu me retiro, arfando, pasmo, ou gaguejando, totalmente confuso.

Outras pessoas fazem relatos como este:

Eu posso estar pensando de maneira bastante clara e contando alguma coisa a alguém e de repente paro. Você já me viu fazer isso e pode achar que simplesmente não encontro as palavras ou que entrei em algum

transe, mas não é isso. O que acontece é que de repente eu me fixo em uma palavra ou ideia e não consigo avançar mais. Ela parece preencher minha cabeça e não há espaço para mais nada. Isso pode durar certo tempo, e de repente cessa.

Todo mundo que já passou um tempo com pessoas que têm esquizofrenia observa esse fenômeno. James Chapman diz que ocorre em 95% dos pacientes. Alguns deles explicam isso dizendo que os pensamentos estão sendo removidos, ou sequestrados de sua cabeça. Esse sintoma – chamado de remoção ou sequestro de pensamentos – é considerado por muitos psiquiatras como fortemente sugestivo de um diagnóstico de esquizofrenia.

A ambivalência é outro sintoma comum de pensamento na esquizofrenia. Apesar de ser agora um termo da moda, usado de maneira bem ampla, seu sentido original era mais restrito, utilizado para descrever pacientes com esquizofrenia que eram incapazes de dar conta de pensamentos ou emoções contraditórios, e sustentavam opostos em sua mente ao mesmo tempo. Uma pessoa com esquizofrenia pode ter pensamentos como: "Sim, eles vão me matar e eu os amo". Uma mulher descreveu seus pensamentos contraditórios da seguinte maneira:

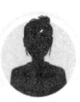

Sou tão ambivalente que minha mente consegue se dividir dentro de um assunto, e as duas partes se subdividem mais e mais, até que minha mente sente como se estivesse feita em pedaços e fico totalmente desorganizada.

Às vezes, a ambivalência é traduzida também em ações. Por exemplo, um de meus pacientes costumava sair pela porta da frente do meu prédio, virava à direita, então parava, dava três passos para a esquerda e parava, voltava atrás e começava a ir para a direita, e às vezes ficava nisso bem uns cinco minutos. Não é algo que se manifeste tão radicalmente na maioria dos pacientes, mas ocorre com uma frequência e gravidade suficientes para que Bleuler o nomeasse como um dos sintomas cardinais da esquizofrenia. É como se a capacidade de tomar uma decisão fosse prejudicada. Normalmente nosso cérebro avalia os pensamentos e os estímulos que entram, toma uma decisão e inicia a resposta. O cérebro de algumas pessoas com esquizofrenia fica visivelmente comprometido nesse sentido, e então inicia uma reação, mas logo depois contrapõe o seu oposto, e em seguida repete o processo. É um espetáculo realmente triste de ver.

DELÍRIOS E ALUCINAÇÕES

Delírios e alucinações são provavelmente os sintomas mais conhecidos da esquizofrenia. Causam impacto e por isso costumam ser os sintomas mais destacados quando a esquizofrenia é representada na literatura popular ou no cinema. Uma pessoa falando consigo ou com objetos inanimados era até há bem pouco tempo uma imagem literal da esquizofrenia; agora, porém, uma pessoa nessa situação pode apenas estar falando ao celular! Seja como for, a imagem da pessoa falando sozinha é a imagem evocada em nossa mente quando se usa o termo "doido" ou "maluco".

E, com certeza, os delírios e as alucinações são sintomas muito importantes e comuns dessa doença. No entanto, deve ser lembrado que não são essenciais para se fazer o diagnóstico; na realidade, nenhum sintoma *isolado* é essencial para o diagnóstico de esquizofrenia. Há muitas pessoas com esquizofrenia que têm uma combinação de outros sintomas, como alterações da forma do pensamento, perturbações da afetividade e alterações de comportamento, mas que nunca manifestaram delírios ou alucinações. Também vale lembrar que delírios e alucinações são encontrados em outras doenças neurológicas, não só na esquizofrenia. Portanto, sua presença não significa que a esquizofrenia esteja necessariamente presente.

Por fim, é importante compreender que a maioria dos delírios e das alucinações, assim como as distorções dos limites do corpo, são uma extensão direta da hiperacuidade dos sentidos e da incapacidade do cérebro de interpretar e reagir adequadamente aos estímulos. Em outras palavras, a maioria dos delírios e das alucinações são extensões lógicas daquilo que o cérebro está experimentando. São "loucura" apenas para quem vê de fora; para a pessoa que os experimenta, fazem parte de um padrão lógico e coerente. Isso foi muito bem ilustrado por John Nash, ganhador do Prêmio Nobel de 1994 de Economia e que também tinha esquizofrenia, quando foi inquirido pelo professor George Mackey sobre suas crenças delirantes:

"Como é possível que você", começou Mackey, "como é possível que um matemático, um homem dedicado às comprovações racionais e lógicas, tenha chegado a acreditar que extraterrestres estivessem lhe enviando mensagens? Como pôde acreditar que estivesse sendo recrutado por alienígenas do espaço sideral para salvar o mundo? Como isso foi possível?" Nash finalmente ergueu a cabeça e fixou o olhar em Mackey, sem piscar, um olhar frio e desapaixonado, como o de uma ave ou serpente. "Porque", disse Nash, devagar, com seu sotaque suave e ponderado do sul, como se falasse consigo, "as ideias que eu tinha a respeito de seres sobrenaturais chegavam a mim da mesma maneira que as ideias matemáticas. Então, levei-as a sério."

Os delírios são simplesmente falsas ideias aceitas pelo paciente, mas não aceitas por outras pessoas da sua cultura, e que se mostram incorretas do ponto de vista racional. Costumam estar baseadas em algum tipo de experiência sensorial que a pessoa interpreta erroneamente. Pode ser algo tão simples quanto uma estática no rádio ou uma piscada na tela da televisão, que a pessoa interpreta como um sinal com outro significado. Os membros da família costumam ficar especulando de onde a pessoa afetada pode ter tirado essas ideias delirantes.

Uma forma simples de delírio é a convicção de que eventos aleatórios ao redor da pessoa estejam diretamente relacionados com ela. Se você está andando pela rua e um homem na outra calçada tosse, você não vai concluir nada a respeito disso e sequer terá consciência de que o ouviu tossir. Já alguém com esquizofrenia não só ouve a tossida, como pode imediatamente achar que se trata de alguma espécie de sinal, talvez dirigido a uma terceira pessoa ali na rua, para alertá-la que alguém está chegando. Quem sofre de esquizofrenia *sabe* que isso é verdade com uma certeza que poucas pessoas experimentam. Se você estiver andando com a pessoa e tentar convencê-la a não dar importância a essas ideias, seus esforços provavelmente não surtirão efeito. Mesmo que você atravesse a rua e, na presença da pessoa, pergunte ao homem por que ele tossiu, ela é capaz de achar que você também faz parte do complô. Argumentar racionalmente com ela a respeito de seus delírios é como tentar esvaziar o oceano usando apenas um balde. Se logo depois do incidente da tosse passar um helicóptero por ali, provavelmente o delírio será ampliado. A pessoa vai achar que o helicóptero obviamente está vigiando-a, o que confirmará as suspeitas em relação à tosse. E se além desses incidentes ela chegar no ponto de ônibus atrasada e perder o ônibus, o sistema delirante será confirmado mais uma vez; ela pode achar que a pessoa que tossiu e o piloto do helicóptero ligaram para o motorista do ônibus ordenando que não esperasse ela chegar. Tudo se encaixa num todo lógico, coerente.

Pessoas sem esquizofrenia, diante de um incidente como esse, simplesmente lamentariam o azar de ter perdido o ônibus. A pessoa com esquizofrenia, no entanto, experimenta coisas diferentes, e os eventos assumem outro sentido. A tosse e o barulho do helicóptero podem ser altos demais para a sua sensibilidade e até mesmo o ruído do ônibus pode ser percebido por ela como um ruído bizarro. Enquanto a pessoa sem esquizofrenia reage de modo adequado a esses eventos, encarando-os como independentes, sem relação entre eles e condizentes com os estímulos e os eventos do cotidiano, a pessoa com esquizofrenia junta tudo e forma um padrão. Assim, tanto a hiperacuidade dos sentidos como a capacidade comprometida de interpretar de maneira lógica os estímulos e os pensamentos podem estar por trás de muitos dos delírios vividos por estes pacientes. Para eles, são as pessoas que *não conseguem* juntar esses eventos especiais num padrão coerente (coerência delirante) que devem estar loucas, e não o contrário.

Há muitos exemplos excelentes de pensamento delirante na literatura. Tchekhov, e seu bem conhecido conto "Enfermaria Nº 6", descreve isso da seguinte maneira:

> Um policial passou andando devagar pelas janelas: teria lá seus motivos. E havia dois homens em pé, quietos e em silêncio, perto da casa. Por quê? Por que estavam tão quietos? E então foram dias e noites de agonia para Ivan Dmitritch. Cada um que passava pelas janelas ou entrava no pátio parecia-lhe um espião ou detetive.

Em muitos casos os delírios tornam-se mais complexos e integrados. Em vez de simplesmente estar sendo observada, a pessoa fica convencida de que está sendo controlada pelos outros, manipulada ou mesmo hipnotizada. Pessoas assim ficam sempre alerta para evidências que confirmem suas crenças; desnecessário dizer que elas sempre encontram essas evidências no meio da miríade de estímulos visuais e auditivos percebidos por todos nós no dia a dia. Um bom exemplo disso é o de uma gentil senhora irlandesa, paciente na minha ala. Ela acreditava que havia sido "grampeada" por agentes estrangeiros durante seu sono e que por meio dessa escuta seus pensamentos e suas ações estavam agora sendo controlados. Apontava especificamente para o teto como o local onde o controle havia sido instalado. Em uma manhã, fiquei desconsolado ao entrar na ala e ver trabalhadores instalando um novo sistema de alarme contra incêndio; fios de todas a cores pendiam do teto, em todas as direções. A senhora olhou para mim, apontou para o teto e só deu um sorrisinho; seus delírios haviam sido confirmados, definitivamente!

Os delírios de estar sendo grampeado ou controlado por rádio são relativamente comuns. É comum que as suspeitas recaiam sobre o FBI ou a CIA, como perpetradores do esquema. Nos últimos anos, cresceu o número de delírios envolvendo a internet. Um paciente estava convencido de que haviam costurado um transmissor de rádio no seu crânio, uma ocasião em que tivera uma pequena ferida suturada no couro cabeludo. E tentou processar o FBI inúmeras vezes. Outro homem, que tempos atrás havia sido um supervisor escolar muito bem-sucedido, estava convencido de que haviam implantado um rádio no seu nariz. Percorreu dezenas de grandes centros médicos, até na Europa, procurando um cirurgião que o removesse. Tinha até um raio-x de seu nariz, onde havia uma minúscula mancha branca que ele se convencera de que era o tal rádio.

Os amigos da infeliz pessoa com esquizofrenia muitas vezes tentam argumentar com ela, para tirá-la do delírio. Raramente são bem-sucedidas. Perguntas sobre as razões que o FBI poderia ter para controlá-la são habilmente postas de lado como irrelevantes; o ponto importante é que eles estão fazendo isso, e que a pessoa está experimentando sensações (como ruídos estranhos) que confirmam o fato. Argumentar com uma pessoa com esquizofrenia para tirá-la dos seus delírios é algo dificultado também pelos estímulos distorcidos que ela percebe, e também pelo fato de que os seus processos de pensamento podem não ser lógicos ou conexos. Um impedimento adicional são os delírios autorrealizáveis, isto é, delírios que muitas vezes se cumprem. Por exemplo, uma pessoa que acredita que os outros estão espionando-a irá achar lógico agir de modo furtivo, correndo de uma esquina a outra e espreitando com ansiedade os rostos dos passantes. É inevitável que tal comportamento acabe chamando a atenção e que a pessoa delirante acabe mesmo sendo observada pelos outros. Como se costuma dizer: "Eu era paranoico, mas agora as pessoas *estão* de fato olhando pra mim".

Esses delírios de que a pessoa está sendo observada, perseguida ou atacada são comumente chamados de delírios paranoides. A paranoia é um conceito relativo; todo mundo experimenta fragmentos disso de vez em quando. Entre a população em geral, o pensamento paranoide é muito comum, especialmente entre os grupos que não confiam no governo. Na internet, há sites de apoio ao pensamento paranoide. Em alguns contextos, um pouco de paranoia tem até um valor de sobrevivência; o colega que trabalha do outro lado da sala talvez esteja mesmo roubando seus memorandos, porque cobiça seu cargo. O pensamento paranoide por si só não define a esquizofrenia; só quando ele se torna um delírio de fato (imune à razão) é que *talvez* seja parte dos sintomas. Devemos lembrar que os delírios paranoides podem ocorrer também em outras doenças mentais, além da esquizofrenia.

Os delírios paranoides podem ser perigosos. "Durante meu período paranoide, eu achava que era perseguido em razão de minhas crenças, que meus inimigos estavam empenhados em interferir nas minhas atividades, queriam me causar dano, e quem sabe até me matar." A pessoa paranoide pode querer se antecipar e atacar primeiro, ao perceber que a ameaça é muito iminente. As instalações para criminosos insanos em todos os estados dos EUA têm entre seus internos grande número de pessoas com esquizofrenia que cometeram um crime acreditando agir em autodefesa. É esse subgrupo que produziu a crença generalizada de que pessoas com esquizofrenia como um todo são perigosas. Como discutiremos no Capítulo 9, quando consideramos todas as pessoas com esquizofrenia, vemos que esse subgrupo é muito pequeno. A maioria das pessoas com esquizofrenia não é de modo algum perigosa, e eu preferiria andar pelas salas de qualquer hospital psiquiátrico do que pelas ruas dos bairros degradados de uma cidade.

Há delírios de muitos outros tipos além do paranoide; os delírios de grandeza, por exemplo, são bastante comuns: "Sentia que tinha o poder de determinar o clima, e que este reagia aos meus estados de ânimo, e acreditava até ser capaz de controlar o movimento do sol em relação a outros corpos astronômicos". Isso com frequência leva a pessoa a se ver como Jesus Cristo, ou como a Virgem Maria, ou como o presidente, ou alguma outra personalidade muito exaltada ou importante. Um dos internos do nosso hospital acreditava ser Mao Tsé-Tung. Começamos a dar-lhe medicação e, já no dia seguinte, soubemos que estava melhorando, pois se tornara apenas o irmão de Mao Tsé-Tung.

Delírios de grandeza às vezes também podem ser perigosos. Pessoas que acreditam ser capazes de voar, ou de aparar tiros de revólver no peito, podem criar certas situações para demonstrar a veracidade de suas crenças, com as previsíveis consequências trágicas.

Há um tipo de delírio de grandeza em particular que, embora não seja visto com frequência, é tão peculiar que ganhou uma denominação própria. É o delírio em que o paciente acredita que há outra pessoa, geralmente famosa, profundamente apaixonada por ele. Tais casos, originalmente chamados de *psychoses passionnelles* pelo Dr. Gaëtan G. de Clérambault, psiquiatra francês, costumam agora ser designados como síndrome de Clérambault, ou erotomania. Uma de minhas pacientes acreditava que o senador Edward Kennedy estava apaixonado por ela, e ela gastava todo o seu tempo e dinheiro seguindo-o, mas sempre a certa distância; ela inventava inúmeras razões incríveis pelas quais ele não conseguia perceber a presença dela. Outra paciente acreditava ser noiva de um homem que ela havia visto uma vez casualmente, anos antes, e passava o dia inteiro pelas ruas da cidade procurando-o. A maioria dos pacientes com esses delírios tem esquizofrenia, embora alguns poucos possam ter transtorno bipolar. Esses pacientes têm um sofrimento em suas vidas que é especialmente comovente.

Um delírio relativamente comum é o que leva a pessoa a acreditar que controla a mente dos outros. Uma mulher jovem que conheci havia passado 5 anos trancada em casa, porque toda vez que saía à rua acreditava que a mente dela obrigava as outras pessoas a se virarem e olharem para ela. Ela descreveu que o efeito de sua mente era "como um ímã – eles não têm escolha a não ser se virar e me olhar". Outro paciente acreditava ser capaz de mudar os estados de ânimo das pessoas por meio de sua "força telepática": "Eu chego a sentir que poderia entrar num restaurante lotado e que enquanto estivesse lá, simplesmente sentado em silêncio, poderia mudar o humor das pessoas, deixando todo mundo feliz e dando risadas".

Outra variante é a crença delirante de que os pensamentos estão sendo irradiados da própria cabeça e transmitidos pelo rádio ou pela televisão; é chamado de irradiação de pensamento, visto como indicação quase segura de esquizofrenia. Uma mulher descreveu isso da seguinte maneira: "Eu acreditava que havia uma fita de papel entrando por um ouvido e saindo pelo outro, com todos os meus pensamentos escritos nela". E um rapaz relembrou:

Fiquei realmente confuso outro dia, porque as pessoas no noticiário da tevê estavam dizendo quais eram os meus pensamentos. Sei que é

verdade porque eles me mandavam mensagens dizendo que estavam fazendo isso. Odeio quando conseguem revelar meus pensamentos para todo mundo que está assistindo. Também odeio quando as pessoas podem ouvir meus pensamentos e saber tudo a meu respeito.

Às vezes, tais indivíduos telefonam ou vão até a estação de rádio ou de televisão pedindo que parem de transmitir seus pensamentos. Um estudo de 1999 sobre emissoras de rádio e televisão relatou que esses contatos eram relativamente comuns.

Ao avaliar delírios, é muito importante ter em mente que seu conteúdo tem conexão com a cultura. Não é a crença em si que é delirante, mas o quanto ela difere das crenças compartilhadas pelos outros na mesma cultura ou subcultura. Um homem que acredita que está sendo influenciado pelos outros porque lhe "fizeram um despacho" (colocaram-lhe um feitiço) talvez seja considerado perfeitamente normal se tiver crescido nas terras baixas da Carolina do Sul, onde os "despachos" são uma crença difundida na cultura local. Já se ele cresceu no bairro nobre de Scarsdale, em Nova York, sua crença de ser influenciado por um "despacho" terá maior probabilidade de sugerir esquizofrenia. Grupos minoritários em particular podem ter um alto nível de crenças paranoides induzidas culturalmente, e suas crenças podem ter por base uma discriminação e perseguição reais. Em outros grupos subculturais, talvez seja difícil avaliar a natureza patológica do pensamento delirante – por exemplo, distinguir delírios de grandeza entre os delírios de cunho religioso e entre os delírios paranoides de funcionários da CIA. Imagine, por exemplo, o dilema de uma Madre Superiora em avaliar a afirmação de uma noviça de que está tendo um relacionamento especial com a Virgem Maria, ou de um supervisor da CIA que recebe o relato de um de seus agentes secretos de que está sendo vigiado o tempo inteiro. As crenças de pessoas das quais suspeitamos que tenham esquizofrenia devem *sempre* ser colocadas dentro de um contexto cultural e encaradas como sendo apenas um dos aspectos da doença.

Há outro aspecto dos delírios que é importante destacar. Os delírios podem ser fixos e estáticos em alguns indivíduos com esquizofrenia, mas em outros podem ser lábeis e sustentados com graus variados de convicção. Lembro de um paciente, por exemplo, que acreditava que outro paciente queria matá-lo. Havia dias em que ele evitava essa pessoa completamente, mas no dia seguinte convivia com ela tranquilamente, e no terceiro dia voltava a evitá-la. Essa falta de consistência também foi observada em 1890 pelo Dr. Pliny Earle, cuja paciente acreditava ter "milhões e bilhões de filhos... e essas pessoas estão constantemente empenhadas em matá-la. No entanto, essa mulher é sempre tranquila e gentil, não expressa nenhum sinal exterior de pesar ou infelicidade, e nunca se mostra agressiva ou reclama na presença de seus filhos imaginários". Essa falta de consistência nas reações ao pensamento delirante é difícil de compreender para as famílias de indivíduos com esquizofrenia.

As alucinações são muito comuns na esquizofrenia e estão na ponta de um espectro que começa com a hiperacuidade dos sentidos. Tomemos a visão, por exemplo: o espectro tem a hiperacuidade visual num extremo, isto é, as luzes são claras demais, as cores ganham um tom mais brilhante. No meio do espectro estão as distorções grosseiras dos estímulos visuais (também chamadas de ilusões), como um cão assumir a aparência de um tigre. E na extremidade mais afastada do espectro estão as coisas que são vistas pela pessoa com esquizofrenia quando não há nada ali para ver; esta é a verdadeira alucinação. As experiências descritas por pacientes costumam ser uma mistura dessas diferentes regiões do espectro.

Distorções grosseiras dos estímulos visuais ou auditivos não são experiências incomuns na esquizofrenia:

Este fenômeno pode ser mais bem ilustrado por uma descrição da primeira vez que o experimentei. Eu era um dos quatro homens numa mesa de carteado. Em uma das rodadas, meu parceiro chamou três de paus. Eu olhei minhas cartas: tinha apenas uma carta pequena de paus. Embora minha mão fosse fraca, eu precisava apostar para livrá-lo. Minha aposta venceu. Quando meu parceiro mostrou suas cartas, vi

> *que tinha apenas duas cartas pequenas de paus na sua mão. Eu na mesma hora questionei por que havia cantado três de paus. Ele negou ter feito isso. Os outros dois homens na mesa confirmaram. Ou seja, o homem havia de fato declarado uma jogada diferente quando eu o ouvi dizer três de paus. Eu não tinha ouvido o lance dele. Em algum ponto do meu sistema nervoso, as palavras que ele disse de fato foram bloqueadas e as palavras alucinatórias entraram no lugar delas.*

Nesse exemplo, havia algum tipo de estímulo, mas a pessoa viu ou ouviu de maneira distorcida. É como se o cérebro da pessoa estivesse pregando-lhe uma peça.

Travessuras ainda piores produzem verdadeiras alucinações, representadas por percepções muito reais sem que haja nenhum estímulo inicial. O cérebro inventa as coisas que ouve, ou o que vê, cheira ou sente o gosto. Tais experiências podem ser muito reais para a pessoa. Quem alucina e ouve vozes falando consigo consegue ouvi-las tão claramente, ou com ainda maior clareza, do que vozes de pessoas de verdade ao seu redor. Frequentemente pacientes com esquizofrenia respondem a estas vozes "imaginárias". Há a tendência de as pessoas próximas ao paciente zombarem dessas vozes, para minimizá-las e deixar claro que não acreditam que a pessoas esteja de fato ouvindo-as. Só que ela ouve, e se seu cérebro as ouve, elas são reais para ela. As vozes são um exemplo extremo do mau funcionamento do aparato sensoperceptivo da pessoa que sofre desse distúrbio.

As alucinações auditivas são de longe as formas mais comuns de alucinação na esquizofrenia. São tão características da doença que a pessoa com autênticas alucinações auditivas deve ser considerada com esquizofrenia, até que se prove o contrário. Essas alucinações podem assumir diversas formas. Às vezes são um simples zumbido, ou então batidas, como a pulsação do coração no famoso conto de Poe:

> Claro que então minha palidez aumentou. Mas eu falava com fluência e num tom de voz mais alto. O som, porém, aumentava... E o que eu podia fazer? Era um som grave, monótono, rápido... bem parecido com o som de um relógio envolto em algodão. Fiquei ofegante... e

mesmo assim os policiais não ouviram. Falei mais rápido, com maior veemência, e o som aumentava cada vez mais. Por que não iam embora? Fiquei andando por ali, pisando firme, excitado até a fúria com aqueles homens observando, mas o som não parava de aumentar.

Elas podem ser uma única voz: "Assim, durante anos tenho ouvido todo dia centenas de vezes palavras pronunciadas dentro dos meus nervos sem qualquer contexto, como 'Por que não?' 'Bem, e se' 'Ora, porque eu' 'Que seja' 'Com relação a ele'". Podem ser ainda várias vozes, ou até mesmo um coro:

Havia muita música por toda parte, e ritmo e beleza. Mas os planos eram sempre frustrados. Eu ouvia o que parecia ser um coro de anjos. Achei a música mais bonita que já havia ouvido. Esse coro de anjos continuou flutuando em volta do hospital e logo depois ouvi algo a respeito de um pequeno cordeiro nascendo no andar superior, no quarto bem acima do meu.

As alucinações podem ser ouvidas apenas ocasionalmente ou podem ser contínuas. Quando ocasionais, a hora mais comum para elas acontecerem, pela minha experiência clínica, é à noite, na hora de deitar:

Por cerca de quase 7 anos – exceto durante o sono – nunca tive um único momento em que não ouvisse vozes. Elas me acompanham em todos os lugares, o tempo inteiro; continuam soando mesmo quando converso com outras pessoas, persistem resolutas mesmo quando me concentro em outras coisas, por exemplo quando leio um livro ou jornal, toco piano etc.; só quando estou falando alto com outras pessoas ou comigo mesmo é que elas, é claro, ficam abafadas pelo som mais forte das minhas palavras faladas e portanto ficam inaudíveis para mim.

Tenho tratado de pessoas com manifestações similares. Uma infeliz mulher ouviu vozes continuamente por 20 anos. Elas ficavam especialmente altas toda vez que tentava assistir televisão, portanto ela não podia assistir.

Na grande maioria dos casos, as vozes são masculinas e desagradáveis. Com frequência têm um tom de acusação, repreendendo as vítimas por malfeitos passados, reais ou imaginários. Muitas vezes xingam a pessoa, e já tive vários pacientes que se recusaram e me contar o que essas vozes lhes dizem, porque ficaram constrangidos. Uma paciente, que acabou cometendo suicídio, descreveu as vozes que ouvia como "um estado constante de estupro mental". Compreensivelmente, muitos pacientes reagem às vozes que ouvem:

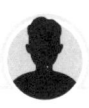

Eu não fico ali simplesmente sentado, deixando as vozes me atazanarem. Eu resisto o melhor que posso. Às vezes, grito com elas, tanto e tão alto que a enfermeira no meu grupo psiquiátrico precisa me dar uma injeção. Outras vezes, me acalmo sozinho. Já não grito tanto com as vozes como costumava. Não posso ignorá-las, tento responder numa voz que é apenas um pouco mais alta que a delas.

Numa minoria dos casos, as vozes podem ser agradáveis, como no exemplo da bela música citado acima. Ocasionalmente são até úteis, como ocorreu com uma mulher que anunciou para mim um dia que estava melhorando: "Sei que estou, porque minhas vozes me contaram".

O mecanismo preciso das alucinações auditivas é agora relativamente bem compreendido. Estudos recentes com imagens de ressonância magnética (IRM) em indivíduos com esquizofrenia que têm alucinações auditivas persistentes, comparadas com um grupo controle (pacientes sem esquizofrenia), revelaram que as alucinações auditivas estão associadas à ativação de uma área do cérebro na junção do giro temporal superior e do lóbulo parietal inferior, especialmente no lado direito. A área costuma ser chamada de junção temporoparietal (JTP), e abriga uma das duas áreas auditivas do cérebro. Sua associação com as alucinações auditivas é consistente com outras evidências que vinculam essa área à rede cerebral que se acredita estar primariamente envolvida em causar os sintomas de esquizofrenia, como será visto no Capítulo 5. É fato interessante também que indivíduos que nascem surdos e mais tarde desenvolvem esquizofrenia podem experimentar alucinações auditivas.

Alucinações visuais também ocorrem, mas com frequência bem menor. Um paciente descreveu a variedade dessas alucinações:

Em um estágio inicial, o aparecimento de flashes coloridos de luz era comum. Eles assumiram a forma tanto de faixas distantes como de manchas redondas brilhantes mais próximas, com cerca de 30 centímetros de diâmetro. Outro tipo, que aconteceu umas cinco ou seis vezes, era o aparecimento de palavras ou símbolos sobre superfícies vazias. Muito relacionado com isso era a ocasional substituição de material alucinatório por material realmente impresso em livros que eu lia. Nessas ocasiões, a imagem que eu estava vendo se dissolvia enquanto olhava para ela, e às vezes aparecia em seu lugar outra imagem, às vezes totalmente diferente.

Alucinações visuais costumam aparecer junto às alucinações auditivas. Quando há apenas alucinações visuais, é improvável que a causa seja a esquizofrenia. Muitas outras doenças cerebrais, especialmente intoxicações por drogas e síndrome de abstinência no alcoolismo, causam apenas alucinações visuais e são o diagnóstico mais provável em tais casos.

Assim como os delírios, as alucinações devem ser sempre avaliadas dentro de seu contexto cultural. Na época medieval e hoje entre alguns grupos religiosos, as alucinações visuais não eram incomuns e não sugeriam necessariamente doença mental. O Dr. Silvano Arieti tentou distinguir as alucinações de pessoas profundamente religiosas daquelas da esquizofrenia, propondo os seguintes critérios: (a) as alucinações religiosas costumam ser visuais, enquanto as da esquizofrenia são predominantemente auditivas; (b) as alucinações religiosas costumam envolver guias ou aconselhadores benevolentes, que expedem ordens à pessoa; e (c) as alucinações religiosas costumam ser agradáveis.

Alucinações de cheiro ou gosto são incomuns, mas podem ocorrer. Um paciente deu sua descrição das alucinações de cheiro:

Em algumas poucas ocasiões, tenho experimentado alucinações olfativas. Estas consistem na aparente percepção de um cheiro, como se fosse originado de alguma fonte próxima do nariz. Às vezes esse odor apresenta uma relação simbólica com o ato de pensar em voz alta, como, por exemplo, quando aparece um odor de enxofre em conexão com uma ameaça de danação no inferno, ao pensar em voz alta.

Alucinações gustativas consistem em sentir gostos diferentes em comidas familiares. Tenho pacientes com esquizofrenia paranoide, por exemplo, que acham que estão sendo envenenados quando sentem que sua comida começa a ter um sabor "engraçado". Claro que se a comida de alguém de repente começa a mudar de gosto, é lógico suspeitar que alguém esteja colocando alguma coisa nela.

Alucinações táteis também são encontradas entre indivíduos com esquizofrenia, embora não sejam comuns. Cuidei de uma mulher que sentia pequenos insetos se insinuando sob a pele de seu rosto; nem é preciso dizer o quanto isso era perturbador para ela. Outra paciente experimentava uma dor alucinatória:

Para a pessoa que experimenta dores alucinatórias, elas são sentidas como idênticas às dores reais. A pessoa tem um sofrimento real.

ALTERAÇÕES DA CONSCIÊNCIA DO EU

Intimamente associada aos delírios e às alucinações, há outro complexo de sintomas que é característico de muitos pacientes com esquizofrenia. Indivíduos cujo cérebro funcione normalmente têm uma clara consciência do eu; sabem onde seu corpo termina e onde começam os objetos inanimados. Sabem que sua mão, quando olham para ela, é a mão deles. Essa simples afirmação já causa impacto nas pessoas sem esquizofrenia como absurda, pois elas não imaginam que possa ser de outro modo.

Mas muitas pessoas com esquizofrenia imaginam coisas assim, pois essas alterações da consciência do eu não são incomuns para elas. Como um homem descreveu: "Não tenho contato comigo. Eu me sinto como um zumbi... Sou praticamente inexistente". Tais alterações são muitas vezes associadas a alterações nas sensações corporais, como foi descrito por um homem com esquizofrenia que me escreveu:

Meu corpo tem as mesmas formas de distorção que a minha visão e se manifestam em toda a minha anatomia. Meu corpo sente como se houvesse nele partes amassadas, fendas e desfigurações por toda parte, que causam agonia. As mechas de cabelo que caem na minha testa eu sinto como se fossem bem maiores, mais pesadas e mais perceptíveis. Às vezes sinto mãos, braços e pernas deslocados para o lado uns dois centímetros de onde de fato estão. Os dedos eu às vezes os sinto e vejo mais compridos ou mais curtos do que são. Meu rosto, eu o sinto duas vezes mais comprido.

Alterações do eu podem variar dessas distorções perceptivas somáticas a uma confusão, no extremo oposto do espectro, em distinguir a si mesmo de outra pessoa:

Um jovem costumava ficar confuso numa conversa, ao ser incapaz de se distinguir de seu interlocutor. Tendia a perder a noção de quais

pensamentos se originavam em quem, e sentia "como se" seu inter-locutor de algum modo o "invadisse", uma experiência que destruía sua identidade e provocava intensa ansiedade. Quando andava pela rua, tinha o maior cuidado em não olhar para a sua imagem refletida nas vitrines das lojas, porque não tinha certeza de que lado ele estava de fato.

Em casos extremos, alguns poucos pacientes com esquizofrenia são incapazes de reconhecer fotografias deles mesmos. Quando mostraram a um desses homens uma foto dele e perguntaram quem era, respondeu: "Um homem".

As partes do corpo de um paciente podem criar vida própria, como se tivessem se dissociado e se tornado autônomas. Um paciente descreveu essa sensação:

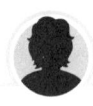

Fico com os joelhos tremendo e meu peito é como uma montanha diante de mim, e as ações do meu corpo ficam diferentes. Os braços e pernas ficam separados e longe de mim e agem por conta própria. É quando sinto que sou a outra pessoa e copio os movimentos dela, ou então paro e fico como uma estátua.

Uma mulher também descreveu que ficava confusa em relação a onde o corpo dela terminava e o resto do mundo começava: "Isso também era verdade para as funções do corpo. Quando eu urinava e chovia muito lá fora, eu não tinha muita certeza se não era minha própria urina que borrifava o mundo, e então ficava com muito medo".

Confusão quanto às próprias características sexuais tampouco é incomum em pessoas com esquizofrenia, como no caso deste homem que achava que seu corpo adquiria um aspecto feminino:

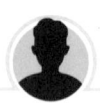

Meu peito dá a impressão de um seio de mulher muito bem desenvolvido; esse fenômeno pode ser visto por qualquer um que queira me observar com os próprios olhos. Um rápido exame não será suficiente. O observador terá que se dar ao trabalho de passar uns 10 ou 15 minutos perto de mim. Desse modo, qualquer um irá notar o periódico aumento e diminuição dos meus seios.

A alteração da consciência do eu pode ser agravada se houver também a presença de alucinações de tato ou delírios a respeito do corpo. Um possível exemplo disso é a famosa história "A Metamorfose", de Kafka, na qual Gregor desperta uma manhã e percebe aos poucos que foi transformado num imenso besouro. Passagens como essa levaram alguns acadêmicos a especular se o próprio Kafka teria sintomas de esquizofrenia. Sabe-se agora que tais mudanças sensoriais estão associadas a áreas do cérebro envolvidas no processo da doença da esquizofrenia, como veremos no Capítulo 5.

ALTERAÇÕES DAS EMOÇÕES

Mudanças nas emoções – ou nos afetos, como costumam ser chamadas pelos profissionais – são uma das mudanças mais comuns e mais características na esquizofrenia. Nos estágios iniciais da doença, podemos encontrar depressão, culpa, medo e rápidas flutuações das emoções. Em estágios avançados, é mais característico haver um achatamento das emoções, resultando muitas vezes em indivíduos que parecem totalmente incapazes de sentir emoções. Por sua vez, isso torna mais difícil nos relacionarmos com eles, de modo que tendemos a evitá-los ainda mais.

A depressão é um sintoma muito comum no início da doença, mas costuma passar despercebida. Em um estudo, foi relatado que "81% dos pacientes [...] apresentavam um episódio bem definido de desânimo significativo". Em metade dos pacientes, os sintomas de depressão precediam o início de delírios ou alucinações. Acredita-se que a etiologia deste quadro depressivo seja "biológico", causado por mudanças neuroquímicas no cérebro como parte do processo da doença, embora um pouco dela possa ser também uma reação da pessoa à percepção de que está ficando doente. Uma das sequelas trágicas e não incomuns dessa depressão é o suicídio, discutido no Capítulo 9.

Cedo no curso da doença, a pessoa com esquizofrenia pode também sentir que as emoções variam amplamente e de forma rápida. Emoções exageradas de todo tipo não são incomuns, especialmente em conexão com as "experiências de pico", descritas anteriormente.

Durante as primeiras duas semanas da minha psicose, a experiência religiosa contribuía com esse fator dominante dos fenômenos psicóticos. A forma mais importante de experiência religiosa naquele período era o êxtase religioso. As tentativas dos pensamentos em voz alta de me persuadir a adotar uma fixação messiânica formavam o pano de fundo delirante. Quanto aos aspectos afetivos, uma sensação abrangente de bem-estar dominava o complexo. Sentia como se todas as minhas preocupações tivessem cessado e todos os meus problemas estivessem resolvidos. Tinha certeza de que todas as minhas necessidades seriam satisfeitas. Em conexão com esse estado de euforia, experimentava uma sensação agradável de calor por todo o corpo, particularmente nas costas, e uma sensação de que meu corpo havia perdido seu peso e flutuava suavemente.

A culpa também é uma emoção frequente nesses estágios iniciais:

Mais tarde, ao considerá-las adequadas, não senti mais culpa em relação a essas fantasias, e a culpa tampouco tinha um objeto real. Era difusa demais, enorme demais, para ser encontrada em algo definido, e exigia punição. A punição na realidade era horrível, sádica – consistia,

> *o que era bem adequado, em se sentir culpado. Porque a pessoa se sentir culpada é o que pode acontecer de pior, é a punição das punições.*

E o medo também costuma ser descrito por pacientes, e com frequência é um medo difuso, sem nome, que existe sem que haja um motivo específico. É bem descrito por um jovem com esquizofrenia:

> *Sentava no porão de casa com um medo que não sabia controlar. Ficava totalmente em pânico – só de ver meu gato olhando para fora da janela.*

Emoções exageradas não costumam ser comuns em pacientes depois que passam dos primeiros estágios da doença. Se prosseguirem, devem levantar questões a respeito do diagnóstico de esquizofrenia, que pode não estar correto. É a *retenção* de tais sentimentos e emoções que constitui uma das linhas divisórias mais claras entre a esquizofrenia e o transtorno bipolar (ver Capítulo 2). Se a pessoa retém sentimentos exagerados num grau muito alto depois dos estágios iniciais da doença, é bem provável que o diagnóstico correto seja o de transtorno bipolar.

Além das emoções exageradas experimentadas por indivíduos com esquizofrenia, há evidência também de que algumas pessoas afetadas pela doença têm dificuldades em avaliar as emoções dos outros. Uma revisão de artigos nessa área afirma que "tem havido uma crescente literatura sugerindo que os esquizofrênicos diferem substancialmente de indivíduos do grupo controle no processamento da comunicação emocional". Uma técnica de pesquisa usada para demonstrar isso é pedir a indivíduos com esquizofrenia que descrevam as emoções de pessoas a partir de fotos, o que costuma ser uma tarefa difícil para eles. Por exemplo, em um estudo sobre indivíduos com esquizofrenia, os "pacientes tiveram desempenho pior que os sujeitos de comparação no reconhecimento de todas as emoções e faces neutras reunidas, tivessem elas expressões sutis ou extremas". Esse comprometimento na capacidade de julgar as emoções dos outros é uma das principais razões pelas quais pessoas com esquizofrenia têm dificuldades na comunicação social e em fazer amizades.

As alterações de emoções mais características da esquizofrenia são as emoções inadequadas ou o embotamento das emoções. É bem pouco comum encontrar um paciente que não tenha nem um nem outro – ou às vezes ambos – quando a doença está plenamente instalada.

Seria previsível a ocorrência de emoções inadequadas, tendo em conta a analogia citada da antiga operadora telefônica. Assim como ela pode "plugar" pensamentos errados aos estímulos que chegam, também pode conectá-los às emoções erradas. A chamada recebida pode trazer uma notícia triste, mas ela faz a conexão com uma situação cômica e então o paciente ri. Em outras situações, o paciente reage com uma emoção inadequada porque as outras coisas que passam pela sua cabeça o fazem rir.

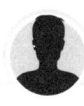

Metade do tempo eu falo de uma coisa e ao mesmo tempo penso em meia dúzia de outras. Deve soar estranho às pessoas quando eu rio de algo que não tem nada a ver com o que estou dizendo, mas elas não sabem o que está acontecendo dentro da minha cabeça, quanta coisa circula por ela. Veja, eu posso estar falando de algo muito sério com você e outras coisas vêm à minha mente ao mesmo tempo, que são engraçadas, e isso me faz rir. Se eu pelo menos conseguisse me concentrar em uma coisa só por vez, não iria parecer tão tonto como pareço.

Essas emoções inadequadas produzem um dos aspectos mais dramáticos da doença – a vítima de repente solta uma tremenda gargalhada sem nenhuma razão aparente. É uma ocorrência corriqueira para quem trabalha ou convive com pessoas com essa doença.

O achatamento das emoções pode ser sutil nos estágios iniciais da esquizofrenia. Chapman afirma que "uma das primeiras mudanças na experiência esquizofrênica envolve o comprometimento do processo de empatia com outras pessoas". A pessoa com esquizofrenia perde a capacidade de se colocar no lugar dos outros ou de sentir o que a outra pessoa sente. Conforme a doença evolui, esse achatamento ou embotamento das emoções pode se tornar mais acentuado: "Durante minha primeira crise, eu não sentia emoções de irritação, raiva ou indignação nem perto do grau em que as sentia normalmente. Predominavam as atitudes de sentir incômodo, estranhar ou sentir medo".

As emoções podem se tornar totalmente ausentes em situações específicas, deixando a vítima num vácuo, como descrito de modo comovente por esse paciente:

Em vez de desejar fazer coisas, elas são feitas por algo que parece mecânico e assustador, porque é capaz de fazer coisas e, no entanto, incapaz de querer ou de não querer. Todas as partes curativas e construtivas que podem ser usadas de modo saudável e gradual para remediar um tormento doloroso foram embora, e o sentimento que deveria residir dentro da pessoa fica do lado de fora, querendo voltar e, no entanto, tendo levado embora com ele o poder de voltar.

E Michael Wechsler resumiu isso muito bem numa declaração ao seu pai: "Eu queria poder acordar me sentindo mal de fato – seria melhor do que não sentir nada".

No estágio avançado de achatamento das emoções, parece que não resta nada. Isso não acontece com frequência, mas quando ocorre é uma experiência inesquecível para aqueles que interagem com as vítimas. Tive dois desses pacientes nos quais fui incapaz de despertar *alguma* emoção, qualquer que fosse, sob quaisquer circunstâncias. Eram educados, às vezes teimosos, mas nunca ficavam felizes ou tristes. É estranho e inquietante, como interagir com um robô. Um desses pacientes ateou fogo à própria casa, e então sentou tranquilamente para assistir TV. Quando o avisaram de que sua casa estava em chamas, levantou calmamente e saiu para a rua. Claramente o dano cerebral nesses casos afetou seriamente os centros mediadores da reação emocional. Felizmente, a maioria das pessoas com esquizofrenia não sofre de um dano tão completo dessa área do cérebro.

Deve-se, no entanto, ter cautela para não supor que uma pessoa com esquizofrenia, que aparenta não experimentar emoções, *realmente* não está experimentando emoção alguma. Um estudo de indivíduos com esquizofrenia, filmados enquanto viam filmes com intensa carga emocional, descobriu que os indivíduos "relataram experimentar tanto emoções positivas quanto negativas", embora as expressassem em grau bem menor. Jean Bouricius, a mãe de um jovem com esquizofrenia, publicou trechos de escritos do filho dela que demonstravam que ele estava experimentando emoções intensas, embora não as manifestasse, ao mesmo tempo em que profissionais de saúde mental o classificavam como emocionalmente embotado. Seus escritos incluíam passagens como: "A solidão precisa de uma canção, uma canção de amor e de dor, um doce alívio e esperança para o futuro" e "Fecho os olhos devagar e me torno aquela parte dos ventos da meia-noite, em que a emoção engasga e os gritos não conseguem emergir". Fica cada vez mais evidente que alguns indivíduos com esquizofrenia, que na superfície parecem não experimentar emoções, interiormente experimentam emoções intensas.

É comum que ao achatamento das emoções estejam associadas a apatia, lentidão de movimentos, pouca atividade, falta de ânimo e escassez (usualmente chamada de pobreza) de pensamentos e de fala. Esse quadro composto é visto muitas vezes em pacientes que estão doentes há vários anos, e costuma ser referido como sintomas "negativos" de esquizofrenia, como veremos no Capítulo 2. Esses pacientes parecem não ter desejos, são apáticos, não querem nada, não querem saber de nada. É como se sua vontade tivesse se erodido, e de fato é provável que algo do tipo tenha acontecido como parte do processo da doença. Um homem especialmente perspicaz descreveu essa condição com senso de humor: "Eu ainda sofro daquilo que chamo de 'as pobrezas', como pobreza de pensamentos, de emoções, de amigos, além da falta de dinheiro".

Hoje está na moda acreditar que boa parte do achatamento das emoções e da apatia, comuns em pacientes com esquizofrenia, são efeitos colaterais das medicações usadas para tratar a doença. Na realidade, há apenas um pouco de verdade nisso. Muitas das medicações usadas para tratar a esquizofrenia de fato têm efeito calmante ou sedativo (ver Capítulo 7). Mas a maior parte do achatamento das emoções e da perda da motivação é fruto da própria doença e não o efeito de medicações. Isso pode ser provado facilmente revendo as descrições de pacientes na literatura anterior à introdução dessas medicações. O achatamento emocional e a apatia são tão proeminentes nos indivíduos dessas primeiras descrições quanto são hoje.

ALTERAÇÕES NOS MOVIMENTOS

Nos últimos anos, as alterações nos movimentos têm sido intimamente associadas na mente das pessoas a efeitos colaterais das medicações usadas para tratar a esquizofrenia. E, de fato, as drogas antipsicóticas e o lítio podem causar alterações nos movimentos, variando de um leve tremor dos dedos a óbvios movimentos convulsivos dos braços ou do tronco.

Mas é importante considerar que o processo da doença da esquizofrenia pode também causar alterações nos movimentos, que já foram claramente descritas em relatos da doença muitos anos antes que as modernas medicações se tornassem disponíveis. Um estudo sobre alterações de movimentos na esquizofrenia revelou que elas ocorrem "em praticamente todos os casos em que a esquizofrenia é definida conservadoramente" e concluiu que eram consequência do processo da doença, e não da ingestão de medicação pelos pacientes. Em outro estudo, metade dos pacientes em remissão relembraram alterações em seus movimentos. Em alguns casos, seus movimentos pareciam se acelerar, em outros ficavam mais lentos. É mais ou menos comum que haja uma sensação de estranheza ou desajeitamento e que pessoas com a doença possam derramar coisas, ou tropeçar quando estão andando, com maior frequência do que antes de adoecer.

Outra alteração no movimento é a diminuição da espontaneidade, algo de que a pessoa pode ter consciência. Um paciente lembrou: "Eu me tornei o oposto do espontâneo, e como resultado disso fiquei muito inseguro, com movimentos canhestros". Alguns pacientes com esquizofrenia têm diminuição no balanço espontâneo dos braços ao andar, um achado que levou alguns pesquisadores a teorizar que o cerebelo ou as porções basais dos gânglios do cérebro podem estar afetados nessa doença.

Movimentos repetitivos, como tiques, tremores, movimentos da língua e de sugar, também podem ser vistos. Na maioria dos pacientes em que ocorrem, são efeitos colaterais da medicação em uso, mas em uma minoria dos casos não se devem à medicação, e sim ao processo da doença. Mesmo movimentos corporais sutis como piscar os olhos podem ser afetados na esquizofrenia. Alguns pacientes com a doença piscam os olhos com frequência bem menor do que as pessoas sem esquizofrenia. As medicações podem ser responsáveis por parte dessa diminuição, mas não por toda ela. Balzac notou isso em um paciente nos primeiros anos do século 19: "[Ele] ficava, bem como o vi agora, dia e noite com o olhar fixo, sem nunca baixar ou erguer as pálpebras como os outros fazem".

A alteração de movimentos mais dramática na esquizofrenia, sem dúvida, é o comportamento catatônico. Um paciente pode permanecer imóvel por horas, e se o braço da pessoa for movido estando ela passiva, o braço com frequência fica na nova posição por uma hora ou mais. Formas catatônicas de esquizofrenia foram vistas mais comumente nos primeiros anos do século 20, mas acabaram ficando menos comuns; a disponibilidade de medicação antipsicótica parece ser uma das razões, já que os sintomas catatônicos costumam reagir prontamente à medicação.

ALTERAÇÕES DO COMPORTAMENTO

Mudanças no comportamento costumam ser sintomas secundários, e não primários, de esquizofrenia; isto é, os comportamentos exibidos por pessoas com essa doença são em geral uma reação a outras coisas que estão ocorrendo em seu cérebro. Por exemplo, se a pessoa com esquizofrenia é afetada por hiperacuidade dos sentidos e por uma incapacidade de integrar e sintetizar os estímulos recebidos, faz todo sentido que ele/ela se retire para um canto. Muitos dos outros comportamentos vistos nessa doença podem ter similarmente uma justificativa lógica.

Isolar-se, permanecer quieto num lugar por longos períodos e a imobilidade são todos comportamentos comuns nessa doença. As versões extremas desses comportamentos são a catatonia, quando a pessoa permanece fixa em uma posição por longos períodos de tempo, e o mutismo, quando ela se recusa a falar. Catatonia e mutismo são parte de um *continuum* que inclui as formas menos evidentes de isolamento e imobilidade, tão comuns na doença.

Uma pessoa com esquizofrenia pode se isolar e ficar em silêncio por uma série de razões. Às vezes, isso ocorre quando a pessoa se perde em pensamentos profundos:

Isso me acontece quando estou andando pela rua. Começo a pensar profundamente e então entro numa espécie de transe. Penso tão profundamente que quase saio deste mundo.

Ou essa postura pode ser adotada a fim de desacelerar os estímulos sensoriais recebidos, para que o cérebro consiga selecioná-los:

Não gosto de me movimentar com rapidez. Sinto como se pudesse ocorrer uma ruptura se eu for rápido demais. Só consigo suportar isso por um breve tempo, e então tenho que parar. Se continuasse assim não teria consciência das coisas como realmente são. Seria consciente apenas do som e do barulho e dos movimentos. Tudo viraria uma maçaroca. Tenho descoberto que posso evitar que isso aconteça ficando completamente quieto e imóvel. Quando faço isso, fica mais fácil aceitar as coisas.

Os movimentos também podem ser desacelerados para que seja possível integrá-los ao todo, exatamente do mesmo jeito que os estímulos visuais e auditivos podem precisar ser integrados:

Não estou mais seguro a respeito dos meus movimentos. Se vou sentar, por exemplo, preciso pensar em mim e quase me ver sentando antes de fazer isso. Acontece o mesmo com outras coisas, como tomar banho, comer e até me vestir – coisas que antes eu fazia sem sequer reparar ou pensar nelas. Tudo isso me leva a me movimentar bem mais devagar agora.

Outros comportamentos não usuais também são encontrados em pessoas com esquizofrenia. Comportamentos ritualizados não são incomuns. Alguns pacientes ficam andando em círculos, e conheci um que cruzava as portas sempre andando para trás. Há razões para que façam essas coisas, como explicado por essa mulher que se sentia compelida a bater os ovos de determinado jeito quando fazia um bolo:

Conforme a tarefa foi avançando, aconteceu uma mudança. Os ingredientes do bolo começaram a ter um sentido especial. O processo se tornou um ritual. Em certos estágios, o ato de mexer tinha que ser feito no sentido anti-horário; em outros momentos, era necessário ficar em pé e bater a massa no sentido leste; as claras de ovo precisavam ser dobradas da esquerda para a direita; para cada coisa que precisava ser feita havia razões complexas. Eu percebia que isso tudo era novo, não familiar e inesperado, mas não questionava. Havia uma finalidade que era efetiva. Cada impulso convincente era acompanhado por uma justificativa igualmente convincente.

Alguns gestos podem ser repetidos com frequência, por razões que são bastante lógicas para a pessoa que faz isso, mas que parecem bizarras para quem observa. Um paciente balançava a cabeça ritmicamente de um lado a outro para sacudir o excesso de pensamentos de sua cabeça. Outro massageava a cabeça "para ajudar a clareá-la" de pensamentos indesejados. É por causa desses comportamentos ritualísticos e repetitivos que alguns pacientes com esquizofrenia podem ser diagnosticados equivocadamente com transtorno obsessivo-compulsivo. Obsessões e compulsões são de fato frequentes na esquizofrenia; mas uma pessoa que tenha de fato transtorno obsessivo-compulsivo não terá graves alterações da forma do pensamento, delírios, alucinações ou outros sintomas que estão também presentes na esquizofrenia.

Posturas específicas podem também ser adotadas por pessoas com esquizofrenia. Um dos meus pacientes ficava andando sem parar para cima e para baixo da calçada, com a mão esquerda colocada desajeitadamente no ombro esquerdo. Parecia uma coisa desconfortável, mas ele invariavelmente voltava a fazer isso por razões que nunca fui capaz de descobrir.

Ocasionalmente, uma pessoa com esquizofrenia fica repetindo como um papagaio qualquer coisa que alguém lhe tenha dito. Em linguagem psiquiátrica, isso é chamado de ecolalia. Chapman acredita que repetir as palavras provavelmente seja útil ao paciente porque lhe dá tempo de absorver e sintetizar o que foi dito. Mais rara é a ocorrência de repetição de comportamentos por imitação, chamada de ecopraxia. Quando ocorre, pode ser consequência de uma dissolução dos limites do eu, de modo que a pessoa não sabe onde seu corpo termina e onde começa o corpo de outra pessoa.

Mais preocupantes para amigos e familiares de indivíduos com esquizofrenia, por razões óbvias, são os comportamentos sociais inadequados. Felizmente, a maioria dos pacientes que age de modo inadequado em alas de hospitais é capaz de agir de maneira bastante apropriada quando levados para passeios fora do hospital. É sempre impressionante ver pacientes mesmo das alas mais graves do hospital quando estão em locais públicos; costuma ser mais fácil reconhecê-los por suas roupas (geralmente pouco apropriadas) do que por seu comportamento. Um pequeno número de pacientes, porém, estão tão doentes que mesmo em público mantêm os comportamentos inadequados (como urinar a esmo, masturbar-se, cuspir nos outros), mas tais pacientes são comparativamente raros. Alguns – não todos – podem melhorar isso com medicação adequada ou técnicas de condicionamento comportamental.

Deve sempre ser lembrado que o comportamento de pessoas com esquizofrenia é internamente lógico e racional; elas fazem coisas por razões que, levando em conta a desordem em seus sentidos e pensamento, fazem sentido *para elas.* Para o observador externo, o comportamento parecerá irracional, "maluco", "doido", a própria marca característica da doença. Para a pessoa doente, porém, não há nada de "maluco" ou de "doido" naquilo. Por exemplo, uma mulher com esquizofrenia, que acreditava que um farmacêutico estava controlando a mente dela, decidiu que "a única maneira de escapar da influência e radiação dele era andar em um circuito de um quilômetro e meio de diâmetro em volta da farmácia dele". E um homem de Ohio que acreditava ser o "Abominável Homem das Neves" roubou "um veículo de limpeza de neve das ruas para poder dirigir até o Alasca e 'salvar o mundo'".

Embora os comportamentos muito bizarros de indivíduos com esquizofrenia sejam causados por seus processos de pensamento perturbados, parte disso também pode ser causada pelas mudanças do funcionamento do cérebro associadas à doença. Por exemplo, muitos indivíduos com esquizofrenia têm a temperatura corporal desregulada. Como consequência disso, alguns pacientes se vestem com várias camadas de roupa, mesmo com tempo quente.

Na realidade, quase tudo o que a pessoa com esquizofrenia diz e faz pode ser, para ela, racional. É "doido" apenas para quem observa de fora. Para alguém que dedique um tempo a ouvir, a pessoa com esquizofrenia não é de modo algum "doida", se por "doido" entendermos irracional. A "loucura" tem suas raízes na função cerebral perturbada que produz dados sensoriais errôneos e um pensamento transtornado.

CONSCIÊNCIA DIMINUÍDA DA DOENÇA: ANOSOGNOSIA

Algumas pessoas com esquizofrenia têm consciência do mau funcionamento de seu cérebro; é o que chamamos de consciência da doença, ou *insight*. Algumas delas, poucas, chegam a contar àqueles à sua volta, nos estágios iniciais da doença, que há algo de errado na cabeça delas. Uma mãe lembrou que o filho dela segurava a cabeça e pedia: "Mãe, me ajuda, tem alguma coisa errada com a minha cabeça". Uma mulher jovem, de apenas 20 anos, perguntou aos pais se podia ir consultar um psiquiatra e perguntou a ele se tinha esquizofrenia. John Hinckley escreveu uma carta aos pais (mas nunca enviou), na qual dizia: "Não sei qual é o problema. As coisas não estão indo bem. Acho que tem alguma coisa errada com a minha cabeça". Uma das histórias mais pungentes que já ouvi é a de um garoto adolescente muito brilhante, que nos primeiros estágios da doença percebeu que algo ia mal com seu cérebro e passou meses nas bibliotecas médicas locais pesquisando a doença, antes que seus sintomas ficassem muito graves. Em outro exemplo, uma mãe me contou que o filho "havia ele mesmo se diagnosticado com esquizofrenia" antes que alguém da família percebesse de maneira cabal que ele estava doente.

Essa consciência da doença nos estágios iniciais costuma ser perdida à medida que ela se manifesta plenamente. Isso não surpreende, já que é o cérebro que está funcionando mal, e é também ele que usamos para pensar a respeito de nós mesmos. Na realidade, sempre me surpreendo com os vários pacientes com esquizofrenia que têm consciência de sua doença. Mesmo no estágio crônico da doença, ocasionalmente uma pessoa com esquizofrenia demonstra uma noção surpreendente disso. Uma mulher, há vários anos afligida por esquizofrenia, escreveu-me para dizer que, de bom grado, "sacrificaria meu braço direito para fazer meu cérebro voltar a funcionar direito". Outra mulher, acometida há 7 anos por esquizofrenia grave, quando lhe perguntei o que havia pedido de presente de Natal, olhou para mim com ar triste, parou um momento, e então respondeu: "Uma mente".

Também encontramos uma consciência diminuída da doença em outras doenças do cérebro. No Alzheimer, por exemplo, o indivíduo afetado costuma ser ciente da doença quando ela começa, mas depois perde essa noção à medida que a doença progride. O ex-presidente Ronald Reagan anunciou publicamente sua doença quando ela começou, mas à medida que ela progrediu, perdeu toda a consciência e era incapaz de identificar até os membros de sua família. Também vemos essa consciência diminuída da doença em outras formas de demência e em alguns indivíduos após um acidente vascular cerebral (AVC). Algumas vítimas de AVC chegam a negar que seu braço ou perna esteja paralisado, apesar da evidência óbvia e visível. Oficialmente, em termos neurológicos, faz-se referência à ausência de consciência da doença como anosognosia.

Sabe-se que o comprometimento da consciência da doença é causado por danos a partes específicas do cérebro. Pelo menos 25 estudos compararam os cérebros de pessoas com esquizofrenia que têm anosognosia com os daquelas que não têm, e quase todos reportaram diferença nos respectivos cérebros. Esses estudos estão resumidos no site do Treatment Advocacy Center (www.treatmentadvocacycenter.org), em "Background Papers". As partes que parecem ter seu funcionamento comprometido em indivíduos com anosognosia são o lobo frontal medial, incluindo o cíngulo anterior e a ínsula, e o lobo parietal inferior, especialmente no lado direito. Todas essas áreas fazem parte da rede cerebral comprometida durante o processo de adoecimento esquizofrênico, como será descrito no Capítulo 5. Portanto, alguns indivíduos com esquizofrenia têm plena consciência de sua doença, outros têm consciência parcial e alguns não têm nenhuma consciência, dependendo das áreas específicas do cérebro afetadas. Sabe-se também que a consciência da doença pode oscilar ao longo do tempo em alguns indivíduos; nos períodos de remissão, quando o processo da doença é quiescente, a pessoa pode ter uma boa consciência, mas durante as recaídas, quando o processo da doença está ativo, essa consciência pode ser perdida.

A consciência diminuída da doença em indivíduos com esquizofrenia foi observada durante vários anos, mas só se começou a ser estudada recentemente. Em 1869, a *American Law Review* observou: "Em geral, pessoas insanas não veem a si mesmas como insanas e, portanto, podem não encontrar nenhuma razão para o seu confinamento, a não ser os malévolos desígnios daqueles que as privaram de sua liberdade". Desde a década de 1990, houve muita pesquisa sobre a consciência da doença na esquizofrenia; muitas dessas pesquisas estão resumidas nos livros *Insight and Psychosis* e em *I Am Not Sick, I Don't Need Help,* listados no final deste capítulo. Foram desenvolvidas escalas para avaliar essa consciência, que revelaram que cerca de metade dos indivíduos com esquizofrenia têm uma consciência da doença comprometida de maneira moderada ou severa.

São muitas as consequências dessa consciência diminuída da doença para indivíduos com esquizofrenia. No lado positivo, foi demonstrado que aqueles que têm consciência diminuída de sua doença ficam menos deprimidos e talvez apresentem menor incidência de suicídio, como seria de esperar. No lado negativo, a falta de consciência da doença é a maior causa isolada da necessidade de hospitalização involuntária e de medicação, problemas importantes discutidos no Capítulo 9.

A DOENÇA *NOIR-ROUGE*

A esquizofrenia, portanto, é um transtorno do cérebro. O prestigiado neurologista C. S. Sherrington uma vez se referiu a um cérebro normal como "um tear mágico", que pegava os fios da experiência para entrelaçá-los e compor o tecido da vida. Nas pessoas com o cérebro afligido pela esquizofrenia o tear está quebrado, e em alguns casos parece ter sido substituído por um liquidificador, que produz pensamentos misturados e perda de nexos associativos. Dada a cacofonia cerebral resultante, por acaso é alguma surpresa que pacientes com a doença costumem descrever sua vida como estar em uma Zona de Penumbra?

Imagine como seria ter alterações dos sentidos; ser incapaz de interpretar os estímulos recebidos; ter delírios e alucinações; e mudanças nos limites do corpo, nas emoções e nos movimentos que acabamos de descrever. Imagine não ser capaz de confiar em seu cérebro quando ele lhe comunicasse alguma coisa. Como me explicou uma mulher muito articulada com esquizofrenia, o problema é o de um "governante que mede a si mesmo" – isto é, você precisa usar seu cérebro em mau funcionamento para avaliar o mau funcionamento de seu cérebro. É de admirar que pessoas com essa doença fiquem deprimidas? É alguma surpresa que elas com frequência se sintam humilhadas por causa do próprio comportamento? Se existe uma doença pior que a esquizofrenia, ela ainda não foi descoberta.

De que modo a família e os amigos de pessoas com esquizofrenia poderiam compreender o que elas estão passando? Só se tomassem drogas que produzam alterações dos sentidos e até delírios, que por um momento poderiam lembrar a esquizofrenia; mas não é recomendável que familiares usem esse tipo de drogas. Um jeito melhor de compreender a experiência de ter esquizofrenia é fazer um passeio sozinho por um museu de arte e fingir que você está dentro de cada uma daquelas obras.

Comece pelos quadros de Vincent van Gogh, pintados no final de 1888 e em 1889, quando passava por um episódio de psicose; "A Noite Estrelada" e "Oliveiras com Nuvem Branca" ilustram especialmente a percepção distorcida que van Gogh tinha da luz, das cores e das texturas. O artista possuía um bom *insight* de sua doença. Ao descrever sua pintura "O Jardim do Hospital Saint-Paul", que pintou em 1889 enquanto estava hospitalizado, escreveu:

> Você irá perceber que essa combinação de ocre-vermelho, de verde ensombrecido pelo cinza, de traços negros nos contornos, produz um pouco daquela sensação de angústia, a chamada doença *noir-rouge*, da qual sofrem muitas vezes alguns de meus companheiros de infortúnio.

Esta, portanto, é a *noir-rouge*, ou doença preta-vermelha.

Muitos outros pintores, embora não fossem psicóticos, incluíram em suas criações artísticas elementos que lembram as percepções de pessoas com esquizofrenia. Joan Miró, por exemplo, em pinturas como "Retrato IV, 1938", "Cabeça de Mulher, 1938" e "Cabeça de um camponês catalão", mostra traços faciais grosseiramente distorcidos e desconjuntados. O espectador de um quadro como "Mulher Nua", de Pablo Picasso, é confrontado com a tarefa desconcertante de sintetizar as peças individuais em um todo, tarefa que não difere muito da enfrentada diariamente por alguns indivíduos com esquizofrenia. O "Nu Descendo a Escada", de Marcel Duchamp, sugere os movimentos convulsivos, a falta de coordenação e o desajeitamento do qual costumam se queixar pessoas com esquizofrenia; essa pintura foi especificamente citada por uma mulher com sintomas psicóticos decorrentes de encefalite viral para ilustrar ao médico como se sentia.

Emoções distorcidas são evocadas em várias pinturas de Henri Rousseau. Imagine-se dentro de "O Sonho", por exemplo, com olhos fixos em você e terrores anônimos espreitando atrás de cada arbusto. Passe para as litografias ou pinturas de Edvard Munch, como "O Grito", que reflete a depressão, o desespero e a solidão da esquizofrenia; a mulher da pintura cobre os ouvidos do mesmo jeito que alguns pacientes tentam bloquear as alucinações auditivas. Finalmente, termine seu passeio pelo museu de arte com o "Jardim das Delícias Terrenas", de Hieronymus Bosch. Examine as torturas concebidas por Bosch para a parte do "Inferno" desse tríptico, e pense no fato de que a experiência de ter esquizofrenia pode ser pior do que qualquer coisa que Bosch jamais tenha imaginado.

Em resumo, a esquizofrenia é uma doença na qual o cérebro, a essência do ser, prega peças cruéis na pessoa afetada. Kathy Bick, nos primeiros estágios do que acabaria sendo uma esquizofrenia grave, capta de modo pungente esse estranhamento em seu diário: "Algo dentro de mim está atravessando esse estado engraçado, fora do normal, uma sensação de estar à mercê de alguma força estranha, e essa patética figura de um espantalho dentro de mim à mercê de outras forças". Tendo como ponto de partida uma função cerebral perturbada, muitas pessoas com esquizofrenia são heroicas em suas tentativas de manter um equilíbrio mental. E a resposta mais adequada daqueles que cuidam dessas infelizes pessoas com essa doença é a paciência e a compreensão. Talvez a melhor ilustração disso seja a heroína de Balzac em *Louis Lambert*, uma jovem que se casou com um homem que desenvolveu esquizofrenia. Ela então dedica sua vida a cuidar dele:

> "Sem dúvida, Louis parece 'insano'", diz ela, "mas não é, se a palavra insanidade se aplicar apenas àqueles cujo cérebro, por causas desconhecidas, se torna corrompido, e são por isso incapazes de dar uma razão para seus atos. O equilíbrio da mente do meu marido é perfeito. Se ele não reconhece você corporeamente, não pense que não o viu. Ele consegue se desvincular de seu corpo e ver-nos sob

outra forma, não sei de que natureza. Quando fala, diz coisas maravilhosas. O que ocorre, e ele faz isso com frequência, é que conclui na fala uma ideia que iniciou no silêncio de sua mente, ou então começa uma proposição com palavras e a conclui mentalmente. Para outros homens, deve parecer insano; para mim, que vivo nos pensamentos dele, todas as ideias dele são lúcidas. Sigo os caminhos de sua mente; e apesar de não entender muitas de suas elucubrações e digressões, mesmo assim vou junto a ele até a conclusão. Afinal, não é comum que enquanto pensamos em algo banal sejamos atraídos a um pensamento mais sério pelo próprio desdobramento gradual de ideias e lembranças? Com frequência, depois de falar de alguma coisa trivial, que tenha sido o ponto de partida acidental para uma rápida consideração, a pessoa que está pensando esquece ou não se preocupa em mencionar as ligações abstratas que a levaram às suas conclusões, e retoma a fala apenas a partir dos últimos elos daquela corrente de reflexões. As mentes comuns, para as quais essas visões mentais tão ágeis são desconhecidas, e que ignoram a labuta interior da alma, riem desses sonhadores, chamam-nos de loucos quando eles não se importam em deixar claras essas conexões dos pensamentos. Louis é sempre assim; ele sai voando pelos espaços do pensamento com a agilidade de uma andorinha; mas eu consigo acompanhá-lo em todas as suas evoluções. É essa a real história daquilo que chamam a sua loucura."

Essa dedicação e compreensão, inalcançável exceto na ficção, é um ideal admirável. Ele existe em alguma medida em muitas famílias e entre alguns profissionais que têm que cuidar de tais indivíduos em alas psiquiátricas ou em clínicas ambulatoriais. Como ilustrado pela esposa de Louis Lambert, com a compreensão vem a compaixão. Portanto, cabe-nos compreender da melhor maneira que pudermos; o fardo da doença ficará mais leve para todos.

LEITURAS ADICIONAIS RECOMENDADAS

AMADOR, X. F.; DAVID, A. S. (Ed.). *Insight and Psychosis*. 2. ed. Nova York: Oxford University Press, 2004.

AMADOR, X. F.; JOHANSON, A.-L. *I Am Not Sick, I Don't Need Help*. Peconic, N.Y.: Vida Press, 2000.

CHAPMAN, J. The Early Symptoms of Schizophrenia. *British Journal of Psychiatry*, v. 112, p. 225–251, 1966.

CUTTING, J.; DUNNE, F. Subjective Experience of Schizophrenia, *Schizophrenia Bulletin*, v. 15, p. 217–231, 1989.

DE VRIES, M. W. (Ed.). *The Experience of Psychopathology*. Cambridge: Cambridge University Press, 1992.

DWORKIN, R. H. Pain Insensitivity in Schizophrenia: A Neglected Phenomenon and Some Implications. *Schizophrenia Bulletin*, v. 20, p. 235–248, 1994.

FREEDMAN, B. J. The Subjective Experience of Perceptual and Cognitive Disturbances in Schizophrenia: A Review of Autobiographical Accounts. *Archives of General Psychiatry*, v. 30, p. 333–340, 1974.

KAPLAN, B. (Ed.). *The Inner World of Mental Illness*. Nova York: Harper & Row, 1964.

MCGHIE, A.; CHAPMAN, J. Disorders of Attention and Perception in Early Schizophrenia. *British Journal of Medical Psychology*, v. 34, p. 103–116, 1961.

MORGAN, K. *Mind Without a Home:* A Memoir of Schizophrenia. Center City, MN: Hazeldon, 2013.

NORTH, C. *Welcome Silence:* My Triumph over Schizophrenia. Nova York: Simon & Schuster, 1987.

PARNAS, J. HANEST, P. Phenomenology of Anomalous Self-Experience in Early Schizophrenia. *Comprehensive Psychiatry*, v. 44, p. 121–134, 2003.

PLAZE, M. *et al.* 'Where Do Auditory Hallucinations Come From?' – A Brain Morphometry Study of Schizophrenia Patients with Inner or Outer Space Hallucinations. *Schizophrenia Bulletin*, v. 37, p. 212–21, 2011.

POTVIN, S.; MARCHAND S. Hypoalgesia in Schizophrenia Is Independent of Antipsychotic Drugs: A Systematic Quantitative Review of Experimental Studies. *Pain*, v. 138, p. 70–78, 2008.

PRIGATANO, G. P. (Ed.). *The Study of Anosognosia*. Nova York: Oxford University Press, 2010.

SECHEHAYE, M. *Autobiography of a Schizophrenic Girl*. Nova York: Grune & Stratton, 1951. (Paperback by New American Library.) [A Parte 2 do livro, uma interpretação psicanalítica dos sintomas da mulher, deve ser saltada.]

SNYDER, K.; GUR, R. E.; ANDREWS, L. W. *Me, Myself and Them: A Firsthand Account of One Young Person's Experience with Schizophrenia*. Nova York: Oxford University Press, 2007.

SOMMER, R.; CLIFFORD, J. S.; NORCROSS, J. C. A Bibliography of Mental Patients'Autobiographies: An Update and Classification System. *American Journal of Psychiatry*, v. 155, p. 1261–1264, 1998.

CAPÍTULO 2
Definindo a esquizofrenia: vista de fora

Para quem é louco, o mundo ainda é real, mas tem um novo sentido; as pessoas também são reais, próximas e poderosas e, quem sabe, perigosas, mas no meio de todas elas o indivíduo está sozinho. Esse é o aspecto central quando penetramos a insanidade. Não que o mundo esteja menos conosco, mas que outro mundo o permeia também, e nós, vendo e experimentando a vida a partir de um plano diferente, somos excluídos da comunicação com os sensatos à nossa volta: as pessoas sensatas e bitoladas que não veem e não devem saber ou nunca irão acreditar nas vastas, vitais, urgentes e talvez cataclísmicas verdades das quais nós, únicos entre eles, temos consciência.

Morag Coate, 1965

A definição da maioria das doenças da humanidade já foi feita. Podemos definir a febre tifoide pela presença da bactéria que a causa, a falência renal pelo aumento de certas substâncias químicas no sangue, e os vários tipos de câncer pelo aspecto de células ao microscópio. Na maioria das doenças, existe algo para ser visto ou medido, e isso pode ser usado para definir a doença e diferenciá-la dos estados não mórbidos.

Não é assim com a esquizofrenia! Embora haja numerosas anormalidades na estrutura e na função do cérebro, não há uma única coisa que possa ser medida e da qual possamos dizer: sim, isso é esquizofrenia.

Por essa razão, a definição da doença é uma fonte de debate contínuo. Essa situação é exacerbada pela probabilidade de a esquizofrenia incluir mais de uma entidade mórbida.

Como não temos ainda nenhuma medida definitiva para esquizofrenia, devemos defini-la por seus sintomas. Mas isso pode ser enganoso, pois diferentes doenças podem causar os mesmos sintomas. Por exemplo, uma dor no abdômen é um sintoma, mas as doenças que podem causar esse sintoma são mais de 100. Portanto, usar sintomas para definir doenças é arriscado. Esta é, por assim dizer, a sofisticação da esquizofrenia; no entanto, o diagnóstico preciso é de extrema importância. Ele não só determina o tratamento adequado para o paciente como provê o paciente e a família com um prognóstico fundamentado. Também torna mais fácil a pesquisa sobre a doença, porque permite que os pesquisadores tenham certeza de estar falando da mesma coisa.

CRITÉRIOS OFICIAIS DE DIAGNÓSTICO

Embora não haja um sintoma que seja encontrado exclusivamente na esquizofrenia, há vários que só muito raramente são encontrados em outras doenças além dela. Quando estão presentes, devem elevar consideravelmente o grau de suspeita. Eugen Bleuler, psiquiatra suíço, acreditava que a perda de nexos associativos no processo de pensamento era central para a doença. Similarmente, Kurt Schneider, psiquiatra alemão, propôs uma lista de sintomas que chamou de sintomas de primeira ordem, no sentido de que quando um ou mais deles estivessem presentes, apontariam fortemente para o diagnóstico de esquizofrenia.

Esses sintomas são usados informalmente em países europeus para o diagnóstico de esquizofrenia, e com menor frequência nos Estados Unidos. Estudos têm demonstrado que pelo menos três quartos dos pacientes com esquizofrenia têm um ou mais desses sintomas. No entanto, eles não podem ser considerados como definitivos para a esquizofrenia, pois são encontrados também em pelo menos um quarto dos pacientes com transtorno bipolar.

Até 1980, o termo "esquizofrenia" era usado nos Estados Unidos de maneira bem mais vaga e ampla do que na maioria dos países europeus. Na realidade, o único outro país do mundo em que a esquizofrenia era diagnosticada de maneira tão vaga era a antiga União Soviética, onde se abusava do termo para rotular e estigmatizar os opositores ao regime vigente.

SINTOMAS DE ESQUIZOFRENIA DE PRIMEIRA ORDEM (LISTA DE SCHNEIDER)

1. Alucinações auditivas, com vozes falando em voz alta os pensamentos da pessoa.
2. Alucinações auditivas com duas vozes discutindo entre si.
3. Alucinações auditivas, com vozes comentando as ações da pessoa.
4. Alucinações táteis, quando sensações corporais são impostas por agente externo.
5. Roubo de pensamentos da mente da pessoa.
6. Inserção de pensamentos pelos outros na mente da pessoa.
7. Acreditar que seus pensamentos são irradiados para os outros, como por rádio ou TV.
8. Inserção de sentimentos na mente da pessoa feito por terceiros.
9. Inserção de impulsos irresistíveis na mente da pessoa feito por terceiros.
10. Sentir-se como um autômato, com todas as ações controladas por terceiros.
11. Percepção delirante, como quando a pessoa tem certeza de que um comentário corriqueiro tem um significado oculto relacionado com ela.

A psiquiatria americana deu um grande passo em 1980 ao adotar um sistema revisto de diagnóstico e nomenclatura por meio da terceira edição do *Diagnostic and Statistical Manual of Mental Disorders,* conhecido como DSM-III. Ele foi seguido por revisões em 1987 (o DSM-III-R) e depois por revisões e edições adicionais em 1994 (DSM-IV) e em 2013 (DSM-5). Os critérios de diagnóstico dos DSMs são muito similares, mas não exatamente iguais aos critérios de diagnóstico usados em países europeus, que seguem a *International Classification of Diseases* (ICD).

Os critérios do DSM para esquizofrenia ganharam ampla aceitação nos Estados Unidos e podem ser utilizados por famílias que procuram uma definição da doença. Se esses critérios não forem atendidos, não se deve fazer um diagnóstico oficial de esquizofrenia.

Listas de sintomas como a mostrada acima dão a impressão de que a esquizofrenia é relativamente fácil de diagnosticar. Em sua forma plenamente desenvolvida costuma ser, mas nos estágios iniciais pode ser difícil diagnosticá-la com certeza. Os sintomas podem aparecer de modo intermitente ou ser relativamente brandos, e o indivíduo afetado às vezes encobre algumas manifestações da doença. Portanto, é bastante comum que profissionais de doenças mentais anotem "descartar esquizofrenia" em seu primeiro encontro com um paciente, o que significa simplesmente que seu diagnóstico é tentativo, até que um quadro clínico fique mais claro.

CRITÉRIOS DO DSM-5 PARA O DIAGNÓSTICO DE ESQUIZOFRENIA

A. Dois ou mais dos seguintes sintomas devem estar presentes por um intervalo de tempo significativo, no decorrer de um mês:
1. delírios;
2. alucinações;
3. fala desorganizada;
4. catatonia ou outro comportamento psicomotor claramente anormal;
5. sintomas "negativos", como afetividade embotada, não socialização.

B. Significativa diminuição das funções no trabalho, nas relações interpessoais ou nos cuidados pessoais.

C. Pelo menos um mês de sintomas ativos (critérios A), a não ser que tratados com sucesso, e pelo menos seis meses de presença de todos os sintomas (pródromos, ativos e residuais).

D. Não atende aos critérios para transtorno esquizofrênico, e os sintomas de psicose não são causados por abuso de substâncias.

Requerer que os sintomas estejam presentes por pelo menos seis meses para que se possa diagnosticar esquizofrenia é algo que contrasta bastante com a prática americana tradicional. Mas é um avanço útil, pois esquizofrenia é um diagnóstico grave e não deve ser aplicado indiscriminadamente a alguém que tenha qualquer sintoma similar aos da esquizofrenia, mesmo que efêmero, como costumava ocorrer no passado. Para pessoas que tenham sintomas similares aos da esquizofrenia ou nas quais tais sintomas durem menos de seis meses, o DSM-5 recomenda o diagnóstico de transtorno esquizofreniforme. Se a duração é inferior a um mês, emprega-se o diagnóstico de breve transtorno psicótico.

Embora os critérios do DSM tenham sido valiosos para esclarecer o diagnóstico de esquizofrenia, os problemas persistem. O diagnóstico continua a se basear na avaliação subjetiva que o psiquiatra faz do comportamento dos pacientes e no que os pacientes dizem experimentar. O que evidentemente é necessário, e que talvez esteja disponível em poucos anos, são medidas objetivas para diagnóstico, como testes de laboratório, de sangue e fluido cerebroespinhal. Até lá, os critérios para diagnóstico de esquizofrenia continuarão sendo debatidos e exigindo uma avaliação clínica qualificada.

Um experimento que recebeu muita divulgação, realizado em 1973 pelo Dr. David L. Rosenhan, psicólogo da Universidade Stanford, ilustra alguns dos problemas recorrentes de diagnóstico. Rosenhan enviou alguns voluntários a hospitais psiquiátricos para solicitarem internação, alegando ouvir vozes há três semanas.

Alucinações auditivas de qualquer tipo são sintomas comuns e inquestionavelmente importantes de esquizofrenia, e a maioria dos pacientes os experimenta em algum momento no curso de sua doença. São tão importantes como sintomas que a maioria dos psiquiatras julga sua presença uma indicação de esquizofrenia até que se prove o contrário. Assim, não deve surpreender que todos os voluntários tivessem sido admitidos como pacientes genuínos. Rosenhan usou esse estudo para ridicularizar os psiquiatras e sua capacidade de diagnosticar pacientes, mas isso é um equívoco. Teria sido muito *mais* perturbador se esses voluntários, que diziam estar muito afetados pelas vozes, *não* tivessem sido internados para uma investigação mais aprofundada. As alucinações auditivas são para a esquizofrenia o que a dor abdominal é para a apendicite ou vomitar sangue é para uma úlcera péptica. São todos sinais de perigo, sugerindo a necessidade de averiguações mais definitivas. O falecido Dr. Seymour Kety ilustrou muito bem a falácia do estudo de Rosenhan:

> Se eu tomasse um litro de sangue e, sem revelar tê-lo feito, fosse até o pronto-socorro de um hospital e vomitasse sangue, o comportamento da equipe médica seria bastante previsível. Se eles avaliassem e me tratassem como tendo úlcera hemorrágica, duvido que alguém conseguisse argumentar de modo convincente que a ciência médica não sabe diagnosticar essa condição.

SUBTIPOS DE ESQUIZOFRENIA

Durante a última metade do século 19, diferentes subtipos do que hoje chamamos esquizofrenia foram descritos como doenças à parte. Assim, a psicose paranoide foi caracterizada de início em 1868, a hebefrenia em 1871 e a catatonia em 1874. Essas três foram agrupadas em 1896 por Emil Kraepelin e colocadas sob a alcunha de *dementia praecox* ("demência precoce"). Bleuler mudou o nome para esquizofrenia em 1911 e acrescentou o subtipo esquizofrenia simples.

Por muitos anos, esses subtipos de esquizofrenia continuaram sendo usados. Sua diferenciação baseava-se exclusivamente nos sintomas da doença. Assim, a esquizofrenia paranoide era caracteriza-da por delírios e/ou alucinações com um conteúdo predominantemen-te persecutório ou, menos comumente, de grandeza. A esquizofrenia hebefrênica, chamada de "tipo desorganizado" na nomenclatura do DSM-IV, tinha como sintomas predominantes a fala desorganizada, o comportamento desorganizado e o afeto embotado ou inadequado. A esquizofrenia catatônica era diagnosticada quando os aspectos mais destacados da doença eram perturbações do comportamento, como a postura, a rigidez, o estupor e, com frequência, o mutismo, mas esse subtipo é raramente visto agora. E a esquizofrenia simples, não incluí-da como entidade à parte sob o DSM-IV, caracterizava-se por uma insidiosa perda de interesse e iniciativa, isolamento, embotamento das emoções e ausência de delírios ou alucinações.

A validade e a utilidade desses subtipos eram muito questioná-veis, apesar de seu uso disseminado. Poucos pacientes se enquadravam claramente em um subtipo ou outro, e a maioria tinha uma combina-ção de sintomas. Por essas razões, tais subtipos de esquizofrenia foram abandonados tanto pela classificação do DSM americano quanto pela ICD dos europeus, e não são mais usados.

Provavelmente, a subtipificação mais válida de esquizofrenia é aquela que estabelece as categorias deficitária e não deficitária. Essa divisão, originalmente proposta pelo Dr. William Carpenter *et al.* em 1988, foi aos poucos ganhando adeptos. A esquizofrenia defici-tária é aquela em que os sintomas "negativos" predominam. A pessoa tem afeto restrito ("achatado") e capacidade comprometida de se so-cializar, fala pouco e tem poucos interesses. Os sintomas "positivos", como delírios e alucinações, podem estar presentes, mas não são tão proeminentes quanto os sintomas "negativos". Cerca de 15% dos in-divíduos com esquizofrenia enquadram-se nesse subtipo deficitário. Estudos têm relatado que indivíduos com esquizofrenia deficitária podem ser diferenciados de outros indivíduos com esquizofrenia por meio de testes neuropsicológicos, histórico familiar (apresentam im-portante histórico familiar de esquizofrenia), estação de nascimento (mais nascimentos no verão), achados genéticos e marcadores séricos de inflamação. A esquizofrenia deficitária também tende a resistir ao tratamento medicamentoso. Se esse subtipo de esquizofrenia tem uma causa diferente é algo que ainda precisa ser elucidado.

Outros pesquisadores defendem que tentar definir subtipos de esquizofrenia por seus sintomas clínicos é perda de tempo. A definição de subtipos deve se basear preferencialmente na presença de achados biológicos específicos, os chamados endofenótipos, como achados eletrofisiológicos, por neuroimagem ou por anormalidades cognitivas. Desse modo, todos os pacientes esquizofrênicos com certos achados cognitivos seriam assim definidos em um subtipo por meio desses achados.

O ESPECTRO DA ESQUIZOFRENIA: TODOS TEMOS UM POUCO?

Quais são os limites exteriores do espectro da doença da esquizofrenia? Essa é uma questão em aberto e que gera debates acalorados, e na realidade existem poucos âmbitos diagnósticos mais obscuros do que os indistintos territórios limítrofes à esquizofrenia. Aqueles que viajam por essas regiões devem ter uma alta tolerância à ambiguidade.

Cada vez tem ficado mais evidente que a esquizofrenia plenamente desenvolvida é apenas um extremo do espectro. Algumas das outras áreas do espectro são as seguintes:

Transtorno delirante: Esses indivíduos têm delírios, mas não atendem a todos os critérios para esquizofrenia. Esses delírios podem ser paranoides (por exemplo, a crença de que você está sendo seguido), delírios de ciúmes (como a crença de que sua esposa está sendo infiel), delírios de erotomania (como a crença de que uma pessoa famosa está apaixonada por você) ou delírios somáticos (como a crença de estar sofrendo de uma doença fatal). A marca de um transtorno delirante é que a crença central é falsa (ou seja, um delírio), mas não é despropositada; que, excetuando o delírio, o funcionamento da pessoa não está comprometido; e que as alucinações ou estão ausentes ou não são proeminentes.

O relacionamento preciso dos transtornos delirantes com a esquizofrenia ainda precisa ser determinado. A maioria dos clínicos e dos pesquisadores suspeita que os transtornos delirantes são uma forma de esquizofrenia menos desenvolvida, mas isso não está provado. O transtorno delirante está incluído no DSM-5.

Transtorno de Personalidade Esquizotípica: No passado, dizia-se que esses indivíduos eram acometidos de esquizofrenia limítrofe, esquizofrenia ambulatorial, pseudoneurótica, latente, subclínica ou que tinham caráter esquizofrênico. Eles apresentam excentricidades de percepção, pensamento, fala e comportamento. Para que o indivíduo atenda aos critérios para esse diagnóstico no DSM-5, ele deve ter alguns dos seguintes sintomas:

- Ideias de referência, o que significa que a pessoa com frequência pensa que os outros estão falando dela.

- Crenças estranhas ou pensamento mágico, que influencia o comportamento e é inconsistente com normas subculturais (por exemplo, superstições, crença em clarividência, telepatia ou "sexto sentido"; em crianças e adolescentes, fantasias ou preocupações bizarras).

- Experiências de percepção incomuns, incluindo ilusões relacionadas com o corpo.

- Pensamento e fala estranhos (por exemplo, vagos, circunstanciais, metafóricos, superelaborados ou estereotipados).

- Suspeitosidade ou ideação paranoide.

- Afetos inadequados ou restringidos.

- Comportamento ou aparência estranhos, excêntricos ou peculiares.

- Falta de amigos íntimos ou confidentes, exceto familiares de primeiro grau.

- Excessiva ansiedade social, que não diminui com a familiaridade e tende a estar associada a medos paranoides mais do que a julgamentos negativos a respeito de si .

Transtorno de Personalidade Esquizoide: Esses indivíduos são solitários e praticamente não têm amigos. Evitam situações sociais e procuram empregos nos quais não tenham que interagir com os outros (por exemplo, guarda florestal ou programador de computação). Homens esquizoides raramente se casam. Tais indivíduos parecem incapazes de experimentar sentimentos pelos outros, seja de afeto, seja de hostilidade, e são relativamente indiferentes a elogios ou críticas. Alguns também parecem estar separados de seu ambiente, como se vivessem em uma névoa perpétua. Não está incluído no DSM-5.

Transtorno de Personalidade Paranoide: Esses indivíduos são conhecidos por sua hipersensibilidade, desconfiança e suspeitosidade em relação às motivações das outras pessoas. Estão sempre com um pé atrás, suscetíveis, e se ofendem por qualquer coisa. Acreditam que os outros estão tentando enganá-los ou causar-lhes algum dano, e vão a grandes extremos para provar isso. Questionam a lealdade dos outros e muitas vezes vêm complôs onde ninguém mais consegue ver. Costumam ser rígidos e tendem a discutir e brigar. Muitos têm interesse por eletrônica e dispositivos mecânicos que possam ser usados para espionar. Parecem ter poucos sentimentos afetuosos, desdenham pessoas fracas e não têm o menor senso de humor. A linha divisória entre um transtorno de personalidade paranoide e um transtorno delirante paranoide é bem estreita, e este último apresenta um delírio plenamente desenvolvido. Não está incluído no DSM-5.

Ainda há controvérsias em relação à validade desses transtornos de personalidade e sua relação com a esquizofrenia. É amplamente aceito que os transtornos de personalidade se sobrepõem e que muitos indivíduos têm combinações desses traços. Estudos com famílias de indivíduos com esquizofrenia revelaram que há nelas mais familiares com transtorno de personalidade esquizotípica e paranoide, sugerindo uma provável relação genética com a esquizofrenia. Tais transtornos podem ser considerados, no sentido teórico, formas brandas da doença. Essa possibilidade, geralmente referida por meio do "conceito de espectro" de esquizofrenia, implica que pode haver indivíduos situados em todos os pontos do espectro entre o transtorno de personalidade esquizoide e a esquizofrenia grave. O conceito ganhou apoio de recentes descobertas, segundo as quais muitos indivíduos com transtorno de personalidade esquizotípica têm mudanças estruturais no cérebro (como ventrículos aumentados, e anormalidades no lobo temporal e no núcleo caudado), similares àquelas vistas na esquizofrenia. Além disso, muitos indivíduos com transtorno de personalidade esquizotípica se sentem melhor e funcionam melhor com doses baixas de drogas antipsicóticas.

Mas se de fato existe um espectro da esquizofrenia, quais são seus limites exteriores? Essa questão ganhou importância nos últimos anos em razão das afirmações de alguns pesquisadores, principalmente na Europa, de que muitas pessoas têm alucinações auditivas ou outras experiências psíquicas similares aos sintomas experimentados por indivíduos com esquizofrenia. Têm sido feitas pesquisas em comunidades, usando questionários que fazem perguntas como: "Alguma vez você teve a sensação de algo estranho e inexplicável estar acontecendo, e que outras pessoas poderiam achar difícil de acreditar?" e "Alguma vez você teve visões ou ouviu vozes que os outros não conseguiam ver ou ouvir?". Algumas pesquisas reportaram que nada menos de 18% das pessoas em países europeus tiveram tais experiências, embora uma revisão publicada recentemente sobre 35 desses estudos relate uma prevalência medida de experiências similares às psicóticas de apenas 5%.

O fato de indivíduos que não têm esquizofrenia relatarem ter experiências similares às psicóticas é bem conhecido. Cerca de metade dos indivíduos com transtorno bipolar e um quarto dos indivíduos com depressão severa podem ter relevantes sintomas psicóticos. Indivíduos com ansiedade severa, transtorno de estresse pós-traumático e formas menos severas de depressão podem também relatar que experimentaram sintomas psicóticos menores. Também há problemas com essas pesquisas na comunidade, já que o questionário mais comumente usado, o Composite International Diagnostic Interview (CIDI), é conhecido por não ser confiável para detectar sintomas psicóticos. Depois, existe a questão das expectativas culturais: em algumas culturas, você seria considerado anormal se *não* ouvisse a voz de sua mãe dando-lhe algum conselho. Numa pesquisa feita em vários países, a porcentagem de pessoas que relataram ter experimentado alucinações visuais ou auditivas foi de 32% no Nepal, 14% no Brasil, e 12% na Índia; mas foi de menos de 1% na China, Espanha e Paquistão. É também problemático o fato de que a maioria das pesquisas não faz distinção entre uma voz ocasional da sua mãe falecida e uma voz gritando coisas desagradáveis a você o tempo todo, dia após dia, como experimentam muitas pessoas com esquizofrenia.

Previsivelmente, essa pesquisa tem sido citada por indivíduos com esquizofrenia que gostariam de negar que a esquizofrenia existe e que afirmam não ter a doença. Como será descrito no Capítulo 8, existe agora o Hearing Voices Network (HVN), na Europa, um grupo de indivíduos que celebram o fato. Ouvir vozes, dizem alguns, "não deveria ser encarado como um fenômeno patológico, que precisasse ser erradicado, mas como uma *experiência* significativa, interpretável, intimamente ligada à história de vida de quem ouve". Tudo isso pareceria bastante inofensivo, exceto pelo fato de que esse tipo de atitude está comprometendo o pensamento oficial relativo ao diagnóstico. Aqueles que estão dedicados às atuais revisões do DSM-5 chegaram a pensar em acrescentar uma categoria chamada Síndrome de Psicose Atenuada para incluir essas pessoas, mas acabaram decidindo não fazê-lo. A maioria dos psiquiatras se opôs a acrescentar uma síndrome desse tipo, mas a indústria farmacêutica deu forte apoio, vislumbrando uma possível expansão do mercado para drogas antipsicóticas.

Em suma, a esquizofrenia é claramente parte de um espectro de transtornos no qual algumas pessoas têm a síndrome plenamente desenvolvida, enquanto outras, como as diagnosticadas com transtorno de personalidade esquizotípica, têm graus menores da doença. Também é claro que muitas pessoas da população em geral ocasionalmente experimentam alucinações ou outras manifestações similares às psicóticas. No entanto, não há evidência de que essas últimas sejam um extremo do espectro da doença. A esquizofrenia parece ser uma doença cerebral categórica, e não um mero extremo de um espectro fenomenológico. Não há evidência de que todos nós tenhamos um pouco de esquizofrenia.

TRANSTORNO ESQUIZOAFETIVO E TRANSTORNO BIPOLAR

Entre os pesquisadores na área da psiquiatria, o relacionamento da esquizofrenia com o transtorno esquizoafetivo e o transtorno bipolar é tão controverso quanto as entidades diagnósticas discutidas acima.

A divisão das psicoses em demência precoce (agora chamada de esquizofrenia) e doença maníaco-depressiva foi proposta por Emil Kraepelin, em 1896, e continua amplamente aceita na psiquiatria. Em 1980, a Associação Americana de Psiquiatria, sob o DSM-III, propôs mudar o nome da psicose maníaco-depressiva para transtorno bipolar, mas o novo termo não oferece vantagens significativas, e muitos de nós resistiram a abrir mão do termo anterior.

Alguns consideram o transtorno bipolar mais prevalente do que a esquizofrenia, mas ele também é superdiagnosticado. Ele tem uma modesta predileção por mulheres em relação aos homens e acredita-se ser desproporcionalmente comum em grupos socioeconômicos mais elevados, por razões desconhecidas. Costuma começar antes dos 30 anos, mas, diferentemente da esquizofrenia, não é incomum que ocorra mais tarde. A pesquisa sobre as causas da doença segue a mesma linha que a da esquizofrenia. Está claramente estabelecida uma predisposição genética, e alguns pesquisadores defendem que é uma doença herdada. Também se detectou uma disfunção bioquímica no cérebro de indivíduos com transtorno bipolar, com interesse centrado na serotonina e seus metabólitos, mais do que na dopamina. A maioria das anormalidades biológicas encontradas na esquizofrenia (como aumento ventricular em exames de ressonância magnética e anormalidades neurológicas) são encontradas também no transtorno bipolar, embora usualmente não sejam tão acentuadas.

A principal característica clínica do transtorno bipolar são os episódios de mania, depressão ou quadros mistos, que combinam sintomas depressivos e maníacos. Os episódios maníacos consistem em um humor exaltado (ou ocasionalmente irritadiço), durante o qual a pessoa fica excessivamente animada, falante, sociável, grandiloquente, cheia de energia e hipersexual, e com frequência precisa de pouco sono. A fala da pessoa pode ser acelerada (sob pressão), com ideias lançadas mais rápido do que o ouvinte é capaz de assimilar (pensamento acelerado, com fuga de ideias). A grandiloquência pode advir de um estado delirante (como a crença de que a pessoa é o presidente), as roupas podem se tornar espalhafatosas, e o comportamento, perigoso e inadequado (por exemplo, compras compulsivas, investimentos estúpidos). Os episódios depressivos consistem em um humor triste com desesperança, pouco apetite, perturbação do sono (insônia ou sono excessivo), perda de interesse nas atividades usuais, perda do desejo sexual, baixa energia, pensamento mais lento, sentimentos de culpa ou de autodesvalorização, e com frequência ideias suicidas. Para esses diagnósticos se qualificarem sob os padrões do DSM-5, um episódio maníaco deve durar pelo menos uma semana (ou requerer hospitalização) e um episódio depressivo deve durar pelo menos duas semanas.

Embora o estereótipo mais disseminado do transtorno bipolar seja o de uma pessoa que fica oscilando de um extremo a outro, isso é algo raramente encontrado. Algumas das pessoas afetadas têm uma série de episódios maníacos, outras têm uma série de episódios depressivos, e há aquelas que têm os dois em todas as combinações concebíveis. Os episódios podem estar separados por vários meses ou mesmo anos; entre os episódios, a pessoa é caracteristicamente considerada "normal". Há, é claro, na população em geral, todas as gradações de oscilações de humor nas duas direções; algumas pessoas têm muita energia e disposição alegre como parte de sua personalidade, outras são cronicamente autodepreciativas e deprimidas. Quando a pessoa fica apenas perto de ser ostensivamente maníaca, ela é referida como hipomaníaca e diagnosticada como tendo transtorno bipolar II. Se a pessoa tem numerosas oscilações de humor que não atendem a todos os critérios para o transtorno bipolar, o diagnóstico psiquiátrico costuma ser de transtorno ciclotímico. Cerca de 15% das pessoas com transtorno bipolar cometem suicídio.

Em sua forma clássica, portanto, o transtorno bipolar é fácil de ser diferenciado da esquizofrenia; os sintomas clínicos predominantes envolvem transtornos do *humor* mais do que transtornos do *pensamento*. Pacientes com transtorno bipolar podem ter delírios ou alucinações, mas quando estes ocorrem eles acompanham ou são congruentes com o humor exaltado ou deprimido. Mais importante, o transtorno bipolar ocorre em episódios discretos, e a regra é que haja um retorno ao funcionamento normal entre os episódios; a esquizofrenia raramente ocorre em episódios discretos, e a regra é que haja uma deficiência residual. Em razão de sua recuperação, é comum encontrarmos pessoas com transtorno bipolar em cargos importantes no governo, na indústria e na área do entretenimento, e alguns traços do hipomaníaco (como a grande energia, a autoestima exacerbada, a menor necessidade de sono) levam a uma maior produtividade e ao sucesso em tais áreas.

Manuais de psiquiatria e psicologia costumam deixar implícito que pacientes com psicose enquadram-se com nitidez em esquizofrenia ou em transtorno bipolar, e que os dois podem ser distinguidos prontamente. Nem sempre é assim, infelizmente, já que grandes porcentagens de pacientes têm sintomas das duas doenças. Além disso, não é raro encontrar pacientes cujos sintomas mudam ao longo do tempo, aparecendo de início como casos típicos de esquizofrenia ou de transtorno bipolar, conforme descritos nos manuais, e 1 ano ou 2 mais tarde exibam claros sintomas de outra doença. Já foi sugerido como brincadeira que precisamos insistir para que os pacientes leiam os manuais de psiquiatria e escolham a doença que preferem ter ou, então, que nós sejamos mais flexíveis em nosso pensamento psiquiátrico. Pessoalmente tenho visto pacientes com praticamente todas as combinações de sintomas de esquizofrenia e transtorno bipolar.

A solução do problema dentro da instituição psiquiátrica tem sido a criação de uma categoria intermediária de doença chamada *transtorno esquizoafetivo*. Antes do DSM-III, ela era oficialmente incluída como um subtipo de esquizofrenia. O DSM-III classificava-a independentemente e observava que "no presente momento não há consenso sobre como essa categoria deve ser definida". O DSM-IV definiu o transtorno esquizoafetivo como a ocorrência de sintomas de depressão grave ou mania, concorrentes com sintomas de esquizofrenia, e ressaltava que deve haver pelo menos um período de duas semanas no qual os sintomas de esquizofrenia tenham estado presentes sem a depressão ou a mania.

Isso soa como uma discussão entre psiquiatras sobre quantos anjos cabem dançando na cabeça de um alfinete, e em grande medida é isso mesmo. Para pacientes e familiares, porém, costuma ser algo que gera confusão, pois para eles esquizofrenia e transtorno esquizoafetivo são diagnósticos diferentes. Na realidade, são dois aspectos de um espectro diagnóstico. Na prática, o diagnóstico de transtorno esquizoafetivo implica estatisticamente um prognóstico um pouco melhor que o de esquizofrenia clássica, embora isso possa não ser verdade para certos pacientes. Além do mais, os tratamentos para transtorno esquizoafetivo e esquizofrenia são quase idênticos, e usa-se a mesma medicação em ambos os casos.

Qual é, então, a relação do transtorno esquizoafetivo e do transtorno bipolar com a esquizofrenia? Em resumo, não se sabe a resposta. Nos últimos anos, têm sido feitas cada vez mais sugestões de que Kraepelin pudesse estar equivocado, e que esquizofrenia e transtorno bipolar são duas pontas do espectro de uma única doença, e não duas doenças separadas. Talvez os sintomas específicos (por exemplo, mais similares aos da esquizofrenia ou mais similares aos do transtorno bipolar) sejam determinados por uma *predisposição genética* implícita, ou *por quais áreas específicas do cérebro* estão sendo predominantemente afetadas naquela pessoa, ou por *quando no curso do desenvolvimento* o dano cerebral inicial teve lugar.

Uma possibilidade que tem recebido cada vez mais atenção nos últimos anos é que o denominador comum importante são os sintomas psicóticos. Todos os indivíduos com esquizofrenia têm, por definição, sintomas psicóticos (isto é, delírios, alucinações). Mas apenas metade dos indivíduos com transtorno bipolar têm sintomas psicóticos. Há crescente evidência de que indivíduos com transtorno bipolar que tenham sintomas psicóticos possam estar intimamente relacionados a indivíduos com esquizofrenia, e que suas doenças até façam parte da mesma categoria. Isso parece ser menos verdadeiro para indivíduos com transtorno bipolar que não tenham sintomas psicóticos.

A lista a seguir resume aspectos em que esquizofrenia e transtorno bipolar são similares e aspectos em que são diferentes. Como podemos ver, os dois transtornos compartilham vários *antecedentes,* como a estação do nascimento e das internações, o excesso de complicações perinatais e anomalias do desenvolvimento, alguns achados de IRM, alguns sintomas clínicos, e reações a medicações antipsicóticas. Por outro lado, os dois transtornos diferem significativamente em sua *expressão,* especialmente quanto a anormalidades neuropsicológicas, a alguns achados de IRM, à proeminência de sintomas afetivos, e também quanto ao curso clínico e à reação a estabilizadores do humor, como o lítio.

A ESQUIZOFRENIA E O TRANSTORNO BIPOLAR SÃO UMA DOENÇA SÓ?

A. De que modo os dois são similares?

- ambos os transtornos têm um excesso de pessoas afetadas que nasceram no inverno e na primavera (do hemisfério norte);
- ambos os transtornos têm um excesso de internações e reinternações no verão (do hemisfério norte);
- ambos os transtornos têm um excesso de complicações perinatais e anomalias dermatoglíficas, sugerindo uma origem intrauterina de alguns casos;
- genes em cromossomos similares (como 10, 13, 18, 22) são suspeitos de estar envolvidos em ambos os transtornos;
- ambos os transtornos mostram crescentes anomalias de desenvolvimento em alguns indivíduos, incluindo atraso em alguns marcos motores e de linguagem, problemas educacionais e sinais neurológicos, como coordenação mais escassa, embora essas sejam mais acentuadas na esquizofrenia;
- em estudos de IRM, ambos mostram ventrículos cerebrais aumentados e anormalidades na massa cinzenta, embora isso seja mais acentuado na esquizofrenia;
- ambas as condições podem ter aspectos psicóticos proeminentes, como delírios e alucinações;
- ambas as condições reagem à medicação antipsicótica.

B. Em que os dois diferem?

- o transtorno bipolar é mais prevalente em classes socio-econômicas mais altas;
- a esquizofrenia afeta homens mais cedo e mais gravemente, enquanto o transtorno bipolar é um pouco mais prevalente em mulheres;
- fatores genéticos são mais proeminentes no transtorno bipolar;
- indivíduos com transtorno bipolar são encontrados mais comumente em famílias que têm outros membros com esse diagnóstico, e indivíduos com esquizofrenia são encontrados mais comumente em famílias com outros membros assim diagnosticados, mas há também exceções a essa regra;
- o agrupamento geográfico, talvez genético, de casos é mais proeminente no transtorno bipolar;
- a esquizofrenia produz disfunção neuropsicológica mais acentuada e mais generalizada, especialmente em testes de memória e da função do lobo frontal;
- muitas pessoas com transtorno bipolar alcançaram fama por sua criatividade nas artes;
- em IRM, a esquizofrenia mostra maior diminuição do volume do cérebro e decréscimo específico nas estruturas do lobo temporal medial (por exemplo, no hipocampo), enquanto o transtorno bipolar tem mais alterações em substância branca;
- embora se acredite que os neurotransmissores estejam envolvidos em ambos os transtornos, considera-se que o transtorno bipolar esteja mais associado a alterações em sistemas serotoninérgicos, enquanto a esquizofrenia está mais associada a alterações dopaminérgicas;
- clinicamente, o transtorno bipolar mostra probabilidade bem maior de ter um curso com recaídas e remissões, com períodos de normalidade;
- no transtorno bipolar são muito mais comuns os sintomas afetivos (humor), como a depressão ou a mania;

- o transtorno bipolar pode ser tratado com sucesso por estabilizadores do humor (como o lítio), muitas vezes sem nenhuma outra medicação, mas isso não vale para a esquizofrenia;
- ECT (eletroconvulsoterapia) é mais efetiva para o transtorno bipolar.

LEITURAS ADICIONAIS RECOMENDADAS

BIRUR, B. *et al.* Brain Structure, Function, and Neurochemistry in Schizophrenia and Bipolar Disorder – a Systematic Review of the Magnetic Resonance Neuroimaging Literature. *NPJ Schizophrenia*, v. 3, 2017. Disponível em: https://dx-doi-org.lrc1.usuhs.edu/10.1038%-2Fs41537-0170013-9. Acesso em: 7 jul. 2022.

CARPENTER, W. T. Jr.; HEINRICHS, D. W.; WAGMAN, A. M. I. Deficit and Nondeficit Forms of Schizophrenia: The Concept. *American Journal of Psychiatry*, v. 145, p. 578–583, 1988.

DIAGNOSTIC and Statistical Manual of Mental Disorders: DSM-IV. 4. ed. Washington, D.C.: American Psychiatric Association, 1994.

DICKEY, C. C. *et al.* Schizotypal Personality Disorder and MRI Abnormalities of Temporal Lobe Gray Matter. *Biological Psychiatry*, v. 45, p. 1393–1402, 1999.

DUKE, P.; HOCHMAN, G. *A Brilliant Madness:* Living with Manic-Depressive Illness. Nova York: Bantam Books, 1992.

JAMISON, K. R. *An Unquiet Mind:* A Memoir of Moods and Madness. Nova York: Vintage Books, 1995.

KETTER, T. A. *et al.* Psychotic Bipolar Disorders: Dimensionally Similar to or Categorically Different from Schizophrenia? *Journal of Psychiatric Research*, v. 38, p. 47–61, 2004.

KIRKPATRICK, B. *et al.* A Separate Disease within the Syndrome of Schizophrenia. *Archives of General Psychiatry*, v. 58, p. 165–171, 2001.

LIEBERMAN, J. A.; STROUP, T. S.; PERKINS, D. O. (Ed.). *Essentials of Schizophrenia.* Washington: American Psychiatric Publishing, 2012.

SLATER, E.; ROTH, M. *Clinical Psychiatry.* Baltimore: Williams and Wilkins, 1969. Esta é, por ampla margem, a melhor descrição de manual da esquizofrenia.

SOARES, J. C.; GERSHON, S. (Ed.). *Bipolar Disorders:* Basic Mechanisms and Therapeutic Implications. Nova York: Marcel Dekker, 2000. Vol. 15. (Medical Psychiatry.)

TAYLOR, M. A. Are Schizophrenia and Affective Disorder Related? A Selected Literature Review. *American Journal of Psychiatry*, v, 149, p. 22–32, 1992.

TORREY, E. F.; KNABLE, M. B. Are Schizophrenia and Bipolar Disorder One Disease or Two? Introduction to the Symposium. *Schizophrenia Research*, v. 39, p. 93–94, 1999. Toda a edição de setembro de 1999 de *Schizophrenia Research* (v. 39, n. 2) é dedicada a artigos sobre esse assunto.

TORREY, E. F.; KNABLE, M. B. *Surviving Manic Depression:* A Manual on Bipolar Disorder for Patients, Families and Providers. Nova York: Basic Books, 2002.

CAPÍTULO 3
Condições às vezes confundidas com a esquizofrenia

O que me consola é que estou começando a considerar a loucura uma doença como outra qualquer, e que a aceito como tal.

Vincent van Gogh, 1889, em carta a seu irmão Theo

Uma maneira de compreender uma doença é descrever o que ela é – essa foi a tarefa do último capítulo. A alternativa é descrever o que ela não é. No caso da esquizofrenia, essa medida é especialmente importante, pois, no passado, o termo foi usado de maneira ampla e imprecisa tanto na cultura popular quanto na medicina. Se temos a expectativa de avançar na compreensão dessa doença, então em primeiro lugar temos que ter clareza sobre o que estamos falando.

UMA "DIVISÃO DA PERSONALIDADE"

Esquizofrenia *não* é uma "personalidade múltipla ou dividida", embora muitas pessoas acreditem erradamente que seja. Uma "divisão da personalidade", como em *Sybil* ou em *The Three Faces of Eve,*[4]

---

[4] *Sybil* (1973) é um livro da jornalista americana Flora Rheta Schreiber, que conta a história de Shirley Ardell Mason (1923-1998), um caso de personalidade múltipla com 16 personalidades detectadas, e do tratamento psicoterapêutico a que foi submetida.

é oficialmente chamada de transtorno dissociativo. É muito menos comum que a esquizofrenia, ocorre quase exclusivamente em mulheres, e na maioria dos casos acredita-se ser uma reação a abuso sexual ou físico na infância.

Nos últimos anos, o "transtorno dissociativo" tornou-se um diagnóstico "da moda" entre uns poucos psiquiatras, e tem sido aplicado a indivíduos com uma ampla variedade de sintomas. Ele tem sido muito superdiagnosticado, especialmente em pessoas que são altamente sugestionáveis. Um profissional de saúde mental competente nunca deve confundir um transtorno dissociativo com esquizofrenia.

PSICOSES CAUSADAS POR DROGAS ILÍCITAS: A MACONHA PODE CAUSAR ESQUIZOFRENIA?

É fato bem conhecido que muitas drogas, das quais se faz abuso em razão de seus efeitos psíquicos, podem produzir sintomas similares aos da esquizofrenia. Mesmo após ingerir uma droga comparativamente leve, como a maconha, o usuário pode experimentar estranhas sensações corporais, perda dos limites corporais, e delírios paranoides. Existe até um subgrupo de pessoas que desistiram de usar maconha por ela produzir um estado paranoide desagradável toda vez que é usada. Drogas mais fortes, como LSD e PCP [fenciclidina], produzem regularmente alucinações (embora estas sejam mais visuais do que auditivas), delírios e alterações do pensamento. Às vezes, esses sintomas se tornam tão graves que a pessoa precisa ser hospitalizada e, se o histórico do abuso da droga não for conhecido, ela pode ser diagnosticada equivocadamente com esquizofrenia. Anfetaminas, em particular, são bem conhecidas por produzir sintomas transitórios que podem parecer idênticos aos da esquizofrenia. Nos últimos anos, têm sido vistos cada vez mais desses casos, como o da epidemia das metanfetaminas (*crank* ou "cristal"), que se espalhou em áreas rurais da América do Norte.

Deu origem também a um filme. *As três faces de Eva* é um filme de 1957, baseado no livro de dois psiquiatras (Corbett H. Thigpen e Hervey M. Cleckley), sobre a vida de Chris Costner Sizemore, que teria o que na época era chamado de transtorno de personalidades múltiplas. (N.T.)

Surge naturalmente a questão de se o abuso de drogas pode *causar* esquizofrenia. É uma pergunta feita com frequência por famílias e parentes de pacientes com essa doença. Existe agora farta evidência de que o uso crônico e repetido de muitas das drogas que alteram a mente pode causar danos ao cérebro, comprometendo as funções intelectuais e a memória, e exacerbando os sintomas de uma pessoa que já tenha esquizofrenia.

No entanto, não está claro se drogas de rua podem causar esquizofrenia. Nos últimos anos, vários pesquisadores europeus têm defendido que a maconha pode fazer isso, examinando vários estudos que mostram uma associação entre o uso da maconha e a esquizofrenia. Uma revisão de 2016 de todas as evidências, feita por Gage *et al.* (ver "Leituras adicionais recomendadas") concluiu que, embora essa associação seja reportada consistentemente, "estabelecer causalidade a partir de desígnios observacionais pode ser problemático". Os céticos destacam o uso disseminado da maconha na década de 1960 e argumentam que, se a maconha causa esquizofrenia, então a doença deveria ser epidêmica na Califórnia. Os não céticos rebatem dizendo que a maconha disponível hoje é até cinco vezes mais forte que a disponível nos anos 1960. A relação entre o uso da maconha e a esquizofrenia é especialmente relevante nesse momento em que os estados se encaminham para a sua legalização. O que fica evidente é que o uso da maconha, especialmente o uso intenso, pode precipitar a esquizofrenia mais cedo em indivíduos que tenham essa predisposição; portanto, aqueles que consomem maconha podem manifestá-la mais cedo. Também é evidente que o uso da maconha por indivíduos com esquizofrenia leva a um desfecho pior. Por que, então, é tão comum ver a esquizofrenia começar depois que a pessoa fez uso de uma droga que altera a mente? A resposta provavelmente tem duas vertentes. Primeiro, tanto o abuso de drogas quanto a esquizofrenia ocorrem na mesma faixa etária, entre pouco antes dos 20 anos. A porcentagem de pessoas dessa faixa de idade que fumaram pelo menos alguns "baseados" é muito alta. Supondo que não haja nenhuma conexão entre o abuso de drogas e a esquizofrenia, seria de se esperar que um número considerável de pessoas que desenvolvem esquizofrenia tivesse também experimentado drogas que alteram a mente. Segundo ponto, e mais importante: é comum as pessoas desenvolverem os primeiros sintomas de esquizofrenia e então se voltarem para drogas que alteram a mente, a fim de contar com uma racionalização para o que estão experimentando. Ouvir vozes pela primeira vez na vida, por exemplo, é uma experiência muito assustadora; se você nessa hora começa a usar haxixe, PCP, ou alguma droga similar, isso lhe dá uma razão convincente para estar ouvindo vozes. O uso de drogas pode então evitar o desconfortável confronto consigo mesmo que lhe diz que há algo errado – muito errado – com a sua mente. Você está, de modo bem literal, perdendo-a. As drogas, assim como o álcool, também podem aliviar parcialmente os sintomas. Nesses casos, pode-se dizer que as pessoas estão se automedicando.

O melhor estudo da relação entre o uso de drogas de rua e o início da esquizofrenia foi realizado pelos Drs. Hambrecht e Häfner, na Alemanha. Examinando 232 indivíduos que experimentavam seu primeiro episódio de esquizofrenia, eles descobriram que 14% haviam usado drogas de rua, com predomínio da maconha. Entre aqueles que haviam usado drogas de rua, 27% haviam usado drogas antes de qualquer sintoma de esquizofrenia, 35% haviam usado drogas de rua no mesmo mês em que seus sintomas começaram, e 38% não haviam usado drogas até pelo menos um mês após o início de sua doença.

As famílias de pessoas que estão desenvolvendo esquizofrenia não costumam estar cientes dos primeiros sintomas da doença. Sem saber o que seu familiar está vivenciando, tudo o que percebem é que ele/ela está cada vez mais abusando de drogas pesadas. Três a seis meses mais tarde, a pessoa é diagnosticada com esquizofrenia e a família imediatamente conclui que isso foi causado pelo abuso de drogas. Tal raciocínio também alivia qualquer fardo de culpa da parte deles, ao deixar claro que eles não têm nada a ver com a causa da doença. Isso pode ser especialmente atraente para familiares que estejam diante de um profissional de saúde mental, quando este deixa implícito que os problemas na criação da criança ou problemas de comunicação dentro da família contribuíram para a gênese da doença. Nesses casos, os familiares com frequência vão se prender à tese de que foi o abuso de drogas que causou a esquizofrenia, como uma defesa contra a opinião do profissional.

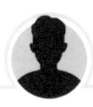

Ted era um promissor aluno universitário e tinha sua vida bem planejada. Na metade de seu segundo ano, começou a ter episódios de euforia, sensações estranhas no corpo e ideias de ter sido enviado para salvar o mundo. Suas notas pioraram muito, passou a ir à igreja todo dia e então começou a tomar LSD. Antes disso, havia fumado maconha apenas ocasionalmente, em festas. Seus colegas de quarto, funcionários da faculdade e finalmente os pais ficaram alarmados ao vê-lo voltar-se para as drogas. Dali a um mês, foi internado no hospital local com sintomas claros de esquizofrenia. Os pais acreditam que isso foi causado por seu uso de drogas e nunca foram convencidos de outra coisa.

PSICOSE CAUSADA POR DROGAS PRESCRITAS

Nossa sociedade se caracteriza pelo uso de drogas; jovens adultos abusam de drogas de rua, enquanto adultos mais velhos usam uma quantidade extraordinária de drogas prescritas. Basta abrir o armarinho de remédios em qualquer casa americana para constatar o número de drogas prescritas que as pessoas tomam.

Muitas dessas drogas podem causar sintomas psiquiátricos como efeito colateral, indo de confusão mental a sintomas depressivos, e também delírios ou alucinações. Na maioria dos casos, as alucinações são exclusivamente visuais, sugerindo que os sintomas têm a ver com drogas ou outras condições médicas orgânicas. Às vezes, as alucinações podem ser auditivas, e o paciente parece ter um súbito acometimento de esquizofrenia clássica. Diante de qualquer primeiro episódio de psicose, portanto, o médico deve sempre perguntar: "Quais medicações você está tomando?"

Drogas prescritas que causam sintomas de psicose como efeito colateral quase sempre fazem isso quando se começa a tomá-las. Os sintomas psicóticos desaparecem, às vezes imediatamente e em outros casos mais lentamente, assim que a droga é interrompida. Muitas dessas drogas causam esses sintomas mais comumente em indivíduos idosos e/ou quando ingeridas em altas doses. Os medicamentos que às vezes causam delírios ou alucinações e podem, portanto, produzir um quadro clínico passível de ser confundido com esquizofrenia estão listados a seguir. Sem dúvida há outros, e o simples fato de a droga não estar nessa lista não significa que não possa causar tais sintomas. A interação de duas ou mais medicações também pode produzir esses sintomas. Essa lista foi extraída de *Medical Letter* (volume 50, 15 de dezembro de 2008) e lista as drogas genericamente, com um nome comercial entre parênteses. Muitas dessas drogas têm também outros nomes comerciais.

MEDICAÇÕES QUE ÀS VEZES CAUSAM DELÍRIOS OU ALUCINAÇÕES

abacavir (Ziagen)

aciclovir (Zovirax)

amantadina (Symmetrel)

azitromicina (Zithromax)

baclofeno (Kemstro)

bupropiona (Wellbutrin)

cafeína

clorambucil (Leukeran)

cloroquina (Aralen)

clonidina (Catapres)

ciclobenzaprina (Flexeril)

cicloserina (Seromycin)

dapsona DEET (Off)

dextrometorfano (Robitussin)

digoxina (Lanoxin)

disopiramida (Norpace)

dissulfiram (Antabuse)

dronabinol (Marinol)

efavirenz (Sustiva)

ganciclovir (Cytovene)

ifosfamida (Ifex)

interleucina-2 (Proleukin)

isoniazida

levodopa (Sinemet)

lidocaína (Xylocaine)

mefloquina (Lariam)

metildopa

metilfenidato (Ritalina)

metronidazol (Flagyl)

modafinil (Provigil)

nevirapina (Viramune)

oxibato de sódio (Xyrem)

oseltamivir (Tamiflu)

propafenona (Rythmol)

pseudoefedrina (Sudafed)

quinidina

ramelteona (Rozerem)

selegilina (Eldepryl)

sibutramina (Meridia)

sildenafil (Viagra)

tizanidina (Zanaflex)

trazodona

trimetoprim, sulfametoxazol (Bactrim)

valganciclovir (Valcyte)

voriconazol (Vfend)

zolpidem (Ambien)

PSICOSE CAUSADA POR OUTRAS DOENÇAS

Há várias doenças do corpo que podem produzir sintomas similares aos da esquizofrenia. Na maioria dos casos, não há ambiguidade, porque a doença é claramente diagnosticável; em alguns poucos casos, porém, pode haver alguma confusão, especialmente nos primeiros estágios da doença.

Há bastante discussão a respeito da frequência com que outras doenças imitam a esquizofrenia e passam despercebidas. Em um estudo muito citado, Hall e seus associados no Texas examinaram 38 pacientes hospitalizados com esquizofrenia e descobriram que 9% deles tinham uma doença médica que "causara ou exacerbara" a esquizofrenia. Por outro lado, Koran e seus colegas na Califórnia estudaram exaustivamente 269 pacientes com esquizofrenia e descobriram apenas um paciente cuja doença (epilepsia do lobo temporal) havia passado despercebida e aparentemente estava causando sintomas similares aos da esquizofrenia. Um estudo inglês sobre 318 internações em hospital com diagnóstico de esquizofrenia constatou que 8% dos pacientes tinham "antecedentes de transtornos cerebrais orgânicos". Outro estudo inglês com 268 primeiras internações com esquizofrenia descobriu menos de 6% dos pacientes com achados relevantes de doença orgânica. Um estudo *post-mortem* de 200 pacientes com esquizofrenia "descobriu doenças cerebrais orgânicas que foram vistas como tendo relação causal" em 11% deles. O que fica claro é a existência de um pequeno subgrupo de pacientes com esquizofrenia que têm outras doenças médicas que causam seus sintomas, e que algumas dessas outras doenças são tratáveis.

As doenças mais importantes que podem produzir sintomas de esquizofrenia são as seguintes:

Tumores cerebrais: Tumores da glândula pituitária são especialmente uma causa provável de sintomas de esquizofrenia, mas outros tumores (como um meningioma do lobo temporal) podem também fazer isso. Estes costumam ser detectados por exame de ressonância magnética e ser curados por meio de cirurgia nos seus estágios iniciais.

Encefalite viral: Sabe-se há muitos anos que a encefalite viral pode produzir sintomas similares aos da esquizofrenia. O que está se tornando cada vez mais claro é que a encefalite ocasionalmente simula a esquizofrenia nos estágios iniciais da doença, antes que outros sinais e sintomas de encefalite se tornem visíveis; com que frequência isso ocorre não se sabe. Uma revisão de 22 desses casos identificou uma variedade de vírus capazes de produzir isso, entre eles: herpes simplex, vírus Epstein-Barr, citomegalovírus, sarampo, Coxsackie e encefalite equina. Quando há suspeita, a maioria desses casos pode ser diagnosticada por meio de punção lombar e EEG. É provável que a encefalite viral também seja a causa de vários casos de transtorno psicótico breve e de sintomas similares aos da esquizofrenia com duração de apenas alguns dias. Uma discussão adicional a respeito da possível relação de vírus com a esquizofrenia pode ser encontrada no Capítulo 5.

Epilepsia do lobo temporal: A relação entre epilepsia e esquizofrenia tem sido uma questão controversa há muitos anos. Foi reportado que a epilepsia e a esquizofrenia compartilham alguns genes predispositores, e também que a incidência de esquizofrenia é elevada entre indivíduos com epilepsia e vice-versa. Há, no entanto, concordância em que um tipo de epilepsia – a do lobo temporal – produz com frequência sintomas como os da esquizofrenia. Um estudo constatou que 17% dos pacientes com epilepsia do lobo temporal tinham alguns sintomas de esquizofrenia.

Sífilis cerebral: Embora a sífilis não seja vista com tanta frequência como no passado, nunca deve ser esquecida como causa possível de sintomas como os da esquizofrenia. Em 2004, três desses casos foram ingressados em um único hospital psiquiátrico público. Um exame de sangue de rotina irá alertar para essa possibilidade, e uma punção lombar confirmará o diagnóstico.

Esclerose múltipla: Depressão e deterioração intelectual são comumente encontradas nos estágios iniciais da esclerose múltipla, e podem também ocorrer ocasionalmente sintomas de esquizofrenia. Houve um relato de uma mulher que teve sintomas de "esquizofrenia paranoide" por 10 anos, antes que sua esclerose múltipla se tornasse plenamente manifesta.

Doença de Huntington: Costuma-se dizer que nesta doença a esquizofrenia é "um diagnóstico inicial comum" e também "o falso diagnóstico que persiste com maior frequência". A doença de Huntington é uma doença genética que tem início na meia-idade. Quando o paciente começa a ter os movimentos coreiformes, o diagnóstico correto se torna claro.

AIDS: Esse é o acréscimo mais recente à lista de doenças que podem apresentar sintomas similares aos da esquizofrenia. Foi claramente estabelecido que a AIDS pode ocasionalmente se manifestar com sintomas tanto de esquizofrenia como de transtorno bipolar, em razão do efeito no cérebro do vírus da imunodeficiência humana (*human immunodeficiency virus*, HIV). Um teste de HIV deve ser incluído em todos os primeiros procedimentos diagnósticos de rotina na internação para doenças mentais graves.

Outras doenças: Um grande número de outras doenças foi registrado como apresentando ocasionalmente sintomas similares aos da esquizofrenia. Entre elas, estão as listadas no quadro a seguir.

- Doença de Wilson.
- Porfiria intermitente aguda.
- Leucodistrofia metacromática.
- Lupus eritematoso.
- Calcificação congênita dos gânglios basais.
- Doença adrenal.
- Encefalopatia hepática pelagra.
- Sarcoidose.
- Anemia perniciosa.
- Envenenamento por metal (chumbo, mercúrio).
- Paralisia supranuclear progressiva.
- Estenose do aqueduto.
- Hidrocefalia de pressão normal.
- Acidente Vascular Cerebral.
- Narcolepsia.
- Doença na tireoide.
- Envenenamento por inseticida (compostos organofosforados).
- Leptospirose.
- Infecções tropicais (tripanossomíase, malária cerebral).

Para aqueles interessados em doenças que possam imitar a esquizofrenia, vejam as publicações de Coleman e Gillberg, Davison, e Lishman, relacionadas no final deste capítulo.

PSICOSE CAUSADA POR TRAUMA CRANIANO

Há mais de 200 anos debate-se acaloradamente se lesões na cabeça podem ou não causar psicose. Em 1800, James Hadfield, que era psicótico e havia disparado um tiro no Rei Jorge numa tentativa fracassada de homicídio, foi absolvido como insano por ter sofrido uma severa lesão na cabeça 6 anos antes. O júri foi convidado a examinar a parte externa do cérebro de Hadfield, ainda visível por um orifício no seu crânio.

Transtornos de personalidade e diversos sintomas psiquiátricos, entre estes os sintomas psicóticos, foram claramente documentadas em estudos sobre lesões penetrantes na cabeça durante a Guerra Franco-Prussiana e as guerras Russo-Finlandesas. Ainda não se definiu, porém, com que frequência os traumas cranianos causam psicose, o quanto o trauma precisa ser grave, quais partes do cérebro são afetadas e qual pode ser a duração do período entre o trauma e os primeiros sinais da psicose.

Há alguma evidência de que lesões cranianas graves podem contribuir para o início da esquizofrenia em alguns indivíduos. Como regra geral, porém, é extremamente improvável que um trauma craniano cause psicose a não ser que a pessoa tenha ficado pelo menos várias horas inconsciente após o trauma. Além disso, a maioria das lesões que podem produzir psicose envolve o lobo frontal e especialmente os lobos temporais. Um estudo com ressonância magnética de três indivíduos com psicose similar à esquizofrenia reportou que todos os três tinham anormalidades no lobo temporal esquerdo.

O principal problema surge ao tentar avaliar se o trauma da cabeça está relacionado ao início da psicose. Traumas na cabeça e esquizofrenia são ambos mais comuns em jovens adultos e, portanto, algumas vezes irão ocorrer coincidentemente. A maioria dos jovens adultos pode lembrar de ter sofrido algum trauma na cabeça, e associar o trauma à esquizofrenia exerce um apelo nos familiares que, muitas vezes, estão à procura de uma explicação para a doença. Uma complicação adicional para essa avaliação está no fato de indivíduos que desenvolvem sintomas precoces de esquizofrenia poderem fazer coisas irracionais, que produzam o trauma na cabeça; a família pode não ter ficado ciente dos sintomas precoces e então associa o surgimento da esquizofrenia ao trauma. Finalmente há a confusão criada pela questão de saber se o trauma produz a psicose por lesão direta ao cérebro ou por atuar como um grave estressor, isto é, como a última gota que faltava para transbordar o copo d'água.

PSICOSE COM DEFICIÊNCIA INTELECTUAL

A deficiência intelectual é um comprometimento difuso das funções cognitivas, e pode ser medido pelo coeficiente de inteligência (QI). Dependendo da gravidade do retardo, medido também pelo QI, ele pode ser classificado como leve (50 a 70), moderado (35 a 49), grave (20 a 34) e profundo (abaixo de 20). Pode ser causada por anormalidades cromossômicas (como a síndrome de Down), doenças metabólicas (como a fenilcetonúria), ou por dano cerebral, a partir de qualquer causa anterior ou posterior ao nascimento. A maior parte dos indivíduos com esquizofrenia mostra uma leve diminuição de QI medida pelo comprometimento de seu funcionamento em testes de aptidões cognitivas; seu QI inato não fica necessariamente comprometido, mas sua aptidão em demonstrar o próprio QI, sim (ver Capítulo 11).

Alguns indivíduos podem ter ao mesmo tempo esquizofrenia e deficiência intelectual. Cada uma dessas condições pode surgir de modo independente, e a combinação das duas pode se dar por mero acaso, ou ambas estarem relacionadas com uma causa comum de dano cerebral. Quando isso ocorre, é praticamente impossível obter cuidados adequados para o paciente, porque as instituições de tratamento são organizadas para pessoas que tenham ou doença mental ou deficiência intelectual. Na maioria dos estados, tais indivíduos ficam indo de uma instituição a outra, cada uma se eximindo de responsabilidade, e o paciente acaba sendo rejeitado como se fosse um leproso. As famílias de tais indivíduos costumam chegar a extremos de heroísmo ao prover serviços em casa, com pouca ou nenhuma assistência das autoridades de saúde mental.

O exemplo mais conhecido de ocorrência simultânea de deficiência intelectual e psicose foi o de Rosemary Kennedy, irmã de John, Robert e Edward Kennedy. Na infância, apresentava retardo leve, mas acabou conseguindo frequentar até a quinta série. Aos 21 anos, no entanto, teve os primeiros sintomas de uma psicose similar à esquizofrenia, que alarmou a família. Como ainda não havia medicações antipsicóticas em 1941, ela sofreu uma lobotomia cirúrgica. Os resultados da lobotomia foram desastrosos, causando retardo e dano cerebral graves, e ela ficou confinada a um convento particular com serviços de enfermagem até a morte.

AUTISMO INFANTIL

O autismo infantil, uma doença cerebral da infância, parece não estar relacionado à esquizofrenia. Essa síndrome, que começa entre o primeiro e segundo ano de vida da criança, caracteriza-se por grave isolamento social (a criança pode se recusar a ser segurada ou tocada), atraso no desenvolvimento da linguagem, reações anormais a estímulos sensoriais (alguns sons podem ser insuportáveis para ela) e fascínio por objetos inanimados (uma torneira ou a própria sombra) ou rotinas repetitivas (girar, por exemplo). Ele ocorre em cerca de 4 em cada 10 mil crianças – um vigésimo da frequência em relação à esquizofrenia. Houve época em que se dizia que o autismo era mais comum em grupos socioeconômicos de nível elevado, mas isso foi desmentido. Ocorre com frequência quatro vezes maior no sexo masculino do que no feminino. Estudos recentes sugerem que a incidência de autismo pode estar aumentando nos Estados Unidos.

O autismo se caracteriza, de maneira quase definitiva, como um conjunto de doenças, em vez de apenas uma. O transtorno de Rett é uma forma mais branda, que ocorre apenas em meninas. A síndrome de Asperger é outra forma mais branda, na qual há desenvolvimento normal da linguagem. Também podemos observar um comportamento similar ao do autismo em crianças com síndrome do X frágil, fenilceto-núria, encefalite viral e outras doenças. A epilepsia costuma acompanhar o autismo; cerca de metade das crianças com autismo pode ter alguma deficiência intelectual; e uma porcentagem mais alta que o esperado de crianças com autismo pode ter também cegueira ou surdez.

A evidência de que o autismo, assim como a esquizofrenia, tem causas biológicas tornou-se avassaladora nos últimos anos; teorias psi-cogênicas antigas como a da "mãe geladeira" de Kanner estão hoje desacreditadas. Parece que há definitivamente um componente gené-tico no autismo: ocorrem anormalidades neuropatológicas nos cére-bros dessas crianças, especialmente no cerebelo. Foram encontradas anormalidades por ressonância magnética em alguns estudos, mas em outros não. Anormalidades na função endócrina e na química do san-gue também foram detectadas. Um dos achados mais interessantes que pode estar relacionado com as causas do autismo é que as mães que dão à luz crianças com autismo relatam ter tido uma alta frequência incomum de sangramentos durante a gravidez, em comparação com os grupos controle. No passado, algumas pessoas afirmavam que as vacinas infantis causavam autismo, mas isso está hoje descartado.

Uma variedade de medicações tem sido usada para tratar o autismo, até agora com resultados modestos. Treinamentos especializados produzem alguma melhora no comportamento. À medida que as crianças crescem, uma pequena porcentagem melhora e passa a ter um melhor funcionamento. Exemplo disso é Temple Grandin, que obteve um doutorado e é professora assistente do Departamento de Ciência Animal da Universidade do Estado do Colorado; ela documentou sua doença no seu livro *Thinking in Pictures*. A maioria dos casos mais graves, entretanto, apresenta sintomas de esquizofrenia adulta, com ênfase nos sintomas "negativos" (isolamento, achatamento das emoções, escassez de pensamentos), mais do que nos sintomas "positivos" (delírios, alucinações).

Na maioria dos casos, diferenciar o autismo infantil da esquizofrenia infantil não costuma ser difícil. O autismo quase sempre começa antes dos 2 anos e meio, enquanto a esquizofrenia é rara antes dos 5 e incomum antes dos 10. A criança com autismo mostra uma forte retração, retardo na linguagem e rotinas repetitivas, enquanto a criança com esquizofrenia terá delírios, alucinações e transtornos do pensamento. Metade das crianças com autismo terão deficiência intelectual, e isso só acontecerá com pouquíssimas crianças com esquizofrenia. Finalmente, crianças com esquizofrenia podem ter um histórico familiar de esquizofrenia, mas as crianças com autismo quase nunca têm um histórico familiar da doença.

TRANSTORNOS DE PERSONALIDADE ANTISSOCIAL E PREDADORES SEXUAIS

Na realidade, não deveria haver confusão entre transtornos de personalidade antissocial, predadores sexuais e esquizofrenia, mas em razão de algumas decisões de tribunais, a confusão continua. Indivíduos com transtorno de personalidade antissocial têm uma desconsideração acentuada por outros indivíduos, o que eles demonstram ao mentir, enganar, desrespeitar leis, machucar os outros e não sentir remorso por essas ações. Costumam também ser referidos como sociopatas, psicopatas e criminosos comuns. Um subgrupo de indivíduos com transtorno de personalidade antissocial também tem problemas sexuais, levando-os a estuprar ou predar crianças (pedofilia). Costumam ser chamados de predadores sexuais violentos (*sexually violent predators*, ou SVPs).

Em 1994, o estado do Kansas promulgou uma lei autorizando encarceramento indefinido de predadores sexuais violentos em hospitais psiquiátricos públicos. Essa lei foi ratificada pela Suprema Corte dos EUA em 1997 e costuma ser referida como Decisão Hendricks. No passado, predadores sexuais violentos eram encaminhados ao sistema judiciário criminal e sentenciados à prisão, mas agora são sentenciados a hospitais psiquiátricos. Ao mesmo tempo, como descrito no Capítulo 13, muitos indivíduos com esquizofrenia que foram dispensados de hospitais psiquiátricos, mas que não estão recebendo tratamento, podem cometer crimes em decorrência de sua doença e ser sentenciados à prisão. Essa inversão que coloca prisioneiros em hospitais psiquiátricos e pacientes psiquiátricos em prisões levou muitas pessoas a concluir que o sistema de cuidados psiquiátricos está com o pensamento mais transtornado do que a maioria dos pacientes.

Não há relação entre o transtorno de personalidade antissocial, os predadores sexuais violentos e a esquizofrenia. E um estudo reportou que a incidência de transtorno de personalidade antissocial entre familiares de indivíduos com esquizofrenia não era mais alta do que entre a população em geral. Ainda precisa ser demonstrado se indivíduos com transtorno de personalidade antissocial e predadores sexuais violentos têm ou não danos em seus cérebros; se tiverem, quase com certeza será um dano diferente daquele que ocorre na esquizofrenia.

COMPORTAMENTO PSICÓTICO
CULTURALMENTE SANCIONADO

Ocasionalmente pode haver confusão entre a esquizofrenia e a psicose culturalmente induzida ou histérica. Esse é um estado alterado de consciência ao qual um indivíduo costuma se entregar voluntariamente; apesar de ser um estado alterado de consciência, a pessoa pode exibir sintomas que superficialmente se parecem com esquizofrenia. Por exemplo, pode se queixar de sensações corporais alteradas e de alucinações e se comportar de uma maneira excitada e irracional. Nos Estados Unidos, essas condições são vistas com maior frequência em cerimônias religiosas fundamentalistas. Em outros grupos culturais e em outros países, essas condições são conhecidas por nomes como loucura da mariposa (nativos navajo), *wendigo* (nativos Cree e Ojibwa), *zar* (Oriente Médio), *koro* (China), *susto* (América Latina), *latah* (Sudeste Asiático), e *amok* (no mundo todo):

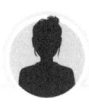

Cecilia levava uma vida perfeitamente normal, exceto pela cerimônia mensal de culto em sua igreja fundamentalista, que durava a noite toda. Nessa cerimônia, alegava ouvir vozes que falavam com ela quase sempre em línguas desconhecidas, e ela às vezes se comportava de maneira tresloucada e irracional, a ponto de os outros precisarem contê-la. Outros membros da congregação a encaravam com uma mistura de medo e admiração, suspeitando que estivesse possuída por espíritos.

Pessoas como Cecilia não devem ser rotuladas como tendo esquizofrenia, a não ser que haja outros sintomas da doença. No entanto, às vezes pessoas que têm esquizofrenia podem ser atraídas a frequentar grupos religiosos fundamentalistas ou a participar de cultos religiosos, já que em tais grupos costuma-se valorizar o fato de ouvir vozes ou "falar em línguas desconhecidas".

LEITURAS ADICIONAIS RECOMENDADAS

ACHTÉ, K. A.; HILLBOM, E.; AALBERG, V. Psychoses Following War Brain Injuries. *Acta Psychiatrica Scandinavica*, v. 45, p. 1–18, 1969.

CLARKE, M. C. *et al.* Evidence for Shared Susceptibility to Epilepsy and Psychosis: A Population-Based Family Study. *Biological Psychiatry*, v. 71, p. 836–839, 2012.

COLEMAN, M.; GILLBERG, C. *The Biology of the Autistic Syndromes*. Nova York: Praeger, 1985.

COLEMAN, M.; GILLBERG, C. *The Schizophrenias:* A Biological Approach to the Schizophrenia Spectrum Disorders. Nova York: Springer, 1996.

DAVID, A. S.; PRINCE, M. Psychosis Following Head Injury: A Critical Review. *Journal of Neurology, Neurosurgery, and Psychiatry*, v. 76, p. 53–60, 2005.

DAVISON, K. Schizophrenia-like Psychoses Associated with Organic Cerebral Disorders: A Review. *Psychiatric Developments*, v. 1, p. 1–34, 1983. Uma versão anterior desse artigo, muitas vezes citada, foi publicada por Davison e C. R. Bagley como: Schizophrenia-like Psychoses Associated with Organic Disorders of the Central Nervous System. *In*: HERRINGTON, R. N. (Ed.). *Current Problems in Neuropsychiatry*. Inglaterra: Headley Brothers, 1969.

DE HERT, M. *et al.* Effects of Cannabis Use on Age at Onset in Schizophrenia and Bipolar Disorder. *Schizophrenia Research*, v. 126, p. 270–276, 2011.

GAGE, S. H.; HICKMAN, M.; ZAMMIT, S. Association Between Cannabis and Psychosis: Epidemiologic Evidence. *Biological Psychiatry*, v. 79, p. 549-556, 2016.

GRANDIN, T. *Thinking in Pictures*. Nova York: Vintage Books, 1996.

HAMBRECHT, M.; HÄFNER, H. Substance Abuse and the Onset of Schizophrenia. *Biological Psychiatry*, v. 40, p. 1155–1163, 1996.

LISHMAN, W. A. *Organic Psychiatry:* The Psychological Consequences of Cerebral Disorder. Oxford: Blackwell Science, 1998.

MCGRATH, J. *et al.* Association Between Cannabis Use and Psychosis-Related Outcomes Using Sibling Pair Analysis in a Cohort of Young Adults. *Archives of General Psychiatry*, v. 67, p. 440–447, 2010.

MOLLOY, C. *et al.* Is Traumatic Brain Injury a Risk Factor for Schizophrenia? A Meta-Analysis of Case-controlled Population--based Studies. *Schizophrenia Bulletin*, v. 37, p. 1104–1110, 2011.

TORREY, E. F. Functional Psychoses and Viral Encephalitis. *Integrative Psychiatry*, v. 4, p. 224–236, 1986.

CAPÍTULO 4
Manifestação, curso e prognóstico

Uma doença dessas, que transtorna os sentidos, perverte a razão e faz as paixões irromperem numa confusão desgovernada – que ataca o homem em sua natureza essencial, traz tanta infelicidade à cabeça de suas vítimas e produz tanto mal social –, merece ser investigada em seus próprios méritos, por estatísticas e também por outros métodos. Podemos descobrir as causas da insanidade, as leis que regulam seu curso, as circunstâncias pelas quais é influenciada e impedir seu aparecimento ou mitigar sua gravidade; talvez em era posterior possamos poupar a humanidade de seus castigos, ou, se isso não for possível, pelo menos garantir tratamento precoce aos que sofrem dela.

Dr. William Farr, 1841

Quando diagnosticada pela primeira vez com esquizofrenia, o paciente e seus familiares têm muitas questões. Teria sido possível prever a doença na infância? Será que os pais deixaram de ver os primeiros sintomas? Quais as chances de uma recuperação completa? O quanto a pessoa afetada poderá ser independente daqui a 10 anos, ou 30? Quais as chances de que ela passe a maior parte da vida em um hospital psiquiátrico ou em uma casa de repouso? São questões importantes, pois as resposta a elas determinam como a pessoa com esquizofrenia e sua família planejarão o futuro.

PRECURSORES NA INFÂNCIA

A ideia de que as primeiras manifestações da esquizofrenia começam na infância não é nova. John Hawkes, um destacado médico inglês, observou em 1857 que "é muito provável que, a partir de um período muito anterior à real manifestação da doença, o combustível tenha sido dado". Similarmente, Emil Kraepelin observou em 1919 que "em considerável número de casos, *peculiaridades psíquicas* definidas tenham surgido à observação em nossos pacientes a partir da infância".

Estudos formais sobre precursores da esquizofrenia na infância datam da década de 1930. Nas últimas décadas, porém, tem havido uma enxurrada de informações a respeito do assunto. Vários dos melhores estudos têm incluído grandes grupos de crianças nascidas em uma determinada época, que foram intensivamente estudadas e testadas enquanto crianças. Muitas delas alcançaram agora a idade de risco para esquizofrenia, então é possível examinar os registros da infância e comparar os das crianças que têm a doença com os das que não têm. A maior dessas coortes de nascimentos reuniu 55 mil crianças nascidas nos Estados Unidos entre 1959 e 1966 (o National Collaborative Perinatal Project), mas coortes de nascimentos menores foram similarmente estudados na Inglaterra, Suécia, Finlândia, Dinamarca, Nova Zelândia e Israel.

O que tais estudos mostram é que há um subgrupo de crianças, cerca de um quarto ou um terço daquelas que mais tarde desenvolvem esquizofrenia, que são diferentes na infância. Entre essas diferenças, podemos citar:

1 Atraso em marcos de desenvolvimento da infância (como demorar mais para começar a andar e falar).

2 Mais problemas de linguagem e fala.

3 Coordenação motora fraca (não ser bom nos esportes, ter avaliação fraca em educação física).

4 Realizações acadêmicas mais deficientes.

5 Funcionamento social precário e menos amigos.

Deve-se destacar que esses precursores da infância são apenas *associações estatísticas* e não *preditores de casos individuais*. A maioria dos indivíduos que desenvolvem esquizofrenia não é diferente na infância, e na realidade um estudo na Finlândia revelou até que um número desproporcional de crianças que desenvolveu esquizofrenia tinha ido especialmente bem na escola. Inversamente, a maioria das crianças com atraso em alcançar marcos, com problemas de linguagem e fala, baixa coordenação, notas ruins e poucas aptidões sociais não desenvolveu esquizofrenia.

Também foram estudados precursores de esquizofrenia na infância em filhos de mães com esquizofrenia (os chamados estudos de "alto risco", pois sabe-se que cerca de 13% dessas crianças mais tarde desenvolvem a doença) e entre gêmeos idênticos. Em um estudo de gêmeos realizado pelo autor, por exemplo, entre 27 pares de gêmeos idênticos nos quais um deles tinha esquizofrenia e o outro não, 7 de todos os gêmeos que mais tarde desenvolveram esquizofrenia eram claramente diferentes do gêmeo que não desenvolveu a doença por volta dos 5 anos de idade. Num desses pares de gêmeos, por exemplo, os dois conseguiam amarrar os sapatos aos 4 anos, mas 1 ano mais tarde um dos gêmeos havia perdido essa habilidade e também desenvolvera um andar esquisito. Embora não se tivesse encontrado nada quando foram examinados na época, foi esse gêmeo que desenvolveu esquizofrenia aos 26 anos.

INSTAURAÇÃO E PRIMEIROS SINTOMAS

Uma das perguntas que as famílias fazem com maior frequência é como identificar os primeiros sintomas da esquizofrenia. Essa pergunta é diferente daquela sobre a recaída da doença, discutida no Capítulo 10. A questão é levantada por famílias que estão criando crianças e adolescentes difíceis e especulam se elas não poderiam estar desenvolvendo esquizofrenia. Também é feita por famílias nas quais um filho mais velho já foi diagnosticado com esquizofrenia e os pais estão preocupados com os mais novos.

Ao pensar nos primeiros sintomas da esquizofrenia, é útil que você lembre que a doença tem uma faixa etária média de início da doença bastante específica. Nos Estados Unidos, em três quartos daqueles que têm esquizofrenia, ela inicialmente se manifesta entre os 17 e os 25 anos. É muito incomum que comece antes dos 14 anos ou depois dos 30. Há alguma evidência de que a idade com que se inicia agora seja mais baixa que há 50 ou 100 anos.

Não sabemos por que a esquizofrenia se instaura nessa faixa etária particular. Mas deve-se ressaltar que outras doenças cerebrais crônicas, como a esclerose múltipla e a doença de Alzheimer, têm também faixas etárias de manifestação, e tampouco entendemos por que razões isso ocorre nessas doenças. Há também sugestões de que a idade média de manifestação da esquizofrenia possa ser mais baixa nos Estados Unidos em relação à Europa, de que a idade de início da esquizofrenia paranoide seja mais alta em comparação com outros subtipos e de que a média de idade da manifestação nos Estados Unidos seja mais baixa agora do que era no século 19. Especialmente interessante foi um estudo que mostrou que o início da esquizofrenia ocorre mais cedo em países mais próximos do Equador, com uma diferença de 10 anos em média de manifestação entre países mais próximos do Equador (como a Colômbia) e mais distantes (como a Rússia).

Há alguns indivíduos para os quais é impossível datar o início da doença. Como já observamos, a família diz coisas como: "Ela sempre foi diferente dos outros filhos" ou "A infância inteira os professores notavam que era excêntrico e pediam que fosse avaliado". A sugestão nesses casos é que o processo da doença começou cedo na vida, mesmo que as alterações do pensamento, os delírios e as alucinações em sua forma madura só tenham começado perto dos 20 ou 20 e poucos anos.

Isso levanta a questão de quando as famílias com uma criança excêntrica devem se preocupar. Sabe-se que a maioria dos indivíduos que desenvolvem esquizofrenia tem infâncias normais e não são identificáveis em seus primeiros anos. E sabe-se também que a grande maioria das crianças excêntricas não desenvolve esquizofrenia; muitas, na realidade, crescem e se tornam líderes. O problema de distinguir o que são excentricidades de uma infância normal e o que são os primeiros sintomas de esquizofrenia é especialmente difícil na adolescência, por volta dos 11 aos

13 anos, quando as normas de comportamento são de fato estranhas. A hiperacuidade dos sentidos é um sintoma comum de esquizofrenia, mas quantos adolescentes não têm essas experiências? Variações de humor, isolamento, apatia, perda de interesse pela aparência pessoal, perplexidade, a crença de que as pessoas estão observando você, a preocupação com o próprio corpo, e a existência de pensamentos vagos podem ser todos eles indicações de um possível adoecimento esquizofrênico, mas podem também ser apenas manifestações normais do início da fase adulta e dos problemas que a acompanham. Por essa razão, as famílias *não* devem se preocupar com cada esquisitice que o filho apresenta, e sim supor que elas sejam normais até que se prove o contrário. Isso pode ser particularmente difícil para pais que já tiveram um dos filhos diagnosticado com esquizofrenia e se preparam para o pior no caso do filho mais novo, mas, mesmo assim, é importante manter essa ideia à vista. Um adolescente de 15 anos de idade já tem suficientes preocupações, e não precisa ficar ouvindo coisas como "Não fique devaneando. É o que seu irmão fazia, e o que o fez adoecer e ir parar no hospital".

Em que ponto então os pais *devem* começar a se preocupar de que algo possa estar errado? Quando é que as vicissitudes psicológicas normais do início da fase adulta cruzam a linha e entram no domínio dos primeiros sintomas de esquizofrenia? Pesquisadores na Alemanha e no Canadá questionaram grande número de indivíduos nos primeiros estágios de esquizofrenia e suas famílias, a fim de determinar os primeiros sintomas. Os resultados, junto àqueles de outros pesquisadores e os da minha própria experiência clínica, estão resumidos no quadro a seguir. A palavra mais importante nesse resumo é "mudança" – no comportamento social, nos padrões de sono ou de alimentação, nos cuidados pessoais, no desempenho escolar ou nos relacionamentos emocionais. Os pais podem dizer coisas como: "o João virou uma pessoa diferente nesses últimos seis meses" ou "Nenhum dos amigos de Jennifer anda mais procurando por ela, e ela não parece querer ver ninguém". Tais mudanças podem, é claro, ser causadas por outros fatores ou por outros transtornos, não pela esquizofrenia; e o uso de drogas de rua deve sempre ser considerado como uma possibilidade nesse grupo etário.

Cabe enfatizar que essa lista de primeiros sintomas relaciona só aqueles que são observados pela família. O indivíduo que está nos primeiros estágios da esquizofrenia experimenta coisas que não são visíveis aos membros da família – ansiedade, inquietação, dificuldade de se concentrar e diminuição da autoconfiança. Ele pode também ouvir vozes (alucinações auditivas) por semanas ou meses, antes que membros da família fiquem sabendo.

OS PRIMEIROS SINTOMAS MAIS COMUNS DE ESQUIZOFRENIA COMO OBSERVADOS PELA FAMÍLIA

- Depressão.
- Mudanças no comportamento social, em especial o isolamento.
- Mudanças nos padrões de sono ou alimentação.
- Atitude suspicaz ou achar que as pessoas estão falando dele/dela.
- Mudanças no padrão de cuidados pessoais.
- Mudanças no desempenho escolar.
- Muita fraqueza, falta de energia.
- Dores de cabeça ou sensações estranhas na cabeça.
- Mudanças na relação emocional com a família ou amigos próximos.
- Pensamento estranho, confuso ou bizarro.

ESQUIZOFRENIA INFANTIL

Em geral, acredita-se que a esquizofrenia infantil é simplesmente uma versão antecipada da doença adulta, embora seja muito rara. São afetados cerca de dois meninos para cada menina. Apenas cerca de 2% dos indivíduos com esquizofrenia têm o início de sua doença na infância, embora essa porcentagem varie dependendo de onde se fixa a linha entre a infância e a fase adulta. A esquizofrenia com início antes dos 5 anos de idade é raríssima (ver seção sobre autismo infantil, no Capítulo 3), e entre os 5 e 10 anos a frequência cresce lentamente. A partir dos 10 anos de idade, a esquizofrenia tem sua incidência aumentada até os 15 anos, quando inicia seu pico acentuado de manifestação como doença de adulto.

Os sintomas da esquizofrenia infantil são muito similares aos da esquizofrenia adulta, com a previsível exceção de que seu conteúdo está relacionado com a idade. Por exemplo, um estudo com crianças jovens com esquizofrenia reportou que a fonte de alucinações auditivas era frequentemente creditada a animais de estimação ou a brinquedos e que "temas de monstros eram comuns. Conforme a idade aumenta, tanto as alucinações quanto os delírios tendem a ser mais complexos e elaborados". O outro aspecto que distingue a esquizofrenia infantil é que a criança afetada também costuma ter uma ou mais das seguintes ocorrências: convulsões, problemas no aprendizado, deficiência intelectual leve, sintomas neurológicos, hiperatividade ou outros problemas comportamentais. Na tentativa de resolver essa confusão, a Associação Americana de Psiquiatria eliminou "esquizofrenia infantil" de sua nomenclatura oficial e sugeriu que, em vez disso, se usasse esquizofrenia com manifestação na infância ou "transtorno abrangente do desenvolvimento com manifestação na infância", um termo genérico para muitos transtornos cerebrais da infância que não têm definição precisa.

Como ocorre na esquizofrenia adulta, acredita-se que a esquizofrenia infantil tenha antecedentes genéticos, e muitos pesquisadores sustentam que, nesses casos, esses antecedentes são mais importantes do que na esquizofrenia de manifestação adulta. Sabe-se também que essas crianças têm um número alto de pequenas anomalias físicas, além de mães com um histórico de várias complicações na gravidez e no parto. O fato de a esquizofrenia infantil ser uma doença associada a achados que sugerem danos neurológicos tem sido demonstrado por achados de anormalidade em exames de ressonância magnética e EEGs. Estudos recentes de ressonância magnética têm mostrado que indivíduos com esquizofrenia de manifestação na infância têm na adolescência mudanças no cérebro relacionadas com sua doença, entre elas uma progressiva perda geral de volume cerebral e de substância cinzenta, em particular.

A esquizofrenia infantil é tratada com a mesma medicação antipsicótica usada na esquizofrenia adulta. Um acompanhamento de dez crianças com essa doença, dos 14 aos 34 anos, encontrou-as ainda diagnosticadas com esquizofrenia, mas com relativamente poucos delírios ou alucinações. Ao contrário, elas tendiam a ser quietas e isoladas, com poucos pensamentos e falta de ânimo. Uma minoria de crianças com esquizofrenia tem alguma melhora consistente e aumento de funcionalidade quando adultas, mas é impreciso o quanto isso representa em termos de porcentagem. Em geral, acredita-se que quanto mais cedo a esquizofrenia se manifesta, pior será o resultado, mas há grandes exceções a essa regra. Uma descrição ficcional da manifestação da esquizofrenia em um garoto de 12 anos de idade foi escrita por Conrad Aiken, em "Silent Snow, Secret Snow" (ver Capítulo 12). Outro breve relato ficcional é o conto de Vladimir Nabokov, "Sinais e símbolos", uma joia literária. Louise Wilson, em *This Stranger, My Son,* oferece um bom relato de como é viver com um filho com essa doença.

ESQUIZOFRENIA PÓS-PARTO

É relativamente comum que haja algum grau de depressão nas mães após o parto – e, às vezes, pode ser severa. Muito menos comuns, ocorrendo cerca de uma vez em cada mil nascimentos, são os sintomas de psicose desenvolvidos pela mãe após dar à luz. Esses casos costumam começar entre três e sete dias após o parto e podem incluir delírios (como a mãe acreditar que o bebê dela é defeituoso ou foi sequestrado) ou alucinações (a mãe ouve vozes ordenando-lhe que mate o bebê). Em razão da imprevisibilidade de tais pacientes, o bebê costuma ser separado da mãe até ela melhorar.

A grande maioria desses casos de psicose pós-parto acaba sendo diagnosticada como transtorno bipolar ou depressão severa com aspectos psicóticos. Uma minoria é diagnosticada como esquizofrenia. Em um grande estudo realizado na Dinamarca, 9% das mulheres com psicose pós-parto foram diagnosticadas com esquizofrenia. Essas mulheres tiveram um prognóstico pouco animador; 50% foram re-hospitalizadas no prazo de 1 ano após a instauração da doença, e 98% haviam tido recaídas dentro de 10 anos.

É provável que nesses casos tenha sido o nascimento do bebê que precipitou o início do quadro de esquizofrenia, que provavelmente se desenvolveria mais cedo ou mais tarde. O parto é acompanhado por grandes mudanças hormonais, e sabe-se que algumas mulheres com esquizofrenia são especialmente sensíveis a flutuações hormonais e se tornam mais sintomáticas logo após sua primeira menstruação.

ESQUIZOFRENIA DE MANIFESTAÇÃO TARDIA

Assim como há uma forma de esquizofrenia que começa cedo na infância, também há uma forma que começa bem mais tarde na vida. A esquizofrenia de manifestação tardia é definida de várias maneiras, mas sempre como tendo início após a idade de 40 ou 45 anos. Sua incidência precisa não é clara, mas não é ocorrência rara. Muitos estudos dela têm sido feitos pelos europeus, e os pesquisadores americanos têm demonstrado menor interesse por ela. Esse fato é especialmente pertinente já que a idade média de manifestação da esquizofrenia em geral é reportada de modo quase invariável como sendo mais alta nos estudos europeus do que nos americanos. Parece, portanto, possível que a esquizofrenia de manifestação tardia desperte maior interesse em pesquisadores europeus ao ocorrer com maior frequência ali, por razões que nos são desconhecidas.

Clinicamente, a esquizofrenia de manifestação tardia é similar à de manifestação precoce, exceto por alguns aspectos: maior predominância de mulheres afetadas; o paciente mostra mais traços de personalidade esquizoides e paranoides antes de adoecer; tem mais delírios paranoides e mais alucinações visuais, táteis e olfativas; e apresenta menos sintomas "negativos" ou alterações graves da forma do pensamento. Testes neuropsicológicos e exames de ressonância magnética mostram déficits similares aos de outras formas de esquizofrenia. Um estudo que acompanhou indivíduos com esquizofrenia de manifestação tardia constatou que em um terço dos casos a esquizofrenia progrediu para uma demência do tipo Alzheimer.

PREDITORES DE RESULTADO

Ao longo dos anos, tem sido observado que algumas pessoas afligidas com esquizofrenia se recuperam completamente, outras têm recuperação parcial e algumas não se recuperam. Essa observação levou muitos profissionais a rever os dados clínicos registrados no momento da internação hospitalar para determinar quais fatores poderiam nos fazer prever um bom resultado e quais indicariam o oposto. O resultado desse esforço tem sido a definição de uma série de fatores preditores, sendo que cada um, tomado isoladamente, tem uma utilidade limitada, mas em seu conjunto podem ser muito úteis. Disso emergiu uma classificação de subtipos divididos conforme o prognóstico. A saber: bom prognóstico *versus* mau prognóstico. Talvez seja o modo mais válido de classificar a doença até o momento.

Os pacientes com maior probabilidade de um bom prognóstico são aqueles que antes de ficarem doentes eram considerados relativamente "normais". Assim, se quando crianças eram relativamente capazes de fazer amigos, não tinham grandes problemas de delinquência e alcançaram níveis de sucesso na escola, consistentes com seu grau de inteligência, seu prognóstico tem maior probabilidade de ser bom. Inversamente, quando descritos pelos familiares como "uma criança sempre estranha", com sérios problemas na escola e com seus pares, considerados delinquentes ou mostrando-se muito arredios, têm maior probabilidade de cair no grupo de prognóstico ruim.

Hoje está claramente estabelecido que as mulheres com esquizofrenia têm prognóstico mais favorável que os homens. Os pacientes com os melhores prognósticos também não têm histórico de familiares com esquizofrenia. Quanto mais familiares próximos com esquizofrenia, pior o provável prognóstico. Se o que existe na família é um histórico de depressão ou transtorno bipolar, a pessoa tem maior probabilidade de alcançar um bom prognóstico. Assim, um bom prognóstico é sugerido por um histórico familiar sem doenças mentais ou apenas com depressão e/ou transtorno bipolar. Um prognóstico ruim é sugerido por um histórico familiar de esquizofrenia.

Em geral, quanto mais baixa a idade em que a esquizofrenia se desenvolve, pior o prognóstico. Uma pessoa diagnosticada com esquizofrenia aos 15 anos provavelmente terá um prognóstico pior que uma que tenha manifestado a doença aos 25. Pessoas diagnosticadas com esquizofrenia em grupos etários mais velhos, especialmente depois dos 30 anos, têm maior probabilidade de cair no grupo de bom prognóstico.

O tipo de manifestação é um importante previsor de recuperação, e os melhores prognósticos ocorrem com pacientes nos quais a manifestação é mais repentina. Se um familiar descreve a gradual manifestação dos sintomas da pessoa ao longo de um período de vários meses, estará pintando um quadro sombrio, pois é muito mais provável que a pessoa caia no grupo de prognóstico ruim. Inversamente, como psiquiatra praticante, fico muito feliz quando um familiar da pessoa me conta que "o João estava completamente normal até um mês atrás", porque então sei que tal histórico faz prever um bom futuro. Ter consciência da própria doença (*insight*) é um sinal muito bom, e a falta disso (anosognosia) é um mau sinal.

Os sintomas clínicos mais compatíveis com um bom prognóstico são predominantemente os sintomas "positivos", especialmente os delírios e o comportamento catatônico. Ao contrário, o predomínio de sintomas "negativos", como isolamento, apatia e escassez de pensamentos são um mau sinal. A presença de emoções normais é boa, ao contrário do achatamento das emoções. Sintomas obsessivos e compulsivos também são vistos como indicações de um prognóstico pior. Quando se faz um diagnóstico por TC ou exame de ressonância magnética e ele se mostra normal, é um bom sinal. Se mostrar aumento dos ventrículos no cérebro e/ou atrofia do tecido cerebral, é um mau sinal. A reação inicial do paciente à medicação antipsicótica é um forte indicador de prognóstico: quanto maior for sua eficácia para o paciente, melhor resultado do tratamento e, assim, um melhor prognóstico.

Deve ser enfatizado mais uma vez que cada um desses fatores *por si só* tem uma força de previsão bastante limitada. Só quando esses indicadores são vistos em conjunto é que se pode formular um prognóstico geral. É claro que muitos pacientes apresentarão uma combinação de bons e maus sinais, enquanto outros cairão nitidamente em uma categoria ou outra.

PREDITORES DE PROGNÓSTICO

BOM PROGNÓSTICO	MAU PROGNÓSTICO
• Infância relativamente normal	• Problemas sérios na infância
• Mulher	• Homem
• Histórico familiar sem esquizofrenia	• Histórico familiar com esquizofrenia
• Início tardio	• Início precoce
• Manifestação repentina	• Manifestação gradual
• Sintomas paranoides ou catatônicos	• Predomínio de sintomas "negativos"
• Emoções normais	• Achatamento das emoções
• Boa consciência da doença	• Pouca noção da doença
• TC ou IRM normais	• TC ou IRM anormais
• Boa eficácia inicial da medicação	• Limitada eficácia inicial da medicação

Deve também ser lembrado que *todos os preditores* são apenas asserções estatísticas *sobre probabilidades*. Não expressam o menor vínculo de obrigatoriedade. Todos nós que cuidamos regularmente de pacientes com esquizofrenia temos visto exceções suficientes a essas linhas gerais para que nos levem a uma posição humilde em relação às previsões. Assim, vi um paciente que teve infância normal, não tinha histórico familiar da doença, manifestou-a de forma repentina aos 22 anos, com sintomas iniciais de catatonia, e que nunca se recuperou sequer dos primeiros sintomas da doença e teve resultado ruim. Do lado mais otimista, tenho visto pacientes com praticamente todos os sinais de prognóstico ruim seguirem em frente até uma recuperação quase completa.

DIFERENÇAS ENTRE HOMENS E MULHERES

Embora os livros mais antigos de psiquiatria afirmem que a esquizofrenia tem igual incidência em homens e mulheres, estudos recentes têm demonstrado claramente que homens são afetados com maior frequência. O mais impactante é que a manifestação seja mais precoce entre os homens – nos Estados Unidos, ela ocorre entre 3 e 4 anos antes que nas mulheres. Uma análise de um grupo de indivíduos com 17 ou 18 anos de idade e esquizofrenia irá revelar quatro ou cinco homens para cada mulher.

A esquizofrenia também é uma doença mais grave para os homens do que para as mulheres. Os homens não reagem tão bem às drogas antipsicóticas; requerem doses mais altas de medicação; têm um índice mais elevado de recaídas; e seu ajustamento de longo prazo – medido por índices como vida social, casamento, desempenho no trabalho, taxa de suicídio e nível de função – está distante de ser tão bom quanto o das mulheres. Claro que há muitas mulheres com esquizofrenia que tiveram um curso grave e muitos homens que se saíram bem, mas as estatísticas estabelecem de maneira clara que a esquizofrenia ocorre mais comumente, mais cedo e em formas mais graves nos homens.

As razões para essas diferenças de gênero, ainda desconhecidas, são uma das muitas questões sobre a esquizofrenia que precisam ser pesquisadas. Deve-se observar que tanto o autismo infantil quanto a esquizofrenia infantil têm também forte predomínio de indivíduos do sexo masculino, e que os fetos masculinos geralmente são mais suscetíveis a problemas de causas ambientais, como as infecções. Portanto, o fato de homens manifestarem esquizofrenia não só a uma idade mais baixa como com maior gravidade pode ser apenas outro reflexo do ditame da Mãe Natureza de que os homens são, de muitas maneiras, o sexo mais frágil. Outra especulação sobre por que a esquizofrenia pode ser mais grave em homens é a possibilidade de que os hormônios sexuais femininos (estrógenos) possam exercer um efeito protetor. Essa possibilidade levou a alguns testes promissores com estrógeno como medicação auxiliar para tratar mulheres com esquizofrenia (ver Capítulo 7). Também é possível, apesar de improvável, que a esquizofrenia se assemelhe ao diabetes ao apresentar dois subgrupos principais: um de manifestação precoce, mais severa, que afeta principalmente os homens, e outro de manifestação tardia, menos severa, mais apta a afligir as mulheres.

CURSOS POSSÍVEIS: 10 ANOS MAIS TARDE

Para indivíduos hospitalizados com esquizofrenia pela primeira vez, o cenário ao final do primeiro ano é razoavelmente otimista. Dr. Jeffrey Lieberman e seus colegas concluíram um estudo com 70 desses pacientes e, ao final de um ano, 74% deles "foram considerados com remissão total" e 12% tiveram "remissão parcial". Para os que tiveram remissão, o tempo médio dos que tinham diagnóstico de esquizofrenia foi de 42 semanas, e de 12 semanas para os que tinham transtorno esquizoafetivo.

O prognóstico estendido para esquizofrenia é menos otimista que esse resultado para um ano. Desde o início deste século, vem se falando de uma regra de terços que determinaria os possíveis cursos da esquizofrenia: um terço se recupera, um terço apresenta melhora, e o outro terço não. Recentes estudos de acompanhamento em longo prazo de pessoas com esquizofrenia, tanto na Europa quanto nos Estados Unidos, sugerem que essa regra é simplista e ultrapassada. Está claro, por exemplo, que o curso da doença ao longo de 30 anos é melhor do que ao longo de 10. O uso de medicação provavelmente melhorou o curso de longo prazo para muitos pacientes, ao mesmo tempo que o efeito positivo da desinstitucionalização tem diminuído a dependência do hospital e aumentado o número de pacientes capazes de viver em comunidade. Por outro lado, também é claro que a taxa de mortalidade para pessoas com esquizofrenia, especialmente por suicídio, é muito alta e, ao que parece, vem crescendo.

O CURSO DA ESQUIZOFRENIA

10 anos depois

25%	25%	25%	15%	10%
Completamente recuperado	Bem melhor, relativamente independentes	Melhor, mas exige extensa rede de apoio	Hospitalizado, sem melhora	Morto (em geral, por suicídio)

30 anos depois

35%	25%	15%	15%	10%
Bem melhor, relativamente independente	Completamente recuperado	Melhor, mas exige extensa rede de apoio	Morto (em geral, por suicídio)	Hospitalizado, sem melhora

O melhor resumo dos possíveis cursos da esquizofrenia foi feito por J. H. Stephens, que analisou 25 estudos em que houve acompanhamento durante pelo menos 10 anos. A porcentagem de pacientes "recuperados", "com melhora" ou "sem melhora" variou amplamente de estudo para estudo, dependendo da seleção inicial de pacientes, isto é, a inclusão de grande número de pessoas com psicose reativa aguda aumentava a porcentagem dos completamente recuperados. Tendo em conta todos os estudos feitos até agora, o curso de 10 anos da esquizofrenia pode ser visto no quadro acima e se aproxima mais de uma regra de "quartos" do que de uma regra de "terços".

25% com recuperação completa: Isso pressupõe que todos os pacientes com sintomas de esquizofrenia fazem parte da análise, até mesmo aqueles que estiveram doentes por menos de seis meses com transtornos esquizofreniformes. Se tivessem sido incluídos apenas os pacientes com esquizofrenia de definição estrita (isto é, com "sinais contínuos da doença por pelo menos seis meses"), então a porcentagem dos completamente recuperados ficaria abaixo de 25%. Pacientes podem se recuperar completamente, quer sejam tratados com medicação antipsicótica, óleo de germe de trigo, cura psíquica tibetana, psicanálise ou jujubas amarelas, e todos os tratamentos para esquizofrenia precisam mostrar resultados melhores do que essa taxa de recuperação espontânea para serem aceitos como verdadeiramente eficazes. Aqueles que se recuperam também costumam ter essa recuperação nos dois primeiros anos da doença, e usualmente não tiveram mais do que dois episódios discretos:

Andrea teve um quadro agudo de psicose durante seu segundo ano de faculdade e esteve hospitalizada por seis semanas. Recuperou-se lentamente, com medicação e apoio psicoterápico pelos seis meses seguintes, quando morou em casa, e foi capaz de retomar a faculdade no ano seguinte. Nunca teve uma recorrência. Ela acredita que ficou doente em razão de um namoro que não deu certo e a família dela, quando chega a se referir à doença, fala vagamente de um "colapso nervoso".

Essas famílias costumam negar que um membro delas teve esquizofrenia e raramente frequentam grupos de apoio à família.

25% com boa melhora: Esses pacientes geralmente apresentam uma boa resposta à medicação antipsicótica, e desde que continuem tomando-a, seguirão evoluindo bem. Podem viver de maneira relativamente independente, ter vida social, casar e com frequência são capazes de trabalhar em expediente parcial ou integral:

Peter teve uma infância normal e era bem-sucedido numa carreira que exigia nível colegial. Casou-se e entrou para o exército para obter treinamento e poder viajar. Não tinha histórico familiar de doença mental. Aos 21 anos, lotado na Alemanha, começou a ter estranhas sensações corporais e mais tarde a ouvir vozes. Passou a beber muito, o que parecia aliviar as vozes, e depois começou a usar haxixe e cocaína. Sua condição logo se deteriorou, e ele foi detido por bater num oficial ao acreditar que este tentava envená-lo. Foi hospitalizado e depois dispensado do exército por alegação de inaptidão completa para exercício da função. Nos 3 anos seguintes, foi hospitalizado outras três vezes. Peter respondeu lentamente a doses muito elevadas de medicação e foi liberado do hospital quase totalmente recuperado. Ele voltava regularmente ao hospital uma vez por semana para uma injeção de medicamento e vivia em seu apartamento e visitava a família (incluindo a esposa de quem se divorciara e os filhos) e os amigos durante o dia. Era claramente capaz de ter um emprego, mas evitou fazê-lo temendo que isso colocasse em risco o recebimento do cheque mensal concedido a veteranos do exército. Os únicos sintomas remanescentes eram as vozes, que ele ouvia no final do dia, mas que era capaz de ignorar.

25% com melhora modesta: Esses pacientes não reagem tão bem à medicação, costumam ter sintomas "negativos" e um histórico de ajustamento pior do que antes da manifestação da doença. Exigem uma extensa rede de apoio; nas comunidades em que isso está disponível, podem levar uma vida satisfatória, mas quando não há essa rede podem ser vitimizados e acabar vivendo na rua ou em albergues públicos:

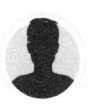

Frank era uma criança solitária, mas tinha boa aptidão musical e ganhou uma bolsa para a faculdade. No terceiro ano, suas notas foram

> *piorando e ele se queixava de contínuas alucinações auditivas. A hospitalização e a medicação produziram uma melhora modesta, e acabou indo para uma casa de recuperação na comunidade. Precisava cumprir um programa de comparecimento diário ao local, mas geralmente fica perambulando pelas ruas, falando sozinho ou compondo música em pedaços de papel. Fica completamente ensimesmado e precisa ser lembrado de trocar de roupa, escovar os dentes e tomar remédios.*

15% sem melhora: Esses são os pacientes que apresentam um quadro grave, resistente ao tratamento empregado e aos quais até recentemente tínhamos pouco a oferecer. Alguns reagem a drogas antipsicóticas de segunda geração, como a clozapina (ver Capítulo 7). Aqueles que não reagem são candidatos a internações por longos períodos. Quando liberados a voltar à comunidade, com frequência contra a vontade, os resultados muitas vezes são desastrosos:

> *Dorothy era conhecida como uma criança quieta, que sempre tirava nota máxima na escola. A mãe fora hospitalizada por 2 anos com esquizofrenia durante a infância de Dorothy, e um irmão dela estava numa instituição para pacientes com retardos mentais. Ela ficou hospitalizada pela primeira vez por um mês, aos 15 anos; não foi possível obter informações sobre essa hospitalização, exceto quanto ao diagnóstico de "reação transitória a uma situação da adolescência". Depois disso, Dorothy abandonou a escola, foi trabalhar como doméstica, casou e teve três filhos. Ela seguiu adiante, aparentemente bem, até os 22 anos, quando começou a achar que havia pessoas querendo matá-la, que os outros estavam sempre falando dela, e que havia aviões voando acima da cabeça dela o dia inteiro. Passou a negligenciar os cuidados com os filhos e as tarefas de casa e ficava simplesmente sentada num canto com uma expressão de medo no rosto. O exame revelou acentuado transtorno do pensamento e rigidez catatônica, e que ela demonstrava muita timidez e retração. Pelos 15 anos seguintes,*

> *Dorothy passou a maior parte do tempo hospitalizada e tem reagido muito pouco a medicação. Nos primeiros anos, foi mandada de volta para casa por breves períodos, com alguém para auxiliar nos serviços domésticos, e em anos mais recentes viveu vários meses em uma casa de recuperação. Ali, era invariavelmente vitimizada por homens e foi julgada incapaz de se defender sozinha. Continua no hospital, sentada quieta numa cadeira, dia após dia. Ela responde educadamente, mas sem qualquer emoção, e demonstra acentuada escassez de pensamento e fala.*

10% estão mortos: Quase todos esses morrem por suicídio ou acidente; outros fatores serão discutidos mais extensamente nas próximas páginas.

CURSOS POSSÍVEIS: 30 ANOS MAIS TARDE

Tem ficado claramente estabelecido nos últimos anos que o curso de 30 anos da esquizofrenia é mais favorável ao paciente médio do que o curso de 10 anos. Isso contradiz diretamente um estereótipo muito disseminado a respeito da doença, que data da crença pessimista de Kraepelin de que a maioria dos pacientes se deteriora lentamente. Uma das principais razões para esse prognóstico mais favorável a longo prazo é que o envelhecimento melhora os sintomas de esquizofrenia na maioria das pessoas. Os sintomas da doença tendem a ser mais graves quando a pessoa está na casa dos 20 ou 30 anos, e depois se tornam um pouco menos nos 40, e significativamente menos graves nos 50 e 60. Não entendemos por que isso é assim, e existem, é claro, muitas exceções, mas a esquizofrenia representa uma das poucas condições na vida para as quais o envelhecimento é uma vantagem.

A obra definitiva sobre o curso de longo prazo da esquizofrenia apoia-se nos estudos realizados pelos doutores Manfred Bleuler, Luc Ciompi e seus colegas, e Gerd Huber e seus colegas na Europa, e pela doutora Courtenay Harding e seus colegas a respeito de pacientes desinstitucionalizados do Vermont State Hospital. Alguns pacientes acompanhados por esses grupos já estavam doentes há 40 anos, e a concordância entre os resultados dos diferentes estudos é impressionante. Como resumido por Ciompi, para pacientes acompanhados em média por 36 anos: "Cerca de três quintos dos esquizofrênicos têm um resultado favorável; ou seja, eles se recuperam ou mostram nítida melhora". E para pacientes com esquizofrenia crônica em Vermont, acompanhados por Harding e os colegas dela por 20 a 25 anos após deixarem o hospital, "o quadro atual de funcionamento desses sujeitos está em surpreendente contraste com seus níveis anteriores, descritos durante sua primeira hospitalização". Cerca de três quartos dos pacientes de Vermont exigiam pouca ou nenhuma ajuda para fazer frente à suas necessidades básicas diárias.

Na maioria dos pacientes com esquizofrenia, os sintomas "positivos" de alucinações, delírios e alterações do pensamento diminuem com os anos. Uma pessoa gravemente incapacitada aos 25 anos por esses sintomas pode ter apenas traços residuais deles aos 50. É quase como se o processo da doença tivesse, com o passar do tempo, se extinguido por conta própria e deixado apenas cicatrizes de sua atividade anterior. Os pacientes também aprendem a conviver com seus sintomas, ignorando as vozes e não respondendo a elas em público.

As fases residuais da esquizofrenia costumam ser referidas na literatura psiquiátrica como estado de defeito crônico, e são descritas do seguinte modo em um manual padrão:

> O paciente, vivendo em uma instituição ou fora dela, chega a um *acordo com sua doença*. Ele se adapta ao mundo de suas ideias mórbidas com maior ou menor sucesso, a partir do próprio ponto de vista e daquele de seu ambiente. Em comparação com as experiências durante sua psicose aguda, seus sintomas positivos, como delírios ou alucinações, se tornam neutros, repetitivos e formalizados. Ainda têm poder sobre ele, mas nada é acrescentado e nada novo ou inesperado acontece. Os sintomas negativos, como alterações da forma do pensamento, hipobulia, maneirismos catatônicos e achatamento do afeto, comandam o quadro, mas mesmo eles se tornam cada vez mais habituais para

o paciente e se mostram sempre no mesmo padrão inveterado com que afetam o indivíduo. Há uma fixidez robótica e uma petrificação de atitudes e reações que decorrem não só da pobreza de ideias, mas também da faixa muito restrita do repertório de comportamentos.

Como ocorre com todas as regras, há exceções, portanto esse curso final pode variar. Alguns pacientes ocasionalmente mantêm seus sintomas mais floreados a vida inteira. Por exemplo, eu tinha sob meus cuidados um senhor de 75 anos que alucinava o dia inteiro, todos os dias, e vinha fazendo isso há 50 anos. Sua doença praticamente não era afetada por medicações. Pacientes assim certamente são casos excepcionais, mas existem.

Atualmente, é comum cientologistas e outros ativistas antipsiquiatria atribuírem muitos dos sintomas da esquizofrenia crônica a efeitos dos medicamentos. A verdade é que exatamente esse mesmo quadro clínico já era descrito 50 anos antes da introdução das drogas. Os medicamentos usados em esquizofrenia podem certamente produzir alguma sedação, especialmente em pacientes mais velhos, mas tais efeitos respondem por uma porção muito pequena do quadro clínico total. Similarmente, esses sintomas tardios costumam ser atribuídos à institucionalização crônica; mas isso também corresponde a uma porção bem pequena do quadro. Os sintomas tardios podem ser atribuídos à depressão e à desesperança do paciente, alguém cronicamente doente e que não vê possibilidade de deixar o hospital; mas isso também pode corresponder a uma pequena porção. A grande maioria dos sintomas clínicos residuais em pacientes com esquizofrenia crônica tem demonstrado ser uma consequência direta da doença e de seus efeitos sobre o cérebro.

Como vimos no quadro "30 anos depois", apenas 10% dos pacientes com esquizofrenia vai exigir hospitalização (ou uma instalação similar de cuidados totais, como uma residência médica). A grande maioria é capaz de viver em comunidade, e cerca de 15% deles exige uma extensa rede de apoio.

Um dos mistérios que tem deixado perplexos os profissionais de saúde mental nos últimos anos é onde foram parar todas as pessoas com esquizofrenia. Comparações entre índices antigos de hospitalização e o número daqueles que recebem cuidados como pacientes ambulatoriais invariavelmente revelam que está faltando cerca da metade do número esperado de pacientes. A resposta é que a maior parte dos pacientes ausentes está vivendo na comunidade, geralmente tomando medicação, com graus variáveis de ajustamento. Uma pesquisa na comunidade em Baltimore, por exemplo, descobriu que metade das pessoas com esquizofrenia na comunidade não estava recebendo cuidados ou medicação de nenhuma clínica psiquiátrica. A seguir, um exemplo de um desses pacientes:

Um homem recluso de 72 anos foi retirado à força pela polícia de sua casa rural degradada. Havia sido hospitalizado duas vezes por esquizofrenia por volta de seus 20 e poucos anos, trabalhara por breve tempo como balconista, e depois voltara a morar com seus pais idosos. Depois que estes morreram, continuou a viver na casa por 30 anos, sustentado por uma pensão da previdência social para incapacitados. A casa não tinha eletricidade nem água encanada e os quartos estavam lotados até o teto de jornais empilhados. Ele cozinhava num fogareiro, não incomodava ninguém, e não pedia nada, a não ser que o deixassem sozinho.

A ferrenha independência e a capacidade de viver com a própria doença em casos como esse é louvável. O aspecto triste, porém, é que a pessoa poderia ter tido uma vida muito melhor se tomasse medicação e contasse com serviços de reabilitação bem-concebidos. Muitas questões a respeito do curso da esquizofrenia de longo prazo ainda estão sem resposta. Será que mais episódios de esquizofrenia causam progressivamente mais danos ao cérebro? O quanto o curso de longo prazo pode ser melhorado por programas de reabilitação que ofereçam a oportunidade de ter empregos e interação social?

PESSOAS COM ESQUIZOFRENIA EM PAÍSES EM DESENVOLVIMENTO TÊM MESMO UM PROGNÓSTICO MELHOR?

Na década de 1960, a Organização Mundial da Saúde (OMS) empreendeu um ambicioso estudo comparativo sobre a prevalência da esquizofrenia envolvendo nove países: o International Pilot Study of Esquizofrenia (IPSS). Os achados iniciais, publicados em 1973, reportaram que pacientes com esquizofrenia em países em desenvolvimento, como Nigéria e Índia, tinham um prognóstico muito mais favorável 5 anos mais tarde do que pacientes de países desenvolvidos, como Dinamarca, Inglaterra, Rússia e Estados Unidos. Desses dados vem a ideia, infindavelmente repetida em manuais, de que o prognóstico da esquizofrenia em países em desenvolvimento é muito mais benigno. Vários pesquisadores têm especulado por que isso poderia ser assim, considerando fatores como maior apoio da família e da comunidade, menor estigma e menos demandas sociais sobre os pacientes.

Na época em que a OMS publicou o estudo, foram levantadas questões sobre a validade dos dados e das conclusões. Havia alegações de que indivíduos com esquizofrenia de manifestação aguda, como ocorre em casos de encefalite viral, eram mais comuns entre as amostras nigeriana e indiana; como pacientes com tais causas orgânicas costumam ter remissão completa, considerou-se que isso talvez fosse responsável pelo prognóstico. Ao longo dos anos, outras possíveis fontes de viés de seleção de amostra foram propostas, como a possibilidade de que indivíduos com formas mais graves de esquizofrenia nos países em desenvolvimento morressem de fome e de outras doenças, e com isso enviesassem a amostra na direção de pacientes com melhor prognóstico. Apesar dessas reservas, a ideia de que a esquizofrenia tem melhor prognóstico nos países em desenvolvimento tem sido repetida com frequência e foi também apoiada por um estudo de acompanhamento da OMS, que continha vários dos mesmos problemas metodológicos do estudo original.

Nos últimos anos, foram publicados vários estudos que contradizem diretamente as afirmações da OMS. Um estudo de 2007 do arquipélago de Palau concluiu que o prognóstico da esquizofrenia naquele país "não é consistente com a suposição de que o curso ou resultado seja de algum modo mais favorável no ambiente de Palau do que em outros países, 'desenvolvidos' ou de outro tipo". Um relatório de 2008 examinou os resultados da esquizofrenia em 23 diferentes estudos de países de baixa renda e de renda de baixa a média, e concluiu que os resultados eram pouco diferentes dos obtidos em países desenvolvidos. Um estudo de 2009 sobre a Etiópia rural, que em termos metodológicos foi talvez o melhor estudo realizado até o momento, reportou que apenas 6% dos pacientes com esquizofrenia ali haviam alcançado uma remissão completa de seus sintomas, e que um terço permanecera continuamente doente por um período de 3 anos. Parece evidente agora que a afirmação original da OMS não é válida. Em todos os países, alguns indivíduos com esquizofrenia têm recuperação completa, outros têm um curso crônico e debilitante e a maioria fica entre esses dois extremos.

O MODELO DE RECUPERAÇÃO

Na última década, o modelo de recuperação para reabilitação de indivíduos com esquizofrenia se tornou muito popular. Na realidade, para algumas autoridades de saúde mental em nível federal e estadual, o modelo de recuperação alcançou o status de um mantra psiquiátrico. Ele tem tanto aspectos positivos como negativos, e estes últimos têm sido ignorados com excessiva frequência.

No lado positivo, o modelo de recuperação tem sido útil para incentivar indivíduos com esquizofrenia a participar de modo mais ativo do seu tratamento. Estimula a assertividade, o empoderamento, a autocondução, a definição de metas pessoais e de escolhas, a autossatisfação e, mais importante, estimula a esperança. É a antítese da condição de paciente crônico em um ambiente hospitalar, fazendo tudo o que os atendentes da ala lhe dizem para fazer. O movimento de recuperação foca a atenção na importância da psicoeducação, do emprego com apoio, do treino em aptidões sociais, de opções decentes de residência e todas as outras coisas necessárias para uma reabilitação bem-sucedida. Por fim, o modelo de recuperação tem se concentrado no fato de que alguns indivíduos com esquizofrenia são capazes de alcançar altos níveis de funcionamento e de sucesso na vida.

Do lado negativo, muitas das exortações ao movimento de recuperação são enganosas, ao implicarem que todo mundo com esquizofrenia é capaz de se "recuperar", sem definir o que se entende por "recuperação". Alegações desse tipo costumam ser feitas por indivíduos que estão naquele um quarto dos que de fato se recuperam de sua psicose, como descrito acima, ou por indivíduos com formas mais brandas de esquizofrenia, que conseguem funcionar em um nível comparativamente alto. As implicações de sua declaração são: "Se eu me recuperei, você também pode". Para um indivíduo com esquizofrenia de sintomas mais graves e/ou cuja doença responda de forma ruim ao tratamento medicamentoso, essas exortações a "recuperar-se" não ajudam em nada e podem fazer com que os indivíduos sintam que não têm melhora significativa por culpa deles mesmos. Quando pressionados, os que defendem o movimento de recuperação costumam dizer que não estão afirmando que todas as pessoas com esquizofrenia podem se recuperar completamente, mas essas qualificações mais específicas costumam se perder em sua mensagem.

Algo um pouco mais grave é que o movimento de recuperação é altamente discriminatório. O primeiro princípio, conforme definido pela Administração dos Serviços de Abuso de Substância e de Saúde Mental (SAMHSA), um órgão federal (ver Capítulo 14), declara: "Por definição, o processo de recuperação deve ser autodirigido pelo indivíduo". Tudo bem para a metade das pessoas com esquizofrenia que têm alguma consciência da própria doença, mas isso negligencia totalmente a outra metade, que tem graus variados de anosognosia. Seus cérebros estão comprometidos pela própria doença, então são incapazes de ter completa noção do próprio transtorno, como descrito no Capítulo 1. Se eu pedisse a meus pacientes com anosognosia para definirem suas metas, como sugerem os defensores da recuperação, eles citariam metas como "fazer a CIA parar de me seguir" ou "impedir a inteligência do Exército de continuar enviando vozes para o transmissor instalado na minha cabeça". E então esses pacientes me diriam que não há nada de errado com *eles*, e que certamente não precisam tomar medicação.

Assim, para cerca de metade dos indivíduos com esquizofrenia, o movimento de recuperação não tem praticamente relevância. Se um órgão federal promulgasse um princípio similar que excluísse metade de todos os pacientes com câncer de mama, diabetes ou outra doença, haveria um protesto geral por parte dos profissionais de saúde, pacientes e familiares de pacientes.

ESQUIZOFRENIA COM BOM PROGNÓSTICO

Aqueles entre nós que trabalham com pessoas com esquizofrenia geralmente passam a maior parte do tempo com os que têm as formas mais graves da doença. Às vezes esquecemos que existe outro grupo de indivíduos com esquizofrenia que estão se saindo bem. Como ressaltado acima, o curso de 30 anos da esquizofrenia inclui uma parcela de 35% de indivíduos que melhoraram bastante e são relativamente independentes. Embora ainda afetados pela doença, têm sintomas mais ou menos sob controle, em geral com auxílio de medicação, e conseguem levar uma vida compensadora. Pode-se dizer que têm uma esquizofrenia de bom prognóstico. Os exemplos a seguir são de indivíduos desse grupo.

DANIEL LAITMAN

Daniel começou a ouvir vozes aos 15 anos, e logo depois teve delírios, sendo diagnosticado com esquizofrenia. Após várias tentativas com outros antipsicóticos, foi estabilizado com clozapina. Acabou formando-se na faculdade, com méritos, mudou-se para Nova York e leva adiante sua carreira como humorista de stand-up comedy. *Está no Facebook e no YouTube como "Any Time of Day with Laitman" e no Twitter como @skitzocomedy.*

Recuperação é uma palavra que foi gritada ao meu ouvido nos últimos 10 anos. Não literalmente, é claro, mas como um rosnado baixinho, sutil. Ela significa uma coisa diferente para cada um. Para alguns, é apenas ser capaz de viver o dia a dia, para outros, é conquistar o mundo e colocá-lo a seus pés. Para mim, obviamente, é trabalhar como humorista, e até aqui está funcionando muito bem. De qualquer modo, é um processo. Tem um início, um meio e espero que não haja um fim à vista. Eu mesmo posso afirmar que estou em recuperação. Moro na cidade com a ajuda de meus pais. Ninguém é perfeito – pode chegar perto disso, mas perfeito não é. O fato é que estou sendo capaz de viver minha vida com a ajuda de amigos, da família e de um belo e maravilhoso punhado de comprimidos, entre eles a clozapina. Ah, e com sono, *muito, muito* sono. Mas eu tenho uma vida. Eu ESTOU vivendo com uma doença mental e não tenho certeza se algum dia ela irá embora. Mas ela tem me permitido ajudar pessoas e ajudar na sua "recuperação", e isso estranhamente também tem me ajudado. É algo que me dá vida e propósito, e amigos. Recuperação alimenta recuperação. É muito estranho que ao me ajudar eu também vá aos poucos ajudando os outros. Portanto, recuperação significa muitas coisas diferentes para muitas pessoas diferentes. É uma dessas palavras que você ouve por toda parte na comunidade de saúde mental, mas isso porque é o que todo mundo se esforça para conseguir. Para um de meus amigos, significa poder fazer filmes. Para uma amiga, significa que ela consegue falar da sua experiência para educar pessoas. É diferente, maravilhoso e difícil. Mas é isso, recuperação, e ela nunca foi fácil ou simples, mas vale a pena quando você chega ao topo da montanha e aprecia a vista.

SHANNON FLYNN

Shannon teve seu primeiro surto psicótico aos 17 anos. Mais tarde, formou-se em psicologia pela Universidade Georgetown, fez mestrado em Arte-terapia na Universidade George Washington e obteve um certificado pós-mestrado em Aconselhamento pela Universidade Johns Hopkins. Trabalha em expediente integral e está casada há 15 anos.

Assombrada por delírios e por profunda depressão no final da adolescência, retirei-me do mundo em um turbilhão de psicoses. Fui hospitalizada, deram-me medicação e diagnosticaram-me com transtorno esquizoafetivo. Apesar da minha psicose, o amor e o apoio incondicional da minha família ajudaram-me a me recuperar ao longo de vários meses e consegui então concluir o colegial.

Segui adiante e me formei em psicologia, e me pós-graduei em Arte-terapia e Aconselhamento. Mas aqueles anos no ensino superior de modo algum foram marcados sempre por alegrias e facilidades – na verdade, muitas vezes enveredei por um ciclo vertiginoso de manias sombrias e agitadas e até por depressões letárgicas ainda mais obscuras, muitas vezes marcadas por delírios paranoides de que todos à minha volta, até estranhos, não paravam de me criticar.

Ao longo dos anos, apesar de felizmente ter sempre seguido meu regime psicotrópico e evitado drogas e abuso de álcool, tenho travado uma frustrante batalha com os efeitos colaterais da medicação. Eu já fui saudável e relativamente magra; agora estou obesa e lido com hipertensão e hipercolesterolemia. Mesmo assim, continuo tomando minha medicação, sabendo o custo mais alto que representaria perder a sanidade tão duramente conquistada.

O mais importante é que conto com uma maravilhosa ferramenta de bem-estar, que eu consigo até passar aos outros: arte criativa e arte-terapia. Desde minha primeira batalha na adolescência, suportei muitos outros episódios de psicose, depressão e mania, mas nunca deixei que morresse a forte convicção a respeito da minha vocação, enquanto terapeuta, de ajudar meus pares que enfrentam desafios similares.

Também extraí coragem do amor de quem é meu marido há 15 anos. Temos uma casa e um gato. Tenho um emprego em expediente integral, ironicamente no Departamento de Pesquisas sobre Esquizofrenia de um órgão do governo. E, aos fins de semana, vou atrás de meu sonho de prestar serviços de arteterapia a membros da comunidade, o que me enche de satisfação. Passei a aceitar que não existe algo como uma recuperação perfeita e permanente, mas apesar disso tenho uma vida rica e cheia de significado.

 **FREDERICK J. FRESE**

Fred foi diagnosticado com esquizofrenia aos 25 anos de idade, quando era oficial do Corpo de Fuzileiros Navais dos EUA. Em seguida, foi hospitalizado dez vezes, de maneira voluntária ou involuntária, e passou um período em situação de rua. Depois que finalmente se estabilizou graças à medicação, obteve um PhD em psicologia, foi psicólogo chefe no hospital público de Ohio, casou, constituiu família e já deu mais de duas mil palestras a respeito de como é ter esquizofrenia. Em julho de 2018, Fred morreu aos 77 anos, pouco depois de ter escrito o relato a seguir.

Quanto a lidar com meu transtorno, posso pensar em três coisas que têm sido fundamentais. Primeiro, sinto que é importante ter alguém que possa lhe dar um feedback a respeito de como você está pensando. No meu caso, minha esposa faz isso muito bem. Para outras pessoas com essa condição, um amigo próximo, um terapeuta ou outra pessoa de confiança podem cumprir esse propósito.

Acho útil também ser capaz de dar alguma contribuição à sociedade. Nesse sentido, é muito importante ser credenciado de alguma maneira. Isso tende a tornar mais fácil arrumar um emprego que faça sentido e mantê-lo. Assim, descobri que trabalhar num ambiente de saúde mental é algo muito útil. Os colegas de trabalho nesses ambientes tendem a ser mais compreensivos em relação à manifestação de sintomas.

Em terceiro lugar, estudo o que chamo de "pessoas cronicamente normais" ou PCNs, para ver em que aspectos o meu comportamento difere. Por exemplo, PCNs olham você diretamente nos olhos quando estão falando, enquanto nós somos facilmente distraídos por suas expressões faciais, o que torna difícil concentrar-se naquilo que estão dizendo. E também recomendo que você não fale com as vozes que ouve quando houver PCNs por perto, porque ficam muito desconfortáveis com isso. Finalmente, achei muito útil preservar o senso de humor. Por exemplo, carrego sempre alguns cartões e entrego a quem se mostra desagradável comigo. Neles está escrito:

"Desculpe. Preciso lhe dizer que sou uma pessoa que sofre de esquizofrenia. Quando sou desconsiderado, humilhado, insultado ou tratado de alguma maneira opressiva, tendo a ficar mal emocionalmente. Posso lhe pedir que expresse suas preocupações de uma maneira que não me deixe incapacitado?"

CAUSAS DE MORTE: POR QUE PESSOAS COM ESQUIZOFRENIA MORREM MAIS CEDO?

Tem ficado claramente estabelecido que indivíduos com esquizofrenia, em média, morrem mais cedo que indivíduos que não têm a doença. Entre 1989 e 1991, foram publicados três estudos estimando que a mortalidade geral na esquizofrenia era "cerca do dobro que a da população em geral", "perto de três vezes maior que a mortalidade geral" e "5,05 vezes maior que o esperado" para homens e "5,63 vezes maior" para mulheres. Um estudo de 1999, no estado de Massachusetts, reportou que homens com grave doença mental vivem 14,1 anos menos e mulheres na mesma condição, 5,7 anos menos que a população em geral. Estudos mais recentes estimaram que indivíduos com esquizofrenia morrem de 15 a 25 anos antes que a população em geral.

O índice de morte para indivíduos com esquizofrenia é não só mais alto como parece haver evidência de que está aumentando. Um estudo de 2005 da Suécia reportou que entre 1960 e 2005 a taxa de morte para indivíduos com esquizofrenia *aumentou cinco vezes.* Esse acentuado aumento espelhou com precisão o número decrescente de leitos psiquiátricos disponíveis – à medida que o número de leitos diminuiu, a taxa de mortes aumentou.

Uma grande contribuição para esse aumento da mortalidade é o suicídio, que se mostra de 10 a 13 vezes mais alto na esquizofrenia do que na população em geral, como veremos no Capítulo 9. Mas, além do suicídio, há outras contribuições para a esta maior taxa de mortalidade. Entre elas, acidentes, doenças, estilos de vida não saudáveis, cuidados médicos inadequados e a situação de rua.

- *Acidentes:* Embora indivíduos com esquizofrenia não dirijam tanto quanto os demais, alguns estudos revelam que têm o dobro da taxa de acidentes automobilísticos por quilômetro rodado. Um número expressivo, embora desconhecido, de indivíduos com esquizofrenia também morre como pedestre, atingido por veículos motorizados; um paciente sob meus cuidados, por exemplo, colocou o pé inadvertidamente na avenida e foi atropelado por um ônibus. Confusão, delírios e ser distraído por alucinações auditivas também contribuem para essas mortes. Em 1995, por exemplo, Margaret King, que tinha esquizofrenia e acreditava ser Jesus Cristo, foi destroçada até a morte por leões ao invadir o recinto deles no zoológico de Washington, D.C. As mortes por asfixia acidental também têm maior prevalência em pacientes com esquizofrenia. Uma análise da mortalidade excedente na esquizofrenia estima que 12% se deve a acidentes.

- *Doenças:* Há alguma evidência de que indivíduos com esquizofrenia têm mais infecções, doenças cardíacas, doenças respiratórias (especialmente DPOC, doença pulmonar obstrutiva crônica), diabetes tipo II (manifestada em adultos) e câncer de mama feminino, e que tudo isso pode aumentar sua taxa de mortalidade. O que às vezes contrabalança esse aumento na taxa de mortalidade é a probabilidade de que indivíduos com esquizofrenia tenham incidência mais baixa que o esperado de câncer da próstata, diabetes tipo I (manifestação juvenil) e artrite reumatoide (o que será discutido no Capítulo 5). Os dados sobre câncer de próstata são especialmente interessantes, porque um estudo descobriu uma relação entre ser tratado com altas doses de medicação antipsicotrópica e apresentar uma e prevalência mais baixa de câncer de próstata, sugerindo que a medicação poderia atuar como fator de proteção.

- *Estilos de vida não saudáveis:* Sabe-se há muito tempo que indivíduos com esquizofrenia fumam muito (ver Capítulo 9). Um estudo na Inglaterra, reunindo 102 indivíduos com esquizofrenia, também reportou que eles tinham uma dieta mais rica em gorduras e mais pobre em fibras do que a população em geral, e que se exercitavam pouco.

- *Cuidados médicos inadequados:* Indivíduos com esquizofrenia que adoecem são menos capazes de explicar seus sintomas às equipes médicas, e o pessoal dessas equipes tem maior probabilidade de não atentar tanto para suas queixas e de supor que suas reclamações são apenas parte da doença. Como observado no Capítulo 1, também há evidência de que algumas pessoas com esquizofrenia têm um limiar elevado de dor e, portanto, às vezes só se queixam de sintomas quando a doença já progrediu demais para ser tratável. Mesmo quando diagnosticados, indivíduos com esquizofrenia têm menor probabilidade de receber atendimento médico padrão ou cuidados cirúrgicos. Por exemplo, um estudo sobre cateterismo cardíaco em pessoas que haviam tido um infarto relatou que indivíduos diagnosticados com esquizofrenia tinham uma probabilidade 41% menor de passar por esse procedimento.

- *Pacientes em situação de rua:* Embora esse aspecto não tenha sido bem estudado até hoje, ao que parece, a situação de rua aumenta a taxa de mortalidade dos indivíduos com esquizofrenia, ao torná-los ainda mais suscetíveis a acidentes e doenças. Um estudo na Inglaterra acompanhou 48 sem-teto com doença mental grave durante 18 meses; ao final desse prazo, três haviam morrido de doenças (colapso cardíaco, sufocação durante ataque epilético e ruptura de aneurisma), um havia morrido atropelado por um automóvel e três outros haviam desaparecido sem levar seus pertences. Relatos esparsos em diversas regiões dos Estados Unidos sugerem que pessoas em situação de rua mentalmente doentes podem ter uma taxa de mortalidade muito alta. Por exemplo, em Oklahoma, uma mulher que teve alta de um hospital psiquiátrico em janeiro procurou abrigo em um velho galinheiro, onde congelou até morrer, sendo localizada apenas depois de 2 anos. Em Houston, uma mulher em situação de rua com esquizofrenia e seu filho jovem morreram atropelados por um automóvel quando ela empurrava um carrinho de supermercado pela rua. Em Santa Ana, Califórnia, uma mulher com esquizofrenia foi morta por um trem quando o carrinho de supermercado que ela empurrava com seu cão ficou preso nos trilhos. É provável que, quando for finalmente realizado um estudo cuidadoso sobre as taxas de mortalidade entre indivíduos em situação de rua com esquizofrenia nos Estados Unidos, os resultados mostrem uma taxa assustadoramente alta.

LEITURAS ADICIONAIS RECOMENDADAS

ALEMAN, A., R. S. Kahn, J.-P. Selten. Sex Differences in the Risk of Schizophrenia. *Archives of General Psychiatry*, v. 60, p. 565–571, 2003.

CANNON, M. *et al*. School Performance in Finnish Children and Later Development of Schizophrenia: A Population-Based Longitudinal Study. *Archives of General Psychiatry*, v. 56, p. 457–463, 1999.

CIOMPI, L. Aging and Schizophrenic Psychosis. *Acta Psychiatrica Scandinavica*, v. 71, Suppl. n. 319, p. 93–105, 1985.

FRESE, F. J.; KNIGHT, E. L.; SAKS, E. Recovery from Schizophrenia: With Views of Psychiatrists, Psychologists, and Other Diagnosed With This Disorder. *Schizophrenia Bulletin*, v. 35, p. 370–380, 2009.

HARDING, C. M.; ZUBIN, J.; STRAUSS, J. S. Chronicity in Schizophrenia: Revisited. *British Journal of Psychiatry*, v. 161, Suppl. n. 18, p. 27–37, 1992.

HARRIS, A. E. Physical Disease and Schizophrenia. *Schizophrenia Bulletin*, v. 14, p. 85–96, 1988.

HARRIS, M. J.; JESTE, D. V. Late-Onset Schizophrenia: An Overview. *Schizophrenia Bulletin*, v. 14, p. 39– 55, 1988.

HENRY, L. P. *et al*. The EPPIC Follow-up Study of First-Episode Psychosis: Longer-Term Clinical and Functional Outcome 7 Years after Index Admission. *Journal of Clinical Psychiatry*, v. 71, p. 716–728, 2010.

HOWARD, R. *et al*. Late-Onset Schizophrenia and Very-Late-Onset Schizophrenia-like Psychosis: An International Consensus. *American Journal of Psychiatry*, v. 157, p. 172–78, 2000.

LEWIS, S. Sex and Schizophrenia: Vive la Différence. *British Journal of Psychiatry*, v. 161, p. 445–450, 1992.

LIBERMAN, R. P.; KOPELOWICZ, A. Recovery from Schizophrenia: A Concept in Search of Research. *Psychiatric Services*, v. 56, p. 735–742, 2005.

MALMBERG, A. *et al*. Premorbid Adjustment and Personality in People with Schizophrenia. *British Journal of Psychiatry*, v. 172, p. 308–13, 1998.

MENEZES, N. M.; ARENOVICH, T.; ZIPURSKY, R. B. A Systematic Review of Longitudinal Outcome Studies of First-Episode Psychosis." *Psychological Medicine*, v. 36, p. 1349–1362, 2006.

OLFSON, M. *et al.* Premature Mortality Among Adults with Schizophrenia in the United States. *JAMA Psychiatry*, v. 72, p. 1–10, 2015.

PESCHEL, E. *et al.* (Ed.). *Neurobiological Disorders in Children and Adolescents*. São Francisco: Jossey-Bass, 1992.

RESNICK, S. G. *et al.* An Empirical Conceptualization of the Recovery Orientation. *Schizophrenia Research*, v. 75, p. 119–128, 2005.

ROBLING, S. A. *et al.* Long-term Outcome of Severe Puerperal Psychiatric Illness: A 23 Year Follow-up Study. *Psychological Medicine*, v. 30, p. 1263–1271, 2000.

SHANER, A.; MILLER, G.; MINTZ, J. Evidence of a Latitudinal Gradient in the Age of Onset of Schizophrenia. *Schizophrenia Research*, v. 94, p. 58–63, 2007.

TORREY, E. F. *et al. Schizophrenia and ManicDepressive Disorder*. Nova York: Basic Books, 1994.

WELHAM, J. *et al.* The Antecedents of Schizophrenia: A Review of Birth Cohort Studies. *Schizophrenia Bulletin*, v. 35, p. 603–623, 2009; WILSON, L. *This Stranger, My Son*. Nova York: Putnam, 1968. (Paperback by New American Library.)

CAPÍTULO 5
As causas da esquizofrenia

A insanidade em suas diversas formas é hoje universalmente considerada como doença – diferindo, é verdade, das doenças comuns quanto à sua natureza e fenômenos –, mas, não obstante, uma doença e, portanto, encarada sob a mesma luz e tratada segundo os mesmos princípios que regulam a prática médica em outras áreas.

James F. Duncan, 1875

A ideia de que a esquizofrenia é uma doença do cérebro não é nova, como vimos acima. Nova, isso sim, é a quantidade de pesquisas provando de modo conclusivo que se trata de um fato consistente. Essa linha de pesquisa teve início na década 1980, ganhou impulso na década de 1990, que foi consagrada como a Década do Cérebro em razão da ênfase dada ao tema pelo Congresso, e continua sem perder força neste século. Em 2005, o Congresso Internacional de Pesquisa sobre Esquizofrenia, evento bienal, atraiu mais de 1.500 pesquisadores; 20 anos antes, havia reunido apenas 150.

Este capítulo irá resumir os achados relevantes de pesquisas sobre as causas da esquizofrenia. O leitor deve ter em mente que o campo de pesquisa sobre esquizofrenia progride hoje tão rapidamente que qualquer coisa que se escreva já estará de algum modo desatualizada no momento mesmo em que estiver sendo publicada.

O CÉREBRO NORMAL

Antes, porém, de proceder à discussão das anormalidades no cérebro de pessoas com esquizofrenia, vamos fazer algumas considerações sobre o cérebro normal – um órgão com 1 quilo e 300 gramas, similar a um cogumelo, com uma haste que se estreita e penetra na medula espinhal, descendo pelas costas. A massa do cérebro consiste de quatro lobos arbitrariamente definidos (frontal, parietal, temporal e occipital), divididos ao meio por uma profunda fenda vertical. No fundo dessa cisão, está localizado o corpo caloso, uma faixa grossa de fibras nervosas que unem os dois hemisférios do cérebro.

O cérebro inteiro fica alojado em um crânio ósseo, em forma de abóbada, e envolto por uma camada de fluido cerebroespinhal para proteção adicional. O fluido circula em volta do cérebro e penetra no seu centro por meio de série de canais que se alargam formando ventrículos. É por ele ser tão inacessível e bem protegido que entendemos comparativamente pouco a respeito do cérebro e de suas doenças. Já foi sugerido jocosamente que, se fosse possível convencer o cérebro a trocar de lugar com o fígado, poderíamos entender então seu funcionamento e o que causa a esquizofrenia.

O trabalho do cérebro é realizado por cerca de 100 bilhões de neurônios e 10 vezes 100 bilhões de células da glia. Outra maneira de conceitualizar o número de células cerebrais é dizer que há mais neurônios e células da glia em um cérebro do que há dias desde que o mundo começou. Até recentemente, acreditava-se que a esquizofrenia era uma doença dos neurônios, mas agora as células da glia estão também entre os principais suspeitos. Há quatro tipos de células da glia: astrócitos, oligodendrócitos, micróglias e células ependimárias. Os neurônios estão todos interconectados, e um deles recebe em média informações de pelo menos outros 500. Assim, a complexa inter-relação do cérebro humano está além da nossa compreensão.

Como um estudioso resumiu de maneira astuta: "Se o cérebro fosse tão simples que pudéssemos entendê-lo, seríamos tão simples que não o entenderíamos".

A principal maneira pela qual os neurônios se intercomunicam é por meio dos neurotransmissores – mensageiros químicos enviados de um neurônio a outro. O espaço entre os braços (axônios) de dois neurônios adjacentes é chamado de sinapse e tem a largura de um milionésimo de polegada (0,000025 mm). Os mensageiros dos neurotransmissores cruzam a sinapse a uma taxa de 600 por segundo. Já foram identificados mais de 100 diferentes neurotransmissores, e deve haver muitos mais. Alguns desses neurotransmissores, como a dopamina, a norepinefrina, a serotonina, o GABA (ácido gama-aminobutírico) e o glutamato, são de grande interesse para os pesquisadores da esquizofrenia.

Para entender o cérebro humano, é preciso levar em conta que ele é o produto de milhões de anos de evolução dos mamíferos. Algumas de suas partes, como o hipocampo e o cerebelo, são estruturas arcaicas, enquanto outras, como o córtex lateral pré-frontal e a área parietal inferior, parecem ser de desenvolvimento relativamente recente. A esquizofrenia afeta muitas partes do cérebro, como será explicado a seguir, mas parece envolver especialmente algumas das áreas evolutivamente mais novas do cérebro. Os pesquisadores de esquizofrenia costumam falar em modelos animais da doença, mas esse é um pensamento fantasioso. Um rato ou camundongo, por exemplo, não têm uma área cerebral análoga ao córtex lateral pré-frontal humano ou à área parietal inferior, ambos cruciais para o processo da doença da esquizofrenia. O fato de não haver realmente um modelo animal para a esquizofrenia é outra das razões pelas quais a pesquisa sobre essa doença tem progredido tão lentamente em comparação com outras doenças.

O outro fato importante para a compreensão do cérebro humano é que ele opera em redes para as funções cerebrais mais altas. Para as funções cerebrais básicas, como a visão ou o controle dos músculos dos braços e pernas, há áreas cerebrais dominantes. Mas para possibilitar todas as funções mais altas do cérebro, como pensar a respeito de si ou planejar o futuro, é preciso que muitas áreas do cérebro se conectem em uma rede de extraordinária complexidade. Portanto, não há uma área do cérebro para a esquizofrenia, e sim muitas áreas cerebrais e conexões entre elas. Na prática, significa que os sintomas da doença podem ser causados por danos ou por mau funcionamento em qualquer uma das múltiplas áreas e/ou conexões entre elas. Cada vez mais, os pesquisadores de esquizofrenia encaram-na como uma doença das conexões, e não apenas como uma doença de neurônios ou das células da glia.

COMO SABEMOS QUE A ESQUIZOFRENIA É UMA DOENÇA CEREBRAL?

A esquizofrenia é uma doença do cérebro, assim como a doença de Parkinson, a esclerose múltipla e a doença de Alzheimer. Sabemos que são doenças cerebrais porque podemos medir anormalidades na estrutura e na função do cérebro em indivíduos que estão afligidos por essas doenças. Tais anormalidades foram bem descritas antes da introdução das drogas antipsicóticas na década de 1950, portanto não podem ser atribuídas ao uso das medicações.

1 Mudanças estruturais e neuropatológicas

As mudanças estruturais mais consistentes nos cérebros de indivíduos com esquizofrenia são o aumento dos ventrículos e a diminuição do volume da substância cinza. O aumento ventricular foi claramente descrito duas décadas antes da introdução dos antipsicóticos, usando uma técnica de pesquisa em que o ar substituía o fluido nos ventrículos. Em um estudo de 1933, de 60 indivíduos com esquizofrenia, 25 tinham os ventrículos aumentados. A partir de 1976, técnicas de imagem como a tomografia axial computadorizada (TC) e as imagens de ressonância magnética (IRMs) confirmaram os ventrículos aumentados, em média cerca de 26% maiores que os não aumentados, e também a redução no volume da massa cinzenta, em bem mais de 100 estudos.

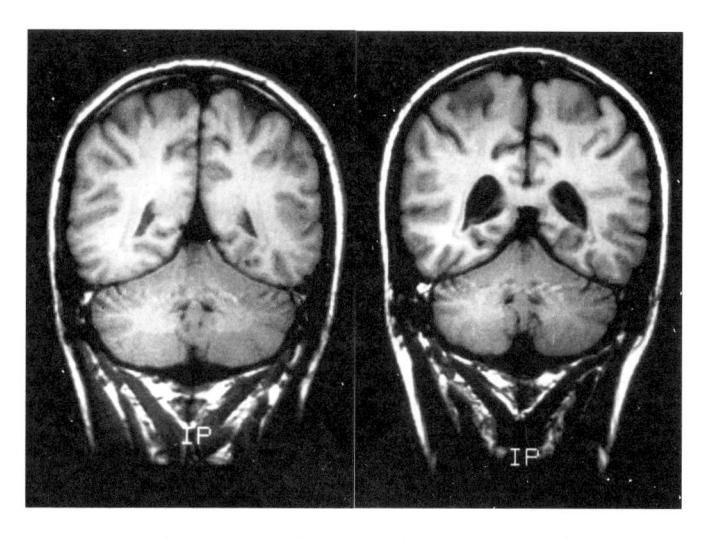

FIGURA 5.1. Exames de ressonância magnética de gêmeos idênticos do sexo masculino, de 28 anos de idade, nos quais o que tem esquizofrenia apresenta ventrículos posteriores marcadamente aumentados, sugerindo perda de tecido cerebral associada à doença.

Em nível microscópico, as mudanças estruturais no cérebro de indivíduos com esquizofrenia são mais sutis. Essa pesquisa é difícil de realizar em razão da escassez de cérebros *post-mortem* bem caracterizados, e porque demanda muito trabalho. A maioria dos estudos tem foco nas anormalidades do córtex frontal e do hipocampo, mas há também forte evidência de anormalidades na ínsula, no tálamo e no giro cingulado anterior. Uma revisão de 2015 dessa pesquisa concluiu que, além das citadas, havia também anormalidades na assimetria do cérebro; nas fendas da superfície do cérebro; nos interneurônios associados ao GABA; e nas sinapses neuronais. Similarmente, uma revisão de 2013 de 33 estudos, envolvendo 771 indivíduos com esquizofrenia que nunca haviam sido tratados com medicação antipsicótica, reportou que os achados mostravam uma consistente perda de volume no tálamo e no núcleo caudado. Em todos esses estudos, a perda de volume da massa branca também havia sido observada, o que apoiava a crescente suspeita de que a patologia subjacente da esquizofrenia pudesse estar nas conexões entre as áreas cerebrais.

Os déficits neuropsicológicos da esquizofrenia estão entre as anormalidades mais destacadas, e têm sido descritos em centenas de estudos. Numa antiga revisão sobre o comprometimento cognitivo, por exemplo, foi constatado que "três quartos dos pacientes esquizofrênicos exibiam disfunção de moderada a grave".

Quatro tipos de funções cognitivas são especialmente prejudicados nessa doença: atenção, certos tipos de memória, função executiva (planejamento, solução de problemas, abstração etc.) e consciência da doença. Os déficits de atenção são demonstráveis em testes que medem a vigilância e a concentração. Indivíduos com esquizofrenia costumam se dispersar, e de fato o termo "disperso" foi comumente usado para a insanidade no início do século 19.

Os déficits de memória na esquizofrenia são mais evidentes na memória de trabalho, ou memória "operacional". Por exemplo, muitos pacientes têm dificuldade para lembrar de três objetos durante cinco minutos. A memória de longo prazo, por outro lado, costuma ficar intacta, e a pessoa costuma mostrar excelente capacidade de relembrar eventos do período anterior à instauração da doença.

Déficits de funções executivas são aparentes em tarefas como compreender provérbios abstratos (ver Capítulo 1). Outra maneira comum de medir a função executiva é por meio de um teste chamado Wisconsin Card Sort [Ordenação de Cartões Wisconsin], no qual a pessoa tem que emparelhar cartões segundo seu formato ou cor, ao mesmo tempo em que as regras para emparelhá-los são constantemente alteradas; indivíduos com esquizofrenia acham difícil mudar o jeito em que estiverem previamente emparelhando cartões, para se ajustarem a regras que estejam sendo alteradas.

O quarto tipo de déficit neuropsicológico comumente encontrado na esquizofrenia é o comprometimento na percepção da doença, também chamado de anosognosia. Isso foi discutido no Capítulo 1 e, como observado, pode ser medido. O comprometimento na consciência da doença tem grande importância prática no seu tratamento, como veremos no Capítulo 9 em "Descumprimento da medicação".

Os déficits neuropsicológicos da esquizofrenia são inerentes ao processo da doença e não se devem à medicação. Estudos que compararam pacientes nunca medicados com aqueles que tomam medicação reportaram resultados muito similares. Os déficits neuropsicológicos estão presentes principalmente na fase de instauração dos sintomas de esquizofrenia, e mudam surpreendentemente pouco em indivíduos com esquizofrenia entre o momento em que estão sintomáticos e quando entram em remissão. Deve ser enfatizado que os déficits neuropsicológicos na esquizofrenia afetam apenas algumas funções cerebrais. Muitas outras funções do cérebro permanecem normais, ou quase normais, como o conhecimento de informações corriqueiras, e as aptidões de linguagem verbal e as visuoespaciais.

3 Anormalidades neurológicas

Têm sido observadas anormalidades neurológicas regularmente em indivíduos com esquizofrenia desde meados do século 19. A partir de 1960, foram realizados mais de 60 estudos, e quase todos reportaram maior número de anormalidades neurológicas em indivíduos com esquizofrenia em comparação com indivíduos controles sem a doença.

As anormalidades neurológicas podem ser de dois tipos. Os sinais neurológicos "fortes" são exemplificados pelo reflexo do tendão patelar ("a perna se ergue involuntariamente quando o joelho é golpeado com um martelo") ou pelo reflexo de preensão (encontrado normalmente em bebês), e geralmente indicam comprometimento da função de uma área cerebral específica. Sinais neurológicos "leves" são achados como a dupla estimulação simultânea (não ser capaz de sentir dois toques simultâneos), a agrafestesia (incapacidade de identificar de olhos fechados números escritos na palma da sua mão) e a confusão entre os lados direito e esquerdo do corpo; geralmente indicam o comprometimento da função de alguma rede neuronal. As anormalidades "leves" são muito mais comuns na esquizofrenia do que as "fortes".

Uma revisão de 1988 desses estudos concluiu que entre 50 e 60% dos indivíduos com esquizofrenia têm anormalidades neurológicas.

Anormalidades neurológicas do olho também receberam muita atenção na pesquisa da esquizofrenia. A que recebeu maior atenção é o movimento rápido dos olhos, que é quase imperceptível para os observadores, mas pode ser medido com equipamento especial. Reflexos anormais dos olhos e ritmos anormais de piscar os olhos (tanto piscar com maior frequência como quase não piscar) também foram observados em alguns pacientes.

Uma consideração importante nos estudos neurológicos da esquizofrenia é o efeito da medicação antipsicótica. Como é bem conhecido que essas medicações podem causar tremores, transtornos do movimento e outras anormalidades neurológicas em alguns pacientes, algumas pessoas passaram a supor que as anormalidades neurológicas em indivíduos com esquizofrenia são causadas pelas medicações. Contra essa crença, temos o achado de mais de 20 estudos de que indivíduos que nunca foram tratados com medicação têm exatamente as mesmas anomalias neurológicas que aqueles que a tomam. Assim, fica evidente que a maioria das anormalidades neurológicas vistas em indivíduos com esquizofrenia é inerente ao processo da doença, e o restante provavelmente é efeito colateral das medicações.

4 Anormalidades elétricas

Um método que o cérebro utiliza para enviar informações de uma área a outra são os impulsos elétricos, e estes têm se mostrado anormais em muitos pacientes com esquizofrenia. Isso é verdade quando os impulsos elétricos são medidos como potenciais evocados, ou seja, impulsos elétricos especiais despertados por informação auditiva, visual ou sensorial; potenciais evocados anormais (especialmente o componente P-300) têm sido reportados na esquizofrenia desde o início da década de 1970. Isso também vale quando a atividade elétrica é registrada em eletroencefalogramas (EEGs); cerca de um terço das pessoas com esquizofrenia têm EEGs anormais. EEGs anormais na esquizofrenia são duas vezes mais comuns do que entre pessoas com mania, e quatro vezes mais comuns do que em pessoas com depressão. Um artigo de revisão sobre anormalidades elétricas na esquizofrenia concluiu que "uma ampla interpretação dos achados de EEGs e de PE [potencial evocado] dá apoio à presença de doença cerebral em muitos pacientes com esse transtorno".

5 Fatores de risco conhecidos

Além das anormalidades claramente estabelecidas, estruturais, neuropsicológicas, neurológicas e elétricas, os cérebros de indivíduos com esquizofrenia apresentam também fatores de risco, conhecidos por aumentarem o risco para o desenvolvimento da doença. Tais fatores costumam dar indicações de possíveis causas da doença. A fim de colocar esses fatores na perspectiva correta, eles são listados no Quadro 5.1. A probabilidade de um adulto jovem nos Estados Unidos desenvolver esquizofrenia é de cerca de 1,0 em 100. Como pode ser visto no quadro, ter mãe com esquizofrenia aumenta sua probabilidade de ter essa doença mais de nove vezes, de 1,0 em 100 para 9,3 em 100. Ter determinados genes, em contraste, aumenta essa probabilidade apenas um pouco, de 1,0 em 100 para 1,2 em 100 (ou, para colocar de outra forma, de 10 em 1.000 para 12 em 1.000).

QUADRO 5.1. Fatores de risco conhecidos para esquizofrenia

A chance de um jovem adulto nos EUA ter diagnóstico de esquizofrenia é de cerca de 1,0 em 100. O Quadro 5.1 mostra o quanto cada fator de risco altera as probabilidades.

FATOR DE RISCO	CHANCE DE SER DIAGNOSTICADO COM ESQUIZOFRENIA
A mãe da pessoa foi diagnosticada com esquizofrenia	9,3 em 100
O pai foi diagnosticado com esquizofrenia	7,2 em 100

FATOR DE RISCO	CHANCE DE SER DIAGNOSTICADO COM ESQUIZOFRENIA
O irmão ou irmã foi diagnosticado com esquizofrenia	7,0 em 100
Imigrou de um país específico (Jamaica, Marrocos) para outro país específico (Inglaterra, Holanda)	2,3 em 100
O filho da pessoa nasceu no novo país	4,5 em 100
O pai da pessoa tinha 55 anos ou mais quando ela nasceu	2,2-5,9 em 100
O pai da pessoa tinha 45 anos ou mais quando ela nasceu	1,2-1,7 em 100
A pessoa usa maconha	2,1-2,9 em 100
A pessoa nasceu ou cresceu em área urbana	2,2-2,8 em 100
Tem anticorpos para *Toxoplasma gondii*, indicando infecção pregressa	2,7 em 100
Tem pequenas anomalias físicas	2,2 em 100
Tem histórico de lesão cerebral traumática	1,7 em 100
Foi sexualmente abusado/a na infância	1,5 em 100
A mãe da pessoa teve complicações na gravidez ou no parto	1,3-1,4 em 100
A pessoa tem polimorfismos genéticos específicos que podem predispor a esquizofrenia	1,1-1,2 em 100
A pessoa nasceu no inverno ou na primavera (do hemisfério norte)	1,1 em 100
A mãe da pessoa estava grávida durante epidemia de gripe	1,1 em 100

A imigração é claramente estabelecida como um fator de risco para desenvolver esquizofrenia, mas apenas quando o imigrante vem de países específicos (Jamaica, Marrocos) para outros países específicos (Inglaterra, Holanda). É de grande interesse o achado de que filhos de imigrantes que nascem no novo país têm risco maior de desenvolver esquizofrenia do que os pais. Muitas teorias foram propostas para explicar esse padrão de risco, entre elas teorias psicossociais e exposição a agentes infecciosos. Também é de interesse um relato de que indivíduos que imigram quando crianças têm risco maior de desenvolver esquizofrenia do que indivíduos que imigram quando são mais velhos.

Ter nascido de um pai idoso, especialmente se ele tinha 55 anos ou mais na época do nascimento, é um fator de risco moderado para desenvolver esquizofrenia. Ter nascido ou sido criado em área urbana, em comparação com nascer ou ser criado em área rural, é um fator de risco moderado. Assim como ter sido infectado por *Toxoplasma gondii*, discutido a seguir; ou o uso de maconha, como discutido no Capítulo 3; ou ter pequenas anomalias físicas, como um palato arqueado, indicação de problemas de desenvolvimento intrauterino.

Os fatores de risco de nível mais baixo para desenvolver esquizofrenia, além de ter genes específicos, são ter histórico de lesão cerebral traumática na infância; ter sido abusado/a sexualmente na infância; a mãe ter tido complicações na gravidez ou no parto; ter nascido no inverno ou na primavera (do hemisfério norte); ou que a mãe tenha ficado exposta à gripe durante a gravidez. Todos esses são fatores estatísticos, mas o risco é tão pequeno que eles não são muito importantes. O relacionamento causa-efeito para alguns deles tampouco é claro. Por exemplo, se a pessoa sofreu abuso sexual, foi por um pai que tinha esquizofrenia? Nesse caso, o risco não seria o próprio abuso sexual, e sim ter um pai com esquizofrenia.

Finalmente, há outro fato claramente estabelecido e curioso a respeito de esquizofrenia. Indivíduos com esquizofrenia quase nunca têm artrite reumatoide, e indivíduos com artrite reumatoide quase nunca manifestam esquizofrenia. Assim, a artrite reumatoide apareceria como um fator de proteção contra a esquizofrenia. Desde 1936, foram realizados 18 estudos a respeito dessa associação, e 14 deles reportaram uma incidência mais baixa do que o esperado de artrite reumatoide em indivíduos com esquizofrenia. Nos três estudos que eram os melhores metodologicamente, nenhum indivíduo com artrite reumatoide foi encontrado entre 111 e 301 pacientes internados com esquizofrenia em dois desses estudos, e no terceiro foi encontrada uma incidência muito baixa.

Existem várias similaridades entre esquizofrenia e artrite reumatoide que tornam essa correlação inversa ainda mais interessante. Nenhuma das duas doenças foi claramente descrita até o início do século 19. Ambas têm uma prevalência durante a vida de cerca de 1%, e uma taxa de emparelhamento em gêmeos idênticos de cerca de 30% (isto é, quando um gêmeo tem, o segundo também tem, em 30% dos casos). Ambas as doenças são consideradas mais comuns em áreas urbanas do que nas rurais. Uma grande diferença entre elas é que a artrite reumatoide é mais comum em mulheres do que em homens, numa proporção de três para um.

Foram propostas várias teorias para explicar essa correlação inversa, mas nenhuma delas foi provada. É possível que haja fatores genéticos que tornem uma pessoa suscetível à esquizofrenia e ao mesmo tempo resistente à artrite reumatoide. Fatores bioquímicos, como as prostaglandinas, ácidos graxos essenciais, beta-endorfinas e triptofano, foram todos aventados por alguns pesquisadores como hipóteses para desempenhar um papel. Vírus poderiam explicar isso se ambas as doenças fossem causadas por tipos estreitamente relacionados; ser infectado por um vírus poderia conferir imunidade ao segundo vírus. O desafio mais intrigante é que, se fôssemos capazes de compreender as causas de uma dessas doenças, isso poderia nos ajudar a compreender a outra.

Em resumo, o que poderia ser dito a respeito do cérebro de indivíduos com esquizofrenia? Poderíamos dizer que a esquizofrenia está estabelecida de maneira firme e inequívoca como uma doença cerebral, com a mesma certeza com que a esclerose múltipla, a doença de Parkinson e a doença de Alzheimer estão estabelecidas como doenças cerebrais. Como o Dr. Henry Griesinger disse há mais de

100 anos: "A psiquiatria e a neuropatologia não são meramente duas áreas intimamente relacionadas; são uma área só, na qual apenas uma língua é falada e as mesmas leis estão vigentes". Sabemos hoje que a dicotomia do passado, que classificava a esquizofrenia como um transtorno "funcional", distinto de um transtorno "orgânico", não é precisa; a esquizofrenia tem credenciais impecáveis para ser admitida na categoria orgânica.

PROFISSIONAIS DE SAÚDE QUE NEGAM A DOENÇA MENTAL

Apesar das fortíssimas evidências de que a esquizofrenia é uma doença do cérebro, alguns pequenos grupos negam isso. Para indivíduos que têm esquizofrenia, essa negação é um pouco compreensível; a esquizofrenia é uma doença desagradável e seria ótimo se não existisse. Mas profissionais de saúde mental que negam que a esquizofrenia seja uma doença cerebral provavelmente também acreditam que a Terra seja plana.

Thomas Szasz é provavelmente o mais conhecido negador de que a esquizofrenia é uma doença do cérebro, como argumenta em seus livros, como *The Myth of Mental Illness* (1961) [*O mito da doença mental*] e *Schizophrenia: The Sacred Symbol of Psychiatry* (1976) [*Esquizofrenia: o símbolo sagrado da psiquiatria*]. Ele defendia que a esquizofrenia e outras doenças mentais eram apenas metáforas de problemas de vida dos humanos. Szasz reconhecia que doenças cerebrais, como a doença de Alzheimer, são reais e que se fosse possível demonstrar que a esquizofrenia tem uma base neurológica, ela também seria uma doença cerebral. Apesar de muitos de nós termos apresentado a ele essas evidências, Szasz recusou-se a mudar publicamente sua posição até sua morte em 2012. Uma das principais razões pelas quais Szasz tinha dificuldades em compreender a esquizofrenia é porque, segundo consta, ele nunca havia tratado nenhum paciente com essa doença. Teve treinamento em psiquiatria no Chicago Institute for Psychoanalysis, e mais tarde afirmou orgulhosamente que jamais havia prescrito medicação para nenhum paciente que tivesse tratado.

Ronald Laing, um psicanalista britânico, tinha uma das razões mais bizarras para negar a realidade da esquizofrenia. Ele promovia a ideia de que a esquizofrenia era uma resposta saudável a um mundo insano e que podia até ser uma experiência de crescimento – uma ideia romântica, embora sem sentido, que exercia forte apelo em muitos radicais da década de 1960. As conclusões de Laing tinham por base teorias freudianas e de interação familiar. Suas ideias a respeito da esquizofrenia assumem um tom pungente quando sabemos que sua filha mais velha havia sido diagnosticada com esquizofrenia e vivera vários anos hospitalizada. Laing sentiu-se cada vez mais desiludido e foi vitimado pelo alcoolismo à medida que envelhecia. Em 1982, comentou com um entrevistador: "Eu fui encarado como alguém que tinha as respostas, mas nunca as tive".

Os cientologistas, enquanto grupo, negam a realidade da esquizofrenia como doença cerebral. Eles dirigem sua animosidade em relação à psiquiatria por meio de sua Comissão dos Cidadãos pelos Direitos Humanos, que faz parte da Igreja da Cientologia. Suas crenças em relação à esquizofrenia se baseiam nos escritos de seu fundador, L. Ron Hubbard. Segundo um relato, "Hubbard ensinava que a pessoa psicótica é uma 'fonte potencial de problemas', e que está conectada a forças que se opõem à Cientologia. Pessoas que se comportam como psicóticas são 'antiéticas' e 'imorais'". Hubbard também promoveu ideias de que as "forças" por trás da psiquiatria são extraterrestres. Segundo um relato recentemente publicado, Hubbard afirmava que os "terrícolas são peões dos alienígenas" e que "o *establishment* psiquiátrico [que sempre desaprovou suas teorias] é um mal não só dos dias presentes, mas um mal atemporal. Em uma galáxia distante, 'canalizadores' alienígenas [como Hubbard os chamava] conceberam implantes que acabarão destruindo o progresso espiritual dos seres humanos". Ou seja, os psiquiatras eram os Darth Vaders do universo de Hubbard.

Tudo isso soa como um disparate inofensivo até que lembramos que muitos cientologistas acreditam de fato nisso. Somando-se aos cientologistas, há indivíduos autodenominados *"consumer survivors"* ["consumidores sobreviventes" ou "pacientes sobreviventes"] que negam que a esquizofrenia seja uma doença cerebral. A maioria deles já foi diagnosticado com alguma forma de doença mental e hospitalizado, adotando em seguida uma atitude de oposição à psiquiatria, como meta de vida. Muitos membros da Hearing Voices Network (ver Capítulo 8) também se unem aos que negam que esquizofrenia seja uma doença do cérebro.

QUAIS PARTES DO CÉREBRO SÃO AFETADAS?

Pesquisadores mantêm um debate infindável a respeito de quais partes do cérebro são primariamente afetadas na esquizofrenia. No passado, cada grupo de pesquisadores tinha sua região favorita, como o giro cingulado anterior ou o córtex pré-frontal anterior, e então focava seus esforços de pesquisa nessa região. Isso mudou, em grande medida pela disponibilidade de técnicas de neuroimagem, por meio das quais várias áreas do cérebro podem ser estudadas ao mesmo tempo. Outro fator que levou a uma melhor compreensão da parte do cérebro afetada é a maior disponibilidade de tecido cerebral *post-mortem* de pessoas com esquizofrenia, em bancos de cérebro, como o criado em 1995 pelo Instituto de Pesquisa Médica Stanley. A partir de então, houve grande número de estudos neuropatológicos.

O que agora está evidente, como mencionamos anteriormente, é que a esquizofrenia é uma doença cerebral que envolve ampla rede de múltiplas áreas do cérebro. Não há uma área cerebral própria da esquizofrenia; em vez disso, temos uma rede cerebral afetada pela esquizofrenia. O processo da doença quase certamente envolve tanto os neurônios quanto as células da glia nas múltiplas áreas afetadas, e também envolve as conexões entre essas áreas.

A rede afetada pela esquizofrenia abrange aspectos mediais do córtex pré-frontal, incluindo o cingulado anterior, assim como o córtex pré-frontal lateral. Essas regiões são altamente conectadas à ínsula, que se localiza entre os lobos frontal e temporal, e junto ao giro temporal superior. Este último inclui um centro importante para a audição, e presume-se que seja esse envolvimento que leva à alta prevalência das alucinações auditivas na doença. O giro temporal superior é imediatamente adjacente ao lóbulo parietal inferior, que também é visto como tendo papel central em causar a anosognosia e outros sintomas da esquizofrenia. A junção entre o giro temporal superior e o lobo parietal inferior é conhecida como junção temporoparietal (JTP), e tem destaque em muitos estudos de neuroimagem dessa doença.

O hipocampo e a área adjacente ao giro para-hipocampal, que em termos evolucionários são áreas cerebrais mais antigas, estão também envolvidos no processo de doença da esquizofrenia. Muitos estudos microscópicos do tecido cerebral da esquizofrenia têm mostrado anormalidades consistentes no hipocampo. Acredita-se que o pulvinar, que é a porção posterior do tálamo, também desempenhe papel central em causar vários dos sintomas. Outras áreas talvez envolvidas, embora seu papel seja menos claro, são o cingulado posterior e os aspectos mediais do cerebelo. As conexões entre a maioria das áreas cerebrais citadas estão muito bem desenvolvidas.

Estudos de neuroimagem têm demonstrado que muitas dessas regiões cerebrais podem produzir sintomas de esquizofrenia. Por exemplo, em mulheres sob cirurgia do cérebro para corrigir a epilepsia, descobriu-se que a estimulação da junção temporoparietal esquerda produzia "uma sensação da presença de outra pessoa" e "a impressão de que havia alguém atrás dela". A ativação das regiões do lobo parietal inferior pode produzir sensações de que suas ações estão sendo controladas por outra pessoa. A ativação da área frontal medial e do lobo parietal inferior pode produzir distorções da imagem corporal e da noção do eu. Em suma, está evidente hoje que todos os sintomas experimentados por pessoas com esquizofrenia estão associados ao funcionamento anormal de áreas específicas da rede cerebral afetada pela esquizofrenia.

Há outro fato curioso a respeito da localização anatômica da esquizofrenia. Nos últimos anos, vários estudos sugeriram que o lado esquerdo do cérebro é primariamente afetado na esquizofrenia, com frequência muito maior que o lado direito. Pacientes com epilepsia do lobo temporal, por exemplo, têm maior probabilidade de apresentar sintomas similares aos da esquizofrenia se a epilepsia for do lobo temporal esquerdo. Do mesmo modo, estudos de potenciais visuais evocados, de EEGs anormais, de movimentos laterais dos olhos, discriminação auditiva, resposta galvânica da pele, processamento de informações e sinais neurológicos sugerem, todos eles, que o principal problema pode estar no hemisfério esquerdo.

QUANDO O PROCESSO DE DOENÇA TEM INÍCIO?

A questão de quando o processo de doença da esquizofrenia começa tem provocado animada controvérsia entre os pesquisadores nos últimos anos e levado ao desenvolvimento de várias teorias (ver a seguir). É uma questão importante, porque repercute na prevenção da doença.

O que fica cada vez mais evidente é que, pelo menos para um quarto dos casos de esquizofrenia, as mudanças cerebrais que levam à doença começam cedo na vida, mesmo que os sintomas efetivos da doença só comecem quando a pessoa chega perto dos 20 anos ou aos 20 e poucos. Entre as evidências que apontam para mudanças precoces no cérebro, estão estudos sobre complicações na gravidez e no parto, pequenas anomalias físicas, maior número de nascimentos no inverno e na primavera (do hemisfério norte), o fator de risco de nascer ou ter sido criado em área urbana e, finalmente, mudanças microscópicas encontradas em alguns cérebros *post-mortem*, sugerindo mudanças ocorridas durante o desenvolvimento do cérebro.

Será que todos os indivíduos com esquizofrenia têm mudanças no cérebro que datam do início da vida, ou isso é válido apenas para um subgrupo? Ainda não sabemos a resposta. O que se sabe é que as mudanças precoces no cérebro ocorrem em cerca de um quarto dos indivíduos com esquizofrenia. Isso foi mostrado, por exemplo, por nosso estudo de gêmeos idênticos, nos quais um havia tido esquizofrenia e o outro não. Quando procuramos diferenças neurológicas ou comportamentais entre os gêmeos antes da idade de 5 anos, em 7 dos 27 pares (26%) havia claramente diferenças, mesmo que os sintomas de esquizofrenia no gêmeo afetado só viessem a começar muitos anos depois.

Falta determinar se esse grupo de indivíduos com mudanças precoces é um subgrupo clínico. A pergunta é: eles têm uma causa diferente para a sua doença? Ou todos os indivíduos com esquizofrenia têm um processo de doença que data da primeira fase da vida, mas que ainda não pôde ser medido? Esta é uma das questões de investigação mais importantes com a qual os pesquisadores de esquizofrenia se defrontam hoje.

Os fatos conhecidos a respeito da esquizofrenia, como descrito acima, encontram-se razoavelmente bem estabelecidos e não estão mais em discussão. O que se discute é como ligar esses fatos à esquizofrenia em uma teoria coerente de causalidade.

TEORIAS SOBRE A ETIOLOGIA DA ESQUIZOFRENIA

Um dos fatos mais notáveis a respeito da esquizofrenia é que, no que se refere às causas, os pesquisadores em meados do século 19 estavam mais próximos da verdade do que os pesquisadores em meados do século 20. Por volta de 1830, tanto na Inglaterra quanto nos Estados Unidos, havia um consenso entre a maioria dos profissionais de saúde mental de que a insanidade era uma doença do cérebro. Na Inglaterra, por exemplo, William A. F. Browne declarou que "a insanidade, portanto, é produzida por uma mudança orgânica no cérebro". Pesquisadores, à procura de anormalidades, com frequência examinavam os cérebros *post-mortem* de indivíduos insanos, mas os resultados eram contraditórios, já que as técnicas disponíveis eram inadequadas para investigá-los. Em 1867, Henry Maudsley identificou que "importantes mudanças moleculares ou químicas podem ter lugar naqueles recessos internos aos quais não tivemos ainda acesso... [e] concluir a partir da não visibilidade de mudanças a não existência delas, seria simplesmente como se um cego sustentasse que não existem cores, ou um surdo garantisse que não há sons".

Por incrível que pareça, 100 anos depois de a insanidade ser tratada como doença do cérebro por Browne, Maudsley e colegas, vimos seus rebentos psiquiátricos investigarem-na como fruto de maus cuidados maternos ou como uma definição equivocada. Em nenhuma outra área da medicina – talvez até de toda a ciência – a pesquisa retrocedeu tanto ou por tanto tempo como o fez na psiquiatria.

Apenas a partir do último quarto do século 20 é que a pesquisa sobre esquizofrenia finalmente voltou aos trilhos. O desafio atual é sintetizar múltiplos dados em rápida acumulação em uma teoria coerente, e então provar que estão corretos. Isso lembra o soneto de Edna St. Vincent Millay, que descrevia: "uma meteórica chuva de fatos" que "seguem inquestionados, desconexos":

> Sabedoria bastante para sangrar nosso mal
> É fiada todos os dias, mas não há tear
> Que possa urdi-la num tecido*[5]

CAPÍTULO 5

Um grande impedimento para reunir os fatos sobre a esquizofrenia e conseguir tecê-los em uma teoria coerente é a questão da heterogeneidade: a esquizofrenia é uma doença ou várias doenças? A maioria dos pesquisadores vem assumindo essa última alternativa, mas ela não está estabelecida como fato. Pode-se argumentar também em favor da abordagem oposta – a de que a maioria das causas da esquizofrenia pode ter uma única causa principal. O Dr. Lewis Thomas destacou que a sífilis, a tuberculose e a anemia perniciosa eram todas condições com uma desconcertante variedade de manifestações, e que poucos cientistas pensariam em encará-las como uma única doença, embora cada uma tivesse apenas uma causa primária (espiroquetas, bacilo da tuberculose e deficiência vitamínica). Certamente isso poderia ser verdade também para a esquizofrenia (e talvez até para o transtorno bipolar).

Esta seção irá resumir as teorias sobre a causa da esquizofrenia. O leitor deve ter em mente que muitas dessas teorias não são mutuamente excludentes, e que a resposta final pode envolver uma combinação delas. Deve também estar ciente de que minha própria pesquisa é sobre as causas infecciosas e que, portanto, posso não estar sendo totalmente objetivo em relação às teorias concorrentes.

---

[5] No original, *"Wisdom enough to leech us of our ill/Is daily spun, but there exists no loom/ To weave it into fabric"*. (N.T.)

TEORIAS GENÉTICAS

As teorias genéticas sobre a esquizofrenia ganharam destaque a partir da década de 1960, quando foram apresentadas por pesquisadores de biologia como alternativa às teorias psicanalíticas. De início, muitos geneticistas acreditavam que a esquizofrenia era causada por um gene dominante ou recessivo. Foram coletadas amostras de sangue de famílias com mais de um membro afetado, para tentar identificar os genes candidatos. Por volta da década de 1990, já haviam sido identificados os genes candidatos em cada um dos 23 cromossomos, mas nenhum revelou estar associado à esquizofrenia. Os pesquisadores então questionaram se a esquizofrenia poderia ser causada por vários genes de pequeno efeito, em vez de poucos genes de grande efeito. A decodificação do genoma humano nos anos 1990 tornou possível procurar tais genes pelo genoma inteiro, nos chamados estudos de varredura genômica (*genome-wide association studies*, GWAS). Uma enxurrada de estudos GWAS identificaram polimorfismos de nucleotídeo único ou SNPs (de *single nucleotide polymorphisms*) em centenas de genes, todos com um efeito muito pequeno. Parecia evidente que se a esquizofrenia fosse de fato uma doença genética, seria muito mais complexa do que alguém já tivesse imaginado.

As teorias genéticas mais correntes sobre esquizofrenia supõem que não são os próprios genes que causam a doença, mas que eles tornam a pessoa mais suscetível a desenvolvê-la quando também exposta a fatores ambientais específicos. A identidade desses fatores ambientais é amplamente debatida, e pode tratar-se de trauma de nascimento, agentes infecciosos, fatores nutricionais, deficiências imunes etc. Estão sendo feitas agora tentativas de ligar genes suspeitos de suscetibilidade a fatores ambientais específicos, no que é chamado de interação gene-ambiente. Embora tais pesquisas genéticas contem com investimento de cerca de 100 milhões de dólares anuais do Instituto Nacional de Doenças Mentais (valores de 2016), os resultados até agora têm sido decepcionantes.

Em um retrospecto, há plenas razões para duvidar que a genética desempenhe papel importante em causar a esquizofrenia. A teoria apoia-se bastante no fato de a esquizofrenia circular pelas famílias e na suposição de que isso indicaria que é transmitida geneticamente. Mas a tuberculose também circula pelas famílias, não porque seja transmitida geneticamente, mas porque os membros da família a transmitem uns aos outros. Agentes infecciosas poderiam, em tese, causar esquizofrenia e conferir a aparência de que se trata de doença genética. Por exemplo, o *Toxoplasma gondii*, um parasita infeccioso que se hospeda em gatos e será discutido a seguir, tem sido documentado como causador da toxoplasmose humana em agrupamentos familiares, em razão da exposição da família a uma fonte de água comum infectada por toxoplasma, ou a uma comida infectada (leite de cabra) e a gatos domésticos infectados. Também se sabe que o parasita pode ser transmitido por mães grávidas infectadas a seus fetos. Mais perturbador é considerar que já foi demonstrado em animais que o parasita pode ser transmitido sexualmente pelo esperma do macho, e em ratos pode ser transmitido da mãe para os filhotes ao longo de cinco gerações. Desconhece-se se isso poderia ocorrer em humanos, mas é algo que ilustra que nem tudo que é familiar é necessariamente genético.

Os estudos sobre gêmeos têm sido o outro alicerce das teorias genéticas de esquizofrenia, especialmente a taxa de prevalência da esquizofrenia entre gêmeos idênticos (monozigóticos) em relação a gêmeos fraternos (dizigóticos). Geneticistas têm afirmado com frequência que a taxa de concordância da esquizofrenia entre gêmeos idênticos é de cerca de 50%. No entanto, quando a pesquisa está restrita a amostras de gêmeos não selecionados, como ocorre com os registros nacionais escandinavos de gêmeos, a taxa de concordância emparelhada é de apenas 28%. Os geneticistas, partindo de suposições dúbias e usando métodos estatísticos questionáveis, têm afirmado com frequência que a hereditariedade da esquizofrenia é de 80% ou mais. Tais estimativas não se alicerçam em fatos.

Há razões adicionais para duvidar que a esquizofrenia seja primariamente uma doença genética. Uma das mais fortes é o que se costuma chamar de "paradoxo da esquizofrenia – a continuada existência da esquizofrenia apesar da sua baixa taxa de fertilidade e de sua alta taxa de mortalidade". De fato, entre cerca de 1830 e 1950, a grande maioria dos indivíduos com esquizofrenia grave esteve confinada a hospitais mentais, incapaz de procriar. Mesmo assim, nesse período a prevalência da esquizofrenia pareceu aumentar.

Em resumo, os genes quase com certeza têm algum papel na etiologia da esquizofrenia, mas é um papel muito mais modesto do que antes se pensava. Quase certamente há genes de suscetibilidade que tornam mais provável você contrair a doença quando exposto a agentes ambientais específicos, infecciosos ou de outro tipo. O fato de a esquizofrenia não ser primariamente uma doença genética deve também ser encarado como uma boa notícia, pois caso contrário não teríamos muito o que fazer a respeito. Os fatores etiológicos não genéticos são mais suscetíveis a modificação.

TEORIAS INFLAMATÓRIAS, INFECCIOSAS E IMUNOLÓGICAS

A última década viu teorias inflamatórias, infecciosas e imunológicas sendo apresentadas como as mais promissoras para chegarmos às causas da esquizofrenia. Os três tipos de teorias serão discutidos juntos, pois estão inter-relacionados; por exemplo, um agente infeccioso pode ativar o sistema imune e causar inflamação. Uma razão principal para o impressionante aumento do interesse nessas teorias nos últimos anos tem sido um achado genético. De toda a pesquisa genética sobre esquizofrenia realizada ao longo das duas últimas décadas, o achado isolado mais expressivo foi a ativação de genes em uma região do cromossomo 6 que controla a reação inflamatória e imune do corpo à infecção.

Há forte evidência vinculando a inflamação ao processo da doença da esquizofrenia. Ela consiste na elevação das proteínas relacionadas com a inflamação que são encontradas no sangue, no fluido espinhal e no tecido cerebral *post-mortem* de indivíduos com esquizofrenia, especialmente naqueles que estão doentes há vários anos. Essa elevação foi encontrada em indivíduos tratados com antipsicóticos e também nos que nunca receberam essa medicação. A mais proeminente das proteínas relacionadas com a inflamação é a proteína C reativa, para a qual se constatou uma elevação de 28% nos indivíduos com esquizofrenia. Outras proteínas relacionadas com a inflamação são as chamadas citocinas. Evidência adicional de inflamação no cérebro de indivíduos com esquizofrenia foi encontrada em estudos que reportam a ativação das células micróglias – as células que reagem à inflamação. Durante quase um século, foram descritas anormalidades imunológicas na esquizofrenia, inclusive com várias medições da reação imune e da função linfocítica. A maior parte dessas pesquisas foi feita na Europa, especialmente na Europa do Leste, e teve influência restrita entre os pesquisadores americanos. Como parte do recente interesse pela inflamação, a pesquisa imunológica vem sendo retomada.

Quanto a agentes infecciosos específicos que poderiam estar causando alguns casos de esquizofrenia, estudos publicados reportam elevação dos anticorpos para uma vasta gama de vírus, como vírus de herpes simplex 1 e 2, citomegalovírus, vírus Epstein-Barr, gripe, vírus Coxsackie, pólio, rubéola, sarampo e caxumba. Alguns desses estudos foram feitos com indivíduos com esquizofrenia e outros com mulheres grávidas que deram à luz indivíduos que mais tarde desenvolveram esquizofrenia. O principal centro para essas pesquisas infecciosas nas duas últimas décadas tem sido o Laboratório Stanley de Desenvolvimento da Neurovirologia, do Centro Médico da Universidade Johns Hopkins, em Baltimore, e a unidade associada de pesquisa no Hospital Sheppard Pratt.

O agente infeccioso que atualmente desperta o maior interesse como possível causa de alguns casos de esquizofrenia não é um vírus, mas um parasita, o *Toxoplasma gondii,* hospedado por gatos. Mais de 80 estudos têm reportado que indivíduos com esquizofrenia e psicoses correlatas mostram aumento nos anticorpos para *T. gondii*. Quatro estudos reportaram que indivíduos com esquizofrenia tinham maior probabilidade quando comparados aos indivíduos do grupo controle de terem vivido na infância em casas onde havia gatos, mas dois outros estudos não chegaram a essa conclusão. Sabe-se que o *T. gondii* produz dopamina, o que desperta interesse, pois pessoas com esquizofrenia podem ter níveis anormalmente aumentados de dopamina em algumas partes específicas do cérebro. Epidemiologicamente, há várias similaridades entre a toxoplasmose e a esquizofrenia, e alguns antipsicóticos suprimem o *T. gondii*. Finalmente, um estudo na China reportou que alunos que têm anticorpos para *T. gondii* na época em que ingressam na universidade mostram um aumento significativo na probabilidade de serem diagnosticados com psicose nos 4 anos seguintes.

Um aspecto novo e recente da teoria inflamatória-infecciosa-imunológica da esquizofrenia é a possibilidade de o intestino da pessoa estar envolvido no processo da doença. É cada vez mais claro que o imenso número de bactérias, vírus e outros agentes infecciosos, coletivamente chamados de microbioma, têm papel importante em regular nosso sistema imune, incluindo o sistema imune do cérebro. Este eixo intestino-cérebro, como é chamado, ainda não é bem compreendido, mas imagina-se que opera por uma conexão direta com o nervo vago, liberando substâncias químicas pelo microbioma e/ou pela ativação do cérebro pelo sistema imune. Essa pesquisa originou tentativas terapêuticas de afetar o microbioma usando probióticos, como descrito no Capítulo 7. Esta é apenas uma das novas abordagens ao tratamento da esquizofrenia que está sendo propiciada pela pesquisa sobre o aspecto inflamatório, infeccioso e imune da doença.

TEORIAS NEUROQUÍMICAS

Junto às teorias genéticas, as teorias neuroquímicas dominaram a pesquisa da esquizofrenia a partir da década de 1960 até recentemente. Os neurotransmissores, substâncias químicas que transmitem mensagens entre as células cerebrais, têm sido especialmente proeminentes. Entre os neurotransmissores, a dopamina é uma favorita dos pesquisadores, porque a anfetamina, que libera dopamina, pode causar sintomas similares aos da esquizofrenia. Além disso, descobriu-se que os primeiros antipsicóticos bloqueavam receptores de dopamina. Desta forma, ganhou força a suposição de que um excesso de dopamina causa esquizofrenia e que as drogas antipsicóticas atuam bloqueando o funcionamento da dopamina. No entanto, quatro décadas de pesquisa sobre essa teoria produziram pouca evidência em seu apoio, e alguns antipsicóticos mais novos parecem atuar sem bloquear, de forma expressiva, os receptores de dopamina.

O glutamato, outro neurotransmissor, tem sido encarado nos últimos anos como um candidato promissor. Muito do interesse vem do fato de que a droga fenciclidina (ou PCP, de *phencyclidine*) causa sintomas como os da esquizofrenia e também bloqueia o glutamato. O glutamato é um importante neurotransmissor excitatório do cérebro, com frequência equiparado ao GABA (ácido gama-aminobutírico), um importante neurotransmissor inibitório. Em contraste com o que ocorre com a dopamina, há considerável evidência de que tanto o glutamato quanto o GABA estejam de algum modo envolvidos como causas da esquizofrenia.

Existem, porém, mais de 100 neurotransmissores conhecidos, e é cada vez mais evidente que eles interagem de uma maneira complexa. Assim, quando um fica anormal, afeta o outro, e este um terceiro, e assim por diante. Outras substâncias neuroquímicas estão também sendo estudadas pelos pesquisadores da esquizofrenia. Um grupo de considerável interesse são os neuropeptídeos, alguns dos quais agem como neurotransmissores. As endorfinas são um tipo de neuropeptídeo. Outro grupo de substâncias neuroquímicas que despertou considerável interesse é o das envolvidas em transmitir mensagens no interior das células (sinalização intracelular).

Já se sabe que indivíduos com esquizofrenia mostram algumas anormalidades em neurotransmissores e em outras substâncias neuroquímicas, mas ainda há muitas interrogações a respeito de se essas anormalidades são a causa ou o efeito do processo da doença. E se forem a causa, o que será que provoca o surgimento dessas próprias anormalidades? Alguns pesquisadores combinam teorias genéticas com teorias neuroquímicas na tentativa de preencher as lacunas, mas a validade dessa abordagem ainda precisa ser mais bem esclarecida.

TEORIAS DESENVOLVIMENTAIS

As teorias desenvolvimentais sobre a esquizofrenia são elegantes e estão atualmente em alta. Elas se baseiam na hipótese de que algo deu errado no período de desenvolvimento do cérebro. Durante a vida do feto, os neurônios são produzidos a uma taxa de 250 mil por minuto. Eles então precisam migrar para a parte do cérebro a que pertencem e se diferenciar em um tipo particular de neurônio. Finalmente, tem início durante a vida do feto um processo de poda dos neurônios em excesso, que continua até pelo menos 3 anos após o nascimento. Claramente, há muitas chances de que alguma coisa dê errado nesse processo extenso e complexo.

As teorias desenvolvimentais da esquizofrenia não põem foco no *que* causa esquizofrenia, mas em *quando* a doença começa. Segundo pesquisadores desenvolvimentais, em tese, qualquer um, dentre certo número de agentes, pode causar problemas de desenvolvimento. Tais agentes podem ser genes, agentes infecciosos, álcool, substâncias químicas, medicações, radiação, má nutrição, ou experiências extremamente estressantes. Como foi resumido por um proponente de teorias desenvolvimentais, entre os possíveis agentes estão "uma encefalopatia hereditária ou a predileção por lesão ambiental, uma infecção ou condição pós-infecciosa, danos de um transtorno imunológico, trauma perinatal ou encefalopatia, exposição a toxinas em fase inicial de desenvolvimento, uma doença metabólica primária, ou outros eventos no início do desenvolvimento". Depois que a lesão teve lugar em um estágio crítico do desenvolvimento cerebral, o dano está feito. Na maioria dos casos, porém, seus efeitos não são notados de imediato, exceto talvez no que se refere a sinais não específicos, como falta de coordenação ou problemas comportamentais na infância. Assim que o cérebro amadurece, segundo a teoria desenvolvimentista, os sinais e sintomas da esquizofrenia aparecem.

As teorias desenvolvimentais da esquizofrenia são consistentes com certos achados, como pequenas anomalias físicas, complicações na gravidez e no parto, e maior número de nascimentos no inverno e na primavera (do hemisfério norte), como descrito acima. Os teóricos desenvolvimentais também apontam para modelos animais nos quais se promove intencionalmente dano em estruturas vitais do cérebro (por exemplo, no hipocampo, no córtex pré-frontal) enquanto o animal é ainda um feto, e então se descobre que o animal se comporta anormalmente quando chega à puberdade. Em um modelo animal, afirma-se que um rato com dano no hipocampo reage anormalmente a substâncias químicas que aumentam a oferta de dopamina, e desse modo faz-se associação entre uma teoria desenvolvimental e uma teoria da dopamina.

Mas as evidências mais importantes em apoio às teorias desenvolvimentais são relatos ocasionais de desorganizações neuronais na esquizofrenia, que podem ter ocorrido apenas durante o desenvolvimento fetal.

Apesar de seu refinamento, as teorias desenvolvimentais têm várias limitações. A evidência que dá suporte à pedra de toque dessas teorias, isto é, a desorganização neuronal, é relativamente rara. Os modelos animais também foram criticados como não relevantes; quais seriam, por exemplo, sintomas equivalentes aos da esquizofrenia em ratos? Também seria possível argumentar que se o processo de doença da esquizofrenia realmente começa na maioria dos casos durante a vida fetal, por que não vemos maior número de pequenas anomalias físicas, convulsões e deficiência intelectual? Por fim, as teorias desenvolvimentais, assim como as teorias neuroquímicas, são teorias de patofisiologia, ou do *processo* da doença, e deixam sem resposta a questão da identidade do fator etiológico original.

TEORIAS NUTRICIONAIS

Teorias nutricionais da esquizofrenia tiveram adeptos desde que se descobriu que beribéri, pelagra e anemia perniciosa, condições que podem apresentar sintomas psiquiátricos, eram doenças causadas por deficiência de vitaminas. Os pesquisadores investigaram uma ampla gama de deficiências nutricionais e alergias a alimentos com relativamente pouco sucesso, embora seja preciso reconhecer que a maior parte dos estudos tinha uma metodologia inadequada. Na década de 1950, os doutores Humphry Osmond e Abram Hoffer começaram a tratar pacientes de esquizofrenia com altas doses de niacina e outras vitaminas e minerais, e afirmaram ter notável sucesso. Suas alegações, porém, não eram muito substanciais.

Nos últimos anos, tem havido um modesto ressurgimento das teorias nutricionais da esquizofrenia. Uma das áreas de interesse refere-se a possíveis anormalidades no metabolismo de lipídios, especificamente dos ácidos graxos, componentes importante das células cerebrais. Outra área de interesse são possíveis anormalidades no metabolismo de proteínas, especificamente de aminoácidos, como a metionina, o triptofano, a glicina e a serina, que são componentes básicos das proteínas. Em contraste com as alegações feitas tempos atrás pela chamada medicina ortomolecular, a maior parte da pesquisa atual está sendo feita de maneira mais cuidadosa e com o uso de grupos de controle.

O interesse por teorias nutricionais de esquizofrenia também foi estimulado por estudos recentes reportando que mulheres que ficaram sujeitas a comer muito pouco durante a gravidez tiveram maior probabilidade de gerar filhos que mais tarde desenvolviam esquizofrenia. Um estudo de 1992, realizado na Holanda, reportou que mulheres grávidas que haviam passado fome no inverno de 1944-1945, quando a Alemanha nazista bloqueou os alimentos na região, mostravam probabilidade duas vezes maior de ter filhos que mais tarde desenvolveriam esquizofrenia, por terem passado os três primeiros meses de gravidez no auge da fome. Um estudo de 2005 da China reportou de modo similar que as mulheres que estavam grávidas durante a grande fome de 1959–1961 na província de Anhui tinham probabilidade duas vezes maior de gerar bebês que mais tarde desenvolveriam esquizofrenia.

São muitas as explicações possíveis para esses resultados. Primeiro, a privação nutricional pode alterar o desenvolvimento cerebral do feto e tornar o cérebro mais passível a desenvolver posteriormente esquizofrenia. Por outro lado, as condições de escassez de comida podem obrigar as mulheres grávidas a ingerir alimentos que normalmente não comeriam. No estudo holandês, bulbos de tulipa faziam parte da dieta, e no estudo chinês muitas mulheres comiam troncos de árvores. Finalmente, a privação nutricional enfraquece o sistema imune, tornando-o mais suscetível a infecções que podem afetar o cérebro.

Algumas das evidências mais promissoras para uma causa nutricional da esquizofrenia vêm dos estudos do Dr. John McGrath *et al.* na Austrália, sobre a deficiência de vitamina D. Em um estudo de 2010, eles reportaram que crianças que mais tarde desenvolveram esquizofrenia tendiam a apresentar níveis anormais de vitamina D no nascimento. A teoria da vitamina D pode também explicar alguns dos achados epidemiológicos, como o dos nascimentos sazonais, o risco maior apresentado por indivíduos nascidos ou criados em ambientes urbanos e a maior prevalência da doença em alguns grupos de imigrantes.

Outra nova abordagem à pesquisa nutricional sobre esquizofrenia está sendo conduzida pelo Dr. Emily Severance *et al.*, no Laboratório Stanley do Centro Médico da Universidade Johns Hopkins. Sabe-se há muito tempo que alguns indivíduos com esquizofrenia têm uma sensibilidade a certas proteínas encontradas no leite e no trigo. É possível que uma reação imunológica a essas proteínas dispare uma reação inflamatória. Estudos estão explorando se tal inflamação causaria a entrada na circulação de diferentes tipos de produtos oriundos do intestino, incluindo bactérias. O corpo, por sua vez, reage com as próprias moléculas inflamatórias. Essa pesquisa, portanto, combina teorias nutricionais e teorias inflamatórias. Ainda não está claro o que essas observações significam, e há pesquisas adicionais em andamento.

TEORIAS ENDOCRINOLÓGICAS

O interesse pela disfunção endocrinológicas como causa possível da esquizofrenia está ligado a observações de que o hipotireoidismo grave, o hipertireoidismo e a hiperfunção da glândula adrenal (síndrome de Cushing) podem produzir sintomas psiquiátricos que lembram a esquizofrenia. Uma observação relacionada é que a psicose materna após o parto é considerada uma condição disparada por grandes mudanças hormonais pós-parto. Tais observações têm levado alguns pesquisadores a investigar se disfunções endocrinológicas mais sutis poderiam contribuir na etiologia da esquizofrenia.

Um dos achados que aponta nessa direção é a ocorrência de ingestão compulsiva de água (polidipsia) entre alguns indivíduos com esquizofrenia. A ingestão de água está relacionada a hormônios na glândula pituitária posterior. A pituitária anterior também foi provisoriamente associada à esquizofrenia em alguns pacientes, que mostram resposta alterada ao hormônio do crescimento quando recebem apomorfina, uma droga estimulante da dopamina. Também houve alegações de que hormônios reprodutivos (FSH e LH), que vêm da pituitária anterior, são anormais em indivíduos com esquizofrenia. A interrupção dos períodos menstruais em algumas mulheres com esquizofrenia é bem conhecida.

O fato de o coma insulínico produzir breves remissões em alguns indivíduos com esquizofrenia despertou interesse pelo metabolismo da insulina, e houve alegações de que a esquizofrenia é menos comum que o esperado em diabéticos do tipo I (dependentes de insulina) e mais comum do que o esperado em diabéticos do tipo II (não dependentes de insulina). Nos últimos anos, tem havido renovado interesse pela relação entre esquizofrenia e diabetes, porque antipsicóticos de segunda geração, especialmente a olanzapina e a clozapina, aumentam de modo acentuado os níveis de glicose no sangue em diversos pacientes. Também houve extensa pesquisa sobre a melatonina e a glândula pineal na esquizofrenia, embora o consenso atual indique que estas não se mostram anormais.

O significado preciso da disfunção endocrinológicas na esquizofrenia não é claro. Poderia representar uma reação endocrinológicas ao estresse da doença ou um efeito das drogas antipsicóticas. A disfunção endocrinológicas pode também ser outro aspecto do processo da doença.

TEORIAS DO TRAUMA INFANTIL E DO ESTRESSE

As teorias sobre traumas infantis e estresse na esquizofrenia têm uma trajetória longa e pouco honrosa na história da ciência. Ao longo do século 19, estressores como "desilusões amorosas" eram regularmente invocados para explicar a causa da insanidade. Na década de 1960, essas teorias foram revividas, e estimularam alegações de que "mães esquizofrenogênicas" eram a causa da esquizofrenia em seus filhos. Em meados da década de 1980, essas teorias foram descartadas, e afirmava-se de modo categórico que "não há evidência de que o estresse da vida esteja relacionado de modo causal com episódios de esquizofrenia".

Na virada para o século 21, as "mães esquizofrenogênicas" ressurgiram dos mortos na forma do trauma infantil. Foram publicadas dezenas de artigos afirmando provar que várias experiências traumáticas da infância causam esquizofrenia. Alguns desses estudos foram destacados pela mídia, fazendo surgir manchetes como "O abuso sexual na infância está relacionado com a esquizofrenia". Sem dúvida, eventos traumáticos na infância podem deixar cicatrizes psíquicas duradouras. O abuso sexual de crianças, em particular, tem sido ligado de modo plausível a manifestações posteriores de depressão, transtorno dissociativo, transtorno de estresse pós-traumático e abuso de substâncias. No entanto, há grandes problemas nos estudos sobre trauma infantil, e nenhuma evidência plausível que apoie um vínculo de tais traumas com as causas da esquizofrenia.

A maior parte dos estudos sobre traumas infantis é muito frágil em termos científicos. Uma revisão examinou 46 desses estudos quanto ao mérito científico e constatou que apenas seis deles haviam usado um grupo controle apropriado. Os teóricos do trauma infantil costumam juntar e resumir vários desses estudos e alegar méritos com base em números; mas empilhar 100 estudos cientificamente questionáveis, um em cima do outro, não melhora sua credibilidade científica. Outro problema é a variedade dos traumas infantis usados por esses pesquisadores, muitas vezes no mesmo estudo. Eles incluem tudo, de abuso sexual, abuso físico e abuso emocional a morte dos pais, pobreza dos pais, testemunhar violência dos pais, negligência e *bullying*. Outro grande problema com esses estudos é que a maioria deles coleta dados sobre abuso de modo retrospectivo. Como observou corretamente um crítico de estudos sobre trauma infantil, "uma extensa literatura tem lançado dúvidas sobre a validade dos relatos retrospectivos a respeito de criação de crianças, conflitos familiares e estados psicológicos na infância". De fato, parece que muitos dos pesquisadores de traumas infantis não aprenderam nada com os escândalos associados à síndrome da falsa memória.

Há, porém, alguns estudos cientificamente adequados sobre trauma infantil, que reportam uma correlação entre tais traumas e o desenvolvimento da esquizofrenia. Mas correlação não é causa. Uma explicação pode ser causalidade reversa, especialmente quando o estudo é sobre adolescentes. Em outras palavras, um adolescente que está nos primeiros estágios de uma esquizofrenia ainda não diagnosticada pode se comportar de maneira a esconder dos demais um comportamento traumático. Retrospectivamente, pode-se ter então a impressão de que o trauma causou a esquizofrenia, quando na realidade ocorreu o oposto. A possibilidade de uma causalidade reversa foi observada com muita perspicácia pelo Dr. Eugen Bleuler em seu clássico livro de 1911, *Dementia Praecox:*

> Nos casos em que há excelentes anamneses [históricos], notamos regularmente que sinais da doença já existem antes do trauma psíquico do qual se suspeita, de modo que fica difícil imputar a esse trauma qualquer sentido causal. Na maioria dos casos, é também bastante evidente, sem muita necessidade de investigar, que um infeliz desfecho de um caso amoroso, uma demissão do emprego etc. são consequências e não causa da doença, se é que entre as duas coisas chega a haver alguma conexão.

Outra razão pela qual podemos observar uma correlação entre o abuso infantil e o posterior desenvolvimento da esquizofrenia é que esta é uma doença familiar, como explicado antes neste capítulo. Assim, uma criança que cresceu em uma família com pais afetados por grave doença mental terá maior probabilidade de experimentar abuso e também de desenvolver esquizofrenia, causada não pelo abuso, mas pela exposição ao fator ambiental comum, infeccioso ou de outro tipo. Um último problema com a pesquisa sobre trauma de infância e esquizofrenia é que boa parte dela foi realizada e resumida por um pequeno número de profissionais de saúde mental, britânicos e holandeses, abertamente antipsiquiatria. Eles declaram opor-se firmemente ao modelo biomédico da esquizofrenia, e acreditam em vez disso que a doença tem raízes predominantemente psicológicas, e não médicas. Essa assumida visão tendenciosa compromete sua credibilidade na interpretação dos estudos realizados.

TEORIAS OBSOLETAS

À medida que o conhecimento evolui em todos os campos da investigação científica, surgem novas teorias para explicar essas observações. Ao mesmo tempo, as teorias antigas, que não se acomodam mais aos fatos, são deixadas de lado e eventualmente descartadas.

Todas as áreas da ciência têm prateleiras empoeiradas cheias de teorias descartadas, e a pesquisa sobre esquizofrenia não é exceção. A seguir, algumas das teorias mais proeminentes entre as que não estão mais sendo adotadas:

Teoria freudiana: Na primeira metade do século 20, as teorias psicanalíticas de Freud tiveram muito destaque nos Estados Unidos. Freud teorizou que os maus cuidados maternos causam esquizofrenia. O próprio Freud não conhecia quase nada a respeito da doença e evitou atender pacientes afetados por ela. Em carta de 1907, reconheceu isso: "Raramente vejo dementes [*dementia praecox* ou esquizofrenia] e quase nunca lido com outros tipos graves de psicose". Quatro anos mais tarde, escreveu: "Não gosto desses pacientes [com esquizofrenia]. Sinto que estão muito distantes de mim e de tudo que é humano". Qualquer profissional de saúde mental que ainda professe crenças freudianas a respeito da esquizofrenia deve ser visto como incompetente.

Más famílias: Além das teorias freudianas sobre más mães, na década de 1950 uma série de teorias sobre más famílias foi apresentada para explicar as causas da esquizofrenia. Entre os indivíduos associados a essas teorias estão Theodore Lidz, Gregory Bateson e Don Jackson. Essas teorias sobre interação familiar foram testadas em estudos controlados e revelaram-se equivocadas, sendo descartadas. Um desdobramento das teorias sobre más famílias é a que ficou conhecido como teoria da "emoção expressa". Postulava que famílias abertamente críticas, hostis e envolvidas em excesso, e que se identificavam demais com o membro da família com esquizofrenia, faziam a pessoa ter recaídas. Publicaram-se dezenas de artigos e alguns poucos livros sobre a emoção expressa nas décadas de 1980 e 1990, mas a teoria perdeu força quando alguns estudos cuidadosos mostraram que ela não tinha base científica.

Embora o conceito de emoção expressa tenha discretamente saído de cena, não teria ele algo de útil a nos ensinar? Pessoas com esquizofrenia se dão melhor em situações em que as pessoas se mostram calmas e se comunicam de maneira clara e direta. Os atributos de uma atitude correta (noção de proporção ou perspectiva, aceitação da doença, equilíbrio familiar e expectativas realistas), discutidos no Capítulo 10, são a antítese de emoções expressas em tom elevado; enquanto as famílias estiverem se esforçando para alcançar a atitude correta, não devem se preocupar com a emoção expressa.

Além da ausência de qualquer fundamento científico, tanto as teorias da esquizofrenia baseadas em más mães quanto as baseadas em más famílias são descartadas, vítimas do senso comum. Qualquer pai ou mãe que tenha criado um filho sabe que os pais nunca chegam a ser fortes o suficiente para causar uma doença como a esquizofrenia, simplesmente por favorecer um filho em detrimento de outro ou por transmitir à criança mensagens inconsistentes. Além disso, famílias nas quais um filho tenha desenvolvido esquizofrenia geralmente têm outras crianças com cérebros cujo funcionamento é perfeitamente normal; elas servem como refutação final dessas teorias.

Más culturas: Além das más mães e das más famílias, alguns indivíduos propuseram também as más culturas como causa da esquizofrenia. Essa ideia foi desenvolvida primeiramente pelas antropólogas Margaret Mead e Ruth Benedict na década de 1930. Nos últimos anos, encontrou acolhida entre alguns intelectuais, a maioria dos quais enamorados pela sociologia, pelo socialismo, ou por ambos.

Um desses escritores foi Christopher Lasch, que em seu livro de 1979, *A cultura do narcisismo,* afirmava que as psicoses são "em certo sentido, a expressão característica de uma dada cultura". Ele também citava Jule Henry, que afirmava que "a psicose é o resultado final de tudo o que está errado em uma cultura". Outro exemplo dessa teoria está no livro de 1984, *Not in Our Genes* [*Não nos nossos genes*], de R. C. Lewontin, Steven Rose e Leon Kamin, que no prefácio declaram compartilhar "um compromisso com a perspectiva de criar uma sociedade – socialista – mais justa". Os autores, depois de depreciarem a pesquisa biológica sobre a esquizofrenia, escrevem: "Uma teoria adequada da esquizofrenia deve compreender o que há no ambiente social e cultural que leva algumas categorias de pessoas a manifestarem sintomas esquizofrênicos". O ambiente social e cultural, acreditam eles, produz mudanças biológicas no cérebro que "podem ser reflexos ou correspondências dessa esquizofrenia do cérebro". Tal teorização, atávica em vista do conhecimento contemporâneo, raramente é vista hoje em dia.

LEITURAS ADICIONAIS RECOMENDADAS

BAKHSHI, K.; CHANCE S. A. The Neuropathology of Schizophrenia: A Selective Review of Past Studies and Emerging Themes in Brain Structure and Cytoarchitecture. *Neuroscience*, v. 303, p. 82-102, 2015.

CARLSON, A. The Dopamine Theory Revisited. In: HIRSCH, S. R.; WEINBERGER, D. R. (Ed.). *Schizophrenia*. Oxford: Blackwell Science, 1995.

DICKERSON, F. B. *et al.* Markers of Gluten Sensitivity and Celiac Disease in Recent-onset Psychosis and Multi-episode Schizophrenia. *Biological Psychiatry*, v. 68, p. 100–104, 2010.

DICKERSON, F. B. *et al.* Association of Serum Antibodies to Herpes Simplex Virus 1 with Cognitive Deficits in Individuals with Schizophrenia. *Archives of General Psychiatry*, v. 60, p. 466–472, 2003.

DICKERSON, F. *et al.* Inflammatory Markers in Recent Onset Psychosis and Chronic Schizophrenia. *Schizophrenia Bulletin*, v. 42, p. 134-141, 2016.

ELLISON-WRIGHT, I.; BULLMORE, E. Anatomy of Bipolar Disorder and Schizophrenia: A Meta-Analysis. *Schizophrenia Research*, v. 117, p. 1–12, 2010.

ENGLISH, J. A. *et al.* The Neuroproteomics of Schizophrenia. *Biological Psychiatry*, v. 69, p. 163–172, 2011.

GARVER, D. L. Neuroendocrine Findings in the Schizophrenias. *Endocrinology of Neuropsychiatric Disorders*, v. 17, 103–109, 1988.

HAIJMA, S. V. *et al.* Brain Volumes in Schizophrenia: A Meta-Analysis in Over 18,000 Subjects. *Schizophrenia Bulletin*, v. 39, p. 1129-1138, 2013.

HARRISON, P. J.; WEINBERGER, D. R. Schizophrenia Genes, Gene Expression, and Neuropathology: On the Matter of Their Convergence. *Molecular Psychiatry*, v. 10, p. 40–68, 2005.

KIRKPATRICK, B.; MILLER, B. J. Inflammation and Schizophrenia. *Schizophrenia Bulletin*, v. 39, p. 1174-1179, 2013.

KNABLE, M. B.; KLEINMAN, J. E.; WEINBERGER, D. R. Neurobiology of Schizophrenia. In: SCHATZBERG, A. F.; NEMOROFF, C. B. (Ed.). *Textbook of Psychopharmacology*. 2. ed. Washington, D.C.: American Psychiatric Association Press, 1998. p. 589–607.

LIEBERMAN, J.; MURRAY, R. (Ed.). *Comprehensive Care of Schizophrenia*. Londres: Martin Dunitz Publishers, 2000.

MCGRATH, J. J. *et al*. Developmental Vitamin D Deficiency and Risk of Schizophrenia: A 10-Year Update. *Schizophrenia Bulletin*, v. 36, p. 1073–1078, 2010.

MESHOLAM-GATELY, R. I. *et al*. Neurocognition in First-Episode Schizophrenia: A Meta-Analytic Review. *Neuropsychology*, v. 23, p. 315–336, 2009.

MORTENSEN, P. B. *et al*. Effects of Family History and Place and Season of Birth on the Risk of Schizophrenia. *New England Journal of Medicine*, v. 340, p. 603–608, 973–982, 1999.

MULLER, N.; SCHWARZ, M. Immune System and Schizophrenia. *Current Immunology Review*, v. 6, p. 213–220, 2010.

MULLER, N. Inflammation in Schizophrenia: Pathogenetic Aspects and Therapeutic Considerations. *Schizophrenia Bulletin*, v. 44, p. 973–982, 2018.

OKEN, R. J.; SCHULZER, M. At Issue: Schizophrenia and Rheumatoid Arthritis: The Negative Association Revisited. *Schizophrenia Bulletin*, v. 25, p. 625–638, 1999.

OWEN, F.; SIMPSON, M. D. C. The Neurochemistry of Schizophrenia. In: HIRSCH, S. R.; WEINBERGER, D. R. (Ed.). *Schizophrenia*. Oxford: Blackwell Science, 1995.

TORREY, E. F. Are We Overestimating the Genetic Contribution to Schizophrenia? *Schizophrenia Bulletin*, v. 18, p. 159–170, 1992.

TORREY, E. F. Studies of Individuals with Schizophrenia Never Treated with Antipsychotic Medications: A Review. *Schizophrenia Bulletin*, v. 58, p. 101–115, 2002.

TORREY, E. F.; YOLKEN, R. H. Familial and Genetic Mechanisms in Schizophrenia. *Brain Research Reviews*, v. 31, p. 113–117, 2000.

TORREY, E. F. *et al.* Neurochemical Markers for Schizophrenia, Bipolar Disorder, and Major Depression in Postmortem Brains. *Biological Psychiatry*, v. 57, p. 252–260, 2005.

TORREY, E. F.; BARTKO, J. J.; YOLKEN, R. H. Toxoplasma gondii and Other Risk Factors for Schizophrenia: An Update. *Schizophrenia Bulletin*, v. 38, 642–647, 2012.

TORREY, E. F. *et al.* Seasonality of Births in Schizophrenia and Bipolar Disorder: A Review of the Literature. *Schizophrenia Research*, v. 28, p. 1–38, 1997.

TORREY, E. F.; YOLKEN, R. H. Schizophrenia and Infections: The Eyes Have It. *Schizophrenia Bulletin*, v. 43, p. 247–252, 2017.

WEINBERGER, D. R. Schizophrenia as a Neurodevelopment Disorder. In: HIRSCH, S. R.; WEINBERGER, D. R. (Ed.). *Schizophrenia*. Oxford: Blackwell Science, 1995.

WEINBERGER, D. R. Future of Days Past: Neurodevelopment and Schizophrenia. *Schizophrenia Bulletin*, v. 43, p. 1164–1168, 2017.

YOLKEN, R. H.; TORREY, E. F. Are Some Cases of Psychosis Caused by Microbial Agents? A Review of the Evidence. *Molecular Psychiatry*, v. 13, p. 470–479, 2008.

YOLKEN, R. H.; DICKERSON, F. B.; TORREY, E. F. Toxoplasma and Schizophrenia. *Parasite Immunology*, v. 31, p. 706–715, 2009.

YOLKEN, R. H. *et al.* Endogenous Retroviruses and Schizophrenia. *Brain Research Reviews*, v. 31, p. 193–199, 2000.

CAPÍTULO 6
O tratamento da esquizofrenia: uma introdução

Aliviar a aflição da insanidade por meio de todos os recursos humanos não leva a restaurar a maior das dádivas divinas; e as pessoas que se dedicam à tarefa tampouco pretendem que seja. Encontram seu sustento e recompensa em substituir a brutalidade pela humanidade, os maus tratos por bondade, a fúria atroz pela paz; em acolher o amor em vez do ódio; e em reconhecer que, dessa melhora no tratamento e da esperança em uma recuperação final, algo de bom possa vir, se é que alguma esperança ainda é possível.

Charles Dickens, Household Words, 1852

Contrariando o estereótipo popular, a esquizofrenia é uma doença que pode ser tratada. Isso não quer dizer que seja uma doença curável, e essas duas coisas não devem ser confundidas. Tratamento bem-sucedido significa controlar os sintomas, e cura significa a permanente remoção de suas causas. Curar a esquizofrenia só será possível quando compreendermos suas causas; enquanto isso, devemos continuar melhorando seu tratamento.

O melhor modelo de doença para explicar a esquizofrenia é o diabetes, com a qual tem várias similaridades. Tanto a esquizofrenia quanto o diabetes têm formas infantil e adulta; ambas as doenças têm provavelmente mais de uma causa; têm recaídas e remissões em um curso que com frequência se estende por vários anos; e ambas geralmente podem ser bem controladas por medicações, mas não curadas. Assim como não se fala em curar o diabetes, e sim em controlar seus sintomas e permitir à pessoa com diabetes levar uma vida comparativamente normal, o mesmo deve ser feito com a esquizofrenia.

COMO ACHAR UM BOM MÉDICO

Não existe solução fácil quando se trata de encontrar um bom médico, tarefa que geralmente fica a cargo de amigos e familiares da pessoa com esquizofrenia. Existem relativamente poucos médicos nos Estados Unidos que tenham algum conhecimento ou algum interesse em tratar a esquizofrenia. Isso é ao mesmo tempo chocante e triste, já que se trata de uma das doenças crônicas mais importantes do mundo. Já na Europa, é um pouco mais fácil encontrar um bom médico.

Como a esquizofrenia é de fato uma doença biológica, e como as drogas são a base do tratamento, não há como evitar a questão de encontrar um médico. Para que a esquizofrenia seja tratada de modo adequado, cedo ou tarde um médico precisará estar envolvido. Ele ou ela não só irão prescrever a medicação adequada, mas também preparar um primeiro diagnóstico, que inclua exames de laboratório, a fim de excluir outras doenças que possam também trazer sintomas psicóticos. Antes de iniciar um tratamento para a esquizofrenia, temos que nos certificar de que não estamos diante de um caso de tumor cerebral ou de encefalite por herpes, e somente um médico pode definir isso.

A melhor maneira de encontrar um bom médico para esquizofrenia ou para outra doença qualquer é perguntar a outras pessoas na profissão médica a quem eles encaminhariam alguém da própria família se tivessem um problema similar. Médicos e enfermeiros/as sabem quem são os bons médicos e passam essa informação entre eles; é bem provável que possam informá-lo se você perguntar. Se o seu cunhado tem uma irmã enfermeira, melhor ainda. Use todo contato e todo familiar que você tiver, mesmo que distante, para localizar e identificar médicos competentes que saibam algo sobre esquizofrenia. É uma boa época para você cobrar todos aqueles que lhe devem algum favor, pois trata-se de informação valiosa que pode lhe poupar vários meses de buscas.

Outra maneira de encontrar um bom médico é por meio de outras famílias que tenham um de seus membros com esquizofrenia. Elas geralmente podem fornecer um rápido resumo dos recursos locais e poupar-lhe semanas de idas e vindas.

O que claramente *não* ajuda na busca de um bom médico são as listas de indicações mantidas por associações médicas locais ou pelas seções locais da Associação Americana de Psiquiatria. Qualquer um pode ligar para essas organizações e conseguir três nomes. Só que são nomes extraídos de uma lista rotativa de médicos que estão à procura de mais pacientes. Qualquer médico que se disponha a pagar a anuidade pode fazer parte dessas organizações, e não há nenhuma seleção prévia ou avaliação da qualidade. Até médicos que estão sendo investigados por más práticas continuam a ser incluídos nas listas dessas organizações, até serem removidos da filiação, o que, aliás, é ocorrência muito rara. Portanto, listas de indicações de associações médicas e psiquiátricas na realidade não são uma opção melhor do que escolher um nome aleatoriamente de uma lista de médicos como as das antigas Páginas Amarelas.

O que devemos procurar num bom médico capaz de tratar esquizofrenia? Idealmente, ele/ela deve combinar uma boa competência técnica com um interesse pela doença e com empatia em relação àqueles que são afetados por ela. Treinamento em psiquiatria ou neurologia ajuda, mas não é obrigatório; há alguns médicos da família e clínicos gerais que têm interesse em esquizofrenia e podem tratá-la com muita competência. Como regra geral, médicos jovens que tenham sido treinados recentemente têm maior probabilidade de encarar a esquizofrenia como uma doença biológica. No entanto, há grandes exceções a essa regra: você pode encontrar médicos mais velhos que afirmem "Eu sempre disse que se tratava de uma doença de fato" e médicos mais jovens que ainda sabem muito pouco sobre a doença.

Outra qualidade importante de um médico adequado para tratar de esquizofrenia é a capacidade de trabalhar com o paciente, a família e outros membros da equipe de tratamento. Psicólogos, enfermeiros psiquiátricos, assistentes sociais, gestores de caso, especialistas em reabilitação e outros membros da equipe são todos parte do processo terapêutico. Médicos que relutem em trabalhar com a família ou assumindo-se como membros de uma equipe não serão bons médicos para tratar esquizofrenia, não importa o quanto sejam bons em psicofarmacologia.

Ao tentar encontrar um bom médico, é perfeitamente legítimo fazer perguntas como: "O que acha que causa a esquizofrenia?", "Qual tem sido sua experiência com clozapina?", "O que acha da risperidona (ou de qualquer outra medicação)?", "O quanto acredita que a psicoterapia é importante no tratamento da esquizofrenia?". Essas questões abertas logo irão trazer à tona em que medida o médico tem uma orientação biológica, assim como lhe dar alguma noção do quanto ele está a par dos novos tratamentos. À medida que as famílias de pacientes ganham mais conhecimentos e ficam mais versadas em relação aos tratamentos da esquizofrenia, é comum descobrir que elas sabem tanto (ou até mais) do que alguns médicos. Portanto, a meta última ao procurar um bom médico é encontrar um que tenha conhecimento e que também encare os indivíduos com esquizofrenia, nas palavras de um psiquiatra, "como um paciente que está sofrendo, e não como uma criação defeituosa, feita de partes corporais nebulosas, místicas, psíquicas".

Cabe a pergunta: o quanto é importante que o médico seja "habilitado ou certificado por algum conselho" da sua especialidade? "Habilitado" significa que o médico concluiu um programa oficial de residência naquela especialidade. A "certificação" por um conselho significa que foi aprovado em um exame da sua especialidade. Esses exames de conselhos são totalmente opcionais, não são requisito obrigatório para obter licença para o exercício profissional em qualquer dessas associações. Significam apenas que o médico tinha o conhecimento teórico exigido para ser competente naquela especialidade na época em que ele/ela realizou o exame. Não indicam se o médico se manteve atualizado desde o exame, e por esse motivo há pouca relação entre possuir o certificado do conselho e ter de fato competência. Todos os especialistas médicos precisam ser novamente certificados por um exame a cada 5 anos. Até que vença esse período, as famílias não devem dar maior crédito a um psiquiatra "certificado" em relação a um "habilitado", a não ser que haja equivalência em todos os demais quesitos.

E quanto a médicos formados no exterior? Nos Estados Unidos, a psiquiatria atraiu mais médicos estrangeiros do que qualquer outra especialidade, e em muitos estados esses psiquiatras constituem a maioria nos centros de saúde mental e nos hospitais públicos. Um levantamento feito em 1996 reportou que os formados no exterior tinham o dobro de probabilidade em relação aos médicos formados no país de trabalhar em ambientes psiquiátricos públicos (42% contra 22%), e lidavam com o dobro de pacientes com psicose (20% contra 11%). Os formados no exterior são, portanto, a espinha dorsal da psiquiatria pública americana, e sem eles o desastre da desinstitucionalização teria sido pior ainda.

No lado positivo, alguns médicos formados no exterior estão entre os psiquiatras mais dedicados e competentes que conheço. No lado negativo, há outros médicos estrangeiros que variam de medíocres a incompetentes. As duas escolas estrangeiras de medicina que contribuíram com maior número de psiquiatras para os hospitais públicos americanos tiveram ambas notas muito baixas no exame do Conselho de Educação para Médicos Formados no Exterior [*Education Council for Foreign Medical Graduates*, ECFMG]. Alguns desses médicos não passaram nos exames básicos para habilitação e receberam isenções especiais do estado para trabalhar apenas em instituições públicas. Em essência, o estado está dizendo que não os considera competentes para trabalhar em consultórios particulares tratando daqueles que estão "bem de saúde, mas preocupados com ela", e que irá aceitá-los para que tratem dos que estão doentes de fato em hospitais públicos.

O aspecto mais perturbador de utilizar grande número de médicos estrangeiros para tratar de pacientes com esquizofrenia é a inevitável dificuldade de comunicação. A aptidão na linguagem verbal é apenas parte do problema; além dela, há vários outros níveis de comunicação, que envolvem linguagem não verbal, ideais e valores compartilhados e outros componentes daquilo que chamamos cultura. A comunicação entre um psiquiatra e uma pessoa com esquizofrenia já é suficientemente difícil quando eles compartilham uma língua e uma cultura; quando não compartilham, então, a comunicação torna-se praticamente impossível. Os delírios precisam ser avaliados no contexto da cultura do paciente. Afetos que podem parecer adequados dentro de um contexto cultural mostram-se às vezes inadequados em outro. A avaliação de alterações sutis de pensamento pressupõe um domínio total das expressões e metáforas de uma língua. Um psiquiatra, por exemplo, solicitou que se aumentasse a dose da medicação para uma paciente que se queixava de "borboletas no estômago".[6] Outro psiquiatra usou como evidência de que uma paciente tinha delírios o fato de ela ter falado que "bebês vinham das aves". Um psicólogo da sua equipe até quis esclarecer e comentou: "Ela estava se referindo às cegonhas, certo?" "Sim, deve ser isso", exclamou o psiquiatra. "Mas não é uma loucura?" Outro psiquiatra formado no exterior foi visto perguntando a um paciente em uma entrevista de diagnóstico o sentido do seguinte provérbio: "O que significa: Um ponto de costura dado na hora não junta musgo?".[7] Perguntas insensatas como essas não inspiram confiança, nem ajudam a clarear o pensamento de uma pessoa com esquizofrenia.

E quanto a recorrer a não médicos para tratar da esquizofrenia? Na realidade, psicólogos, enfermeiros/as, assistentes sociais, gestores de casos, especialistas em reabilitação e outros não médicos já tratam regularmente de pessoas com esquizofrenia, e muitas vezes são o contato mais habitual que elas têm dentro da equipe de tratamento. Não é incomum ter um médico na equipe que cuide apenas de gerenciar

---

[6] *Butterflies in the stomach* não deve ser interpretado no sentido literal, pois constitui uma expressão idiomática em inglês, que significa "ficar nervoso, ansioso, diante da expectativa de algo", o que muitas vezes se manifesta como uma sensação no estômago, uma espécie de comichão ou "friozinho na barriga". (N.T.)

[7] Um recurso usual no diagnóstico de esquizofrenia é testar a capacidade de pensamento abstrato de um paciente por meio de provérbios. Mas o psiquiatra usou para isso a frase "*A stitch in time, gathers no moss*", que na verdade é uma junção despropositada de dois provérbios bem conhecidos em inglês – *A stitch in time saves nine* ["Um ponto de costura dado na hora evita ter que dar nove depois", no sentido de que intervir prontamente evita danos maiores] e *A rolling stone gathers no moss* ["Pedras que rolam não juntam musgo", no sentido de que quem muda muito nunca fica empacado ou nunca se assenta na vida]. (N.T.)

a medicação e desempenhe um papel relativamente restrito no plano geral de tratamento.

O outro aspecto de recorrer a não médicos para tratar a esquizofrenia é usá-los para prescrever medicação. Em muitos estados americanos, assistentes de médicos e enfermeiros/as já estão autorizados a prescrever medicação. Também os psicólogos estão autorizados agora a prescrever no Havaí, Novo México e Louisiana, e fazendo lobby para obter privilégios similares em outros estados; isso enfrenta vigorosa oposição por parte dos psiquiatras, como seria de esperar. Mas com treinamento adequado no uso de medicações e uma supervisão adequada, qualquer desses grupos de não médicos pode tratar com competência de casos rotineiros de esquizofrenia, desde que encaminhem os diagnósticos difíceis ou os problemas terapêuticos ao psiquiatra encarregado da supervisão. É extremamente difícil atrair psiquiatras para trabalhar em hospitais psiquiátricos ou clínicas do estado, ou em áreas rurais. A utilização desses grupos de não médicos, portanto, é uma solução razoável para a crônica escassez de psiquiatras nesses ambientes.

Uma última advertência para aqueles que procuram um bom médico para tratar de esquizofrenia. Médicos são seres humanos e, por isso, abrangem uma ampla gama de tipos de personalidade. Ao longo da profissão médica podemos encontrar alguns profissionais desonestos, com problemas mentais, dependentes de álcool ou drogas, sociopatas, ou que tenham uma combinação desses aspectos. Tenho a sensação de que a psiquiatria atrai mais do que a sua cota razoável desse tipo de médicos, com frequência porque seu interesse pela profissão foi despertado pelas próprias aberrações mentais. Portanto, não se deve partir de uma suposição cega de que os médicos que tratam de pessoas com esquizofrenia estejam eles mesmos acima de qualquer suspeita. Se um médico lhe parecer esquisito, passe logo para outro, pois, de fato, há algumas aves estranhas fazendo parte do aviário da psiquiatria.

O QUE É UM PROCEDIMENTO DE DIAGNÓSTICO ADEQUADO?

Em seus estágios plenamente desenvolvidos, a maior parte dos casos de esquizofrenia não é difícil de diagnosticar. Alucinações auditivas e/ou pensamentos delirantes estão entre os sintomas mais comuns e mais proeminentes, e mais de três quartos de todos os pacientes têm um ou outro. Vários tipos de alterações de pensamento tornam-se evidentes em meras conversas (por exemplo, o pensamento pode sofrer um bloqueio) ou quando se pede que o paciente diga o significado de algum provérbio (incapacidade de pensar de maneira abstrata). As emoções podem ficar embotadas ou se mostrarem inadequadas, e o comportamento do indivíduo pode variar de incomum a catatônico e bizarro.

Para uma pessoa com sintomas de esquizofrenia que está doente pela primeira vez, que tipo de testes de diagnóstico e procedimentos são apropriados? A maioria dos hospitais psiquiátricos públicos, e muitos dos particulares, empregam procedimentos diagnósticos superficiais, e sem dúvida alguns pacientes são diagnosticados com esquizofrenia quando na verdade têm as doenças descritas no Capítulo 3. Diante disso, o que deve ser feito em termos diagnósticos para maximizar a probabilidade de identificar todas as doenças potencialmente reversíveis que possam estar mascaradas como esquizofrenia? O procedimento diagnóstico a seguir mostra o que eu pessoalmente gostaria que acontecesse se eu mesmo ou um membro da minha família fosse internado pela primeira vez em um hospital com sintomas de esquizofrenia.

HISTÓRICO E EXAME DA CONDIÇÃO MENTAL: Essas são etapas de rotina em todas as internações psiquiátricas, mas muitas vezes são cumpridas de modo incompleto. Deve-se perguntar especificamente a respeito de alucinações visuais, dores de cabeça e lesão recente na cabeça. Uma revisão geral dos sistemas orgânicos, além do sistema nervoso central, pode ajudar no diagnóstico diferencial entre doenças clínicas gerais e a esquizofrenia (dores abdominais sugerindo porfiria intermitente aguda; ou incontinência urinária sugerindo hidrocefalia de pressão normal). Talvez a pergunta isolada mais importante que o médico que examina pode fazer seja: "Que drogas você andou tomando?" É uma questão com duas vertentes, feita para obter informação a respeito de uso de drogas de rua, que podem estar produzindo ou exacerbando os sintomas psiquiátricos, e também de drogas prescritas, que podem estar produzindo sintomas psiquiátricos como efeito colateral (ver Capítulo 3). Considerando que pacientes agudamente psicóticos muitas vezes não são capazes de fornecer um histórico coerente, membros da família e amigos têm um papel essencial em prover as informações necessárias.

EXAMES FÍSICOS E NEUROLÓGICOS: Estes também costumam ser feitos de modo apenas superficial, e a consequência é que muitas doenças médicas e neurológicas deixam de ser detectadas. Um exame neurológico cuidadoso de pacientes com esquizofrenia irá detectar anormalidades em um bom número deles (ver Capítulo 5). Uma parte útil do exame neurológico, que pode ser ensinada a não médicos que precisem investigar pacientes psiquiátricos, consiste em uma série de testes com papel e lápis, do tipo "escreva uma frase" e "desenhe um relógio"; como o Dr. Robert Taylor descreveu em *Psychological Masquerade: Distinguishing Psychological from Organic Disorders* [*Mascaramento psicológico: Como distinguir os transtornos psicológicos dos orgânicos*], tais testes podem ajudar a identificar pacientes com outras doenças cerebrais, como tumores no cérebro ou doença de Huntington, que às vezes apresentam de início sintomas similares aos da esquizofrenia.

EXAMES LABORATORIAIS BÁSICOS – CONTAGEM DE CÉLULAS SANGUÍNEAS, EXAME TOXICOLÓGICO, URINÁLISE: Estes também são exames de rotina, mas alguns resultados anormais às vezes passam despercebidos ou não são acompanhados. A contagem de células sanguíneas pode levar a achados inesperados, sugestivos de doenças como anemia perniciosa, AIDS ou intoxicação por chumbo. O exame toxicológico hoje é comum e reúne diferentes testes feitos numa única amostra de sangue. Existem também exames laboratoriais para detectar desequilíbrios endócrinos ou metabólicos. Se o teste de função da tireoide não estiver incluído na varredura de rotina do sangue, deve ser solicitado à parte. Um teste de rotina para sífilis também deve ser feito. A urinálise deve incluir testes toxicológicos para detectar drogas de rua na urina. Um algoritmo diagnóstico útil e de baixo custo para detectar doenças físicas em pacientes psiquiátricos foi desenvolvido pelo Dr. Harold Sox e colegas. Também é útil nessa hora obter um eletrocardiograma (ECG) de base; como algumas drogas usadas para tratar esquizofrenia afetam o coração, ter um ECG de base já feito antes de iniciar a medicação pode ser útil em futuras avaliações desses efeitos colaterais.

TESTES PSICOLÓGICOS: A escolha dos testes psicológicos varia conforme o hospital e depende do psicólogo. Esses testes podem ser extremamente úteis para elaborar o diagnóstico de esquizofrenia em casos iniciais ou com sintomatologia branda, e também podem servir para o examinador se afastar do diagnóstico de esquizofrenia em direção a outras doenças cerebrais. Pacientes muito agitados podem não ser capazes de se concentrar o tempo suficiente para fazer os testes psicológicos.

IRMs: Imagens de ressonância magnética (IRMs) estão agora amplamente disponíveis e, com os avanços em tecnologia, devem se tornar menos caras. A tomografia computadorizada (TC) também pode ser usada caso não haja disponibilidade de IRMs, mas é bem menos sensível para detectar a maioria das patologias cerebrais. Muitos psiquiatras, embora não todos, acreditam que se deve fazer uma IRM em todo indivíduo que apresente psicose pela primeira vez. Entre as doenças que simulam a esquizofrenia e são detectáveis por IRMs estão tumores cerebrais, doença de Huntington, doença de Wilson, leucodistrofia metacromática, sarcoidose, hematomas subdurais, doença de Kuf, encefalite viral e estenose aquedutal. Em pessoas que têm sintomas de esquizofrenia há vários anos, uma IRM talvez não se justifique do ponto de vista do diagnóstico, pois as doenças que o procedimento é capaz de detectar já teriam ficado evidentes ao longo dos anos por outros sinais ou sintomas.

PUNÇÃO LOMBAR: Apesar do estereótipo em contrário, as punções lombares são procedimentos simples, que produzem desconforto pouco maior que o de uma coleta de sangue. O fluido cerebroespinhal é retirado por meio de uma agulha na parte lombar; como esta região está conectada aos canais de fluido no cérebro, o exame do fluido cerebroespinhal costuma prover indicações (por exemplo, anticorpos de vírus) a respeito de eventos no cérebro. As punções lombares são rotineiras no diagnóstico de doenças do cérebro, como esclerose múltipla, e provavelmente no futuro serão rotineiras também para a esquizofrenia. Conseguem detectar uma variedade de condições, especialmente doenças virais do sistema nervoso central. Seu uso é indicado em pacientes internados com um primeiro episódio de esquizofrenia nas seguintes situações:

INDICAÇÕES PARA PUNÇÃO LOMBAR NOS PRIMEIROS EPISÓDIOS DE ESQUIZOFRENIA

1 Pacientes se queixam de dor de cabeça (20% o fazem) ou de rigidez do pescoço, com náuseas ou febre.

2 Rápida instauração de sintomas psicóticos.

3 Flutuações na orientação do paciente (por exemplo, um dia ele sabe onde está e no dia seguinte não sabe mais).

4 Alucinações visuais ou olfativas.

5 Sinais ou sintomas neurológicos que sugerem uma doença do sistema nervoso central diversa da esquizofrenia (como nistagmo dos olhos, quando o olhar se move rapidamente de um lado a outro).

6 Concorrência ou histórico recente de gripe ou febre.

Punções lombares em pacientes com esquizofrenia são relativamente isentas de efeitos colaterais, já que as pessoas com esquizofrenia são especialmente imunes a dores de cabeça pós-punções lombares, comuns em cerca de um terço das pessoas que não têm esquizofrenia. A utilidade do uso diagnóstico rotineiro da punção lombar e dos scans de TC foi ilustrado por um estudo alemão com 130 pacientes recém-internados com sintomas de esquizofrenia; foram encontrados 12 casos de doenças neurológicas entre os 130 pacientes, dos quais três casos eram de encefalite por AIDS, dois de encefalite causada por outros vírus, dois casos de sífilis cerebral, um caso de doença de Lyme e um caso de esclerose múltipla.

ELETROENCEFALOGRAMA (EEG): As indicações para um EEG são quase idênticas às das punções lombares, e na verdade ambos costumam ser solicitados juntos. Pessoalmente, acredito que a punção lombar e o EEG devem ser de rotina no procedimento diagnóstico de qualquer jovem adulto que tenha sintomas de psicose pela primeira vez. Deve-se solicitar um EEG sempre que houver histórico de meningite ou encefalite, complicações de parto ou lesão grave na cabeça; é um exame obrigatório para qualquer paciente que tenha tido ataques episódicos de psicose de instauração repentina. Um EEG pode detectar epilepsia do lobo temporal, que às vezes apresenta sintomas similares aos da esquizofrenia.

Para ser mais útil, o EEG deve usar cabos nasofaríngeos (colocam-se eletrodos na boca e no couro cabeludo) e ser feito depois que a pessoa ficou acordada a noite inteira (privação de sono); são apreciáveis as compensações diagnósticas desse tipo mais sofisticado de EEG. Os EEGs são procedimentos totalmente inofensivos, que simplesmente medem os impulsos elétricos do cérebro; não há registro de efeitos colaterais ou danos de nenhum tipo.

OUTROS TESTES: Podem ser indicados outros testes diagnósticos para achados específicos, mas não fazem parte da rotina. Os scans cerebrais mais recentes são feitos de várias maneiras (scans funcionais de IRM, scans PET), mas seu uso ainda é restrito a propósitos de pesquisa. Há um tempo, o teste de supressão de dexametasona (*dexamethasone suppression test*, DST) era considerado útil para diferenciar certos tipos de pacientes, mas isso não foi comprovado. À medida que a tecnologia avança, o procedimento diagnóstico da esquizofrenia torna-se cada vez mais complexo e sofisticado.

MARCADORES DE INFLAMAÇÃO: O acréscimo mais recente a um procedimento diagnóstico completo para esquizofrenia são os marcadores de inflamação. Como discutido no Capítulo 5, acumulou-se evidência de que muitos indivíduos com esquizofrenia e outros tipos de psicose têm elevação dos marcadores de inflamação em seu sangue e em seu fluido cerebroespinhal. Como já se está coletando sangue do paciente para outros testes diagnósticos, parece razoável usá-lo também para avaliar a inflamação. Atualmente, o marcador inflamatório mais fácil de avaliar é a proteína C-reativa (*C-reactive protein*, CRP), pois é usada também pelos médicos para avaliar a inflamação em condições cardíacas e de outro tipo. Portanto, está acessível na maioria dos laboratórios e dá uma medida da inflamação geral. Se a CRP estiver elevada de modo significativo, pode sugerir que se acrescente uma medicação anti-inflamatória, como descrito no Capítulo 7. É provável que, num futuro próximo, tenhamos uma bateria de marcadores inflamatórios sendo medida rotineiramente em indivíduos com psicose de primeira instauração, incluindo a medição das citocinas, mas de momento ainda se desconhece a identidade dos marcadores mais úteis.

HOSPITALIZAÇÃO: VOLUNTÁRIA E INVOLUNTÁRIA

Na maioria dos casos, pessoas *agudamente* doentes de esquizofrenia precisam ser hospitalizadas. Essa hospitalização cumpre vários propósitos. O mais importante é que permite aos profissionais de saúde mental observar a pessoa em um ambiente controlado. É possível então fazer testes de laboratório para excluir outras condições médicas que poderiam estar causando os sintomas, realizar testes psicológicos e iniciar a medicação em um ambiente no qual uma equipe treinada pode verificar se há efeitos colaterais. Além disso, a hospitalização costuma oferecer à família um alívio dos últimos dias e noites, que podem ter sido angustiantes até levar à forma aguda da doença.

A hospitalização também costuma ser necessária para proteger os próprios pacientes. Alguns podem tentar se machucar ou agredir os outros em razão de sua doença (por exemplo, quando as vozes que ouvem mandam fazer isso). Ben Silcock, um jovem com esquizofrenia, que durante um episódio agudo de psicose saltou dentro do recinto dos leões no zoológico de Londres e quase foi morto, descreveu isso da seguinte forma: "O hospital se torna um bom lugar para você ficar; porque depois de ter sido tão abalado é vital estar em uma situação em que exista alguma proteção". Por isso, a maioria dos hospitais dispõe de uma ala de segurança para pacientes agudamente agitados, e seu uso é muitas vezes necessário. Mesmo em um ambiente controlado, a pessoa às vezes pode se mostrar perigosa e exigir restrições adicionais. Entre elas, restrições nos pulsos ou nos tornozelos (geralmente feitas de couro), uma jaqueta especial que mantenha os braços colados ao corpo (a famosa camisa de força do folclore popular), ou uma sala de reclusão. Nenhuma dessas medidas deve ser necessária por mais que umas poucas horas quando a pessoa está sendo corretamente medicada. Hoje está na moda condenar essas alas de segurança e o uso de restrições, consideradas medidas "bárbaras" e antiquadas; as pessoas que fazem essas declarações geralmente nunca tiveram que se defrontar com a tarefa de prover cuidados a pessoas com esquizofrenia aguda. Algum dia poderemos contar com medicações de efeito instantâneo em pacientes agudamente perturbados, e então as restrições não serão mais necessárias, mas ainda não chegamos a esse nirvana.

A hospitalização oferece benefícios suplementares a pessoas com esquizofrenia. Unidades psiquiátricas de bom funcionamento promovem reuniões de pacientes; isso permite que cada um veja que a sua experiência não é única. Terapia ocupacional, atividades recreativas e outras formas de interação em grupo cumprem a mesma função. Para alguém que tenha ficado agudamente doente e experimentado muitos dos distúrbios, como os descritos no Capítulo 1, pode ser um alívio saber que outras pessoas também tiveram essa experiência. No entanto, nenhuma dessas atividades descritas oferecerá muito benefício a não ser que a pessoa esteja sendo também adequadamente medicada para aliviar seus sintomas agudos.

Há diferentes tipos de hospitais onde as pessoas podem tratar a esquizofrenia. Hospitais psiquiátricos públicos eram os mais usados no passado, mas, nos Estados Unidos, isso mudou drasticamente. O que impulsionou esse descarte dos hospitais psiquiátricos públicos, como veremos no Capítulo 13, foi a decisão federal de excluir a Institution for Mental Disease (IMD) do sistema Medicaid, que não dá cobertura federal aos estados para a maioria dos pacientes de hospitais públicos. Os estados então fecham os hospitais públicos e forçam os pacientes a procurar internação em hospitais gerais e em outras instalações "semi-hospitalares", que têm direito ao reembolso do Medicaid federal. Isso na prática tira o ônus fiscal dos governos estaduais e o coloca no governo federal.

Esse jogo das cadeiras que se faz com os leitos psiquiátricos pode ser bom para os estados do ponto de vista econômico, mas não é necessariamente bom para os pacientes em termos clínicos. Muitos hospitais gerais não têm equipes capazes de cuidar de indivíduos agudamente doentes com esquizofrenia, o que previsivelmente tem consequências desfavoráveis. Os cuidados em hospitais particulares também variam muito, de muito bons a péssimos; muitos hospitais particulares, administrados por redes hospitalares calcadas no lucro, são famosos por manter os pacientes pela maior extensão de tempo possível que seus planos de saúde permitam, para então declará-los em boa forma e dispensá-los sumariamente. Um estudo de 2002 comparando unidades de internação psiquiátrica com foco no lucro e outras não calcadas nele descobriu que estas últimas eram superiores em praticamente todos os aspectos de cuidados psiquiátricos.

Ao procurar um hospital para alguém com esquizofrenia, escolha com cuidado. De longe, o fator mais importante é a competência do psiquiatra que irá tratá-lo. Hospitais públicos, hospitais gerais, universitários e particulares, todos podem variar de muito bons a muito ruins. Em contraste com o que ocorre com a maioria das demais doenças, quando se trata de esquizofrenia, o fato de pagar mais não garante necessariamente que você obtenha os melhores cuidados.

Um aspecto da hospitalização que mudou bastante nos últimos anos é sua extensão. No passado, hospitalizações por esquizofrenia eram geralmente medidas em semanas ou mesmo meses. No entanto, nos Estados Unidos, por pressão da gestão dos cuidados e das companhias de seguro médico, a duração média da estadia diminuiu drasticamente e é agora medida em dias. Em 1993, a estadia média em hospital para cuidados psiquiátricos agudos era de 13 dias, mas por volta de 2009 havia caído para nove. Isso se tornou um tremendo problema tanto para os pacientes quanto para as suas famílias, pois é comum que os pacientes sejam dispensados prematuramente.

Num cenário ideal, as pessoas com esquizofrenia reconheceriam quando estivessem ficando doentes e então iriam voluntariamente procurar tratamento para sua doença. Infelizmente, como descrito no Capítulo 1, não costuma ser assim. A esquizofrenia é uma doença do cérebro, o órgão do corpo que tem a responsabilidade de reconhecer a doença e a necessidade de tratamento – isto é, o próprio órgão que está doente. Dessa circunstância desafortunada surge a necessidade frequente de algumas pessoas precisarem ser colocadas em tratamento psiquiátrico contra a sua vontade. A internação compulsória será discutida a seguir, e o tratamento ambulatorial, outra forma menos restritiva de tratamento assistido, no Capítulo 9.

Nos Estados Unidos, todas as leis que governam a internação de pacientes psiquiátricos são estatais, e não federais. Portanto, variam conforme o estado, especialmente as leis que regem as internações de longo prazo. Entre 1970 e 1980, houve um amplo movimento para mudar essas leis estatais e tornar mais difícil a hospitalização involuntária de indivíduos com doenças psiquiátricas. Como consequência desse movimento, em muitos estados ficou quase impossível hospitalizar um indivíduo com esquizofrenia, a não ser que a pessoa mostrasse ser um perigo imediato para si ou para os outros. Os problemas criados com essas leis rigorosas despertaram um sentimento crescente de que é preciso modificar as leis, para que essas pessoas possam ser compulsoriamente hospitalizadas e tratadas.

Legalmente, há dois argumentos para a internação de pacientes mentais. O primeiro é o chamado *parens patriae,* isto é, o direito do estado de agir como pai e proteger a pessoa incapacitada; ele se origina da crença de que o rei era o pai de todos os seus súditos. Isso pode ser invocado quando a pessoa está tão incapacitada que não reconhece a própria necessidade de tratamento ou não consegue prover as próprias necessidades básicas em razão dos sintomas de sua doença. A segunda justificativa legal para a internação é o direito do estado de proteger outras pessoas de alguém que se mostra perigoso. É usada com pessoas que, por sua doença mental, colocam em risco as demais.

Existem também dois tipos de internação – a emergencial e a de longo prazo. O propósito básico das leis sobre internação é, quando apropriado, colocar em tratamento pessoas que estão psiquiatricamente doentes, a fim de oferecer-lhes os cuidados necessários e evitar que promovam danos a si mesmas e aos outros.

Talvez a variável mais importante para definir o quanto é fácil ou difícil obter uma autorização para internação para tratamento de uma pessoa mentalmente doente seja o juiz específico que estará envolvido e os padrões locais da comunidade. Como os advogados sabem muito bem, as leis são escritas de um jeito, mas podem ser interpretadas de vários, e isso vale especialmente para as leis sobre internação psiquiátrica. Assim, no mesmo estado um juiz pode interpretar a periculosidade de maneira muito mais rigorosa que outro. Similarmente, o que para um juiz é "uma prova clara e convincente" pode não ser minimamente persuasivo para outro. Os padrões da comunidade também variam, e algumas delas são mais inclinadas a "prender todos esses malucos", enquanto outras no mesmo estado podem se mostrar relutantes a internar pessoas a não ser que tenham cometido um ato perigoso. Também é importante levar em consideração os acontecimentos recentes que influenciam o pensamento da comunidade em questão. Por exemplo, se o jornal local acaba de reportar que um ex-paciente psiquiátrico foi acusado de assassinato, pode haver a tendência de internar qualquer um que apresente sintomas agudos. Se, ao contrário, o jornal local está fazendo uma reportagem sobre as péssimas condições do hospital público, a tendência será não internar ninguém, exceto quando absolutamente imprescindível.

Há muitas histórias horríveis de pessoas claramente psicóticas que não puderam ser colocadas compulsoriamente sob tratamento em razão da interpretação rigorosa dada à "periculosidade em relação a si e aos outros" por aqueles que aplicam as leis. Em 1984, no Distrito de Columbia, examinei pessoalmente uma mulher moradora de rua que estava ostensivamente alucinada e andava pela cidade com um machado na mão; a polícia se recusou a levá-la a um hospital para uma possível internação alegando que ela *ainda* não havia cometido nenhum ato que demonstrasse periculosidade. No Wisconsin, "um homem montou uma barricada na própria casa e sentou com um rifle no colo, murmurando 'mate, mate, mate'. Um juiz deliberou que o homem não estava ostensivamente violento o suficiente para qualificar-se para uma internação compulsória".

Em outra audiência de internação no estado de Wisconsin, um homem com esquizofrenia, já com mutismo e recusando-se a comer ou tomar banho, foi visto comendo fezes enquanto estava detido na cadeia. Acabou sendo solto, porque tal comportamento não foi qualificado como perigoso. O diálogo na audiência de internação continha o seguinte trecho:

> Defensor público: – Doutor, será que um indivíduo comer matéria fecal uma única vez coloca-o em sério risco de promover dano a si mesmo?
> Médico: – Bem, obviamente não se trata de material comestível. Contém elementos considerados danosos ou desnecessários.
>
> Defensor público: – Mas, doutor, o senhor pode assegurar que o consumo de tal material em uma única ocasião produzirá dano a uma pessoa?
> Médico: – Certamente não poderia, por se tratar de uma ocasião apenas.
>
> O defensor público então rejeitou a ação, alegando que o paciente não estava em risco iminente de dano físico ou morte, e o caso não seguiu adiante.

São decisões legais absurdas e desumanas como essas que estimularam um movimento continuado para ampliar as bases em favor da internação compulsória. O estado de Washington foi um dos primeiros a adotar essa linha em 1979, e desde então foi seguido por vários outros. Atualmente, cerca de metade dos estados americanos incorpora de alguma forma a necessidade de tratamento ou a deterioração das condições clínicas como critério para o tratamento compulsório.

Em 1983, a Associação Americana de Psiquiatria propôs um modelo de estatuto que permite que pessoas psiquiatricamente doentes sejam colocadas em tratamento caso seu comportamento indique "significativa deterioração" de sua condição psiquiátrica e se estiverem claramente em necessidade de tratamento. Acredito que seja um bom modelo para leis estaduais. Ele permite tratar de um paciente em recaída *antes* que tenha que demonstrar periculosidade. Esperar que aqueles afligidos por doença mental grave só sejam tratados quando começarem a se tornar perigosos, a si mesmos ou aos outros, é garantir que muitos deles se tornem perigosos. Até mesmo alguns tribunais reconheceram a importância e a validade desses critérios. Em 1998, a Suprema Corte de Washington observou que o estado tem legítimo interesse em "proteger a comunidade dos doentes mentais perigosos e prover cuidados àqueles que se mostrem incapazes de proteger a si mesmos". Do mesmo modo, em 2002 o estado de Wisconsin apoiou a necessidade de critérios de tratamento em seu "Quinto Padrão" ["Fifth Standard"].

A família pode também se informar sobre os tipos de provas necessários e aceitos para provar a periculosidade. Por exemplo, será que as ameaças a outras pessoas são suficientes, ou a pessoa precisa ter de fato machucado alguém? A resposta depende do que diz a lei de seu estado e de como ela é aplicada. As famílias geralmente podem testemunhar na audiência de internação, caso desejem. O conhecimento que elas tiverem do tipo de prova que é necessário apresentar com frequência determina se a pessoa com esquizofrenia obterá ou não o tratamento que precisa receber. Mesmo em estados que tenham uma legislação de tratamento mais humana e progressista, as famílias precisam ser persistentes e exigir que seus entes queridos recebam todos os cuidados a que tenham direito pela legislação do estado. Na realidade, muitos membros de famílias que têm alguém com esquizofrenia acabam se tornando advogados amadores a fim de poder sobreviver!

As consequências a longo prazo de hospitalizar compulsoriamente uma pessoa com esquizofrenia são muito variáveis. Num dos extremos do espectro, estão indivíduos que após uma hospitalização involuntária se recusam a ter contato com suas famílias. Alguns podem até fugir de casa. Os grupos mais radicais dos chamados "sobreviventes psiquiátricos" parecem ser formados basicamente por indivíduos que foram uma vez hospitalizados involuntariamente e que depois decidiram transformar seu ressentimento em uma carreira. Tais indivíduos fizeram de sua doença a sua identidade.

No outro extremo do espectro, estão aqueles que olham retrospectivamente para a sua hospitalização compulsória de maneira positiva, por tê-los colocado em tratamento. Em um dos poucos estudos realizados sobre essa questão, o Dr. John Kane e seus colegas em Nova York entrevistaram 35 pacientes internados compulsoriamente, tanto logo após sua internação como assim que foram liberados, cerca de dois meses mais tarde. Concluíram que a maioria dos pacientes havia tido "importantes mudanças no sentido de reconhecer a necessidade original de um tratamento involuntário". A maior parte dos outros estudos sobre o assunto reportou resultados similares. Participei pessoalmente de uma audiência de internação compulsória na qual uma mulher com esquizofrenia disse à filha, que testemunhava em favor da internação, que nunca mais iria falar com ela; um ano mais tarde, já tomando medicação e em completa remissão, a mulher expressou profunda gratidão à filha por ter sido o único membro da família com coragem de providenciar-lhe o tratamento que ela precisava.

ALTERNATIVAS À HOSPITALIZAÇÃO

A hospitalização costuma ser necessária para pacientes com esquizofrenia que adoecem pela primeira vez, pelas razões descritas acima. Para aqueles que já foram claramente diagnosticados e que têm uma recaída (com frequência porque pararam com a medicação), a hospitalização pode às vezes ser evitada. Há várias alternativas. Uma delas é o uso de medicação injetável em um pronto-socorro ou clínica. Um médico competente pode reduzir drasticamente os sintomas psicóticos, em cerca de metade dos pacientes com esquizofrenia, num prazo de 6 a 8 horas, permitindo que a pessoa volte para casa. Um problema com essa técnica, no entanto, é que muitas vezes os membros da família estão tão esgotados com o comportamento recente da pessoa que são *eles* que precisam de um descanso, e compreensivelmente não estão dispostos a aceitar que a pessoa volte para casa tão cedo.

Outra alternativa cada vez mais popular à hospitalização é o uso de equipes móveis de tratamento, que vão até a casa do indivíduo, avaliam a situação e geralmente iniciam o tratamento ali mesmo. Isso pode diminuir o uso da hospitalização, mas só será eficaz se houver também um acompanhamento competente e coordenado.

Outra alternativa é tratar o paciente em casa, usando enfermeiros da saúde pública ou, raramente, médicos que fazem visitas domiciliares. Essa técnica é usada com frequência bem maior na Inglaterra, com aparente sucesso.

Ela também mostrou-se viável em um estudo de 1967, realizado em Louisville, Kentucky, pelo Dr. Benjamin Pasamanick e seus colegas, que concluíram que "a combinação de terapia por medicação e visitas domiciliares de enfermeiros da saúde pública é *eficaz* em prevenir a hospitalização, e que o *home care* é no mínimo tão bom como método de tratamento quanto a hospitalização, por todos os critérios, e talvez até superior". Utilizei pessoalmente esse método uma vez, quando trabalhei em uma aldeia rural e a família expressou o desejo de manter a pessoa em casa, se possível; exigiu-me fazer duas visitas diárias para dar injeções, durante uma semana, mas foi bem-sucedido.

O uso de hospitalização parcial é outra boa alternativa. Hospitais-dia, nos quais o paciente fica no hospital o dia inteiro e volta para casa à noite, e hospitais-noite, aos quais o paciente vai apenas para dormir, podem ser eficazes em casos específicos. Como custam menos que a hospitalização plena, podem ser úteis quando disponíveis. Geralmente são filiados a uma instituição de período integral. Infelizmente, ambos são muito menos difundidos do que deveriam nos Estados Unidos.

LEITURAS ADICIONAIS RECOMENDADAS

CADET, J. L.; RICKLER, K. C.; WEINBERGER, D. R. The Clinical Neurologic Examination in Schizophrenia. In: NASRALLAH,

H. M.; WEINBERGER, D. R. (Ed.). *The Neurology of Schizophrenia*. Amsterdã: Elsevier, 1986.

GARFIELD, R. L. *et al*. The Impact of National Health Care Reform on Adults with Severe Mental Disorders. *American Journal of Psychiatry*, v. 168, p. 486–494, 2011.

GOLDMAN, H. H. Will Health Insurance Reform in the United States Help People with Schizophrenia? *Schizophrenia Bulletin*, v. 36, p. 893–894, 2010.

STEVENS, A. *et al*. Pilot Study of Televideo Psychiatric Assessments in an Underserviced Community. *American Journal of Psychiatry*, v. 156, p. 783–785, 1999.

TAYLOR, R. *Psychological Masquerade*: Distinguishing Psychological from Organic Disorders. Nova York: Springer Publishing, 2007.

CAPÍTULO 7
O tratamento da esquizofrenia: medicação e outros

"A loucura, como a chuva, cai sobre os maus e os bons, e embora seja para sempre um infortúnio pavoroso, não deve haver nela mais pecado ou vergonha do que num calafrio de malária ou numa febre."

Interno do Glasgow Royal Asylum, 1860

Fármacos são o tratamento mais importante para esquizofrenia, e o mais importante também para muitas doenças físicas. Os fármacos não *curam*; em vez disso, *controlam* os sintomas da esquizofrenia – como o fazem com os sintomas do diabetes. Os medicamentos que usamos agora para tratar da esquizofrenia estão longe de ser perfeitos, mas funcionam na maioria das pessoas que têm a doença, desde que sejam de fato tomados e usados corretamente.

Os principais medicamentos usados para tratar a esquizofrenia costumam ser chamados de antipsicóticos. Também têm sido chamados de neurolépticos e tranquilizantes, mas o melhor termo é antipsicóticos, porque descreve seu propósito. O primeiro antipsicótico foi a clorpromazina (nome genérico), com nomes comerciais como Thorazine [no Brasil, Amplictil], Largactil e outros. (A partir de agora, os nomes comerciais aparecerão com inicial maiúscula e entre parênteses.) A clorpromazina foi descoberta na França, por acaso, em 1952.

OS ANTIPSICÓTICOS FUNCIONAM?

A eficácia dos antipsicóticos está bem estabelecida. Eles são especialmente eficazes contra os chamados sintomas positivos da esquizofrenia, mas têm eficácia mínima contra os sintomas negativos ou cognitivos. Em média, para pacientes que experimentam o primeiro episódio de psicose, 70% dos que tomam antipsicóticos têm melhora significativa, 20% têm melhora discreta e 10% não apresentam nenhuma melhora. Cabe lembrar que, antes da descoberta dos antipsicóticos, muitos pacientes com esquizofrenia passavam a maior parte da vida em um hospital. Se os antipsicóticos são tomados regularmente, reduzem de modo acentuado as probabilidades de recaída e reinternação. Por exemplo, no distante ano de 1975, o Dr. John Davis revisou 24 estudos de indivíduos que tomavam antipsicóticos e reportou que aqueles que tomavam sua medicação regularmente tinham apenas metade do risco de recaída em relação aos que não tomavam. Em 2012, Stefan Leucht *et al.* revisaram 65 estudos e reportaram que, ao final de um ano, haviam tido recaídas 27% dos indivíduos com esquizofrenia que tomavam antipsicóticos e 64% dos que não tomavam. O que isso quer dizer é que tomar os fármacos não garante que a pessoa *não* voltará a ficar doente, e que *não* tomar os fármacos tampouco define que a pessoa *irá* ficar doente, mas que tomar o medicamento melhora de modo significativo as probabilidades de não haver uma recaída. A eficácia dos antipsicóticos é mais ou menos a mesma da maioria dos medicamentos usados na clínica geral. Existe também alguma evidência de que os antipsicóticos melhoram os sintomas neurológicos que costumam acompanhar a doença, como foi descrito no Capítulo 5.

Obviamente, os antipsicóticos só funcionam quando a pessoa com esquizofrenia efetivamente os toma. Estudos nos Estados Unidos indicam que "cerca de 40% dos entrevistados com esquizofrenia reportaram não ter recebido nenhum tratamento de saúde mental nos 6–12 meses precedentes". Dois grandes estudos na Europa reportaram recentemente que os indivíduos com esquizofrenia que não tomam antipsicóticos morrem mais cedo que aqueles que tomam essa medicação. Portanto, nossa falha em tratar indivíduos com essa doença pode ser uma explicação para a alta mortalidade prematura observada na esquizofrenia, como discutido no Capítulo 4.

Apesar de saber que os antipsicóticos funcionam, não sabemos com precisão *como* eles funcionam. Sabemos que drogas antipsicóticas agem, sobretudo, sobre os receptores dopaminérgicos do cérebro. Mais tarde, ficou claro que alguns antipsicóticos agem também em outros receptores, como serotonina, glutamato, GABA, norepinefrina e histamina. No entanto, ainda não entendemos qual é a relação desses neurotransmissores com a esquizofrenia. Saber qual receptor é ativado ou bloqueado por um antipsicótico específico pode lhe dizer que efeitos colaterais esperar, mas não lhe revela muito sobre a eficácia da droga. Sabe-se agora que alguns antipsicóticos são também eficazes contra agentes infecciosos (ou inflamatórios) e que têm efeito sobre o sistema imune, então talvez seja assim que eles funcionam. O ponto principal é que, na realidade, não sabemos de que maneira eles funcionam. Cabe lembrar, no entanto, que tampouco sabemos ainda como a aspirina funciona.

EM QUAL INFORMAÇÃO VOCÊ PODE CONFIAR?

Os antipsicóticos são um grande negócio. Antes de se tornar um genérico, a olanzapina (Zyprexa) era o medicamento mais vendido da companhia farmacêutica Eli Lilly, com vendas de quase 3 bilhões de dólares ao ano. Em 2010, as vendas de todos os antipsicóticos somavam 16 bilhões de dólares. Em 2014, o aripiprazol (Abilify) era o medicamento mais lucrativo nos EUA. Partindo do pressuposto de que a esquizofrenia é um grande negócio, as principais companhias farmacêuticas deram dinheiro a vários importantes pesquisadores de esquizofrenia, tentando influenciá-los a apoiar seus fármacos. Os pesquisadores, por sua vez, escreveram artigos e deram palestras aos médicos, recomendando o uso de um fármaco em particular. Por isso, você não deve acreditar em muita coisa do que foi escrito por profissionais de saúde mental a respeito desses fármacos. Além do mais, a indústria farmacêutica paga pela grande maioria dos estudos realizados a respeito desses medicamentos. No passado, elas publicavam apenas os estudos com resultados positivos, embora mais recentemente algumas companhias tenham também publicado estudos com resultados negativos. Deveria haver uma exigência de que *todos* os estudos ficassem publicamente disponíveis.

Pessoalmente, nunca recebi nenhum dinheiro de companhias farmacêuticas, e minhas recomendações neste capítulo são baseadas nas opiniões de colegas que eu sei que não têm esses vínculos com as companhias, especialmente John Davis e seus colegas de pesquisa. Também me apoiei em *Worst Pills*, *Best Pills News*, na revista Medical Letter, e nas recomendações de 2009 do Schizophrenia Patients Outcome Research Team (PORT), um grupo fundado pelo Instituto Nacional de Doenças Mentais [*National Institute of Mental Health*], e não por empresas farmacêuticas. Acredito que essas são as recomendações mais confiáveis. Alguns outros conjuntos de orientações, como o Texas Medication Algorithm Project (TMAP), são financiados por companhias farmacêuticas e, portanto, têm um viés acentuado.

QUAL ANTIPSICÓTICO VOCÊ DEVE USAR?

Atualmente, nos Estados Unidos, existem 20 antipsicóticos disponíveis na forma de comprimidos para administração oral e seis antipsicóticos disponíveis na forma injetável de ação prolongada (Quadros 7.1 e 7.2). Há mais antipsicóticos disponíveis em outros países, mas apenas um deles, amissulprida, é altamente reconhecido e poderia ser um acréscimo útil. Infelizmente, a companhia francesa que o produz, Sanofi, nunca solicitou aprovação do FDA. Outro antipsicótico, a molindona (Moban), era antes disponível nos EUA, mas foi retirado em 2010; fato lamentável, pois era uma das drogas que causava menor ganho de peso.

Dado o elevado número de antipsicóticos disponíveis, decidir qual deles usar pode ser desnorteante. Os princípios gerais a seguir talvez ajudem.

1. A clozapina é o antipsicótico mais eficaz, significativamente melhor que os outros. É o único que demonstrou ter efeitos sobre comportamentos violentos e suicidas. Tem a própria cota de efeitos colaterais e problemas (ver seção sobre clozapina, mais adiante), mas ninguém com esquizofrenia deverá ser rotulado como resistente a tratamento se não tiver sido testado com clozapina.

2 Exceto para a clozapina, os antipsicóticos de primeira geração (introduzidos antes de 1990) são, como grupo, tão eficazes quanto os de segunda geração (introduzidos depois de 1990). Os dois grupos diferem nos efeitos colaterais, mas não na eficácia geral, embora haja diferenças entre as drogas individuais. Grandes estudos tanto nos Estados Unidos quanto na Europa têm confirmado sua igual eficácia.

3 O maior estudo comparativo da eficácia de antipsicóticos avaliou 15 drogas em 212 testes; 12 dos antipsicóticos estão disponíveis nos EUA. Cada fármaco recebeu uma nota com base no quanto seu efeito foi superior ao do placebo, conforme mostra a Quadro 7.3. Como seria de esperar, a clozapina pontuou significativamente mais alto que todos os demais antipsicóticos, seguida por olanzapina, risperidona e paliperidona. As duas últimas são muito similares quimicamente.

QUADRO 7.1. Antipsicóticos disponíveis nos EUA na forma de comprimidos

PRIMEIRA GERAÇÃO			
ANTIPSICÓTICO	**NOME COMERCIAL**	**DOSE DIÁRIA USUAL (mg)**	**GENÉRICO?**
Clorpromazina	Thorazine	400–600	sim
Flufenazina	Prolixin	5–15	sim
Haloperidol	Haldol	5–15	sim
Loxapina	Loxitane	60–100	sim
Perfenazina	Trilafon	12–24	sim
Tioridazina	Melleril	400–500	sim
Tiotixeno	Navane	15–30	sim
Trifluoperazina	Stelazine	10–20	sim

SEGUNDA GERAÇÃO			
ANTIPSICÓTICO	**NOME COMERCIAL**	**DOSE DIÁRIA USUAL (mg)**	**GENÉRICO?**
Aripiprazol	Abilify	10–30	sim
Asenapina	Saphris	5–15	não
Brexpiprazol	Rexulti	2–4	não
Cariprazina	Vraylar	1,5–6	não
Clozapina	Clozaril	400–800	sim
Iloperidona	Fanapt	12–24	sim
Lurasidona	Latuda	40–80	não
Olanzapina	Zyprexa	15–20	sim
Paliperidona	Invega	6–12	sim
Quetiapina	Seroquel	400–800	sim
Risperidona	Risperdal	4–6	sim
Ziprasidona	Geodon	120–200	sim

QUADRO 7.2. Antipsicóticos disponíveis nos EUA como injetáveis de ação prolongada

ANTIPSICÓTICO	**NOME COMERCIAL**	**DOSE DIÁRIA USUAL (mg)**	**GENÉRICO?**
Decanoato de flufenazina	Prolixin	12,5–25 mg, IM a cada 2–3 semanas	sim
Decanoato de haloperidol	Haldol	10–15 vezes a dose oral diária anterior, IM uma vez/mês	sim
Aripiprazol	Abilify Maintena	400 mg, IM uma vez/mês	sim
Aripiprazol lauroxil	Aristada	882 mg, IM a cada 6 semanas	sim

ANTIPSICÓTICO	NOME COMERCIAL	DOSE DIÁRIA USUAL (mg)	GENÉRICO?
Pamoato de olanzapina	Zyprexa Relprevv	300–405 mg, IM uma vez/mês	não
Risperidona	Risperdal Consta	25–50 mg, IM a cada 2 semanas	em breve
Palmitato de paliperidona	Invega Sustenna	117–234 mg, IM uma vez/mês	não

QUADRO 7.3. Eficácia comparativa de 12 antipsicóticos

ANTIPSICÓTICO	ESCORE DE EFICÁCIA
Clozapina	88
Olanzapina	59
Risperidona	56
Paliperidona	50
Haloperidol	45
Quetiapina	44
Aripiprazol	43
Ziprasidona	39
Clorpromazina	38
Asenapina	38
Lurasidona	33
Iloperidona	33

4 Ao escolher um antipsicótico, os quatro fármacos de introdução mais recente podem ser ignorados com segurança: lurasidona (Latuda); asenapina (Saphris); brexpiprazol (Rexulti); e cariprazina (Vraylar). Todos ainda têm patente protegida e portanto são muito caros. Estudos preliminares sugerem que os quatro são medicamentos considerados "um a mais", sem nada de especial que os recomende. O brexpiprazol é apenas uma versão com leve alteração química do aripiprazol. Cabe lembrar que, para comercializar um novo antipsicótico nos Estados Unidos, o FDA requer apenas que ele se mostre melhor que um placebo, sem que precise ser tão bom ou melhor que os existentes. Portanto, muitas das drogas mais novas não são tão boas quanto as mais antigas.

5 É agora amplamente aceito que a principal consideração ao selecionar antipsicóticos deve ser examinar os efeitos colaterais. O ganho de peso, com frequência acompanhado por aumento da taxa de açúcar e dos lipídios no sangue, é um efeito colateral importante e um fator de risco para infartos e AVCs. O aumento do açúcar no sangue pode ocorrer mesmo em indivíduos que não tiveram antes esse problema, e pode se manifestar de imediato, embora seja incomum em pacientes que não tenham tido ganho de peso significativo. Se o açúcar no sangue aumenta a um nível muito elevado, ocorre cetoacidose, que pode ser fatal. Parece haver uma predisposição genética para esse problema, e ele ocorre mais comumente em afro-americanos. Esses dois efeitos colaterais são muito mais comuns em indivíduos que tomam antipsicóticos de segunda geração, especialmente clozapina (Clozaril) e olanzapina (Zyprexa). A clorpromazina (Thorazine), tioridazina (Melleril), quetiapina (Seroquel), risperidona (Risperdal) e paliperidona (Invega) podem também causar ganho de peso. Haloperidol (Haldol), flufenazina (Prolixin), loxapina (Loxitane), perfenazina (Trilafon), tiotixeno (Navane), trifluoperazina (Stelazine), ziprasidona (Geodon) e aripiprazol (Abilify) têm menor probabilidade de causar esses problemas, mas qualquer antipsicótico, de primeira ou segunda geração, pode causá-los. Portanto, é uma boa prática o psiquiatra encarregado do tratamento montar um registro do peso em qualquer paciente que comece a tomar antipsicóticos. E para os que forem tomar clozapina (Clozaril) e olanzapina (Zyprexa), é útil também um registro do açúcar no sangue e da hemoglobina glicada. Durante o primeiro ano de uso dessas drogas, o peso corporal e o açúcar no sangue devem ser checados periodicamente. Para quem toma clozapina, o açúcar no sangue pode ser checado utilizando-se a mesma coleta de sangue da contagem dos glóbulos brancos (ver seção sobre a clozapina). Indivíduos que tomam medicação que causa ganho de peso devem também ser encaminhados a um nutricionista, que dará orientações sobre dieta, e devem também aumentar bastante sua cota de exercícios para ajudar a controlar o peso. O ganho de peso ocorre mais rapidamente nos primeiros meses depois de iniciada a medicação, e é quando a dieta e o exercício são mais importantes.

6 Outro conjunto de efeitos colaterais a ser considerado são os vários transtornos do movimento, às vezes chamados de sintomas extrapiramidais (*extrapyramidal symptoms*, EPS). Podem se manifestar como: rigidez; tremores; movimentos mais lentos; rigidez aguda nos músculos do pescoço e/ou dos olhos (a chamada reação distônica aguda); e agitação (acatisia), que faz a pessoa ficar andando sem parar. São efeitos colaterais comuns e muito desagradáveis dos antipsicóticos. As reações distônicas agudas são especialmente assustadoras para o paciente, embora não ocasionem nenhum dano permanente e possam ser revertidas em minutos com um medicamento anticolinérgico como a benzatropina (Cogentin). Por essa razão, muitos psiquiatras dão um anticolinérgico preventivo a pacientes que tomam antipsicóticos capazes de causar EPS – caso do haloperidol (Haldol), flufenazina (Prolixin), tiotixeno (Navane) e, em grau menor, risperidona (Risperdal) e paliperidona (Invega). Todos os demais antipsicóticos também podem causar esses sintomas, mas a probabilidade é menor do que com as drogas listadas acima. Clozapina (Clozaril), quetiapina (Seroquel), olanzapina (Zyprexa) e tioridazina (Melleril) são as que têm menor probabilidade de causar sintomas extrapiramidais, os EPS. Deve-se acrescentar que a rigidez e os tremores podem ocorrer como sintomas neurológicos da esquizofrenia e em alguns indivíduos que nunca foram tratados com medicação antipsicótica. Os EPS podem ser tratados com anticolinérgicos, e beta-bloqueadores e benzodiazepinas também são comumente usados, mas são menos eficazes e, é claro, essas drogas têm os próprios efeitos colaterais.

Os transtornos de movimento mais sérios que podem se desenvolver como efeito colateral do uso de antipsicóticos é a discinesia tardia. Ela só costuma aparecer depois de meses ou anos do início da medicação. Consiste em movimentos involuntários da língua e da boca, como o movimento de mascar, de sugar, de empurrar a bochecha para fora com a língua e de estalar os lábios. Às vezes, são acompanhados por movimentos espasmódicos de braços ou pernas, sem propósito, ou, raramente, do corpo todo. Costumam ter início enquanto o paciente está tomando o medicamento, mas podem também começar logo depois que a droga é interrompida. Ocasionalmente, persistem indefinidamente.

A incidência de discinesia tardia é difícil de constatar porque pode ocorrer tanto como parte do processo da doença como por efeito colateral da medicação. Um estudo dos registros de mais de 600 pacientes internados em um hospício na Inglaterra entre 1845 e 1890, antes da descoberta dos antipsicóticos, encontrou uma "extraordinária prevalência de movimentos e posturas anormais. Transtornos dos movimentos, com frequência equivalentes à discinesia tardia, foram notados em quase um terço dos esquizofrênicos". Um estudo sobre a discinesia espontânea em indivíduos com esquizofrenia que nunca haviam sido tratados com medicação antipsicótica reportou que ela estava presente em 12% dos indivíduos com idade inferior a 30 anos e em 25% dos que tinham de 30 a 40. Muitas estimativas de incidência de discinesia tardia têm assumido que todos esses casos estão relacionados à medicação, quando na realidade uma porcentagem substancial não está. Em um estudo desse problema com o adequado título de "Nem tudo o que se move é discinesia tardia", Khot e Wyatt concluíram que a verdadeira incidência de discinesia relacionada à medicação era inferior a 20%. Isso também corresponde à faixa de 10% a 20% estimada pela força tarefa de 1980 da Associação Americana de Psiquiatria a respeito do assunto.

Antipsicóticos de primeira geração parecem ter maior probabilidade de causar discinesia tardia do que os antipsicóticos de segunda geração, embora ela possa ocorrer com qualquer um dos dois. As mulheres parecem ser mais suscetíveis à discinesia tardia do que os homens. Pacientes, famílias e profissionais que tratam de saúde mental devem ficar atentos para sinais precoces de discinesia tardia, especialmente da língua da pessoa empurrando a bochecha para fora. Se os sintomas começarem, o paciente pode passar para um antipsicótico de segunda geração e/ou ser testado com vários tratamentos reportados como sendo eficazes em alguns casos: ondansetrona, valbenzina, tetrabenazina ou eletroconvulsoterapia (ECT). Se não for administrado tratamento adicional, a discinesia tardia não se agrava necessariamente. Em um acompanhamento durante 10 anos de 44 pacientes, 30% pioraram, 50% permaneceram iguais e 20% melhoraram, apesar de continuarem tomando o antipsicótico.

7 Alguns antipsicóticos podem também causar efeitos sexuais pelo aumento de um hormônio chamado prolactina. A prolactina pode também aumentar como parte do processo da doença da esquizofrenia. Esse aumento às vezes causa descargas de leite no seio (galactorreia), leve aumento dos seios (ginecomastia), menstruação irregular e disfunção sexual. Há também sugestões de que a elevação crônica da prolactina possa causar osteoporose. Os antipsicóticos que têm maior probabilidade de aumentar a prolactina são a risperidona (Risperdal) e a paliperidona (Invega). Com um risco intermediário, aparecem a ziprasidona (Geodon) e todos os antipsicóticos de primeira geração. Com menor probabilidade de aumentar a prolactina, figuram aripiprazol (Abilify), quetiapina (Seroquel), olanzapina (Zyprexa) e clozapina (Clozaril).

Note que o aumento da prolactina é uma faca de dois gumes. Ao mesmo tempo que pode causar efeitos colaterais indesejados, também diminui acentuadamente a probabilidade de a mulher engravidar, ao interferir com o ciclo menstrual. Assim, na década de 1990, quando várias mulheres com esquizofrenia estavam abandonando os antipsicóticos de primeira geração, que causam aumento da prolactina, e passando a tomar olanzapina ou clozapina, que não causam esse aumento, ocorreram muitas gravidezes inesperadas e indesejadas.

8 A sedação pode ser um efeito colateral problemático, especialmente para indivíduos com esquizofrenia que estejam trabalhando. A sedação é mais grave quando se começa a tomar o antipsicótico, depois sua gravidade diminui. A clozapina (Clozaril) é o antipsicótico que causa maior sedação; outros que causam sedação são: quetiapina (Seroquel), ziprasidona (Geodon), clorpromazina (Thorazine) e tioridazina (Melleril). Com menor probabilidade de causar sedação, vêm aripiprazol (Abilify), iloperidona (Fanapt) ou paliperidona (Invega). O risco dos demais antipsicóticos parece ser intermediário. A sedação pode ser minimizada se a pessoa tomar a medicação na hora de deitar, e os antipsicóticos com maior ação sedativa podem até mesmo ser utilizados para ajudar indivíduos com esquizofrenia a dormir melhor.

9 Se a pessoa tem problemas de insuficiência cardíaca, como arritmias, não deve tomar certos antipsicóticos, especialmente tioridazina e ziprasidona, mas também asenapina, clorpromazina e iloperidona. Aripiprazol, paliperidona e outros antipsicóticos de primeira geração são mais seguros nesse aspecto.

10 O único antipsicótico que sabemos ser ocasionalmente utilizado para ficar "doidão" é a quetiapina (Seroquel). Pode ser triturado e inalado ou injetado na veia e, às vezes, é vendido nas ruas.

11 O custo dos antipsicóticos varia muito, como observado na seção sobre custos a seguir. Se você ou sua família vão pagar pelo antipsicótico, talvez prefiram optar pelos de preço mais baixo. Segundo a Medical Letter (19 de dezembro de 2016), olanzapina e risperidona são os antipsicóticos orais mais baratos; haloperidol, loxapina, quetiapina, tioridazina e ziprasidona são também comparativamente baratos. O custo das medicações também é um ponto a considerar no caso de cadeias e presídios, que precisam medicar muitos detentos com graves doenças mentais, mas contam com verbas muito limitadas.

12 Qual o papel do teste genético para ajudar a escolher um antipsicótico? A farmacogenética, como é chamada, tem feito os geneticistas alimentarem a expectativa de instituir uma "medicina personalizada". Para doenças genéticas raras e alguns tipos de câncer ela é de fato uma promessa, mas não para a esquizofrenia. No futuro, os testes genéticos podem desempenhar um papel modesto em ajudar a prever os efeitos colaterais dos antipsicóticos, mas por ora o teste genético para esquizofrenia ainda vem acompanhado de alarde e promessa exagerados.

13 Mulheres com esquizofrenia que engravidam trazem desafios especiais. Em geral, as drogas antipsicóticas são consideradas relativamente seguras para os fetos em crescimento e não foram associadas a anormalidades, ao contrário do que ocorre com drogas como o lítio e o valproato. Um estudo mostrou que a olanzapina (Zyprexa) e o haloperidol (Haldol) atravessam a placenta mais prontamente que outros antipsicóticos, mas as consequências disso não são conhecidas. Uma recente revisão de todos os estudos publicados a respeito reportou que o uso de antipsicóticos de segunda geração, que frequentemente trazem alterações metabólicas, está associado a bebês mais pesados ao nascimento, sugerindo que seria preferível usar antipsicóticos de primeira geração. Ver o Capítulo 9 para uma discussão desse problema.

UM PLANO DE TRATAMENTO PARA O PRIMEIRO SURTO PSICÓTICO

Tendo em conta esses princípios, de que maneira eles podem influenciar o tratamento efetivo de pacientes? Por exemplo, no caso de uma pessoa que desenvolve um transtorno psicótico pela primeira vez, como escolher a medicação? *Sempre que possível, a escolha deve ser feita pelo paciente e pela família do paciente conjuntamente com o psiquiatra.* Essa tomada de decisão compartilhada não só demonstra respeito pelo paciente e pela família, mas também conduz a um melhor envolvimento no tratamento e a uma melhor aceitação da medicação. Como foi descrito em um artigo útil sobre o assunto, a tomada de decisão em conjunto também "fornece um modelo para [o paciente e a família] avaliar as vantagens e desvantagens de um tratamento dentro do contexto de resgatar uma vida após um diagnóstico de transtorno mental grave". Tenho tratado de alguns pacientes que têm excelente consciência de sua doença e foram capazes, de maneira independente, de aumentar ou diminuir sua dose de medicação antipsicótica dentro de um âmbito especificado, conforme estivessem se sentindo. Infelizmente, a tomada de decisão compartilhada só é possível em cerca de metade dos indivíduos com esquizofrenia. A outra metade tem vários graus de anosognosia e, portanto, negam que haja algo de errado com eles. Esses pacientes muitas vezes precisam ser tratados contra a própria vontade, como descrito no Capítulo 9.

A Fig. 7.1 mostra um plano de tratamento possível para um indivíduo com um primeiro surto psicótico. A primeira consideração é se a pessoa é violenta ou suicida. A clozapina é o antipsicótico de escolha para tais pacientes, mas muitas vezes não pode ser usado imediatamente, pois deve começar com uma dose baixa que é aumentada aos poucos. Portanto, costuma ser necessário estabilizar esses pacientes com outro antipsicótico e depois passar para a clozapina algumas semanas mais tarde. O plano de tratamento também sugere levantar a questão do custo já em sua definição, e começar usando os antipsicóticos mais baratos se o indivíduo com psicose ou a família são os responsáveis pelos custos. Em 2016, olanzapina e risperidona genéricos eram os antipsicóticos mais baratos, mas haloperidol, loxapina, quetiapina, tioridazina e ziprasidona também tinham preço acessível em comparação com o de outros antipsicóticos. Começar dando à pessoa antipsicóticos que ela não tem condições de pagar é uma receita para o fracasso. Se houver alta probabilidade de que a pessoa com psicose não tome a medicação voluntariamente, é aconselhável começar com um dos antipsicóticos que podem, se necessário, ser administrados por injeção de ação prolongada.

O plano de tratamento sugere em seguida pensar na questão do ganho de peso, que, junto ao aumento do açúcar no sangue e/ou aumento dos lipídios no sangue, tem se mostrado o efeito colateral mais problemático do tratamento com drogas antipsicóticas. Se a pessoa já tem sobrepeso ou é pré-diabética, ou se o ganho de peso tem chance de ser visto como um grande desastre pela pessoa, então faz sentido começar o tratamento antipsicótico com as medicações que têm menor probabilidade de causar ganho de peso, listadas na Fig. 7.1.

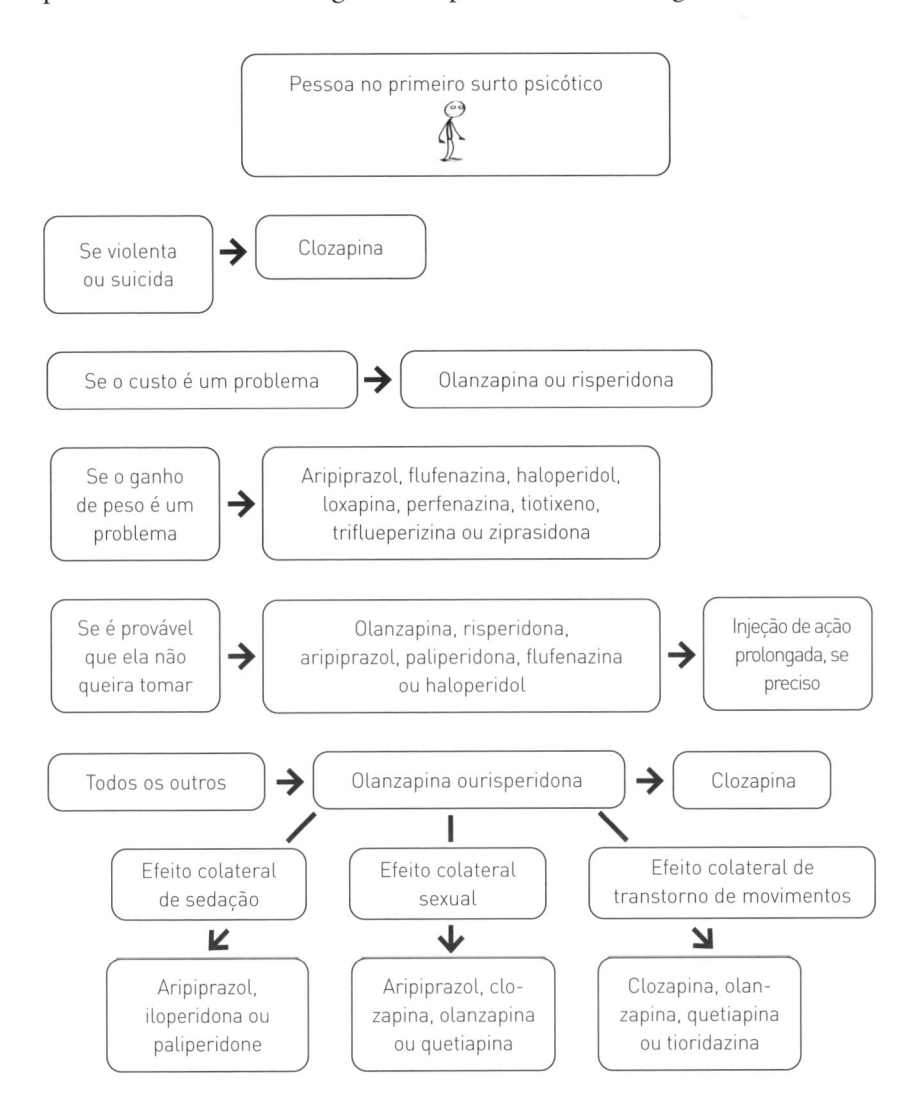

FIGURA 7.1. Plano de tratamento para um primeiro surto psicótico

Para todos os demais indivíduos, sugere-se que tanto a olanzapina como a risperidona sejam usadas como curso inicial da terapia, já que esses antipsicóticos têm sido classificados como os de maior eficácia, além da clozapina, como descrito acima. Durante o curso desse tratamento inicial de teste, caso se manifestem sedação, efeitos colaterais sexuais ou transtornos dos movimentos, sugere-se o uso de antipsicóticos alternativos, como mostrado na Fig. 7.1. Se a pessoa não reage bem a um teste de antipsicótico padrão, pode-se passar para um segundo ou iniciar um teste com clozapina. Um estudo europeu recente sugeriu que as probabilidades de reagir a um segundo antipsicótico padrão não são altas quando a pessoa não reagiu ao primeiro. Portanto, será hora de passar para uma tentativa com clozapina, o antipsicótico mais eficaz, a fim de melhorar os sintomas psicóticos o quanto antes. O plano aqui apresentado sugere que é desnecessário exigir que um indivíduo faça duas tentativas com antipsicóticos padrão antes de começar a tomar clozapina.

DOSE E DURAÇÃO

A dose ideal de medicação antipsicótica varia muito de pessoa para pessoa, dependendo de fatores genéticos, da variação na absorção da droga pelo intestino, da capacidade variável da droga para cruzar a barreira sangue-cérebro e entrar no cérebro, e de outros fatores desconhecidos. A dose diária usual de cada antipsicótico que consta no Quadro 7.1 é uma média; alguns indivíduos precisarão de menos, outros demais. A variabilidade individual da dose de antipsicótico foi demonstrada por um estudo em que os pacientes de um grupo receberam todos 20 mg de flufenazina e em seguida foi medido o nível da droga no sangue; a diferença entre o nível mais baixo e o mais alto da droga no sangue dos pacientes foi de *40 vezes*. Portanto, na questão da dosagem dos antipsicóticos, uma medida não serve para todos, e a flexibilidade é a palavra de ordem. Alguns pacientes podem ir bem com microdoses, enquanto outros vão precisar de megadoses para se alcançar o mesmo efeito.

Há outras duas causas dessa variabilidade nas doses, que são o gênero e a raça. Em geral, as mulheres requerem doses mais baixas de drogas do que os homens. Indivíduos de algumas raças precisam de doses mais altas de medicação do que indivíduos de outras para alcançar o mesmo efeito, em razão de diferenças no grupo racial quanto à distribuição das enzimas que metabolizam as drogas antipsicóticas. Estudos sugerem que brancos e afro-americanos requerem aproximadamente a mesma dose, enquanto pacientes hispânicos pedem uma dose mais baixa, e asiático-americanos são os que precisam da dose mais baixa desses quatro grupos. Trata-se apenas de generalizações estatísticas, é claro, e não constituem previsões das necessidades de nenhum indivíduo específico, pois há também variações individuais nos níveis de enzimas. Também é geralmente aceito que é melhor começar com doses baixas do antipsicótico e ir aumentando gradativamente; mas quando se trata de indivíduos violentos ou suicidas, pode ser necessário começar com uma dose alta. Similarmente, quando se decide parar com um antipsicótico, a dose deve ser reduzida aos poucos.

Surge a questão: quando a pessoa está sendo tratada de um primeiro episódio de esquizofrenia, por quanto tempo um antipsicótico deve ser testado antes que se possa declarar que falhou? Tendo em vista a grande variação dos níveis de antipsicótico no sangue em pacientes que tomaram a mesma dose da mesma medicação, não é nenhuma surpresa que as taxas de reação variem amplamente. Alguns indivíduos com esquizofrenia aguda podem responder em três dias, enquanto outros levam às vezes três semanas ou mesmo três meses. Como regra geral, recomenda-se que se a pessoa não demonstra melhora nos sintomas ao final de duas semanas, deve-se tentar outro antipsicótico. Se ela tiver alguma melhora, o antipsicótico deve ser mantido pelo menos por oito semanas, pois a melhora pode ir aumentando por 16 semanas ou mais. Como resumido por um estudo, "Muitos pacientes em primeiro episódio reagem entre a semana 8 e a semana 16 do tratamento com uma única medicação antipsicótica".

Depois que um antipsicótico começa a ser tomado, por quanto tempo deve ser mantido após um primeiro episódio de psicose? É uma questão controversa que deve ser respondida em conjunto pelo indivíduo afetado, pela sua família e pelo médico. Por um lado, sabemos que um quarto dos indivíduos que experimentam um episódio de psicose dificilmente adoece de novo; no entanto, não temos uma maneira segura de identificar esses indivíduos. Por outro lado, há estudos recentes reportando que indivíduos que mantêm a medicação antipsicótica por períodos longos se saem melhor, tanto a curto quanto a longo prazo (10 anos). Ao tomar uma decisão, é importante considerar os preditores de resultado (ver Capítulo 4). Supondo que os preditores sejam razoavelmente bons e a pessoa tenha tido uma boa resposta à medicação, eu sugeriria ir diminuindo lentamente o antipsicótico até parar com ele depois de alguns meses. No caso de alguma recorrência de sintomas, o antipsicótico deve ser retomado imediatamente.

Alguns indivíduos com esquizofrenia têm recaídas, que ocorrem segundo taxas variáveis. Às vezes há um aumento significativo dos sintomas dias após a interrupção da medicação, outras vezes os sintomas podem ficar ausentes durante meses. A recorrência dos sintomas pode se dar de modo repentino ou gradual.

Quando a pessoa já teve dois ou mais episódios de esquizofrenia, é provável que siga com a medicação por vários anos. Eu incentivo que essas pessoas encarem a si mesmas como tendo diabetes, isto é, tomando a medicação necessária para permanecer relativamente livre de sintomas. Poderão, às vezes, precisar de uma dose maior, outras vezes de uma dose menor. Devem sempre esforçar-se para manter a dose do antipsicótico o mais baixa possível, com intuito de prevenir recorrência dos sintomas; essa dose irá variar muito de paciente para paciente. No passado, realizavam-se estudos com doses intermitentes, administrando o antipsicótico quando o paciente estava sintomático, mas interrompendo-o durante a remissão dos sintomas. Tais estudos demonstraram que as doses intermitentes não funcionavam para a maioria das pessoas. Conforme os indivíduos com esquizofrenia envelhecem, com frequência precisam de uma dose mais baixa de medicação antipsicótica, e alguns idosos podem parar de vez com a medicação.

Em vista dessa resposta variável às medicações antipsicóticas, é imprescindível que *indivíduos com esquizofrenia e suas famílias mantenham registros de seu tratamento*. Eles devem registrar a droga, a dosagem, a reação, os efeitos colaterais e a extensão de tempo pela qual foi administrada. Esse registro é extremamente valioso para evitar repetir testes que não deram certo e para poupar semanas de tentativa e erro em futuros tratamentos. As variações na resposta ao tratamento são outra razão pela qual é tão importante manter as equipes de tratamento.

Permanecer vários anos com o mesmo psiquiatra e a mesma equipe de tratamento de um indivíduo com esquizofrenia aumenta muito a probabilidade de obter um bom resultado.

CLOZAPINA: O ANTIPSICÓTICO MAIS EFICAZ

A clozapina é o padrão-ouro para o tratamento de esquizofrenia, o antipsicótico que em múltiplos estudos provou ser mais eficaz que todos os demais. Em 1993, chegou a ser capa da revista *Time*. É o único antipsicótico que demonstrou diminuir comportamentos violentos e ideação suicida, e foi aprovado para esses usos pela Food and Drug Administration, o FDA americano. Estudos reportaram que a clozapina também diminui a taxa de detenção e de utilização da sala de emergência de indivíduos com esquizofrenia e, mais importante, diminui sua prematura mortalidade. A clozapina também permite economizar dinheiro ao diminuir a hospitalização; um estudo de 2016 reportou que a Administração de Saúde dos Veteranos [*Veterans Health Administration*] economizaria 80 milhões de dólares ao ano se a clozapina fosse adequadamente utilizada.

Apesar desse desempenho invejável, ela é usada com pouca frequência nos Estados Unidos. Atualmente, apenas 4% dos indivíduos com esquizofrenia no país recebem clozapina, em comparação com 20% na Alemanha, 35% na Austrália, e 25% a 60% em várias partes da China. Por que a clozapina é tão subutilizada nos Estados Unidos? A razão mais importante é a reputação que a clozapina tem de causar uma diminuição nos glóbulos brancos (agranulocitose), como será descrito a seguir. Outra razão é que se trata de um genérico, então não é promovida por nenhuma companhia farmacêutica. Em vez disso, as companhias gastam milhões de dólares para convencer profissionais de saúde mental a prescrever os antipsicóticos mais novos, que são menos eficazes e muito mais caros.

A clozapina também é menos prescrita do que poderia em razão de seus importantes efeitos colaterais. A sedação é um grande problema, que pode ser um pouco atenuado tomando a medicação na hora de deitar. O ganho de peso é um grande problema, como ocorre também com a olanzapina (Zyprexa). Os pacientes que tomam clozapina podem se queixar também de excesso de salivação, constipação e ocasional incontinência urinária. Mas o efeito colateral mais importante da clozapina é que provoca em 8 de cada 1.000 indivíduos uma diminuição dos glóbulos brancos, condição chamada agranulocitose, que pode ser fatal (em casos graves em que não se interrompe a medicação a tempo). Por essa razão, é necessário fazer exames de sangue toda semana nos primeiros seis meses após o início do tratamento com clozapina, a cada duas semanas nos seis meses seguintes e a partir daí mensalmente. O exame de sangue mostra se a contagem de glóbulos brancos caiu abaixo de 3.500/mm³ ou se a contagem absoluta de neutrófilos está abaixo de 2.000/mm³. Desde que os exames de sangue sejam feitos como prescrito, a clozapina é segura, mas quando esses exames não são feitos, a diminuição dos glóbulos brancos pode não ser identificada a tempo e, assim, ser fatal. Como o exame de sangue é agora obrigatório, a clozapina deve ser considerada tão segura quanto os demais antipsicóticos. Em 2007, foi lançado no mercado um teste genético que oferece alguma ajuda em prever os pacientes que têm maior probabilidade de desenvolver agranulocitose. No entanto, como ele não fornece uma resposta absoluta, mas apenas divide os pacientes em grupos de baixo e alto risco, sua utilidade é limitada.

Em razão do risco de agranulocitose, a clozapina não costuma ser usada como droga de primeira escolha. *Nenhum indivíduo com esquizofrenia deve ser classificado como resistente a tratamento até ter recebido clozapina.* A clozapina é também a droga de escolha para indivíduos com esquizofrenia que tenham problemas importantes com agressão, pensamentos suicidas ou discinesia tardia. Um teste adequado de clozapina deve durar 12 semanas, com uma dose de 500 a 800 mg por dia, embora alguns pacientes possam responder com doses mais baixas. Muitos clínicos checam o nível de clozapina no sangue para certificar-se de que esteja em nível terapêutico e recomendam que o nível no sangue seja no mínimo de 350 ng/ml. Há evidência de que níveis mais altos de clozapina no sangue são mais eficazes do que níveis mais baixos, embora os pacientes variem amplamente quanto à dose que necessitam, em razão da variação individual na maneira pela qual a clozapina é metabolizada. Em 2017, foi publicado um livro útil sobre a clozapina pelo falecido Lewis Opler *et al.* (ver "Leituras adicionais recomendadas"). A Fundação CURESZ, criada por um paciente para quem ela foi muito útil, também promove o uso da clozapina (www.curesz.org).

MONITORAÇÃO: A PESSOA ESTÁ TOMANDO O ANTIPSICÓTICO?

A recusa a tomar medicação por parte de indivíduos com esquizofrenia é a maior causa de recaídas e reinternações, como descrito no Capítulo 9. Há várias razões que levam esses indivíduos a não tomar sua medicação, e a mais comum é que acham que não estão doentes; têm anosognosia, como descrito no Capítulo 1.

Há várias opções para assegurar que a pessoa com esquizofrenia tome sua medicação antipsicótica. Para indivíduos que escondem o comprimido na bochecha ou debaixo da língua e depois cospem fora, há alguns antipsicóticos disponíveis em tabletes que se desintegram rapidamente e são absorvidos enquanto mantidos na boca. Uma das medicações disponíveis neste formato é a olanzapina (Zyprexa Zydis).

Muitos antipsicóticos são disponíveis também em forma líquida oral. Isso pode ser útil para indivíduos que têm dificuldades para engolir os comprimidos, assim como para os que os escondem no canto da boca. A desvantagem de usar formulações líquidas de antipsicóticos é o maior risco de errar na medida da dose, além do seu custo significativamente mais elevado. O líquido antipsicótico costuma ser acrescentado a algum suco (desde que não seja de grapefruit) e na maioria dos casos não deve ser tomado junto com café, chá ou refrigerantes de cola, pois a cafeína parece aumentar a taxa de absorção da droga e o nível sérico.

Outra opção para certificar-se de que a pessoa está tomando sua medicação antipsicótica é checar seu nível no sangue. Isso é feito rotineiramente para a clozapina e pode ser feito para outros antipsicóticos, embora às vezes exija um laboratório mais especializado. Checar os níveis de substâncias no sangue pode ser útil também para determinar se a pessoa deveria ser testada com uma dose mais alta do antipsicótico;

por exemplo, alguns indivíduos têm uma absorção intestinal deficiente de antipsicóticos e/ou taxas mais elevadas de metabolização e precisam de doses mais altas que o normal para alcançar um nível terapêutico do fármaco no sangue.

Nos Estados Unidos, existe ainda outra opção para assegurar que as pessoas tomem sua medicação antipsicótica, disponível desde 2017. A Food and Drug Administration aprovou o uso de um comprimido com um sensor embutido. Quando o comprimido chega ao estômago da pessoa e se desintegra, o sensor envia um sinal a um dispositivo tipo band-aid. Esses dispositivos, por sua vez, podem ser programados para enviar uma mensagem até qualquer computador remoto ou dispositivo móvel, avisando que a medicação foi tomada. Portanto, pode ser usado por indivíduos que têm problemas em lembrar de tomar sua medicação, e também nas situações em que há exigência legal de que os indivíduos tomem sua medicação. Comprimidos desse tipo foram testados em indivíduos com tuberculose e descobriu-se que melhoraram a aceitação da medicação. No caso da esquizofrenia, o antipsicótico aprovado pelo FDA em 2017 foi o aripiprazol (Abilify) vendido como Abilify MyCite. Em 2018, o custo para um mês era de 1.650 dólares.

INJEÇÕES DE ANTIPSICÓTICOS DE AÇÃO PROLONGADA

Entre todas as possibilidades para assegurar que um indivíduo está tomando a medicação antipsicótica, o método mais seguro é dar a medicação por meio de uma injeção de ação prolongada. O Quadro 7.2 lista as disponíveis nesse formato e inclui dois antipsicóticos de primeira geração (flufenazina e haloperidol) e quatro de segunda geração (aripiprazol, olanzapina, risperidona e paliperidona). A maioria é dada por injeção em intervalos de duas a quatro semanas, embora o aripiprazol (Aristab) possa ser dado a cada seis semanas e a paliperidona (Invega Trinza) a cada três meses. As injeções podem ser aplicadas tanto no braço (deltoide) quanto na nádega (glúteo) e são igualmente eficazes. É muito importante estabelecer o indivíduo nessa medicação usando primeiro comprimidos e então avaliar quaisquer efeitos colaterais antes de optar pela injeção de ação prolongada.

A eficácia dos antipsicóticos de ação prolongada está bem estabelecida. Vários estudos reportaram que tais injeções reduzem as recaídas em 30% em comparação com os antipsicóticos orais. Em um estudo, elas também reduziram significativamente os episódios de violência em indivíduos com esquizofrenia. Despertou grande interesse um estudo de 2017 realizado na Suécia reportando que "entre pacientes com esquizofrenia, o uso de injetáveis de ação prolongada está associado a um risco cerca de 30% mais baixo de morte em comparação com agentes orais". Apesar desse desempenho, nos Estados Unidos os antipsicóticos por injeção de ação prolongada para indivíduos com esquizofrenia são usados com metade da frequência em relação à maioria dos países europeus.

MEDICAÇÕES A SEREM TESTADAS QUANDO NADA MAIS PARECE FUNCIONAR

Muitos indivíduos com esquizofrenia respondem apenas parcialmente aos antipsicóticos existentes, incluindo a clozapina (Clozaril). Quais são as opções de tratamento para essas pessoas? Pode-se combinar dois ou mais antipsicóticos ou acrescentar uma medicação adjunta ao antipsicótico adotado. Essas alternativas de formas de tratamento são chamadas de polifarmácia e constituem uma prática comum no caso de doenças como a hipertensão, o diabetes e a epilepsia, mas trata-se de uma estratégia relativamente nova para a esquizofrenia.

Pode valer a pena recorrer à polifarmácia em alguns pacientes, mas ela implica custo maior, assim como riscos específicos em função de interações medicamentosas. As interações entre um antipsicótico e outra medicação podem afetar o primeiro diminuindo seu nível sérico (tornando-o menos eficaz) ou aumentando-o (aumentando a probabilidade de efeitos colaterais). Outras interações medicamentosas têm pouco ou nenhum efeito sobre o antipsicótico, mas causam efeitos generalizados (por exemplo, a combinação de um antipsicótico e um barbitúrico pode acarretar grave sedação).

Há outras interações que não têm efeito no antipsicótico, mas causam mudanças nos efeitos da outra droga; por exemplo, alguns antipsicóticos tomados com o anticoagulante Coumadin podem causar aumento adicional no tempo de coagulação do sangue. Indivíduos com esquizofrenia e suas famílias devem perguntar ao psiquiatra que cuida do tratamento sobre essas interações das medicações. A maioria dos farmacêuticos pode também acessar essa informações em bancos de dados digitalizados de medicamentos.

Combinar antipsicóticos é comum. Estudos têm reportado que nos Estados Unidos "33% dos pacientes podem receber dois antipsicóticos e quase 10% recebem três". Embora as combinações de antipsicóticos sejam amplamente usadas, nenhum estudo até hoje reportou que uma combinação seja mais eficaz do que um antipsicótico sozinho. Uma combinação geralmente reúne um antipsicótico de primeira geração e um de segunda, ou dois antipsicóticos de segunda geração. É importante que o médico encarregado do tratamento saiba o suficiente a respeito das medicações para selecionar as combinações de maneira sensata. Não faria sentido combinar antipsicóticos muito similares. Risperidona (Risperdal) e paliperidona (Invega), por exemplo, são praticamente idênticos. Flufenazina (Prolixin), perfenazina (Trilafon) e trifluoperazina (Stelazine) são todos fenotiazinas de piperazina, portanto há pouca vantagem em combiná-los.

Muitas drogas foram testadas como medicações adjuvantes aos antipsicóticos existentes. As mais comuns são usadas para tratar epilepsia (anticonvulsivantes), porque algumas delas são eficazes para tratar o transtorno bipolar. Entre elas estão: ácido valproico (Depakene), valproato (Depakote), carbamazepina (Tegretol), lamotrigina (Lamictal) e topiramato (Topamax). A carbamazepina definitivamente não deveria ser combinada com a clozapina, pois pode também diminuir a contagem de glóbulos brancos. Apesar de numerosos estudos, não há evidência de que essas medicações sejam eficazes em tratar a esquizofrenia, embora possam ser eficazes em alguns casos de transtorno esquizoafetivo. O mesmo pode ser dito do lítio, um tratamento padrão para o transtorno bipolar, que traz poucos benefícios para a esquizofrenia exceto em casos raros.

As benzodiazepinas, como diazepam (Valium), lorazepam (Ativan) e clonazepam (Klonopin), são às vezes usadas como medicações adjuvantes para esquizofrenia a fim de diminuir a ansiedade e a agitação ou ajudar no sono. A evidência de sua eficácia é modesta. As benzodiazepinas não devem ser dadas junto à clozapina exceto sob estrita supervisão médica, pelo risco de uma interação medicamentosa grave, até fatal. As benzodiazepinas têm ainda a desvantagem de criar dependência quando tomadas por vários meses e causar sintomas de abstinência, como convulsões, quando interrompidas de modo abrupto.

Medicações antidepressivas são frequentemente usadas como medicações adjuvantes em indivíduos com esquizofrenia que estejam deprimidos ou apresentem predominantemente sintomas negativos. Os mais usados são os inibidores seletivos da recaptação da serotonina (*selective serotonin reuptake inhibitors*, SSRIs), como fluoxetina (Prozac), sertralina (Zoloft), paroxetina (Paxil), fluvoxamina (Luvox) e citalopram (Celexa). Alguns médicos têm alegado que essas medicações aumentam outros sintomas negativos que não sejam a depressão, mas os resultados dos testes de tratamentos não foram consistentes. Os SSRIs aumentam o nível sanguíneo de vários antipsicóticos, portanto este pode também ser seu mecanismo de eficácia. Outros antidepressivos como a trazodona (Desyrel) e a mirtazapina (Remeron) são às vezes usados para ajudar pacientes com insônia.

Ao combinar uma segunda medicação com um antipsicótico, deve-se sempre ter o cuidado de não acrescentar uma medicação com os mesmos efeitos colaterais problemáticos do antipsicótico. Nesse sentido, a consideração mais importante é não juntar uma medicação que provoque ganho de peso ou outros efeitos colaterais metabólicos a um antipsicótico de segunda geração que já tenha essas mesmas propriedades. Exemplos: ácido valproico (Depakene), valproato (Depakote) e mirtazapina (Remeron). Isso não quer dizer que essa alternativa não deve ser considerada, mas sim que é preciso estar ciente dos efeitos colaterais cumulativos.

Nos últimos anos, medicações úteis para tratar outras doenças têm sido cada vez mais testadas como medicações adjuvantes para esquizofrenia. Algumas delas parecem promissoras, embora ainda faltem estudos adicionais para verificar sua eficácia. Especialmente interessantes são as medicações anti-inflamatórias, já que se sabe que a inflamação é parte do processo da doença da esquizofrenia (ver Capítulo 5). Estudos positivos têm sido reportados para aspirina, celecoxibe e minociclina. Para mulheres com esquizofrenia, o estrógeno e o raloxifeno também se mostraram promissores como medicações adjuvantes. Tem havido muito interesse em usar ácidos graxos ômega-3 (óleo de peixe) nos primeiros estágios da doença. O folato, uma vitamina B de ocorrência natural, tem se mostrado promissor para indivíduos com esquizofrenia que tenham baixo nível dessa vitamina. Detalhes sobre essas potenciais medicações adjuvantes podem ser encontrados na publicação de 2012 *Adjunct Treatments for Schizophrenia and Bipolar Disorder: What to Try When You Are Out of Ideas* [*Tratamentos adjuvantes para esquizofrenia e transtorno bipolar: O que tentar quando você fica sem ideias*], que consta na lista de leituras recomendadas no final deste capítulo.

CRÍTICAS AOS ANTIPSICÓTICOS

Os antipsicóticos estão longe de ser perfeitos, considerando seus efeitos colaterais e sua falta de eficácia para vários sintomas de esquizofrenia, mas eles são a melhor alternativa que temos. Eles provavelmente são comparáveis em termos de efeitos colaterais e eficácia às medicações disponíveis para tratar, por exemplo, doenças cardíacas e artrite reumatoide.

As medicações antipsicóticas sofrem críticas desde que foram introduzidas, de início por parte dos psicanalistas, que acreditavam que a esquizofrenia era causada por relações parentais defeituosas. Na década de 1980, a principal fonte de críticas aos antipsicóticos passou para os cientologistas, que são ferrenhos críticos da psiquiatria, encarada por eles como uma concorrente para os seus pretensos métodos de cura. Ao longo dos anos, as críticas dos cientologistas têm sido complementadas por alguns de seus companheiros de viagem, como Peter Breggin, que publicou livros como *Toxic Psychiatry* [*Psiquiatria tóxica*] e *Psychiatric Drugs: Hazards to the Brain* [*Drogas psiquiátricas: Riscos para o cérebro*].

A maior parte dessas críticas foi ignorada até recentemente, quando Robert Whitaker, um respeitado escritor da área de ciências, retomou várias críticas anteriores em seu livro *Anatomy of an Epidemic: Magic Bullets, Psychiatric Drugs, and the Astonishing Rise of Mental Illness in America* [*Anatomia de uma epidemia: Balas mágicas, drogas psiquiátricas e o impressionante crescimento da doença mental na América*]. Ele corretamente atacou a indústria farmacêutica e os psiquiatras americanos por aceitarem ser seduzidos pelos representantes de medicamentos. No entanto, em relação à esquizofrenia, Whitaker sustentou que as drogas antipsicóticas em grande parte *causam* a doença e que os pacientes têm um prognóstico melhor quando tratados por um breve período ou quando não são tratados.

São afirmações absurdas e nunca teriam sido feitas por alguém que tivesse passado um tempo em alguma instituição com pessoas com esquizofrenia que não estivessem sendo tratadas. Na realidade, desde o início do século 19 até a década de 1950, antes de podermos contar com as medicações antipsicóticas, tínhamos a oportunidade de observar o resultado de indivíduos com esquizofrenia que não eram tratados, e o que se via não era nada agradável. Naqueles anos, o número de pacientes com esquizofrenia parece ter disparado (ver Capítulo 13), e o número daqueles que passavam boa parte da vida em hospitais públicos ia crescendo conforme a população aumentava. Whitaker argumenta que o aumento da incidência tem sido uma consequência mais recente do tratamento. Ele cita estudos sobre resultados nos quais alguns indivíduos com esquizofrenia evoluem bem sem medicações antipsicóticas. Como detalhado no Capítulo 4, sabe-se que cerca de um quarto dos indivíduos inicialmente diagnosticados com psicose similar à esquizofrenia recuperam-se espontaneamente e não precisam de medicação. Finalmente, Whitaker apoia-se fortemente na afirmação de que indivíduos com esquizofrenia em países do terceiro mundo, especialmente aqueles que não são tratados, têm um resultado muito melhor do que seus correspondentes em países do primeiro mundo. Essa afirmação foi criticada há 30 anos por não ser verdadeira pela Organização Mundial da Saúde, e vários estudos recentes têm corroborado seu caráter falacioso (ver a seção sobre países em desenvolvimento no Capítulo 4).

Entretanto, Whitaker está correto ao dizer que é necessário fazer muito mais pesquisas sobre drogas antipsicóticas para entender melhor como atuam e quais suas consequências de longo prazo. Essas pesquisas deveriam ser apoiadas pelo Instituto Nacional de Doença Mental [National Institute of Mental Health, NIMH], já que é improvável que a indústria farmacêutica o faça. Whitaker levanta a questão da hipersensibilidade da psicose, a possibilidade de que os antipsicóticos sensibilizem os receptores neurotransmissores do cérebro de modo que os sintomas psicóticos piorem quando se interrompe a droga antipsicótica, especialmente se for de maneira abrupta. Isso foi demonstrado em ratos, mas não há evidência de que ocorra em humanos.

Finalmente, algumas pessoas têm criticado o uso de antipsicóticos alegando que causam mudanças no cérebro. É claro que causam mudanças no cérebro – por isso são eficazes! As medicações usadas para tratar epilepsia e doença de Parkinson também provocam mudanças cerebrais. Sabe-se, por exemplo, que os antipsicóticos aumentam a densidade das células da glia no lobo frontal e aumentam as conexões entre neurônios (sinapses). Em macacos, observou-se que os antipsicóticos diminuem o volume da massa cinzenta. Porém, precisamos de muito mais pesquisas para entender a relação entre as medicações e essas mudanças no cérebro.

TERAPIA ELETROCONVULSIVA E ESTIMULAÇÃO MAGNÉTICA TRANSCRANIANA REPETITIVA

A terapia eletroconvulsiva [*electroconvulsive therapy*, ECT], usada mais comumente para tratar a depressão severa, tem um papel modesto (mas bem estabelecido) no tratamento da esquizofrenia, apesar da publicidade adversa que tem recebido. É um alvo favorito de ataques dos cientologistas e dos partidários da antipsiquiatria, e teve até seu uso banido em Berkeley, Califórnia, em 1982, por um plebiscito local. Em países europeus, tem sido usada mais amplamente para o tratamento da esquizofrenia do que nos Estados Unidos.

O uso da ECT no tratamento da esquizofrenia aguda é hoje raro. O *New England Journal of Medicine* restringe as indicações para seu uso às situações em que "a manifestação é aguda e a confusão e perturbação do humor estão presentes; e [para] catatonia, seja qual for a causa subjacente". Ela é útil em alguns casos de resistência ao tratamento, especialmente quando há sintomas que afetam o humor, quando ocorrem pensamentos violentos ou suicidas. Traz alguma melhora clínica em cerca de metade dos casos, e definitivamente vale a pena tentar seu uso quando a clozapina não produz efeito. A moderna ECT é feita usando eletrodos unilaterais sobre o lobo não dominante para minimizar a perda de memória. Não obstante, alguma perda de memória pode ocorrer e é o principal efeito colateral do procedimento. Apesar das alegações dos cientologistas em contrário, não há evidência de que a ECT cause algum dano ao cérebro. Alguns pacientes reagem com apenas 12 tratamentos de ECT, enquanto outros precisam de 20 ou mais. Para indivíduos que reagem bem à ECT, mas têm logo em seguida uma recaída, é possível aplicar tratamentos mensais de manutenção; isso é feito às vezes nos EUA, mas é mais comum em alguns países europeus.

A estimulação magnética transcraniana [*transcranial magnetic stimulation*, TMS] foi introduzida na década de 1990 como tratamento para a depressão. Consiste na aplicação de uma bobina eletromagnética à parte externa do crânio e é indolor e não invasiva. As aplicações diferem quanto à parte exata em que o magneto é aplicado (por exemplo, às áreas frontal ou temporal, esquerda ou direita), à frequência com que é aplicada e à potência do eletromagneto. Se a frequência da onda eletromagnética é maior que uma por segundo, é chamada de TMS repetitiva, usualmente escrita como rTMS.

A TMS tem sido aplicada como tratamento para depressão, transtorno bipolar, transtorno obsessivo-compulsivo, transtornos de ansiedade e transtorno de estresse pós-traumático, assim como para esquizofrenia. Como ocorre com a ECT, não se sabe exatamente como a TMS funciona no caso da esquizofrenia. Tentativas iniciais têm demonstrado algum efeito modesto em reduzir temporariamente as alucinações auditivas de alguns pacientes, com a melhora persistindo até por 12 semanas. Em indivíduos cujas alucinações auditivas não respondem a tratamento com medicação, pode valer a pena tentar a rTMS. De maior interesse são os relatos de que a rTMS pode aliviar alguns sintomas negativos de esquizofrenia; até o momento, os estudos sugerem um efeito apenas modesto.

TRATAMENTOS COM ERVAS

Nos últimos anos, tratamentos com ervas têm se tornado cada vez mais populares nos Estados Unidos. Essa popularidade tem sido alimentada em parte pela rápida circulação de informações pela internet e em parte pela insatisfação com as medicações existentes. Esses tipos de tratamento são atraentes para muitos indivíduos porque se imagina que sejam naturais; seus defensores também destacam que um quarto de todas as medicações de ervas existentes, incluindo a *Digitalis purpurea* ou dedaleira e a morfina, são derivadas de plantas. Eles são amplamente disponíveis em lojas de produtos alimentícios voltados para a saúde e também pela internet. Desde que o produto não seja anunciado como tratamento de uma doença específica, não há essencialmente nenhuma regulamentação a respeito de sua manufatura ou de testes de seus ingredientes, fato que muitos consumidores não levam em conta. Portanto, é difícil saber o que há na realidade no remédio de ervas, e já foram documentados exemplos de adulteração.

Quase não há estudos sobre o uso de tratamentos com ervas para indivíduos com esquizofrenia. Um levantamento relatou que 22% dos indivíduos com "mania ou psicose" haviam usado nos 12 meses anteriores alguma forma de medicina alternativa, como tratamentos com ervas. A erva que é mais provável de ser usada para esquizofrenia é o óleo de prímula, que contém ácidos graxos de ômega-6 e é usado também para sintomas pré-menstruais. Sua eficácia não foi cientificamente estudada, mas acredita-se que interage adversamente com antipsicóticos de fenotiazina, ocasionalmente exacerbando a mania. O ginkgo biloba, uma erva usada no tratamento da doença de Alzheimer, também tem sido usado para tratar sintomas cognitivos na esquizofrenia.

Já se documentou que muitas terapias de ervas produzem sérios efeitos colaterais, dos quais muitos indivíduos que recorrem a elas não têm conhecimento. A kava, muito usada para ansiedade, causou falências hepáticas fatais e está proibida no Canadá e em alguns países da Europa. Alguns tratamentos com ervas também podem exacerbar os sintomas de psicose ou causar sintomas psicóticos em indivíduos que nunca haviam tido essa experiência: a ioimbina, a efedra (também conhecida como *ma huang*) e o Metabolife são exemplos. Existem ainda tratamentos com ervas que podem interferir com outras medicações psiquiátricas que a pessoa esteja tomando; uma mulher medicada com lítio, por exemplo, teve uma intoxicação grave por lítio (4,5 ml/litro) quando passou a tomar também uma mistura de ervas para retenção de fluidos. Indivíduos com esquizofrenia devem ter cautela com tratamentos à base de ervas e reportar o que estiverem tomando ao seu médico.

PSICOTERAPIA E TERAPIA COGNITIVO-COMPORTAMENTAL

A psicoterapia de apoio, se usada em combinação com antipsicóticos, pode ser muito útil para a pessoa com esquizofrenia, assim como é útil para qualquer um que esteja afetado por uma doença crônica. Ela pode propiciar acolhimento, incentivo e aconselhamento prático, por exemplo, para acessar recursos na comunidade ou para desenvolver uma vida social mais ativa, pode prestar orientação vocacional, sugerir medidas para aliviar atritos com membros da família e, acima de tudo, dar esperanças de que a vida da pessoa pode ser melhorada. As discussões têm foco no aqui e agora, e não no passado ou em problemas da vida com os quais o paciente depara ao tentar atender às exigências da vida, apesar de ter uma doença cerebral incapacitante. A abordagem inicial que eu adotava com meus pacientes era algo nos seguintes termos: "Veja, eu sinto muito que você tenha essa doença cerebral terrível, pela qual você não tem culpa nenhuma; vamos ver o que podemos fazer para ajudar você a viver melhor com ela". É a mesma abordagem possível com um paciente de esclerose múltipla, pólio, doença renal crônica, diabetes grave ou qualquer outra doença de longo termo. A pessoa que provê aconselhamento ou psicoterapia de apoio pode ser o médico que supervisiona a medicação, ou qualquer outro profissional de saúde mental ou um profissional da equipe de cuidados.

Há alguma evidência de que a psicoterapia de apoio, quando usada conjuntamente com medicações antipsicóticas, diminui a taxa de reinternação. Em um estudo, alguns pacientes com esquizofrenia receberam apenas psicoterapia de apoio, outros apenas medicação antipsicótica, e outros ainda receberam ambas. As taxas de reinternação após foram respectivamente de 63%, 33% e 26%. A psicoterapia de apoio nesse estudo incluiu serviços sociais e aconselhamento vocacional.

Em contraste com a psicoterapia de apoio, a psicanálise e a psicoterapia de orientação psicodinâmica não têm lugar no tratamento da esquizofrenia. Estudos sobre esquizofrenia realizados nas décadas de 1960 e 1970, quando a psicanálise ainda era usada comumente nos Estados Unidos, reportaram que mesmo 2 anos de psicanálise com terapeutas hábeis não haviam tido efeito nos sintomas de esquizofrenia. Mais alarmante foi o achado de que em muitos casos, a psicanálise piorara os sintomas do paciente.

Considerando o que sabemos sobre os cérebros de pessoas com esquizofrenia, não deve surpreender a revelação de que uma psicoterapia voltada para o interior torne os pacientes ainda mais doentes. Tais pessoas já são oprimidas por estímulos externos e internos e estão tentando impor alguma ordem no caos. No meio disso, uma psicoterapia orientada para uma percepção interior pede que elas investiguem suas motivações inconscientes, uma tarefa que já é suficientemente árdua quando o cérebro da pessoa funciona perfeitamente. A consequência inevitável é liberar uma cacofonia de pensamentos e desejos reprimidos no turbilhão interno já existente. Lançar mão de psicoterapia psicodinâmica em pessoas com esquizofrenia é como direcionar uma inundação a uma cidade já devastada por um tornado.

A publicação em 2007 do best-seller de Elyn Saks, *The Center Cannot Hold: My Journey through Madness* [*O centro não consegue dar conta: minha jornada pela loucura*], fez reviver algum interesse em usar a psicanálise na esquizofrenia. Saks, que teve uma carreira muito bem-sucedida na advocacia e na academia apesar de ser diagnosticada com transtorno esquizoafetivo, credita seu sucesso à sua longa convivência com a psicanálise. No entanto, uma leitura atenta do seu livro sugere que toda vez que confiou na psicanálise sem tomar antipsicóticos Saks teve recaídas. A coisa mais impressionante, na realidade, é quanto tempo foi necessário para ela, que de resto é uma pessoa lúcida e brilhante, compreender que a medicação antipsicótica era a chave para poder permanecer bem e capaz de funcionar em alto nível intelectual.

A terapia cognitivo-comportamental (TCC) é uma forma especial de psicoterapia que tem recebido muita atenção nos últimos anos. Foi originalmente desenvolvida para tratar de depressão e ansiedade, mas popularizou-se no tratamento de sintomas positivos (delírios e alucinações) de esquizofrenia. Nessa abordagem, o terapeuta ajuda o paciente a desenvolver métodos para lidar com sintomas específicos. O terapeuta pode fazer o paciente explorar as razões por trás de crenças delirantes ou discutir a possível fonte de alucinações auditivas.

Muitos testes aleatórios foram realizados com a terapia cognitivo-comportamental e sugerem que é moderadamente eficaz em ajudar pacientes a lidar com delírios e alucinações. Ela parece ser mais útil com indivíduos que tenham sintomas há muito tempo, que não reagiram bem a medicações antipsicóticas e se sentem muito incomodados com seus sintomas. Ela obviamente só pode ser usada com pacientes que têm consciência de sua doença e estão dispostos a se submeter a sessões de terapia por vários meses. Se é mais útil que a psicoterapia de apoio, isso não fica claro. Assim como ocorre com todas as formas de psicoterapia, o aspecto mais importante para determinar sua eficácia é a aliança entre o terapeuta e o paciente, e isso é em larga medida definido pelas características de personalidade do terapeuta, como a autenticidade, a empatia e a afetuosidade.

A terapia familiar é um componente importante no tratamento da esquizofrenia. O apoio da família é um fator crucial para uma reabilitação bem-sucedida e para que o paciente continue mantendo seu bom nível de funcionamento. É fundamental que os membros da família compreendam os sintomas da doença e, particularmente, que entendam que aquilo que percebem como "preguiça" é um dos seus sintomas negativos. Os familiares podem ser muito úteis para assegurar que os pacientes aceitem a medicação, assim como os pacientes também devem ser estimulados a ver que precisam do apoio de sua família.

O PROGRAMA RAISE E O TRATAMENTO PRECOCE DA ESQUIZOFRENIA

Uma das mudanças mais impressionantes no tratamento da esquizofrenia, ocorrida nos últimos anos, foi o crescente interesse em tratar os pacientes o mais cedo possível. Essa abordagem teve início na década de 1990, quando foram publicados vários estudos afirmando que longos atrasos em iniciar o tratamento levavam a uma doença mais grave e a piores resultados a longo prazo. A maioria dos estudos mais recentes, não todos, tem corroborado essa afirmação. Um estudo na Irlanda, por exemplo, reportou que "uma duração mais longa de uma psicose não tratada foi associada a um resultado significativamente pior no nível de funcionalidade e em quantidade e intensidade de sintomas 4 anos mais tarde". Um estudo norueguês afirmou similarmente que "reduzir a duração da psicose não tratada [*duration of untreated psicose*, DUP] tem efeito no curso dos sintomas e do funcionamento, inclusive sobre os sintomas negativos". O senso comum sugere que o tratamento precoce é melhor, mas ainda não há clareza sobre a dimensão da sua importância.

Desses estudos, emergiu um interesse em tratar indivíduos com esquizofrenia o mais prontamente possível após a instauração da doença. Isso levou a um recente estudo bancado pela NIMH, realizado em 34 centros de saúde mental, para testar e medir os efeitos do tratamento precoce. Trata-se do projeto RAISE [*Recovery After an Initial Schizophrenia Episode* ou "Recuperação Após um Episódio Inicial de Esquizofrenia"], criado nos Estados Unidos, que ofereceu a alguns pacientes com esquizofrenia supervisão de medicação, psicoterapia, educação familiar, gestão de caso e apoio vocacional. Esses pacientes foram comparados com controles, que receberam apenas o tratamento usual. Como seria de esperar, os pacientes do RAISE se saíram melhor no curto prazo e o programa foi considerado eficiente também em termos de custo-benefício. Se o programa RAISE terá algum efeito ou não no curso de longo prazo desses pacientes ainda precisará ser determinado.

O próximo passo lógico no tratamento precoce da esquizofrenia foi recuar um pouco mais e tentar intervir assim que os pacientes desenvolviam os primeiros sintomas. Estudos realizados, que haviam tentado prever quem iria desenvolver esquizofrenia, não se revelaram promissores. Um deles mostrou que os esforços para detectar alunos de faculdade com tendência à esquizofrenia usando questionários sobre pensamento mágico praticamente não tiveram nenhuma valia. Em outro estudo retrospectivo, previsões feitas por professores de colegial a respeito de quais alunos iriam desenvolver esquizofrenia foi "pouco melhor que o acaso". Um estudo da Escócia foi mais promissor em termos de identificar indivíduos que teriam probabilidade de desenvolver esquizofrenia; tais indivíduos pontuaram mais alto em características como isolamento, ansiedade social e pensamento extravagante. No entanto, todos nós que criamos adolescentes somos conscientes do quanto eles podem ser muito estranhos às vezes, e é uma tarefa hercúlea diferenciar clinicamente essa estranheza de uma esquizofrenia precoce na ausência de qualquer marcador biológico. A tentativa mais recente de identificar aqueles que estavam nos primeiros estágios do desenvolvimento de uma esquizofrenia, e intervir, foi um programa montado pelo Dr. William McFarlane no estado do Maine. Chamado de Portland Identification and Early Referral (PIER) [Identificação e Indicações Precoces em Portland], o programa identificou indivíduos considerados com alto risco de desenvolver a doença e ofereceu-lhes tratamento assertivo da comunidade, educação familiar, apoio educacional e, quando indicado, medicação em baixas doses. Esse grupo foi então comparado com outro de baixo risco durante 2 anos, em seis locais de estudo. Como seria de esperar, aqueles que haviam recebido serviços do PIER tiveram menos sintomas e desempenho melhor na escola e no trabalho. Se isso irá fazer uma diferença clínica com o tempo ou se de fato melhora o custo-benefício ainda precisa ser determinado.

O próximo passo lógico é recuar mais um pouco e perguntar se de fato a esquizofrenia pode ser evitada. Um grupo na Austrália concentrou-se em indivíduos considerados com alto risco de desenvolver a doença e tratou-os com óleo de peixe (ômega-3) durante três meses. Um grupo controle de pacientes de alto risco não recebeu o óleo de peixe. No estudo inicial, ao final de um ano, pareceu que o óleo de peixe havia tido algum efeito em evitar a emergência de alguns casos de esquizofrenia. Infelizmente, porém, duas tentativas de replicar esses resultados foram negativas.

Portanto, neste momento, não há evidência de ter sido possível evitar algum caso de esquizofrenia. Continua sendo uma meta atraente, que devemos ter a aspiração de alcançar, mas é provável que a verdadeira prevenção dependa de uma compreensão melhor da causa da doença do que a que temos hoje.

LEITURAS ADICIONAIS RECOMENDADAS

BUCHANAN, R. W. *et al*. The 2009 Schizophrenia PORT Psychopharmacological Treatment Recommendations and Summary Statements. *Schizophrenia Bulletin*, v. 36, p. 71–93, 2010.

COHEN, C. I.; COHEN, S. I. Potential Cost Savings from Pill Splitting of Newer Psychotropic Medications. *Psychiatric Services*, v. 51, p. 527–529, 2000.

DEEGAN, P. E.; DRAKE, R. E. Shared Decision Making and Medication Management in the Recovery Process. *Psychiatric Services*, v. 57, p. 1636–1639, 2006.

DICKERSON, F. B.; LEHMAN, A. F. Evidence-Based Psychotherapy for Schizophrenia. *Journal of Nervous and Mental Disease*, v. 194, p. 3–9, 2006.

DIXON, L. B. *et al*. The 2009 Schizophrenia PORT Psychosocial Treatment Recommendations and Summary Statements. *Schizophrenia Bulletin*, v. 36, p. 48–70, 2010.

FENTON, W. S. Prevalence of Spontaneous Dyskinesia in Schizophrenia. *Journal of Clinical Psychiatry*, v. 61, Suppl. 4, p. 10–14, 2000.

FRANCELL, E. G. Jr. Medication: The Foundation of Recovery. *Innovations and Research*, v. 3, p. 31–40, 1994.

GOREN, J. L. *et al.* The Business Case for Expanded Clozapine Utilization. *Psychiatric Services*, v. 67, p. 1197–1205, 2016.

KELLY, D. L. *et al.* Why Not Clozapine? *Clinical Schizophrenia & Related Psychoses*, v. 1, p. 92–95, 2007.

LEUCHT, S. *et al.* A Meta-Analysis of Headto-Head Comparisons of Second-Generation Antipsychotics in the Treatment of Schizophrenia. *American Journal of Psychiatry*, v. 166, p. 152–163, 2009.

LEUCHT, S. *et al.* Antipsychotic Drugs Versus Placebo for Relapse Prevention in Schizophrenia: A Systematic Review and Meta-Analysis. *Lancet*, v. 379, p. 2067–2071, 2012.

OPLER, L. A. *et al.* Clozapine: Meaningful Recovery From Schizophrenia. *Team Daniel Running For Recovery Of Mental Illness*. Disponível em: teamdanielrunningforrecovery.org. Acesso em: 12 jul. 2022.; THE MEDICAL Letter on Drugs and Therapeutics, The Medical Letter, Inc. Disponível em: http://secure.medicalletter. org/medicalletter. Acesso em: 12 jul. 2022.

TANDON, R.; JIBSON, M. D. Efficacy of Newer Generation Antipsychotics in the Treatment of Schizophrenia. *Psychoneuroendocrinology*, v. 28, p. 9–26, 2003.

TORREY, E. F. *et al.* Clozapine for Treating Schizophrenia: A Comparison of the States. *Treatment Advocacy Center*, Arlington, VA, 2015. Disponível em: https://www.treatmentadvocacycenter.org/storage/documents/clozapine-for-treating-schizophrenia.pdf. Acesso em: 12 jul. 2022.

TORREY, E. F.; DAVIS, John. Adjunct Treatments for Schizophrenia and Bipolar Disorder: What to Try When You Are Out of Ideas. *Clinical Schizophrenia & Related Psychoses*, v. 5, p. 208–216, 2012.

WORST PILLS, Best Pills. *Public Citizen's Health Research Group*. Disponível em: http://worstpills.org/. Acesso em: 12. jul. 2022.

CAPÍTULO 8
A reabilitação da esquizofrenia

Nos últimos anos, o "modelo de recuperação" da esquizofrenia virou moda nos Estados Unidos. Embora seja um modelo enganoso por deixar implícito que a maioria dos indivíduos com esquizofrenia pode recuperar boa parte de suas funções, este modelo contém de qualquer modo uma importante verdade: quanto melhores forem as oportunidades de reabilitação, melhor o indivíduo com esquizofrenia provavelmente se sairá.

O conceito básico subjacente à reabilitação da esquizofrenia foi claramente expresso pelo Dr. Werner M. Mendel, psiquiatra com mais de 40 anos de experiência tratando de pacientes com essa doença, no setor público e no privado. Em seu livro *Treating Schizophrenia,* Mendel iguala um indivíduo com esquizofrenia a quem tem uma deficiência física:

> Se, por exemplo, alguém tem o braço direito paralisado e não há como corrigir isso, providenciamos um suporte que ajude a melhorar a função. Podemos fazer adaptações no carro da pessoa para

que ela consiga dirigir e acionar os controles com apenas uma mão. Podemos treiná-la para usar a mão esquerda em tudo aquilo que fazia antes com a direita, agora paralisada. Podemos também oferecer-lhe apoio psicológico para que se aceite melhor com a incapacitação, ajudando-a a se concentrar no que é capaz de fazer em vez de naquilo que não consegue fazer mais.

Portanto, tratar indivíduos que têm esquizofrenia apenas com medicação não é suficiente. Um programa completo de tratamento inclui também reabilitação. Embora os pacientes variem muito em suas necessidades de reabilitação conforme a gravidade de seus sintomas, todos lidam com problemas básicos, como dinheiro, comida, habitação, emprego, amizades e cuidados médicos.

Antes de lidar com esses problemas específicos, lembramos que há um conceito subjacente a todos esses esforços de reabilitação – a esperança. Se o indivíduo com esquizofrenia tiver esperança, então os esforços para reabilitação provavelmente serão bem-sucedidos. Se a pessoa não tem esperança, tais esforços podem não dar em nada. Isso foi mostrado em um recente estudo suíço com 46 indivíduos com esquizofrenia, que previa resultados escassos de reabilitação quando havia "expectativas pessimistas quanto ao resultado... estratégias para lidar marcadas por uma atitude de resignação depressiva", em resumo, que tudo dependia "de o paciente já ter desistido ou não". Portanto, programas de tratamento e reabilitação apenas darão certo se também abarcarem a esperança.

DINHEIRO E ALIMENTAÇÃO

Por mais de um século, a maior parte dos indivíduos com esquizofrenia ficou trancada em hospitais psiquiátricos públicos, geralmente por vários anos a cada internação. Se conseguissem sair, era para viver com a família. Apenas com o advento da medicação antipsicótica e da desinstitucionalização é que fatores como dinheiro, alimentação e habitação se tornaram grandes problemas para as centenas de milhares de indivíduos que foram dispensados de hospitais.

Algumas pessoas com esquizofrenia podem trabalhar em meio expediente ou o dia todo e se sustentarem. A grande maioria, porém, depende de suas famílias ou de programas de auxílio do governo.

MORADIA

As opções de moradia para indivíduos com esquizofrenia são: instalações com grau variável de supervisão, vida independente e voltar a morar na casa da família.

SUPERVISÃO PROFISSIONAL: Esse tipo de moradia conta com pessoas profissionalmente treinadas, que oferecem supervisão durante a maior parte do dia ou pelas 24 horas. Entre elas estão: casas de recuperação [*halfway houses*], casas de recuperação com esquemas mais flexíveis [*quarter-way houses*] e outras instalações similares. Uma excelente descrição desse tipo de casas pode ser encontrada no livro de Michael Winerip, de 1994, *9 Highland Road.*

SUPERVISÃO DE NÃO PROFISSIONAIS: Essas instalações têm um supervisor em tempo parcial ou integral, mas trata-se de alguém sem treinamento. Entre elas contam-se lares adotivos, residências particulares que oferecem cama e comida, pensões, albergues, residências com cuidados agregados e outras instalações similares, com nomes diferentes conforme a localidade.

SUPERVISÃO INTERMITENTE: Disponível em apartamentos e residências compartilhadas, montadas para que pessoas com esquizofrenia vivam basicamente por conta própria. Em geral, um gestor de caso ou outro profissional de saúde mental passa por ali periodicamente (por exemplo, uma vez por semana) para se certificar de que não há maiores problemas.

A qualidade dessas moradias supervisionadas para pessoas com esquizofrenia varia enormemente. Numa ponta do espectro estão pequenos lares adotivos onde cada paciente tem um quarto, a comida é adequada e a casa provê supervisão e se preocupa com as pessoas que abriga, como se fossem os próprios filhos. Uma versão maior disso pode ser um hotel reformado no qual o gerente contrata uma equipe que organiza atividades sociais para os residentes, certifica-se de que estejam tomando as medicações, lembra-os de horas marcadas com dentista e ajuda as pessoas a preencherem os formulários para solicitação de vale-refeição. Mas no outro extremo há lares adotivos nos quais os responsáveis não oferecem aquecimento, cobertores nem comida em níveis suficientes; roubam os parcos fundos dos pacientes; aproveitam-se deles para a realização de pequenos serviços; e às vezes acontecem até estupros e exploração sexual. As versões maiores dessas casas são antigos hotéis que não oferecem nenhum serviço a não ser um quarto em más condições e praticam tipos similares de exploração.

Em muitas dessas casas a supervisão de pacientes psiquiátricos que foram dispensados do hospital existe apenas no papel. Numa casa compartilhada em Baltimore, habilitada como "programa certificado de vida independente", com 24 horas de supervisão, a equipe só foi descobrir que um jovem com diabetes havia morrido no seu quarto três dias depois. E na cidade de Nova York "a polícia encontrou o cadáver em decomposição de um ex-paciente, deitado em uma casa habitada por outros seis residentes". Os extremos a que podem decair as moradias para indivíduos com esquizofrenia – sujeira, bagunça, exploração de pacientes, cirurgias desnecessárias – foram documentados de maneira chocante em uma série de reportagens de 2002 do *New York Times* a respeito das casas compartilhadas de Nova York.

Como as instalações para morar são absolutamente precárias em muitos lugares, os profissionais encarregados de dispensar pacientes dos hospitais públicos são muitas vezes pegos em um dilema ético. Será que o paciente de fato irá ficar melhor na comunidade do que está no hospital? As condições de vida e a possível exposição a vitimizações irão permitir de fato uma melhora? Sempre me surpreendo ao descobrir que muitos pacientes com esquizofrenia expressam satisfação com suas condições de vida na comunidade, pois sei o quanto essas condições são de péssima qualidade. Em um estudo sobre pacientes que moravam em pensões de Los Angeles, 40% disseram-se satisfeitos ou razoavelmente satisfeitos. Suspeito que essa satisfação seja em comparação a ter que voltar ao hospital ou viver em albergues públicos ou na rua.

Quais são os denominadores comuns de uma boa moradia supervisionada destinada a permitir que pacientes residam na comunidade? Quatro características podem ser identificadas. Primeiro, as pessoas que moram ali devem ser tratadas com dignidade e calor humano, e não como meras fontes de rendimentos. Em segundo lugar, as melhores acomodações parecem ser as que abrigam no máximo de 15 a 20 pessoas numa unidade. Pensões ou casas de cuidados agregados para 50, 100 ou até mais pacientes liberados de hospitais quase sempre se transformam em alas de hospital psiquiátrico, apenas com outro nome; há nesse caso uma transinstitucionalização, e não uma desinstitucionalização.

Em terceiro lugar, uma boa casa comunitária para pacientes psiquiátricos deve fazer parte de uma continuidade coordenada, por meio da qual a pessoa possa ser transferida de uma residência a outra que tenha maior ou menor supervisão, conforme suas necessidades. Considerando que a esquizofrenia é uma doença de remissões e recaídas, não é realista esperar que um paciente fique num mesmo tipo de instalação indefinidamente.

Por fim, moradias comunitárias para pacientes com esquizofrenia são mais úteis quando oferecem atividades aos pacientes. Um excelente exemplo desse princípio são os Fairweather Lodges, onde pacientes vivem juntos e arrumam emprego em grupo. Tais instalações mostraram-se muito bem-sucedidas onde foram tentadas e estão bem descritas no livro de John Trepp, *Lodge Magic,* listado ao final deste capítulo.

Também foram realizados estudos sobre quais seriam as características de pacientes que fariam prever maior grau de vida independente. Entre as mais importantes, estavam o contato frequente do paciente com suas famílias (que presumivelmente os ajudam a manter sua situação de vida), ter bons hábitos de higiene, apresentar poucos sintomas negativos e ser capaz de participar de atividades sociais.

Um problema prático que surge frequentemente com moradias comunitárias para pacientes psiquiátricos é a questão do zoneamento e a resistência da comunidade em relação a essas casas. É triste, mas todo mundo aplaude a colocação de pacientes na comunidade, desde que não seja no próprio bairro. Em algumas cidades pequenas ou de médio porte dos Estados Unidos, houve litígios exacerbados a respeito dessa questão. Até o momento, foram realizados 40 estudos sobre o efeito que estas casas de residência compartilhada podem ter em uma vizinhança. Uma revisão desses estudos concluiu que "a presença de casas de recuperação em todas as áreas estudadas *não* diminuiu o valor dos imóveis nem aumentou o número de mudanças, *não* incrementou o crime, *não* mudou o caráter do bairro". Pessoas com esquizofrenia na realidade são muito bons vizinhos. Isso pressupõe, é claro, que estejam sendo acompanhadas em suas doenças e supervisionadas quanto à medicação por profissionais responsáveis de saúde mental.

VIDA INDEPENDENTE: Um número grande e crescente de indivíduos com esquizofrenia vive independentemente, sozinho ou com outras pessoas. Nos últimos anos isso tem sido chamado de moradia com apoio, o que implica que profissionais de doença mental irão dar apoio à escolha de residência feita pelos pacientes. A vida independente pode variar de qualidade numa ampla faixa, desde aposentos em más condições em hotéis de quartos individuais a apartamentos ou casas muito bem mobiliados. Um grande problema para indivíduos com esquizofrenia viverem independentemente é o isolamento social; em um estudo recente, 59% dos indivíduos e 71% de suas famílias indicaram que isso era um problema. Alguns indivíduos com esquizofrenia, especialmente aqueles com limitada consciência de sua doença, não conseguem ter vida independente.

MORAR EM CASA: Um grande número de indivíduos com esquizofrenia vai morar em casa com os familiares. Para alguns pacientes e suas famílias, isso pode ser um arranjo perfeitamente satisfatório e causar mínimos problemas. Para muitos outros, porém, morar em casa é muito insatisfatório, especialmente no caso dos homens. Isso não surpreende, já que a maioria dos indivíduos adultos que não tem esquizofrenia também encontra problemas morando na casa da família.

Para aqueles que escolhem isso, algumas sugestões de estratégias são discutidas no Capítulo 10.

EMPREGO

Pessoas com esquizofrenia variam na mesma ampla faixa que as sem esquizofrenia no que se refere a interesses de trabalho. Em um dos extremos do espectro, estão indivíduos que fazem qualquer coisa para poder trabalhar, e muitas vezes continuam trabalhando mesmo sem serem pagos; no outro extremo, encontramos indivíduos que fazem qualquer coisa para *não* ter que trabalhar. A única diferença nas atitudes em relação ao trabalho entre pessoas com e sem esquizofrenia é que aquelas que apresentam o transtorno costumam ter problemas quando obrigadas a trabalhar muito perto de outras pessoas, o que torna a questão mais difícil para elas.

A maioria das pessoas com esquizofrenia tem incapacitações residuais, como alterações de forma do pensamento e delírios, além de alucinações auditivas, que podem ser graves o suficiente para impossibilitar trabalhar em período integral. Porém, muitas delas podem ter empregos de meio período. Estimativas sobre o número de pessoas com esquizofrenia capazes de trabalhar o expediente inteiro indicam uma fração bem baixa, de 6%; pela minha experiência, avalio que cerca de 10% a 15% das pessoas com esquizofrenia podem trabalhar o expediente normal, e 30% a 40% podem trabalhar meio expediente, *desde que* a medicação seja mantida, que haja disponibilidade de programas de reabilitação e que sejam removidos os desincentivos constituídos pela possiblidade de perder os benefícios médicos. Para uma pessoa com esquizofrenia, já ter tido algum emprego é o melhor fator preditivo isolado de conseguir um futuro emprego; a pessoa que adoece após já ter tido a experiência de trabalhar tem maior probabilidade de arrumar um novo trabalho do que alguém que adoeceu sem nunca ter trabalhado.

O trabalho pode trazer vários benefícios a essas pessoas, e o fato de contar com uma renda adicional não é o maior deles. A melhora na autoestima é igualmente importante, porque estar empregado evidencia que a pessoa é como as outras. Na Inglaterra, Douglas Bennett, um dos poucos profissionais de doenças mentais que lutou para arrumar oportunidades de trabalho para pessoas com esquizofrenia, diz que um emprego transforma magicamente o paciente em uma pessoa. Os pacientes costumam fazer um grande esforço para controlar seus sintomas psiquiátricos no ambiente de trabalho, pois a atividade é muito importante para eles. Já foi observado, por exemplo, que "de manhã, no centro de apoio ao qual a pessoa comparece todo dia, ela desempenha o papel de paciente, age como paciente, exibindo sintomas e comportamentos bizarros que nunca são vistos no local de trabalho, aonde ela vai todas as tardes". O trabalho também dá à pessoa uma estrutura cotidiana, uma razão para levantar da cama de manhã, uma identidade e uma rede social mais extensa.

É uma ironia que a luta para conquistar direitos civis que levou a liberar tantos pacientes de hospitais psiquiátricos também tenha feito decrescer acentuadamente a disponibilidade de empregos para eles. No passado, muitos desses pacientes trabalhavam nas hortas de hospitais, nas próprias dependências e em tarefas domésticas, ou como auxiliares de cozinha. Sem dúvida, havia certo abuso dessa força de trabalho cativa, e os advogados de direitos civis foram aos tribunais com acusações de "trabalho forçado". O resultado foi que, com os esforços para corrigir a situação, o pêndulo oscilou demais para o extremo oposto; os hospitais ficaram relutantes em empregar pacientes porque teriam que pagar o salário-mínimo e outros benefícios. A consequência é que há milhares de pacientes em hospitais e na comunidade que seriam capazes e adorariam trabalhar por breves períodos, já que não se capacitam a um emprego em período integral. Os empregos de meio período do passado, que muitas vezes pareciam sob medida para suas necessidades, não existem mais agora.

O maior impedimento às oportunidades de trabalho para pessoas com esquizofrenia é o estigma, como será discutido nos capítulos 12 e 14. Empregadores, como a maioria das pessoas em nossa sociedade, não entendem o que é a esquizofrenia e então reagem de maneira negativa quando questionadas se aceitariam empregar pessoas com a doença. "Não posso colocar um maluco para trabalhar aqui dentro" costuma ser a reação visceral. A reabilitação vocacional nos Estados Unidos ainda está empacada na era da pólio, e se você não tem uma deficiência física visível, nem perca tempo em fazer a solicitação. A falha da reabilitação vocacional tradicional em atender a indivíduos com esquizofrenia foi documentada em uma reportagem contundente de 1997, de John Noble *et al.*, *A Legacy of Failure* [*Um legado de fracassos*] (ver "Leituras adicionais recomendadas" no final deste capítulo). Alguns países fazem um trabalho bem melhor em prover oportunidades de emprego a pacientes psiquiátricos; Suécia, Inglaterra e Holanda têm maior disponibilidade de oficinas para empregos em meio expediente de longa duração.

Existem vários tipos de programas de reabilitação vocacional para indivíduos com doenças mentais graves. Há um debate em andamento entre profissionais de saúde mental a respeito de qual seria a melhor abordagem, mas na realidade todas as abordagens deveriam estar disponíveis, já que os indivíduos variam muito em suas necessidades.

EMPREGO COMPETITIVO: Algumas pessoas com esquizofrenia podem voltar a ter empregos competitivos, mas não necessariamente no nível que teriam alcançado se não tivessem adoecido. Um exemplo especialmente interessante de emprego competitivo é o uso de pessoas com esquizofrenia para gerenciar outras pessoas com a doença, como descrito no Capítulo 10.

AMIZADES E TREINAMENTO EM APTIDÕES SOCIAIS

Pessoas com esquizofrenia precisam ter amizades, tanto quanto qualquer pessoa que não tenha esquizofrenia. Para quem tem esquizofrenia, porém, com frequência há barreiras para se estabelecer esse tipo de vínculo, entre elas os próprios sintomas e disfunções cerebrais associados ao transtorno.

Um jovem a quem dispensei cuidados recuperou-se da maior parte de seus sintomas e morava na casa da família. Ele tentou voltar ao grupo social anterior, indo a bares e bebendo com os antigos amigos, como fazia antes da doença, mas achou isso muito difícil e se queixava, dizendo "Eu não consigo perceber o sentido das palavras deles, e não sei o que dizer. Não é mais como costumava ser". Outro paciente queixava-se do que acontecia com ele em situações sociais: "Eu me perco nos intervalos entre as palavras ou frases. Não consigo me concentrar, ou então já saio pensando em outras coisas". Em vista dessas dificuldades, não admira que muitas pessoas com esquizofrenia tenham reações inadequadas em situações sociais e acabem se isolando. Estudos sobre pacientes que vivem na comunidade relatam que cerca de 25% deles são muito isolados, 50% são moderadamente isolados e apenas 25% levam vidas sociais ativas. Quase a metade deles não tem nenhuma atividade recreativa, exceto assistir televisão.

Além de sua disfunção cerebral, que pode interferir nos relacionamentos sociais, indivíduos com esquizofrenia têm também que lidar com o estigma que pesa sobre sua doença, como discutido nos capítulos 12 e 14. Um idoso, que voltou ao hospital por achar avassalador o estigma com que se deparou, expressou isso bem:

Eu simplesmente não consigo me adaptar lá fora. Sei quem eu sou e eles sabem quem sou – a maioria das pessoas lá fora não chega perto ou então expressa seu desprezo por mim no olhar. Quase todos me veem como se fosse um leproso. É assim que tratam a maioria de nós. Têm preconceito, você sabe. Ou têm medo ou têm aversão. Vi isso milhares de vezes. Não me sinto bem lá fora. Não é ali que eu pertenço. Eles sabem disso e eu também.

Há várias soluções possíveis para a necessidade de amizade dos indivíduos com esquizofrenia. Uma delas são os grupos de autoajuda de pacientes, que discutiremos a seguir. Outra solução é participar de programas de clubes.

Outra abordagem é melhorar as aptidões sociais das pessoas por meio de instruções didáticas e interações de grupo supervisionadas. O treinamento em aptidões sociais é incorporado a muitos dos programas de reabilitação vocacional mencionados na seção anterior, mas esse treinamento pode também ser oferecido de modo autônomo. Alguns programas de treinamento de aptidões sociais para indivíduos com esquizofrenia são altamente estruturados e visam tornar a pessoa mais consciente de dicas sociais, expressões faciais e das sutilezas das interações sociais normais (por exemplo, a pessoa é ensinada a fazer contato visual quando conversa com os outros). Uma variante do treinamento de aptidões sociais é a terapia de reabilitação cognitiva, por meio da qual são feitas tentativas de melhorar os déficits cognitivos das pessoas. Já foram desenvolvidos vários programas de computador para essa finalidade, e houve muitas declarações sobre sua eficácia, mas ela ainda precisa ser demonstrada.

Existe ainda outro fator que pode ser explorado por pessoas com esquizofrenia: os animais de estimação. Eles costumam ser excelentes companheiros, assim como cumprem esse papel com pessoas sem esquizofrenia. Cães especialmente são muito bons nesse aspecto, pois amam indiscriminadamente e não têm nenhum incômodo com as alterações de pensamento da pessoa ou com suas alucinações auditivas, e costumam ser compreensivos quando as coisas não vão bem. Providenciar animais de estimação para pessoas com esquizofrenia pode dar a elas muito prazer; isso foi constatado por famílias e também por alguns hospitais, que têm permitido que seus pacientes tragam seus animais de estimação ou então utilizam programas do tipo *pets on wheels* ["animais de estimação sobre rodas"], nos quais cães especialmente treinados fazem visitas a instituições de saúde.

CUIDADOS MÉDICOS E DENTÁRIOS

Como qualquer pessoa, indivíduos com esquizofrenia podem ter outras doenças e exigir cuidados médicos. A obtenção de cuidados médicos, no entanto, pode ser difícil por vários razões. Talvez a mais importante é que a maioria das pessoas com esquizofrenia não tem plano de saúde e, portanto, precisa recorrer a serviços públicos de saúde.

Outros impedimentos para obter cuidados médicos podem ser: a incapacidade de algumas pessoas com esquizofrenia de fazer um relato coerente de seus sintomas ao médico ou outro profissional de saúde; o maior limiar de dor de algumas delas, que pode retardar o diagnóstico (ver Capítulo 1); e sua dificuldade em compreender ou seguir as instruções de um tratamento. Além disso, efeitos colaterais das medicações antipsicóticas podem confundir o quadro clínico, e a medicação antipsicótica às vezes interage com os remédios prescritos para os demais problemas médicos.

Por todas essas razões, há uma incidência comparativamente elevada de problemas médicos não tratados entre pessoas com esquizofrenia, e alguns estudos reportam que esses problemas afetam de 26% a 53% dos pacientes. Um estudo de Adler e Griffith concluiu que "tratar de outras doenças em pacientes com esquizofrenia pode ser uma das tarefas mais desafiadoras que um médico tem que enfrentar". E a falha em prover tratamento é uma das razões pelas quais indivíduos com esquizofrenia têm taxa de mortalidade mais alta, como vimos no Capítulo 4.

Em razão da preocupação existente entre profissionais de doenças mentais de que a saúde física de indivíduos com esquizofrenia esteja sendo negligenciada, foi realizada uma conferência de dois dias sobre essa questão na Escola de Medicina Mount Sinai em 2002. Os participantes chegaram a um consenso quanto às recomendações, voltadas especialmente para conhecer os efeitos colaterais dos antipsicóticos de segunda geração. Os pacientes deveriam receber atenção especial em relação a ganho de peso (medições da massa corporal), açúcar no sangue e níveis de lipídios, além de eletrocardiogramas e outras avaliações e exames cardíacos.

Assim como os cuidados médicos, os cuidados dentários também acabam sendo negligenciados em muitos indivíduos com esquizofrenia. Um estudo na Escócia reportou que esses indivíduos, em comparação com a população em geral, apresentavam menor probabilidade de escovar os dentes todo dia, apresentaram mais problemas dentários e tinham menos dentes remanescentes.

EXERCÍCIOS FÍSICOS

Exercícios físicos regulares são um componente importante da reabilitação para indivíduos com esquizofrenia. Nos últimos anos, houve grande quantidade de estudos que mostraram que o exercício melhora muitas doenças cerebrais, como a doença de Parkinson, e também transtornos psiquiátricos, especialmente a depressão. Para indivíduos com esquizofrenia, o exercício pode ajudar a controlar o peso e a melhorar os sintomas.

Em 2016, Dauwan *et al.* revisaram 29 estudos sobre os efeitos do exercício em indivíduos com esquizofrenia (ver "Leituras adicionais recomendadas"). Quinze estudos com um total de 641 pacientes reportaram que o exercício reduz significativamente os sintomas positivos. Além disso, 18 estudos com um total de 765 pacientes concluíram que o exercício melhora os sintomas negativos de esquizofrenia de modo ainda mais acentuado do que os sintomas positivos. Isso é importante porque os sintomas negativos de esquizofrenia reagem de modo bem menos robusto às medicações existentes. A depressão, que costuma ser associada aos sintomas negativos da esquizofrenia, melhorou de modo impressionante.

Quanto ao tipo de exercício eficaz, qualquer exercício que aumente a frequência cardíaca (exercícios aeróbicos), assim como a ioga, mostraram-se eficazes. Assim, uma caminhada rápida, andar de bicicleta, dança vigorosa e subir três lances de escada podem ser úteis. Quanto à duração, para conseguir eficácia na redução dos sintomas, indivíduos devem tentar se exercitar por no mínimo 90 a 120 minutos por semana.

GRUPOS DE APOIO, EXCETO A HEARING VOICES NETWORK

Os grupos de apoio constituídos por pares podem ser muito importantes como parte da reabilitação de indivíduos com esquizofrenia.

Ser capaz de discutir abertamente seus sintomas, os efeitos colaterais das medicações e os problemas associados a ter esse transtorno com pessoas que estejam similarmente afetadas por ele costuma ser uma fonte de grande apoio. Isso pode ocorrer de maneira informal, como em programas de clubes; na realidade, esse apoio informal dos pares é uma das razões pelas quais esses programas de clubes têm tido tanto sucesso. O apoio de pares a indivíduos com esquizofrenia pode ter lugar também por meio da organização de grupos formais que se reúnam regularmente. A liderança nesses grupos costuma ser exercida por uma das pessoas que tem esquizofrenia; um profissional de saúde mental pode também estar envolvido nos primeiros estágios para ajudar a dar um primeiro impulso. O grupo pode ter uma agenda formal ou não; muitos desses grupos às vezes convidam alguém para dar seu depoimento. Alguns grupos também planejam viagens ou outros eventos sociais. Tais grupos têm vários nomes – como "On Our Own" ["Por nossa conta"]. O principal problema com esses grupos de apoio formados por pares é que em muitos lugares a liderança do grupo acabou sendo assumida por membros do movimento "sobreviventes psiquiátricos", abertamente antipsiquiatria e antimedicação. Tais grupos podem ser muito prejudiciais a indivíduos com esquizofrenia que estão tentando se ajustar ao fato de terem uma doença cerebral e trabalham para uma recuperação. Ouvir algum de seus pares dizer que na realidade não há nada de errado com você, e que é um erro tomar medicação antipsicótica certamente não ajuda em nada.

Nos últimos anos, popularizaram-se grupos de apoio sob a orientação de um movimento social chamado Hearing Voices Network (HVN). Esse movimento começou na Holanda, passou à Inglaterra e agora está se difundindo no Canadá e nos EUA. Segundo um artigo acadêmico de 2017, escrito por três defensores da HVN, os grupos desse movimento se baseiam em "princípios-guia" centrados na crença de que "ouvir vozes não é indicação de patologia, mas o reflexo de dificuldades subjacentes, consequência de experiências traumáticas e de negligência emocional". Os promotores da HVN afirmam que ouvir vozes não é patológico, pois seria parte de um *continuum*. Sem dúvida, muitas pessoas ouvem vozes, e em algumas culturas há a expectativa de que a pessoa ouça as vozes de seus falecidos ancestrais. Os defensores da HVN chegam a afirmar que ouvir vozes pode até ser útil. Como um dos líderes do movimento proclamou: "Tenho orgulho de ser alguém que ouve vozes. Trata-se de uma experiência incrivelmente especial e única".

Como observado no Capítulo 2, é claro que ouvir vozes não é incomum, especialmente em algumas culturas, mas isso não quer dizer que ouvir vozes não possa ser também um sintoma de patologia cerebral. Tomemos como exemplo a tosse. Todo mundo tosse de vez em quando, mas se uma pessoa está tossindo sangue, não há como não reconhecer o sintoma como patológico. Ninguém que esteja tossindo sangue irá dizer: "Tenho o maior orgulho de tossir sangue".

Além disso, um dos grandes problemas dos grupos de apoio da HVN é que se fundamentam na crença de que ouvir vozes é causado por "experiências traumáticas e negligência emocional". Desse modo, a HVN posiciona-se como uma extensão das teorias que postulam o trauma infantil e o estresse como causas de esquizofrenia (ver Capítulo 5), e muitos dos líderes do movimento HVN têm também promovido teorias do trauma. Aqueles que participam dos grupos de apoio da HVN são incentivados a tentar identificar as possíveis experiências traumáticas que estariam levando-os a ouvir vozes. Isso, é claro, faz essas pessoas culparem a família por suas experiências, como se fossem fruto de "negligência emocional". Isso é voltar àquelas teorias do século passado que culpavam a família.

Outro grande problema com os grupos de apoio HVN é que eles incentivam os participantes a interromper o uso da medicação. Afinal, se as vozes que você ouve não são indicação de doença, mas apenas parte de um *continuum* da experiência normal, por que você precisa de medicação? Assim, não surpreende descobrir que 29% dos participantes de um grupo de HVN na Inglaterra foram levados pelo grupo a interromper sua medicação. Em resumo, os grupos de apoio formados por pares podem ser muito úteis para indivíduos com esquizofrenia, exceto quando tais grupos são patrocinados pela Hearing Voices Network.

LEITURAS ADICIONAIS RECOMENDADAS

ANTHONY, W.; COHEN, M.; FARKAS, M. *Psychiatric Rehabilitation*. Boston: Center for Psychiatric Rehabilitation, 1990.

CAMPBELL, K.; BOND, G. R.; DRAKE, R. E. *Who Benefits from Supported Employment*: A Meta-Analytic Study. Schizophrenia Bulletin, v. 37, p. 370–380, 2011.

DAUWAN, M. *et al.* Exercise Improves Clinical Symptoms, Quality of Life, Global Functioning, and Depression in Schizophrenia: Systematic Review and Meta-Analysis. *Schizophrenia Bulletin*, v. 42, p. 588-599, 2016.

DINCIN, J. (Ed.). *A Pragmatic Approach to Psychiatric Rehabilitation:* Lessons from Chicago's Thresholds Program. São Francisco: Jossey-Bass, 1995. N. 68 da série "New Directions for Mental Health Services".

DIXON, L. B. *et al.* The 2009 Schizophrenia PORT Psychosocial Treatment Recommendations and Summary Statements. *Schizophrenia Bulletin*, v. 36, p. 48–70, 2010.

FRIEDLANDER, A. H.; MARDER, S. R. The Psychopathology, Medical Management, and Dental Implications of Schizophrenia. *Journal of the American Dental Association*, v. 133, p. 603–610, 2002.

GIOIA, D.; BREKKE, J. S. Use of the Americans with Disabilities Act by Young Adults with Schizophrenia. *Psychiatric Services*, v. 54, p. 302–304, 2003.

GOFF, D. C. *et al.* Medical Morbidity and Mortality in Schizophrenia: Guidelines for Psychiatrists, *Journal of Clinical Psychiatry*, v. 66, p. 183–94, 2005.

LEHMAN, A. F. *et al.* Improving Employment Outcomes for Persons with Severe Mental Illnesses. *Archives of General Psychiatry*, v. 59, p. 165–72, 2002.

LIBERMAN, R. P. *Recovery from Disability:* Manual of Psychiatric Rehabilitation. Washington, D.C.: American Psychiatric Press, 2008.

MCCREADIE, R. G. *et al.* The Dental Health of People with Schizophrenia. *Acta Psychiatrica Scandinavica*, v. 110, p. 306–310, 2004.

MARDER, S. R. *et al.* Physical Health Monitoring of Patients with Schizophrenia. *American Journal of Psychiatry*, v. 161, p. 1334–1349, 2004.

MARDER, S. R. *et al.* Two-Year Outcome of Social Skills Training and Group Psychotherapy for Outpatients with Schizophrenia. *American Journal of Psychiatry*, v. 153, p. 1585–1592, 1996.

NOBLE, J. H. Policy Reform Dilemmas in Promoting Employment of Persons with Severe Mental Illnesses. *Psychiatric Services*, v. 49, p. 775–781, 1998.

NOBLE, J. H. *et al. A Legacy of Failure*: The Inability of the Federal-State Vocational Rehabilitation System to Serve People with Severe Mental Illnesses. Arlington, Va.: National Alliance for the Mentally Ill, 1997.

PERSSON, K. *et al.* Association of Perceived Quality of Life and Oral Health among Psychiatric Outpatients. *Psychiatric Services*, v. 60, p. 1552–1554, 2009.

TREPP, J. K. *Lodge Magic:* Real Life Adventures in Mental Health Recovery. Minneapolis: Tasks Unlimited, 2000.

WINERIP, M. *9 Highland Road.* Nova York: Pantheon Books, 1994.

CAPÍTULO 9
Os dez principais problemas

Embora a insanidade seja uma doença que pode acometer qualquer pessoa, prevalece em relação a ela um sentimento obviamente diferente daquele que predomina para a maioria das doenças. É tão incapacitante, e envolve uma dependência tão completa; seus efeitos na condição civil e social da pessoa são tão marcados; e é vista com tamanha apreensão e horror pelo público em geral que exige uma consideração particular, especialmente quando há expectativa de cura.

American Journal of Insanity, 1868

Ter a infelicidade de ser afligido pela esquizofrenia acarreta muitos problemas, tanto para quem é afetado por ela quanto para a família. De todos esses problemas, dez deles se destacam como os mais comuns, mais persistentes e mais desconcertantes.

 **OS DEZ PRINCIPAIS PROBLEMAS**

1 Cigarro e café.

2 Álcool e drogas ilícitas.

3 Sexo, gravidez e AIDS.

4 Vulnerabilidade a violências.

5 Confidencialidade.

6 Descumprimento da medicação.

7 Tratamento assistido.

8 Comportamento agressivo e violento.

9 Detenção e encarceramento.

10 Suicídio.

CIGARRO E CAFÉ

É impressionante a importância que o cigarro e o café podem ter no cotidiano de muitas pessoas com esquizofrenia. São o foco de muitas interações sociais, do gasto de dinheiro, do acúmulo de dívidas e da troca de favores. Alguns indivíduos com esquizofrenia são tão obcecados em obter cigarros e café que isso parece dominar seu cotidiano.

Alguns estudos mostram que entre 65% e 85% dos indivíduos com esquizofrenia fumam cigarros, em contraste com cerca de 18% da população em geral. Embora a taxa de tabagismo na população em geral tenha diminuído de modo significativo nos últimos anos em razão das campanhas antifumo, um estudo recente reportou que entre 1999 e 2016 a prevalência do fumo entre indivíduos com esquizofrenia não teve declínio similar. O que diminuiu foi o número de cigarros consumidos por dia, talvez em função do aumento do preço dos cigarros. Quando fumam, os indivíduos com esquizofrenia tendem a preferir cigarros com mais nicotina e a extrair mais nicotina e monóxido de carbono de cada cigarro.

As consequências do fumo para indivíduos com esquizofrenia são graves. Como observado no Capítulo 4, a expectativa de vida de indivíduos com esquizofrenia é aproximadamente 25 anos menor que a da população em geral, e mortes associadas ao fumo contribuem muito para essa disparidade. As mortes por doença cardíaca e dos pulmões são especialmente comuns, o que não inclui o câncer de pulmão, que por razões desconhecidas não tem incidência elevada na esquizofrenia.

A importância do fumo na expectativa de vida é ilustrada pelo fato de que as pessoas que param de fumar entre os 25 e 34 anos de idade acrescentam em média 10 anos à sua expectativa de vida; entre 35 e 44 acrescentam 9 anos; entre 45 e 54, 6 anos; e entre 55 e 64, 4 anos. O fumo em pessoas psicóticas ou mentalmente comprometidas também pode ser perigoso, e incêndios em casas compartilhadas por grande número desses pacientes não são incomuns.

Outra consequência do fumo em indivíduos com esquizofrenia é que ele pode reduzir o nível sanguíneo da medicação antipsicótica e, portanto, sua eficácia. Isso porque o fumo ativa uma enzima específica do citocromo P450 que faz o fígado se livrar mais depressa do antipsicótico. Isso é especialmente verdadeiro no caso de certos antipsicóticos, como haloperidol, flufenazina, asenapina, olanzapina e clozapina. Assim, quando indivíduos que tomam essas drogas param de fumar, o nível delas no sangue aumenta e eles podem experimentar efeitos colaterais. Inversamente, se o paciente mais tarde retoma o fumo, o nível sanguíneo da medicação decresce e sua eficácia é reduzida. Os médicos devem ajustar a dose de acordo quando a pessoa está tentando largar o cigarro.

Não se sabe por que razão indivíduos com esquizofrenia se tornam tão dependentes da nicotina. Por muitos anos, achou-se que estivessem se automedicando, já que a nicotina é conhecida por melhorar transitoriamente algumas funções cognitivas, como a atenção. Estudos recentes lançaram dúvidas sobre essa hipótese de automedicação, e na realidade vem sendo demonstrado que o tabagismo crônico diminui a função cognitiva. Como a nicotina é também conhecida por afetar vários neurotransmissores cerebrais e como se sabe que há receptores para nicotina no cérebro, parece provável que a forte dependência em relação à nicotina de indivíduos com esquizofrenia possa ser explicada biologicamente, embora não tenha sido compreendida ainda.

Em razão dos problemas trazidos pelo fumo, todos os indivíduos com esquizofrenia devem ter acesso a programas voltados ao tratamento dessa dependência. Já foi demonstrado que tratamentos comportamentais e psicoterápicos isolados não têm eficácia. No entanto, o uso de medicamentos para parar de fumar, especialmente em conjunção com uma terapia de reposição com adesivos de nicotina, é bastante eficaz. Em 2016, foram publicados os resultados de um grande estudo sobre drogas antitabagismo. A vareniclina (Chantix, Champix) foi relatada como superior à bupropiona (Wellbutrin, Zyban), que por sua vez é superior ao placebo em ajudar pacientes psiquiátricos a largar o cigarro. É importante continuar com essas drogas, já que a taxa de recaída é alta quando são descontinuadas. Outra abordagem antitabagismo para indivíduos com esquizofrenia é fazê-los passar para o antipsicótico clozapina; é o único que reduz a vontade de fumar em alguns pacientes, não em todos.

A ingestão de cafeína entre indivíduos com esquizofrenia também é muito alta, mas não foi quantificada com tanta precisão quanto o fumo. Foi documentado que alguns pacientes bebem 30 ou mais xícaras de café por dia, além de tomar vários refrigerantes tipo cola, que também contêm cafeína; cada xícara de café tem cerca de 80 mg de cafeína, e cada refrigerante de cola, 35 mg. Há também alguns indivíduos com esquizofrenia que compram café instantâneo e comem diretamente do pote, com uma colher. Assim como ocorre com a nicotina, não se sabe por que indivíduos com esquizofrenia são tão viciados em cafeína, embora se saiba que a cafeína age nos receptores de adenosina no cérebro e, por meio deles, o metabolismo da dopamina, serotonina, GABA, glutamato e norepinefrina. Um estudo sugeriu que a cafeína pode diminuir os sintomas do Parkinson, como a rigidez e o tremor.

Sabe-se que a alta ingestão de cafeína em qualquer pessoa pode produzir sintomas de intoxicação por essa substância, como nervosismo, inquietação, insônia, excitação, rubor facial, taquicardia e espasmos musculares. Estudos de indivíduos com esquizofrenia que ingerem grande quantidade de cafeína demonstraram que alguns deles têm piora nos sintomas. Pensava-se que o café, e especialmente o chá, podiam interferir na absorção das drogas antipsicóticas, mas isso não está comprovado.

Assim como alguns antipsicóticos interagem com a nicotina para fazer decrescer seu nível no sangue e, portanto, sua eficácia, esses mesmos antipsicóticos interagem com a cafeína para aumentar o nível dela no sangue. Em um estudo, pacientes que tomavam clozapina tiveram seu nível sérico medido, primeiro enquanto faziam uso de cafeína e, de novo, depois de uma abstinência de cafeína de cinco dias. Os níveis de clozapina enquanto ingeriam cafeína foram cerca de duas vezes mais elevados do que quando a cafeína estava ausente. Assim, alterações na ingestão de cafeína podem afetar de modo acentuado tanto a eficácia dessas medicações quanto seus efeitos colaterais. Esses efeitos da cafeína não se manifestam com os antipsicóticos de segunda geração, que são metabolizados por outras enzimas do fígado.

Um fato que fica nítido a respeito tanto do fumo quanto da ingestão de cafeína entre indivíduos com esquizofrenia é que são necessários mais estudos para esclarecer as consequências desses comportamentos. Até que não sejam feitos, sugiro o seguinte:

1 Identifique a intensidade do uso excessivo de cigarro e café em pacientes com esquizofrenia. Obviamente, é preciso definir limites máximos razoáveis, como um maço de cigarros e quatro xícaras de café ou copos de refrigerante de cola por dia, mas estabelecer limites é diferente de tentar proibir de vez o comportamento.

2 Toda pessoa com esquizofrenia que expresse o desejo de parar de fumar deve ter essa oportunidade, auxiliada por medicações próprias para parar de fumar e por terapia de reposição de nicotina.

3 Atente para que indivíduos com esquizofrenia que fumam façam isso de maneira segura (por exemplo, não na cama) e apenas em lugares específicos. Não fumantes têm o direito de não ficar expostos aos efeitos danosos que afetam fumantes secundários. Crie penalizações claras para a não adesão a essas regras, e aplique-as.

ÁLCOOL E DROGAS ILÍCITAS

O abuso de álcool e drogas ilícitas entre indivíduos com esquizofrenia é um grande problema, e parece estar crescendo. Um estudo em comunidade reportou que 34% dos indivíduos com esquizofrenia abusavam de álcool, 26% abusavam de drogas de rua e no total 47% abusavam de um ou de ambos. Um levantamento nacional de 2002 reportou que indivíduos com graves transtornos psiquiátricos têm o dobro de probabilidade de abusar de drogas e álcool em comparação com indivíduos não afetados. A gravidade do problema pode variar consideravelmente, desde um episódio ocasional a um abuso praticamente contínuo.

Há várias razões pelas quais indivíduos com esquizofrenia abusam de álcool e drogas. A mais importante, provavelmente, é a mesma razão pela qual indivíduos que *não* têm esquizofrenia abusam de álcool e drogas – porque se sentem bem com isso. O abuso de substâncias é endêmico na população em geral, e não haveria razão para que indivíduos com esquizofrenia fossem exceção. Assim, é importante compreender que muitos indivíduos com esquizofrenia que abusam de álcool e drogas de rua estariam fazendo isso igualmente, ainda que não tivessem adoecido.

Porém, existem outras razões para esse comportamento que são específicas da esquizofrenia. O abuso de substâncias provê uma rede social e uma ocupação para indivíduos que com frequência estão isolados socialmente e entediados. Também há evidência de que alguns indivíduos com esquizofrenia se automedicam com álcool ou drogas de rua, para diminuir a ansiedade e a depressão e aumentar a energia. Um estudo reportou que o álcool diminui a depressão e melhora o sono em indivíduos com esquizofrenia, mas que também aumenta as alucinações auditivas e os delírios paranoides. É provável que exista uma conexão genética entre a predisposição à esquizofrenia e a predisposição ao alcoolismo, já que estudos genéticos recentes mostram alguma sobreposição entre os genes que predispõem a ambos.

Muitas das consequências do abuso de álcool e drogas de rua em indivíduos com esquizofrenia são idênticas às da população em geral, como comprometer as relações familiares e interpessoais, perda de emprego, de moradia, dívidas, problemas médicos e detenções e encarceramentos. Além disso, foi demonstrado que indivíduos com esquizofrenia que abusam de substâncias têm muito mais sintomas, maior frequência de episódios de violência, fazem maior uso de serviços psiquiátricos de emergência, têm menor adesão às prescrições de medicação antipsicótica e uma taxa de recaída bem mais alta em comparação com aqueles que não fazem abuso de substâncias (ver Capítulo 10). Um número maior deles acaba aumentando a população em situação de rua.

O tratamento de indivíduos com esquizofrenia que também são graves abusadores de substâncias é bastante insatisfatório. Muitos deles ficam num pingue-pongue entre o sistema de tratamento de doenças mentais e o sistema de tratamento de abuso de substâncias, sendo rejeitados nos dois. São aqueles pacientes que ninguém quer. Talvez valha a pena tentar a clozapina com indivíduos que são dependentes de álcool, já que estudos preliminares sugeriram que ela pode fazer decrescer o hábito de beber.

Os programas de tratamento mais eficazes para indivíduos que têm diagnóstico duplo de esquizofrenia e abuso de substâncias são os programas de tratamento integrados, nos quais as duas condições são tratadas por uma única equipe de profissionais de saúde mental. A eficácia desse tratamento integrado foi bem demonstrada pelo Dr. Robert Drake e seus colegas no Centro de Pesquisa Psiquiátrica Dartmouth, em New Hampshire. Em 2015, eles publicaram dados mostrando resultados comparativamente bons na maioria dos pacientes tanto rurais quanto urbanos internados (ver "Leituras adicionais recomendadas"). No entanto, também enfatizaram que uma minoria de pacientes não reage e continua com o abuso de substâncias.

Já foram tentadas diversas abordagens de tratamento. Os métodos de autoajuda dos Doze Passos, da Alcoólicos Anônimos (AA) e da Narcóticos Anônimos (NA), são eficazes para uma minoria de indivíduos com esquizofrenia, embora alguns se deem melhor com um programa modificado de Seis Passos, mais moderado. Uma desvantagem de alguns desses grupos é que incentivam a total abstinência de drogas, o que às vezes é interpretado como se incluísse também as medicações antipsicóticas. Indivíduos com esquizofrenia tampouco se dão bem com os grupos confrontacionais de algumas seções do AA e do NA. A psicoterapia individual surte pouco efeito com pacientes de diagnóstico dual, e um grande teste usando a terapia cognitivo-comportamental, realizado na Inglaterra, tampouco se mostrou eficaz. Em contrapartida, programas de tratamento nos quais a moradia e/ou emprego fazem parte do programa integrado têm mostrado mais sucesso.

Em alguns casos é preciso utilizar técnicas de monitoramento compulsório para diminuir o abuso de álcool e drogas em indivíduos com esquizofrenia. Isso vale especialmente para os pacientes que se tornam violentos ou têm problemas de outra ordem ao abusarem dessas substâncias. Pode-se usar testes de urina para verificar se houve uso de drogas ilícitas, e vêm sendo desenvolvidos adesivos na pele que mudam de cor quando há ingestão de álcool. A análise de fios de cabelo também pode ser útil, porque detecta o uso de anfetaminas, barbitúricos, cocaína e heroína (maconha não) até três meses após o uso. O abuso de álcool às vezes pode ser controlado pelo uso de dissulfiram (Antabuse), que se for tomado todo dia deixa a pessoa fisicamente doente quando consome bebida alcoólica nas 24 horas seguintes. O dissulfiram pode ser usado em indivíduos com esquizofrenia, mas tende a diminuir os níveis séricos de antipsicóticos, portanto a pessoa talvez precise tomar uma dose maior do antipsicótico enquanto toma o dissulfiram.

Famílias de indivíduos com esquizofrenia que abusam de álcool ou drogas de rua precisam estar cientes do quanto o problema é frequente e aprender a identificá-lo. Uma dica útil é constatar se uma quantia significativa do dinheiro da pessoa sumiu sem justificativa plausível. Tornar a pessoa que abusa de substâncias consciente dos efeitos e consequências desse seu ato, definir e respeitar limites claros e utilizar modalidades de tratamento compulsórias (que com frequência são tornadas obrigatórias por tribunais comuns, tribunais especializados em narcóticos ou tribunais de doenças mentais, no caso de indivíduos que têm acusações legais pendentes) são aspectos importantes de um plano de tratamento abrangente.

Surge a questão: um indivíduo com esquizofrenia deve ter permissão eventual para beber? Muitos médicos dizem que não. Eu concordaria com isso se a pessoa tem um histórico de comportamento violento ou se o álcool parece exacerbar os sintomas de sua doença. Mas se esses não forem fatores presentes e a pessoa não tiver inclinação para abusar do álcool, não vejo razão para que alguém com esquizofrenia não possa de vez em quando beber socialmente, se isso é algo que ele/ela gosta de fazer e é parte de sua cultura. Para muitas pessoas, tomar uma cerveja no fim do dia com amigos ou uma taça de vinho no jantar é um prazer que faz parte da vida. Pessoas que tiveram a má sorte de serem afligidas pela esquizofrenia não devem ter essa penalização adicional ou serem privadas dos pequenos prazeres que estão à disposição dos demais, a não ser quando houver uma clara razão para isso. Ao mesmo tempo, eu pessoalmente digo a pacientes e suas famílias que estabeleçam limites claros a qualquer ingestão de álcool (por exemplo, duas canecas de cerveja ou duas taças de vinho ou 30 mL de álcool por dia) e que fiquem em alerta constante para quaisquer sinais de abuso.

Quanto ao uso de drogas ilícitas por pessoas com esquizofrenia, a questão pode ser resumida em uma palavra: NÃO. Em muitos pacientes, mesmo a maconha pode desencadear sintomas psicóticos de maneira imprevisível, e a pessoa às vezes demora dias para se recuperar totalmente. Um jovem de quem tratei ficava praticamente livre de sintomas com a medicação, exceto quando fumava maconha; então mostrava-se ostensivamente psicótico por vários dias. Claro que não são todas as pessoas com esquizofrenia que reagem dessa maneira tão dramática, mas não há como prever quem o fará. Alguns pesquisadores chegaram a afirmar que há um pequeno grupo de indivíduos com esquizofrenia para os quais a maconha *melhora* seus sintomas. Drogas mais fortes, especialmente PCP e anfetaminas, são um veneno para qualquer pessoa com esquizofrenia. As famílias devem desencorajar seu uso de todos os jeitos possíveis, e a atenção deve ser ainda maior caso haja suspeita de que a pessoa com esquizofrenia possa ter consumido drogas ilícitas. Essa regra é absolutamente obrigatória se a pessoa tem histórico de comportamento agressivo ou violento; muitos dos homicídios cometidos por aqueles afligidos com esquizofrenia parecem ocorrer após o uso de drogas ilícitas. Medidas draconianas para desencorajar o uso de drogas de rua são perfeitamente legítimas, até mesmo exigir que a pessoa com esquizofrenia se submeta periodicamente a um exame de urina ou de fio de cabelo como condição para viver na casa e receber apoio da família, em vez de permanecer no hospital.

SEXO, GRAVIDEZ E AIDS

Sexo é um assunto importante para a maioria dos homens e das mulheres, e não há razão para pensar que seja diferente para indivíduos com esquizofrenia. Na nossa imaginação, indivíduos mentalmente doentes são vistos como tendo um status assexuado, mas isso é um equívoco. Nesse aspecto, indivíduos com esquizofrenia cobrem uma ampla gama, desde aqueles que praticamente não têm interesse por sexo aos que fazem dele uma preocupação constante, do mesmo modo que ocorre com indivíduos que não têm esquizofrenia.

Estudos sugerem que cerca de dois terços dos indivíduos com esquizofrenia são sexualmente ativos. Um estudo com mulheres pacientes externas reportou que 73% eram sexualmente ativas; outro estudo, com homens e mulheres pacientes ambulatoriais, reportou que 62% eram sexualmente ativos, e que 42% dos homens e 19% das mulheres haviam tido vários parceiros sexuais no ano anterior à pesquisa. Um estudo de indivíduos em uma unidade de internação psiquiátrica constatou similarmente que 66% haviam sido sexualmente ativos nos últimos seis meses, enquanto um levantamento com pacientes de longo prazo em um hospital psiquiátrico público concluiu que "a atividade sexual era disseminada e de longo alcance no hospital". O oposto desse quadro é o grupo não sexualmente ativo; um estudo na Inglaterra reportou que mais de um terço dos adultos com esquizofrenia "nunca haviam tido uma relação sexual".

A atividade sexual de indivíduos com esquizofrenia, no entanto, envolve maiores dificuldades do que entre indivíduos que não têm a doença. Imagine o quanto o sexo pareceria algo complexo se você tivesse delírios de que seu parceiro estivesse tentando machucar você ou se sofresse com constantes alucinações auditivas. O Dr. M. B. Rosenbaum, em um sensível artigo sobre problemas sexuais de pessoas com esquizofrenia, comentou sobre um paciente que "fez uma descrição vívida de todos os anjos e demônios que via em seu quarto dizendo-lhe tudo o que devia e não devia fazer" enquanto mantinha a relação sexual. O Dr. Rosenbaum concluiu: "É difícil para a maioria de nós 'se ajustar' sexualmente – quanto mais para o esquizofrênico, com suas várias limitações muito reais!".

As medicações antipsicóticas também podem interferir na vida sexual de indivíduos com esquizofrenia; isso parece valer tanto para os antipsicóticos de segunda geração quanto para os de primeira. Um estudo reportou que os efeitos colaterais da medicação antipsicótica haviam afetado o funcionamento sexual em 30% a 60% dos indivíduos medicados. Entre esses efeitos estavam diminuição da libido, impotência masculina, disfunção orgásmica e menstruação irregular. Tais efeitos colaterais são uma das principais razões pelas quais alguns pacientes interrompem a medicação, embora não costumem verbalizar isso. Mas, ao avaliar os efeitos colaterais sexuais de medicações antipsicóticas, deve-se lembrar que alguns dos indivíduos que reportam efeitos colaterais já apresentavam disfunção sexual antes de adoecer ou de começar a tomar medicação, pois tais problemas são comuns entre a população em geral. Um estudo recente, por exemplo, reportou efeitos colaterais sexuais em 45% dos indivíduos com esquizofrenia que tomam medicação antipsicótica, mas também em 17% dos controles normais; assim, a verdadeira taxa de efeitos colaterais sexuais provocados pela medicação era de 28%. Alguns indivíduos têm melhora em sua vida sexual com as medicações antipsicóticas; um relato, por exemplo, descreveu dois homens heterossexuais que "rotineiramente envolviam-se em uma atividade sexual contínua durante duas a seis horas, enquanto tomavam medicação com uma dose adequadamente ajustada".

Outro problema é como determinar se um paciente adulto pratica um sexo consensual ou se os outros estão se aproveitando dele. Isso geralmente se aplica às mulheres, embora ocasionalmente homens se aproveitem de outros homens. Entre as questões que a família deve levantar estão: o indivíduo é capaz de dizer não em situações não sexuais? Ele faz avaliações razoáveis em outras áreas de seu funcionamento no cotidiano? Ele é discreto, o que sugeriria que tem um bom julgamento, a respeito de seus encontros sexuais? Costuma procurar parceiros sexuais ostensivamente? Concorda em fazer sexo basicamente para obter um pagamento específico, geralmente cigarros ou comida?

Muitas vezes, uma consulta com o psiquiatra e/ou a equipe que cuida da paciente na residência coletiva ou na ala psiquiátrica onde ela é conhecida esclarece a questão do consentimento para a família. Por exemplo, a família de uma mulher ficou muito chateada quando descobriu que ela tinha intercurso sexual regularmente numa casa de apoio de meio período e contou aos pais que estavam se aproveitando dela. Ao se averiguar a questão na referida casa, a equipe deixou claro que era a própria mulher que procurava os encontros sexuais, e que sua alegação de estarem se aproveitando dela tinha o intuito de atenuar a desaprovação de seu ato por parte dos pais. Mas quando uma mulher está sendo realmente vítima disso, deve-se fazer com que sua atividade tenha maior supervisão e sejam impostas restrições. Mulheres que consentem o sexo apenas para conseguir cigarros ou comida precisam contar com um plano formulado em conjunto pela família e pela equipe psiquiátrica para que esses itens sejam providos regularmente, de modo que a mulher com esquizofrenia fique menos vulnerável a se prostituir.

A proteção contra a gravidez é outra área problemática para indivíduos com esquizofrenia, já que muitos deles têm dificuldades em planejar as coisas com antecedência. De acordo com uma autoridade, "estima-se que a taxa de crianças nascidas de mulheres psicóticas tenha triplicado desde que a desinstitucionalização teve início nos Estados Unidos". A gravidez não planejada é relativamente comum entre mulheres com esquizofrenia; em um estudo, 31% das mulheres haviam tido abortos induzidos. Como observado no Capítulo 7, sabe-se também que mulheres que passam de um antipsicótico de primeira geração para um de segunda têm risco maior de engravidar, a não ser que usem anticoncepcionais. Os antipsicóticos de primeira geração elevam a prolactina e com isso tornam a ovulação menos provável, enquanto os antipsicóticos de segunda geração, exceto a risperidona e a paliperidona, não elevam a prolactina.

A camisinha é a primeira escolha para a contracepção, pois oferece proteção contra a AIDS e outras doenças sexuais transmissíveis, assim como contra a gravidez; mas muitos homens não irão usar. Há quatro métodos anticoncepcionais de longa duração que foram aprovados pela Food and Drug Administration e que agora estão disponíveis para uso pelas mulheres. Um deles é um adesivo de pele (Ortho Evra), com duração de uma semana, quando precisa ser substituído. Outro método são as injeções de acetato de medroxiprogesterona (Depo-Provera), aplicadas a cada três meses. O terceiro são os implantes subcutâneos de levonorgestrel (norplant), que duram 5 anos. O quarto método é o dispositivo intrauterino (DIU). Todos esses métodos podem produzir irregularidades na menstruação, mas são anticoncepcionais altamente eficazes e satisfatórios para muitas mulheres.

Os aspectos éticos da contracepção em mulheres com esquizofrenia podem também criar problemas. Algumas mulheres não querem usar anticoncepcionais por motivos religiosos. Outras podem não querer fazê-lo porque querem engravidar. É fácil ter empatia com uma mulher solteira de 36 anos de idade que pretende ter um filho antes que seja tarde demais; também é fácil ter empatia com o bebê que nasce numa situação dessas e que é totalmente dependente dos cuidados da mãe. Os fatos genéticos relacionados a um bebê nascido de duas pessoas com esquizofrenia são sérios – estima-se que 36% dessas crianças acabam desenvolvendo esquizofrenia (ver Capítulo 11). Também é verdade que a maioria das pessoas com esquizofrenia já tem dificuldades suficientes para cuidar das próprias necessidades sem terem também a responsabilidade de cuidar de um bebê. Um estudo reportou que "a esquizofrenia foi associada a um risco acentuadamente maior de insuficiência nos cuidados parentais". Outro estudo com 80 mulheres "pacientes psiquiátricas ambulatoriais crônicas" reportou que apenas um terço das 75 crianças que elas haviam tido estavam sendo criadas por elas. De fato, é muito comum que as mães com esquizofrenia percam a custódia do filho, pois muitas delas não têm condições de cuidar da criança. Um estudo sobre os cuidados maternos de mulheres com sérios transtornos psiquiátricos reportou que, como seria de esperar, mulheres que tinham uma noção mais precisa da própria doença eram melhores mães que aquelas que não tinham essa noção. Para auxiliar a examinar questões éticas relacionadas à contracepção em mulheres com esquizofrenia, foram propostas algumas linhas gerais por McCullough *et al.* no Centro para Ética, Medicina e Questões Públicas da Escola de Medicina Baylor (ver "Leituras adicionais recomendadas" no final deste capítulo).

Depois da concepção de um bebê, o casal e as suas respectivas famílias são pegos entre a cruz e a espada. Aborto e adoção devem ambos ser considerados; decisões responsáveis costumam envolver consultas com psiquiatra, médico da família, advogado, conselheiro religioso e assistente social; Coverdale *et al.* propuseram linhas gerais para a tomada de decisões em casos assim (ver "Leituras adicionais recomendadas"). A partir dessas consultas, geralmente emerge um consenso quanto à melhor decisão a tomar, e esse processo compartilhado de tomada de decisão alivia o fardo que recai sobre as costas tanto do paciente como da sua família. No passado, era comum tais crianças serem colocadas para adoção, e muitas famílias adotavam crianças sem ser informadas de que um dos pais tinha esquizofrenia.

É fato conhecido que mulheres com esquizofrenia têm menor probabilidade de procurar cuidados pré-natais ou de seguir suas instruções. Alguns estudos afirmam que mulheres com esquizofrenia têm excesso de complicações na gravidez e no parto, enquanto outros relatam que não é assim. Um estudo da Dinamarca reportou que mulheres com esquizofrenia tinham uma taxa mais alta que o esperado de partos prematuros e de bebês abaixo do peso normal. Especialmente preocupante foi um estudo preliminar da Austrália indicando que mulheres com esquizofrenia davam à luz um número maior de crianças com deficiência intelectual e que morriam antes de completar um ano de idade.

O principal dilema da gravidez em mulheres com esquizofrenia é se elas devem continuar com medicações antipsicóticas durante a gravidez. O conselho mais seguro em relação a medicações que pode ser dado a qualquer mulher grávida é que ela não tome nada, mas isso pode ser impossível para mulheres com esquizofrenia. Milhares de mulheres usaram na gravidez drogas antipsicóticas que parecem ser seguras em comparação com muitas outras drogas usadas na medicina. Estudos recentes, porém, têm mostrado que essas drogas às vezes causam malformações ou anomalias congênitas no feto em crescimento, portanto não devem ser consideradas totalmente seguras e devem ser tomadas apenas quando for absolutamente indispensável. A época mais crítica para que apareçam esses danos são os primeiros três meses da gravidez. Quanto a tomar drogas antipsicóticas durante a amamentação, é algo que não deve ser feito. Drogas antipsicóticas são transmitidas pelo leite materno em pequenas quantidades, mas como o fígado e os rins do recém-nascido ainda não estão maduros o suficiente, as drogas podem se acumular no corpo do bebê. Se a mulher precisar tomar medicação, tem a opção de oferecer leite de mamadeira, portanto nesse caso amamentar seria correr um risco desnecessário.

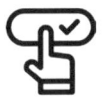

MEDICAÇÕES E GRAVIDEZ

Considerando o que se sabe atualmente, um plano razoável para mulheres grávidas com esquizofrenia é o seguinte:

1. Parar com a medicação antipsicótica nos três primeiros meses de gravidez se a mulher puder fazer isso sem ter uma grave recaída.
2. Ficar sem medicação pelo máximo de tempo possível depois do terceiro mês da gravidez, a não ser que os sintomas comecem a ficar recorrentes.
3. Se for preciso retomar a medicação, usar qualquer medicação antipsicótica à qual a mulher tenha tido bom resultado no passado. Ainda não há dados suficientes para dizer se um tipo de medicação antipsicótica é mais perigoso que outro na gravidez.
4. No entanto, há dados sugerindo que lítio, carbamazepina (Tegretol), ácido valproico (Depakene) e divalproato de sódio (Depakote), que são às vezes usados como medicações auxiliares na esquizofrenia, devem ser evitados na gravidez.

5 Não se deve querer ser heroico e evitar a todo custo as medicações. Se a mulher precisar de medicação, use-a. Uma mulher grávida que seja gravemente psicótica coloca riscos tanto para si mesma quanto para o seu feto.

6 Discuta a questão da medicação em detalhes antes da gravidez ou o mais cedo possível, assim que se iniciar. Certifique-se de que a família da mulher e todos os envolvidos entenderam as opções. Se for decidido parar a medicação, deixe acertado formalmente que a mulher irá retomá-la se o médico julgar aconselhável. Esse acerto deve envolver a mulher – mesmo que ela mude de ideia por causa da psicose –, para que ela possa ser medicada involuntariamente se necessário.

A AIDS é uma ameaça importante para a saúde de indivíduos com esquizofrenia. Levantamentos sobre a prevalência de infecção por HIV entre os internados em hospitais psiquiátricos públicos têm variado de 1,6% no Texas a 5,5% em Nova York, mas esses levantamentos incluem pacientes com todos os diagnósticos. O único levantamento feito até agora sobre infecção por HIV para internos psiquiátricos especificamente com esquizofrenia reportou que 3,4% tinham sorologia positiva para HIV em um hospital universitário na cidade de Nova York. Como esperado, em todos esses estudos foi enfatizado que o concomitante abuso de substâncias causava um aumento acentuado do risco de ser infectado pelo HIV; um estudo de indivíduos em situação de rua com doenças mentais graves que também estavam abusando de drogas e álcool reportou que 6,2% deles eram infectados pelo HIV.

Estudos sobre indivíduos com esquizofrenia quanto ao conhecimento que tinham a respeito da AIDS e de seus fatores de risco reportaram uma compreensão notavelmente escassa do problema. Em um estudo sobre mulheres com esquizofrenia, 36% disseram que é possível você pegar AIDS com um aperto de mão, 58% que você pode contrair ao compartilhar um assento de privada, e 53% não sabiam que o preservativo ajuda a prevenir a AIDS. Um estudo de

1993 com indivíduos com esquizofrenia sobre o uso de camisinha nos seis meses anteriores revelou que a camisinha havia sido usada de maneira consistente apenas por dois de cada oito indivíduos que haviam tido um único parceiro sexual, e por um de cada 15 indivíduos que tinham tido múltiplos parceiros. Em outro estudo, um terço dos indivíduos com doenças mentais graves já havia sido tratado de alguma doença sexualmente transmissível, grande fator de risco para a transmissão do HIV.

O que os pacientes e suas famílias podem fazer a respeito dos problemas relacionados à AIDS? Discussão aberta, educação e o uso de camisinha são necessidades óbvias e devem ter alta prioridade.

VULNERABILIDADE A VIOLÊNCIAS

Indivíduos com esquizofrenia costumam sofrer violências, embora esses eventos raramente sejam reportados. Muitos indivíduos com esquizofrenia têm comprometimento dos processos de pensamento e sofrem de confusão mental, o que dificulta seu controle do dinheiro e pertences pessoais e faz com que se coloquem em situações perigosas por não saber avaliá-las direito. Isso é especialmente verdadeiro para indivíduos com esquizofrenia e que, além disso, abusam de substâncias. Como concluiu um estudo em Connecticut, "isolamento social e déficits cognitivos levam a julgar mal em quem confiar, e podem tornar pessoas com graves doenças mentais vulneráveis a traficantes de drogas". Criminosos, portanto, veem os indivíduos com esquizofrenia como "alvos fáceis"; essa situação é exacerbada pela prática comum de escolher instalar residências coletivas para doentes mentais em bairros degradados, onde muitos desses criminosos se congregam. É como colocar abrigos de coelhos sem tranca no meio de uma floresta cheia de raposas.

Furtos e assaltos são os crimes mais comuns cometidos contra indivíduos com esquizofrenia. Em um estudo com 278 residentes de uma casa de Los Angeles que oferecia refeições e cuidados básicos, dos quais dois terços tinham esquizofrenia, um terço reportou ter sofrido furtos ou assaltos no ano anterior. Um estudo com 185 indivíduos com esquizofrenia internados em um hospital psiquiátrico da Carolina do Norte revelou que 20% deles haviam sido vítimas de crimes não violentos, e outros 7% haviam sofrido algum crime violento nos quatro meses anteriores. O perigo é especialmente grande para indivíduos com esquizofrenia que vivem em albergues públicos. Num albergue de Nova York, por exemplo: "Os mentalmente doentes costumam ser vítimas de criminosos que chegam ao albergue vindo diretamente da prisão. Aqueles que recebem pensões da Previdência Social por incapacidade tornam-se alvos dos larápios".

Para mulheres com esquizofrenia, o estupro é um perigo constante. Um estudo com 20 mulheres com esquizofrenia em Nova York reportou que dez delas haviam sido estupradas, e metade destas havia sido estuprada mais de uma vez. Em Washington, D.C., entre 44 mulheres que tinham sérios transtornos psiquiátricos e passavam temporadas morando na rua, 30% haviam sido fisicamente agredidas e 34% haviam sofrido violência sexual. Na França, 14 de 64 mulheres com esquizofrenia haviam sido estupradas, e nove delas haviam sofrido vários estupros. O diretor de um albergue público para mulheres em São Francisco descreveu a brutalidade das ruas: "Sei de uma mulher que foi estuprada 17 vezes. Ela não reporta isso porque simplesmente é o que acontece aí fora".

Menos da metade dos indivíduos com esquizofrenia se dá ao trabalho de reportar à polícia crimes como assalto, furto e estupro. Um estudo sobre queixas apresentadas por tais crimes entre indivíduos com graves transtornos psiquiátricos revelou que cerca de metade das ocasiões a polícia reage com descrença, com grosseria, agressividade ou simplesmente não presta ajuda. Também é difícil para muitos indivíduos com esquizofrenia que tenham desorganização do pensamento construir uma narrativa coerente a respeito do crime. A polícia, portanto, considera essas pessoas ineptas para um eventual testemunho, caso o perpetrador do crime seja levado a julgamento.

Várias medidas poderiam ser tomadas para melhorar a segurança de indivíduos com esquizofrenia. A mais importante seria não colocar essas residências coletivas ou outras moradias do tipo em bairros de alta criminalidade. Essa é também uma importante razão pela qual muitas pessoas com esquizofrenia têm qualidade de vida melhor vivendo em cidades pequenas do que nas grandes cidades.

Outra medida que melhora a segurança de indivíduos com esquizofrenia são as sessões de treinamento em defesa pessoal, sessões ensinando como podem se expor menos ao risco de sofrerem violências, e como reportar um crime à polícia. Trazer membros da força policial local à residência coletiva, ou fazê-los estar presentes em um programa diário, em um clube ou outro local de reunião dessas pessoas pode tornar tais sessões de treinamento mais eficazes, além de fazer policiais e pacientes se sentirem mais confortáveis uns com os outros.

CONFIDENCIALIDADE

As questões de confidencialidade são um dos problemas mais comuns e mais irritantemente irracionais enfrentados por familiares de indivíduos com esquizofrenia. Nos Estados Unidos, a partir de 2002, essa situação ficou ainda pior, com a aprovação de uma regra de privacidade sob a Lei de Portabilidade e Responsabilização do Seguro Saúde [Health Insurance Portability and Accountability Act], conhecida como HIPAA. A confidencialidade entre médicos e pacientes é governada por leis estaduais, que diferem um pouco conforme o estado. Elas têm o intuito de proteger a relação médico-paciente e foram estendidas a outros profissionais de saúde mental. No entanto, tais leis não são absolutas e podem ser alteradas. Podem também ser justificadamente dribladas quando os interesses dos pacientes ou do público ganham clara precedência sobre elas. Por exemplo, quando uma pessoa com esquizofrenia (ou qualquer outro transtorno mental) confia a um profissional de doença mental seu desejo ou seu plano de causar dano a outra pessoa; tempos atrás, essas comunicações eram consideradas confidenciais e legalmente isentas de ser reveladas em nome da confidencialidade médico-paciente. Em 1976, porém, tribunais da Califórnia determinaram que os profissionais de doenças mentais tinham nessas situações a obrigação de alertar as potenciais vítimas. Essa determinação, geralmente citada como decisão Tarasoff, foi estendida a vários outros estados.

O estatuto sobre abuso de confidencialidade está atualmente causando vários problemas, não só às famílias, mas ao sistema público americano de doenças mentais em geral. Em muitos casos, o problema é que os próprios profissionais de saúde mental não sabem ao certo que tipo de informação pode ser liberado. Um estudo reportou que 54% dos profissionais "estavam confusos em relação ao tipo de informação considerado confidencial" e 95% "interpretava as políticas de confidencialidade de maneira conservadora". Os familiares, portanto, não conseguem obter a informação que precisam para prover os cuidados adequados ao seu familiar. E profissionais de saúde mental em um setor do sistema de cuidados de saúde mental (digamos a unidade psiquiátrica da cadeia do município) muitas vezes não conseguem acesso aos registros psiquiátricos da pessoa quando estão em outro setor do sistema (por exemplo, no Centro de Saúde Mental do Município).

Claro que há situações legítimas em que a confidencialidade deve ser preservada. Tais casos costumam envolver um indivíduo com esquizofrenia que tenha relativa consciência de sua doença e instrua expressamente o profissional de saúde mental a não compartilhar informações com seus familiares. As razões podem ser variadas, como raiva dos parentes, a crença de que estejam controlando demais sua vida, o desejo de impedir a revelação de um aborto recente e assim por diante.

No entanto, com frequência bem maior, a confidencialidade é invocada em situações nas quais o paciente tem pouca ou nenhuma consciência de sua doença e claramente não é competente para fazer uma avaliação sensata do quanto a revelação da informação poderia ser benéfica a ele. Tais situações assemelham-se ao dilema Ardil-22,[8] como se o paciente estivesse dizendo essencialmente: "Eu não estou doente, portanto você não pode falar com meus familiares a respeito da minha doença, já que ela não existe".

---

[8] *Ardil-22* (*Catch-22*) é o nome de um romance, de 1961, do escritor americano Joseph Heller, e virou uma expressão para indicar um paradoxo lógico. No livro, um piloto de bombardeiro dos EUA quer se isentar dos combates aéreos, e para isso precisa ser diagnosticado pelo médico da Força Aérea como tendo algum grau de insanidade que o torne "inapto para voar". Porém, diante do alto risco das missões de combate, o próprio ato de solicitar essa dispensa atesta a sanidade do piloto; e não solicitá-la e aceitar o risco é que constitui sinal de insanidade. (N.T.)

Nessas situações o profissional de saúde mental frequentemente responde ao pedido dos familiares com afirmações como: "Sinto muito, mas não posso responder a essas perguntas por questões de confidencialidade". Se você então aponta o absurdo lógico da situação, o profissional de saúde mental pode ficar na defensiva. Um dos aspectos mais difíceis envolvidos na solução do problema da confidencialidade é a interpretação que se dá à frase: "Sinto muito, mas não posso responder a essas perguntas por questões de confidencialidade". A frase adquire sentidos diferentes, dependendo de quem a pronuncia. Se você fizer a interpretação correta, estará a caminho de resolver o problema. A seguir, exponho as interpretações mais comuns (usei o gênero masculino por praticidade, mas poderia igualmente ter usado o feminino):

Dr.. Freud: "Pessoalmente, acho que você é uma das causas da esquizofrenia do seu familiar, e que quanto menos interferir, melhor. Portanto, não me perturbe mais com isso".

Sr. Milquetoast[9]: "Vou precisar da autorização do meu supervisor para poder lhe informar alguma coisa; e, além disso, como funcionário dessa organização, aprendi que quanto menos eu falar, melhor".

Sr. No Comando: "Tenho a informação que você quer e que precisa, mas não vou compartilhá-la, pelo menos, não ainda, até você ter rastejado um pouco e reconhecido minha superioridade".

Sr. Advogado: "Quanto menos eu lhe disser, melhor, porque então você terá menos chances de me processar/processar meu hospital, e, além

---

[9] Caspar Milquetoast é um personagem de uma tira em quadrinhos americana das primeiras décadas do século XX, e por extensão indica uma pessoa muito tímida, dócil e subserviente, como o personagem da tira. (N.T.)

disso, se eu lhe revelar muita coisa, irá descobrir o quanto estamos conduzindo mal o tratamento ministrado ao seu familiar".

O nível de absurdo ao qual pode chegar o problema da confidencialidade foi bem ilustrado pela mãe de um jovem com esquizofrenia. Ela descreveu todas as tentativas que fez durante seis meses para obter informação a respeito da condição do filho, internado em um hospital psiquiátrico de Boston:

Nunca me forneceram nenhuma informação a respeito de como ele estava. Fiquei totalmente no escuro em relação ao seu prognóstico, se era positivo ou negativo. Toda vez que perguntava à assistente social encarregada do caso dele, ou seja, quase todo dia, a resposta era: "O Danny não nos deu permissão hoje de lhe dizer como estava passando". Essa foi a resposta que recebi durante o primeiro mês. Então um dia, por compaixão, vendo o estado de ansiedade em que me encontrava, ela respondeu à minha pergunta: "Danny não nos deu permissão para dizer como está passando, mas os pacientes da ala estão se comportando bem hoje".
Eu me senti bastante aliviada com essa sua mensagem em código. Mas depois de ouvir a mesma mensagem codificada, e apenas ela, pelo restante da internação, ficou evidente para mim que o sistema estava tão doente quanto o meu filho, e que precisava urgentemente de ajuda.

A chave para resolver o problema da confidencialidade é reconhecer que, para muitos indivíduos com esquizofrenia, os familiares não são *meramente* familiares, mas membros essenciais da equipe de tratamento. Indivíduos com esquizofrenia não estão mais sendo hospitalizados por longos períodos; em vez disso, são tratados na comunidade, com frequência na casa da própria família. Os familiares se tornam cada vez mais sofisticados em seus conhecimentos sobre a esquizofrenia e seu tratamento, e não é incomum que saibam agora pelo menos tanto quanto o profissional de doença mental. Quando os familiares são aceitos como legítimos provedores de cuidados, a questão da confidencialidade fica mais fácil de resolver.

DESCUMPRIMENTO DA MEDICAÇÃO

Quando indivíduos com esquizofrenia param de tomar medicação, isso se torna não só uma grande fonte de frustração para as famílias como a principal causa isolada de recaídas e reinternações. Trata-se de algo extremamente comum, e estudos mostram que cerca de 70% dos pacientes descumprem o protocolo de medicação ao final do segundo ano após a hospitalização. É algo que também gera altos custos; um grupo de pesquisa estimou que a não observância da medicação para a esquizofrenia custa cerca de 136 milhões de dólares por ano. O descumprimento da medicação também é encontrado em outras condições médicas, como hipertensão, doenças cardíacas, artrite reumatoide e tuberculose, mas parece ter maior magnitude na esquizofrenia.

RAZÕES PARA NÃO TOMAR MEDICAÇÃO

1 Anosognosia: a pessoa não tem noção de estar doente (biológico).

2 Negação: sabe estar doente, mas deseja não estar (psicológico).

3 Efeitos colaterais da medicação.

4 Precária relação entre médico e paciente.

5 Crenças delirantes quanto à medicação (p. ex., que é um veneno).

6 Déficits cognitivos, confusão, desorganização do pensamento.

7 Medo de ficar dependente da medicação ou ameaças a masculinidade.

8 Perda da sensação de importância.

Há oito razões principais para parar de tomar a medicação na esquizofrenia. A mais importante é a anosognosia, a falta de consciência de estar doente. Como descrito no Capítulo 1, essa falta de noção é de origem biológica, causada por dano ao lobo frontal, ao cingulado e a áreas no hemisfério direito do cérebro. Uma das consequências dessa falta de noção a respeito da doença é totalmente previsível – se a pessoa não acredita estar doente, por que tomar medicação? Em um estudo sobre a esquizofrenia, por exemplo, o número de pacientes que mantinham o correto uso de sua medicação era o dobro entre aqueles que tinham ideia de sua doença, em comparação com aqueles sem essa consciência. Não surpreende, portanto, que vários estudos tenham também reportado uma correlação inversa entre a consciência da doença e as taxas de reinternação. A falta de consciência leva a não tomar a medicação, que leva às recaídas e reinternações.

A anosognosia, ou falta de consciência da doença, deve ser diferenciada da negação. Na negação, a pessoa tem consciência de que está doente, mas desejaria não estar. Para a pessoa, tomar medicação é um lembrete diário da doença; não tomar medicação é, portanto, uma tentativa de negar que a doença existe. A negação costuma ser efetiva por um tempo, até que voltem os sintomas. Enquanto a anosognosia é de origem biológica, a negação é psicológica em sua origem. Uma mulher com grave doença mental ilustrou bem essa negação:

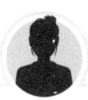

Eu não queria acreditar que estava doente, e caí na falsa lógica da medicação. Em vez de pensar: "estou doente, portanto preciso de medicação", eu pensava: "estou tomando medicação, portanto estou doente, mas se parar de tomar, vou ficar boa".

Outra excelente descrição da negação é a que foi dada por Mike Earley, filho com grave doença mental do blogueiro Pete Earley, publicada originalmente em 12 de março de 2010 e postada de novo em 24 de agosto de 2016.

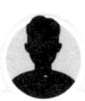

A negação era um fator muito forte no meu processo de entendimento, e mesmo quando surgiam evidências da minha loucura, minha mente arrumava uma forma de driblar as circunstâncias e arrumava um jeito de criar uma argumentação obtusa e manter meu orgulho intacto. Meu cérebro, sempre dois passos à frente da verdade, arrumava algum jeito de criar um espaço onde eu nunca estava errado, onde eram todos contra mim, onde eu me via como uma espécie de profeta ou médium especial, com visões, não alucinações, alguém importante e não uma vítima.

É muito duro ter que admitir que sua credibilidade está em frangalhos. Você sente uma vergonha de si muito forte quando percebe que não está mais alinhado com a compreensão que a sociedade tem de alguém mentalmente são. Faz você duvidar da própria intuição e ficar inseguro em relação aos movimentos que está fazendo e às decisões que toma. De repente, o véu da confiança e da capacidade é removido e você se vê destroçado, lutando para remontar os cacos do que restou de sua autoimagem.

Uma terceira grande razão para descumprir a medicação entre indivíduos com esquizofrenia são os efeitos colaterais da medicação. Isso foi muito bem expresso por Esso Leete, que tinha esquizofrenia:

Infelizmente, os efeitos colaterais das medicações antipsicóticas podem muitas vezes ser mais incapacitantes que a própria doença, e tenho experimentado efeitos colaterais até dos comprimidos que tomo para controlar os efeitos colaterais das medicações antipsicóticas.

Com a introdução dos antipsicóticos de segunda geração, que têm menos efeitos colaterais EPS [extrapiramidais], esperava-se que o endosso à medicação melhorasse; infelizmente, estudos recentes revelaram que a adesão à medicação com as drogas de segunda geração não é melhor do que a constatada com as drogas da primeira geração.

Estudos têm revelado que muitos psiquiatras não mostram astúcia clínica em sua capacidade de diagnosticar efeitos colaterais. Em um estudo sobre psiquiatras, por exemplo, "o principal achado foi uma alta taxa de falha em reconhecer todas as principais síndromes extrapiramidais". Outro estudo reportou que "psiquiatras avaliaram mal o incômodo causado em pacientes para 24% dos efeitos colaterais e 20% dos sintomas". Entre os efeitos colaterais mais perturbadores da medicação antipsicótica estão a acatisia (sentimento de agitação interna), a acinesia (diminuição de movimentos espontâneos) e a disfunção sexual. Um estudo antigo sobre a recusa de medicamentos por pacientes com esquizofrenia revelou que "a relutância em tomar medicação antipsicótica estava associada de modo significativo aos sintomas extrapiramidais – especialmente a uma sutil acatisia". O autor observou que a acatisia mudava com o passar do tempo "de modo que um paciente podia numa consulta mostrar-se muito bem medicado, e duas semanas mais tarde experimentar uma acatisia ou outro efeito colateral com envolvimento extrapiramidal com a mesma dose de fenotiazinas". A solução sugerida é dar ao paciente um suprimento adicional de drogas antiparkinsonianas para tomar somente se necessário. A acinesia também é especialmente difícil de detectar pelos clínicos, por ser basicamente uma experiência subjetiva e poder ser confundida com depressão.

Outra grande causa de não adesão à medicação em indivíduos com esquizofrenia é a má relação médico-paciente. Chegar à melhor medicação antipsicótica e à dose ideal dessa medicação, para qualquer indivíduo, deve ser um esforço compartilhado entre médico e paciente. O Dr. Ronald Diamond, em um trabalho lúcido sobre o assunto, diz que "ainda é importante ouvir o que o paciente tem a dizer e levar a sério sua experiência com a medicação". Betty Blaska, escrevendo a partir do ponto de vista do paciente, confirma isso: "Muitos dos erros [dos psiquiatras] anteriormente descritos se resumem a uma coisa: a recusa em enxergar o consumidor como um especialista em sua doença. A pessoa com esquizofrenia é *a* autoridade a respeito da *sua* esquizofrenia".

Em vez disso, a norma da relação médico-paciente na psiquiatria americana se expressa em queixas como: "Eu tenho esse efeito colateral, mas meu médico não quer me ouvir, não leva isso a sério". Uma das razões para esse problema na relação médico-paciente é que muitos psiquiatras que ocupam cargos no setor público americano são considerados autoridade, e não há espaço para o paciente questionar suas orientações e avaliações. Outra razão é que a norma em vários programas de saúde mental em comunidades é o psiquiatra ver o paciente durante 15 minutos apenas a cada dois ou três meses, para checar o efeito das medicações; um cronograma desse tipo impossibilita discutir os efeitos colaterais, exceto os mais graves.

E há também os pacientes que se recusam a tomar a medicação com base em seus delírios, que podem ser tanto de grandeza (como a crença de que você é todo-poderoso e, portanto, não precisa de medicação) como paranoides (a crença de que alguém quer usar a medicação para envená-lo, por exemplo). Outros pacientes não tomam medicação por confusão, desorganização ou outros déficits cognitivos. Alguns poucos indivíduos não aderem à medicação por receio de ficarem dependentes ou viciados nela; tais medos são encontrados com maior frequência em homens que julgam que tomar a medicação também irá comprometer sua masculinidade.

Finalmente, alguns indivíduos com esquizofrenia param de tomar medicação porque ela elimina o sistema delirante e faz com que se sintam menos importantes. Isso vale especialmente para indivíduos com esquizofrenia paranoide, que, apesar de delirantes, costumam ver a si mesmos como objeto de atenções de autoridades do governo, etc. Richard McLean, em *Recovered, Not Cured,* descreveu isso:

> Alguns meses depois de começar com a medicação muitos de meus sintomas haviam desaparecido. Eu não saía mais correndo atrás dos carros para olhar o número da placa, nem ligava mais o rádio para ouvir mensagens dirigidas a mim. Comecei a curtir o rádio de novo.

A desvantagem é que a vida ficou menos interessante. Em vez de sentir que eu estava sempre no centro de alguma coisa, por desagradável que fosse, achei que a realidade passara a me envolver em um véu cinzento e tedioso. Não que sentisse falta de ser psicótico; a diferença é que deixara de ser como ondas batendo na praia para virar um mero gráozinho de areia.

O que fazer em relação à não adesão à medicação? É importante que famílias e profissionais de saúde mental reconheçam o quanto isso é comum, o que inclui, inclusive, a alta frequência da não adesão sub-reptícia – quando os outros acham equivocadamente que o paciente está tomando seus medicamentos. Também é importante identificar as razões da não adesão, já que os vários problemas, como falta de consciência da doença, negação, efeitos colaterais da medicação, má relação médico-paciente e outros, como o pensamento delirante, exigem soluções de algum modo diferentes.

Uma melhor educação do paciente pode ser útil na maioria dos casos. Um estudo recente sobre o conhecimento que os pacientes psiquiátricos dispensados do hospital têm a respeito de sua medicação descobriu que 37% deles não sabia por que se esperava que tomassem a medicação e 47% não sabiam quando deveriam tomá-la. Parte disso deve-se, sem dúvida, ao comprometimento cognitivo da pessoa, causado pela doença. Usar estojos para comprimidos que tenham compartimentos separados para cada dia e estipular uma dose que possa ser tomada uma vez só por dia são medidas que simplificam a sistemática da medicação. Foram desenvolvidos também vários sistemas automatizados (como o Medi-Monitor System), que lembram a você que comprimido deve tomar e quando; se forem conectados a um computador ou linha telefônica também podem emitir um bip ou enviar uma mensagem de computador para que o médico ou a clínica responsáveis fiquem a par disso. Usar uma injeção de liberação lenta como as dos antipsicóticos relacionados no Capítulo 7, que só precisa ser aplicada a cada duas a quatro semanas, também pode ser muito útil para indivíduos que reagem bem a esse tipo de medicação.

SOLUÇÕES POSSÍVEIS PARA MELHORAR A ADESÃO À MEDICAÇÃO

1 Educar o paciente quanto aos benefícios da medicação e aos riscos de não tomá-la.

2 Melhorar a relação médico–paciente ou achar um médico melhor.

3 Mudar a medicação, reduzir a dose, e/ou tratar dos efeitos colaterais.

4 Simplificar o regime da medicação (uma dose só por dia, uso de estojos de comprimidos com compartimentos ou sistemas de aviso informatizados).

5 Usar medicação injetável de liberação prolongada.

6 Usar reforço positivo (cigarros, café, dinheiro, viagens).

7 Usar tratamento assistido (como gestão assertiva do caso, liberação condicional, tratamento ambulatorial, curatela).

A relação médico-paciente pode ser melhorada se o psiquiatra se dispuser a aceitar o paciente como parceiro, não como um subalterno que tenha que aceitar suas ordens. Mudanças na medicação ou na dose e ter atenção aos efeitos colaterais são aspectos essenciais. Fazer o paciente manter um registro diário dos efeitos colaterais e dar-lhe alguma autonomia para aumentar ou diminuir a dose conforme necessário pode ser útil. A medicação deve ser abordada como um empreendimento conjunto, com riscos e benefícios contrabalançados. Os riscos da não adesão à medicação incluem reinternação, violência, prisão, risco de virar sem-teto e suicídio, enquanto os benefícios da não adesão são a ausência de efeitos colaterais. Os riscos de aderir à medicação são os efeitos colaterais, enquanto os benefícios são poder levar uma vida mais normal e alcançar seus objetivos de vida.

Para indivíduos que não têm consciência de sua doença, nada do que foi descrito acima pode ser eficaz em persuadi-los a tomar a medicação. Uma estratégia que vale a pena tentar é filmar vídeos da pessoa em seus períodos de psicose, e então fazê-la assistir; uma família achou que isso se revelou eficaz (ver Anônimo em "Leituras adicionais recomendadas"). Sempre vale a pena tentar o reforço positivo, e nesse sentido muitas vezes café e cigarros já são suficientes.

TRATAMENTO ASSISTIDO

O tratamento assistido é necessário para muitos indivíduos com esquizofrenia que não têm consciência de sua doença e que se não forem medicados serão incapazes de prover suas necessidades ou irão se tornar um perigo para si ou para os outros. O tratamento assistido é usado para condições como a tuberculose, quando os pacientes se recusam a tomar medicação e, com sua doença não tratada, constituem um perigo para si e para os outros. Para a esquizofrenia, no entanto, o tratamento assistido tornou-se um para-raios e despertou oposição de partidários dos direitos civis, de grupos antipsiquiatria como os cientologistas, e de outros que estão insatisfeitos com o sistema de cuidados psiquiátricos por outras razões.

O tratamento assistido se tornou cada vez mais necessário na era da desinstitucionalização. No passado, quando a maioria dos indivíduos com esquizofrenia era hospitalizada, a adesão à medicação não era um problema. Agora, no entanto, a maioria dos indivíduos com esquizofrenia que antes ficariam hospitalizados vive na comunidade, e cerca da metade deles tem anosognosia, como descrito no Capítulo 1, e, portanto, não sabem que estão doentes. Para muitos deles, o tratamento assistido, ou a *ameaça* de tratamento assistido, é necessário. Essa diferença é, na verdade, algo realmente importante, pois a experiência com programas de tratamento assistido demonstrou claramente que a maioria dos indivíduos com esquizofrenia adere à medicação com base unicamente na *ameaça* de tratamento assistido, e que programas de tratamento assistido como o tratamento ambulatorial só precisam ser implementados de fato em um número reduzido de casos. As possíveis opções de tratamento assistido são:

1 Diretrizes antecipadas

Cada vez mais usadas em todas as áreas da medicina, as diretrizes antecipadas são formuladas pelos indivíduos quando se recuperam, e se referem ao que querem que aconteça caso voltem a ficar doentes. Em alguns poucos estados, indivíduos com transtornos psiquiátricos graves podem, durante um período de remissão, assinar um termo de diretrizes antecipadas, pelo qual deixam instruções para serem tratados (e nesse caso constituem uma forma de tratamento assistido) ou para não serem tratados, caso adoeçam de novo. As diretrizes antecipadas são também conhecidas como "contratos de Ulisses", numa referência ao herói grego[10] que ao navegar pela ilha das sedutoras e fatais Sereias deu ordens à tripulação para ser amarrado ao mastro e "intimou-os severamente a não soltá-lo em hipótese alguma, não importando o que dissesse ou fizesse, até que tivessem passado pela ilha das Sereias".

A eficácia das diretrizes antecipadas como tratamento assistido ainda não foi estudada. Um dos possíveis problemas das diretrizes antecipadas é que podem ter sido assinadas por indivíduos que não tinham consciência de sua doença naquela hora. Em estados em que as diretrizes antecipadas têm que ser certificadas por um psiquiatra, essa certificação pode acabar sendo feita por psiquiatras que são irredutivelmente contra o tratamento assistido sob quaisquer circunstâncias. Em tais casos, as diretrizes avançadas se tornariam um impedimento ao necessário tratamento, mais do que uma forma de tratamento assistido. Isso na realidade ocorreu em alguns casos em Ontario, no Canadá.

2 Gestão de caso assertiva

Sob a gestão de caso assertiva, os gestores procuram os pacientes que não estão cumprindo seus compromissos, seja em suas casas ou em outro local na comunidade. O Programa de Tratamento

---

[10] Da *Odisseia*, de Homero (N. T.).

Comunitário Assertivo [Program of Assertive Community Treatment, PACT ou equipes ACT] é o exemplo mais conhecido disso. Vários estudos têm demonstrado que as equipes PACT fazem diminuir os dias de reinternação. Em um estudo de Baltimore com indivíduos sem-teto com graves transtornos psiquiátricos, 77 foram designados a uma equipe PACT e comparados com 75 outros que recebiam tratamento tradicional como pacientes ambulatoriais. No decorrer do ano seguinte, os tratados pela equipe PACT tiveram menos dias de hospitalização (35 *versus* 67), menos dias morando nas ruas (10 *versus* 24) e menos dias na cadeia (9 *versus* 19). Também mostraram aumento na adesão à medicação (seja de modo intermitente ou com adesão total) de 29% no início para 55% depois de um ano; no entanto, "aproximadamente um terço dos indivíduos eram não aderentes à medicação em qualquer tempo". A gestão de caso assertiva parece, portanto, ser um método de tratamento assistido eficaz para alguns pacientes, mas não para outros.

3 Representante de beneficiário

Para auxiliar na gestão do dinheiro, pode-se colocar, como destinatário do benefício do SSI, SSDI ou de incapacitado do VA do paciente, a própria família dele ou o gestor de caso ou a clínica psiquiátrica onde é tratado. Estudos têm demonstrado que contar com esse representante reduz os dias de hospitalização, o abuso de substâncias e os dias morando na rua. Não foi feito nenhum estudo sobre o efeito de usar representantes do beneficiário para melhorar a adesão à medicação. Mas há informações episódicas sugerindo que esse arranjo não é incomum (por exemplo, o paciente às vezes tem que aceitar tomar uma injeção de antipsicótico de longa liberação como condição para poder receber seu cheque mensal). Numa decisão da Corte de Apelações do Terceiro Circuito dos EUA, o juiz determinou que indivíduos com epilepsia e deficiência intelectual limítrofe não têm direito a benefícios do SSDI a não ser que demonstrem adesão à sua medicação antiepilética.

Pacientes que tenham sido internados em hospital por disposição legal podem ser liberados com a condição de cumprirem as prescrições de medicação. A violação dessa condição pode resultar na reinternação. Na maior parte dos estados, o diretor do hospital tem autoridade para fazer isso sem precisar de permissão dos tribunais. Quarenta estados têm leis que permitem a liberação condicional. No passado, essa forma de tratamento assistido foi amplamente utilizada, tanto para pacientes civis quanto forenses (criminais), mas agora está sendo usada principalmente para esses últimos.

New Hampshire era o principal estado no uso de liberação condicional para pacientes internados na condição civil; in 1998, 27% dos pacientes liberados do Hospital Público de New Hampshire foram colocados em liberação condicional. No único estudo reportado até hoje sobre a eficácia da liberação condicional na adesão à medicação, 26 pacientes com doença psiquiátrica severa foram liberados condicionalmente do Hospital Estatal de New Hampshire, avaliando-se vários aspectos, tanto no ano anterior à hospitalização como 2 anos após a liberação condicional. Os resultados estão no quadro a seguir.

Os pacientes em liberação condicional tiveram acentuada melhora na adesão à medicação e houve diminuição nos episódios de violência.

QUADRO 10.1. Eficácia da liberação condicional

	ANO ANTERIOR À HOSPITALIZAÇÃO	PRIMEIRO ANO DA LIBERAÇÃO CONDICIONAL	SEGUNDO ANO DA LIBERAÇÃO CONDICIONAL
Meses de adesão à medicação	2,9	10,4	10,7
Episódios de violência (escala de 7 pontos)	5,6	2,4	1,1

Entre os pacientes psiquiátricos forenses (internados criminalmente), a liberação condicional é usada de maneira bem mais ampla. O exemplo mais conhecido é do Conselho de Revisão de Segurança Psiquiátrica do Oregon, que foi estudado e reportado como altamente eficaz na redução do comportamento criminoso futuro. Estudos adicionais sobre a eficácia da liberação condicional em indivíduos absolvidos de acusações de insanidade foram realizados nos estados de Maryland, Illinois, Califórnia, Nova York e Washington, D.C. Os estados que mais recorrem ao uso da liberação condicional para sua população forense, proporcionalmente à sua população em geral, são Arkansas, Maryland e Missouri. Em contraste com isso, há sete estados americanos que sequer têm leis que permitam o uso da liberação condicional em pacientes forenses (Idaho, Indiana, Massachusetts, Novo México, Carolina do Norte, Pensilvânia e Texas). Para maiores informações sobre essa questão, veja o relatório de 2017 no site do Treatment Advocacy Center, "Treat or Repeat: A State Survey of Serious Mental Illness, Major Crimes and Community Treatment" ["Tratar ou Repetir: Um levantamento estatal de doenças mentais graves, crimes importantes e tratamento na comunidade"].

5 Compromisso de tratamento ambulatorial

O compromisso de tratamento ambulatorial envolve uma ordem judicial para que o paciente siga o tratamento (que geralmente inclui medicação) como condição para viver na comunidade. A violação dessa condição implica a reinternação. Todos os estados têm alguma forma de compromisso de tratamento ambulatorial, exceto Connecticut, Maryland, Massachusetts e Tennessee, mas ela é usada em muito poucos. A eficácia do compromisso de tratamento ambulatorial em diminuir as internações hospitalares tem ficado claramente estabelecida. Em Washington, D.C., as internações caíram de 1,81 ao ano para 0,95 ao ano, antes e depois do compromisso ambulatorial. Similarmente, em Ohio a diminuição foi de 1,5 para 0,4, e em Iowa, de 1,3 para 0,3. Em um estudo na Carolina do Norte, as internações de pacientes com compromisso de tratamento ambulatorial diminuíram de 3,7 para 0,7 em mil dias. Em outro estudo na Carolina do Norte, "indivíduos que tiveram períodos estendidos de compromisso de tratamento ambulatorial além do estabelecido pela ordem judicial inicial tiveram cerca de 57% menos readmissões e 20 dias menos de hospitalização do que os do grupo controle".

O acompanhamento ambulatorial também tem se mostrado eficaz como forma de tratamento assistido para aumentar a adesão ao tratamento. Na Carolina do Norte, apenas 30% dos pacientes com acompanhamento ambulatorial recusaram medicação durante um período de seis meses, em comparação com 66% de pacientes que não estavam. Em Ohio, essa medida aumentou a adesão dos pacientes a consultas psiquiátricas ambulatoriais de 5,7 para 13,0 ao ano, e o comparecimento às sessões de tratamento de um dia de 23 para 60 por ano. No Arizona, entre os pacientes de acompanhamento ambulatorial, "71% deles mantiveram voluntariamente contatos de tratamento seis meses após a expiração das suas ordens judiciais", em comparação com "quase nenhum paciente" entre os que não contavam com o acompanhamento. Em Iowa, "parece que o acompanhamento ambulatorial promove a adesão ao tratamento em cerca de 80% dos pacientes enquanto estão sendo acompanhados. Depois que esse compromisso expira, cerca de três quartos desse grupo continuam em tratamento voluntariamente".

Mais importante ainda é que o acompanhamento ambulatorial mostrou redução no comportamento violento de indivíduos com esquizofrenia e outras doenças mentais severas. Em um experimento aleatório na Carolina do Norte, com 262 indivíduos que estavam em acompanhamento ambulatorial por ordem judicial há mais de seis meses, os autores reportaram que "os resultados foram impressionantes". Especificamente, "a probabilidade prevista de qualquer comportamento violento foi reduzida à metade, de 48% para 24%, algo atribuído à decisão de se estender o acompanhamento ambulatorial e à provisão de serviços ambulatoriais regulares". Similarmente, em Nova York, o compromisso ambulatorial assistido trouxe uma redução de 66% no "comportamento violento grave" ao longo do primeiro ano.

O estudo mais impressionante sobre tratamento nos moldes do acompanhamento ambulatorial veio do estado de Nova York. Em 1999, esse estado implantou uma lei de acompanhamento ambulatorial, a Lei Kendra, que leva o nome de uma jovem assassinada por um homem com esquizofrenia que não estava sendo tratado. Um estudo de 2003 sobre os efeitos da Lei Kendra reportou que indivíduos sujeitos a essa lei haviam tido uma dramática redução na hospitalização (de 87% para 20%) e no comportamento de não adesão à medicação (de 67% para 22%) e reduções ainda mais expressivas nas taxas de pessoas em situação de rua (de 21% para 3%), de detenção (de 30% para 5%) e de prisão (de 21% para 3%). De modo similar, o estatuto do compromisso ambulatorial da Califórnia, denominado Lei Laura, em homenagem a uma jovem assassinada por um homem com esquizofrenia não tratada, demonstrou, em estudos realizados em um condado, uma diminuição na parcela de pacientes em situação de rua, nas hospitalizações, em detenções e encarceramentos de indivíduos mentalmente doentes e, em última análise, na redução dos gastos do condado.

6 Curatela

A curatela e a tutela ocorrem quando um tribunal designa outro indivíduo como responsável por tomar decisões de tratamento em lugar do paciente, por se acreditar que está mentalmente incapacitado para isso. São usadas com maior frequência no caso de indivíduos com deficiência intelectual e doenças neurológicas graves, como a doença de Alzheimer; e com menor frequência em indivíduos que sofrem de doenças psiquiátricas graves. Em um estudo realizado na Califórnia, "dos 35 pacientes colocados sob curatela, 29 (83%) continuaram estáveis enquanto a curatela foi mantida, mas dos 21 pacientes cuja curatela expirou apenas 9 (43%) permaneceram estáveis depois disso".

7   Avaliação substitutiva

Esta opção está intimamente relacionada ao acompanhamento ambulatorial e à curatela. Em Massachusetts, que não tem estatuto de acompanhamento ambulatorial, pacientes com doenças psiquiátricas graves têm direito de recusar medicação. Um profissional de saúde mental pode levar um indivíduo ao tribunal; se o tribunal achar que o paciente é incompetente, poderá lançar mão de um padrão de avaliação substitutivo, nomear um guardião e determinar que o paciente tome medicação. Em um estudo de seis meses sobre pacientes submetidos a esse procedimento, as internações diminuíram de 1,6 para 0,6, e os dias de hospital caíram de 113 para 44. Comentando a avaliação substitutiva, o Dr. Jeffrey Geller observou: "Em um dos desdobramentos mais irônicos da lei sobre saúde mental das duas últimas décadas, as decisões de tribunais sobre o direito a recusar tratamento tornaram-se a base em Massachusetts para as decisões de tratamento involuntário na comunidade".

8   "Coerção benevolente"

Esse é o termo que o Dr. Geller emprega para a ameaça de utilizar procedimentos legais a fim de impor tratamento a pacientes que não concordam em se tratar. Geller reportou que informava seus pacientes de que "se o nível de lítio caísse abaixo de 0,5 mEq/litro, o paciente seria involuntariamente internado num hospital público". Segundo Geller, essa "coerção benevolente" é um método eficaz de tratamento assistido. Evidências episódicas sugerem que é amplamente usado, embora raramente comentado publicamente.

9   Tribunais de saúde mental

Nas últimas duas décadas, tribunais de saúde mental se tornaram recursos difundidos para impor tratamento a indivíduos com esquizofrenia e outros transtornos psiquiátricos graves. Um tribunal do condado de Broward, na Flórida, costuma ser creditado como o primeiro desses tribunais (em 1977), mas antes disso já existiam tribunais similares em lugares como o condado de Marion, em Indiana, e um condado no norte do estado de Nova York, onde um sábio juiz por muitos anos sentenciou pessoas mentalmente doentes e que tinham cometido pequenos crimes a cumprirem o plano de tratamento de seu centro de saúde mental para não serem encarcerados. Há hoje no país mais de 400 tribunais de saúde mental, e o número continua crescendo.

Os tribunais de saúde mental são essencialmente clínicas psiquiátricas ambulatoriais com um juiz no lugar de um psiquiatra – uma toga preta substitui o jaleco branco. Como todos os indivíduos mentalmente doentes que são levados a esses tribunais têm acusações contra eles de pequenas contravenções ou de delitos graves, o juiz oferece-lhes a alternativa de aceitar um plano de tratamento ou ir para a cadeia. Como seria de esperar, a maioria dos pacientes escolhe a primeira opção, com bons efeitos. Estudos recentes têm mostrado que os tribunais de saúde mental reduzem em um terço o número de novas detenções de indivíduos mentalmente doentes e pela metade os dias de encarceramento. Mesmo após a pessoa ter sido inocentada pelo tribunal, estudos mostram que os efeitos positivos dos tribunais se sustentam por pelo menos dois anos – um efeito tardio da "toga preta". Como um observador bem resumiu: "Os tribunais de saúde mental podem ser uma poderosa força para reduzir a violência e a recidiva. Ao aplicarem os princípios da jurisprudência terapêutica, esses tribunais protegem a sociedade e melhoram a vida dos contraventores mentalmente doentes que tenham sido violentos".

Ao mesmo tempo em que tecemos elogios aos tribunais de saúde mental, devemos também reconhecê-los pelo que de fato são. Do mesmo modo que casas de detenção e presídios se tornaram as unidades de internação de pacientes psiquiátricos do país (ver Capítulo 13), também os tribunais de saúde mental se tornaram o sistema ambulatorial psiquiátrico do país. Os cuidados dedicados aos doentes mentais nos Estados Unidos estão efetivamente sendo transferidos do setor médico ao setor correcional. Se as autoridades médicas estivessem cumprindo seu papel e usando os meios apropriados de tratamento assistido, como acompanhamento ambulatorial, liberação condicional, tutela e outros meios, os tribunais de saúde mental não seriam necessários.

Portanto, o tratamento assistido para indivíduos com esquizofrenia conta com diversas opções. Nos relatos que foram publicados sobre esses procedimentos, costuma ficar implícito que apenas um desses métodos está sendo usado, mas na realidade muitas vezes utiliza-se mais de um ao mesmo tempo. Por exemplo, no Wisconsin, o programa PACT de gestão assertiva de caso às vezes é combinado com o uso de tutela. E no estudo sobre o PACT de Baltimore, realizado com indivíduos sem-teto, muitos dos pacientes foram providos com representantes para recebimento de seus benefícios, assim como de gestores de caso assertivos.

Embora todas as formas de tratamento assistido pareçam eficazes para alguns pacientes com esquizofrenia, a sua eficácia para a adesão ao tratamento só foi claramente estabelecida para o compromisso ambulatorial. A escassez de pesquisas sobre as diversas formas de tratamento assistido chega a surpreender, dada a sua importância.

Um problema comum enfrentado por aqueles que supervisionam indivíduos com esquizofrenia em tratamento assistido é como saber se a pessoa está mesmo tomando a medicação. Usar medicações injetáveis de longa ação, como os antipsicóticos listados no Capítulo 7, é eficaz para indivíduos que reagem bem a essas medicações. Também há pesquisas em andamento para o desenvolvimento de cápsulas de antipsicóticos de liberação lenta, que podem ser implantadas sob a pele para liberar a medicação aos poucos durante vários meses; elas podem ser removidas a qualquer momento por um médico. Muitos antipsicóticos também são disponíveis em forma líquida, para misturar em sucos, e então é possível observar a pessoa ingerindo. Pacientes que tomam comprimidos de lítio podem ser monitorados coletando-se amostras do sangue e checando seu nível de lítio. Em indivíduos que tomam outros tipos de pílulas e cápsulas, é possível misturar à medicação substâncias como a riboflavina ou a isoniazida, e depois coletar amostras de urina para ver se a pessoa de fato está tomando a medicação. Essas medidas têm sido usadas para avaliar a adesão à medicação em outras doenças, como a tuberculose, mas até agora não têm sido usadas para monitorar de modo rotineiro a adesão à medicação em indivíduos com esquizofrenia.

Qual o efeito, em indivíduos com esquizofrenia que não tenham noção da sua doença, de serem obrigados a tomar medicação? Os opositores do tratamento assistido alegam que os efeitos são devastadores e que alienam permanentemente aqueles que são tratados dessa forma. Na realidade, estudos sobre o tratamento assistido revelam que ele se mostra notavelmente benigno na maioria dos casos. Em um desses estudos, 27 pacientes ambulatoriais que "haviam se sentido pressionados ou obrigados a tomar medicação no ano anterior" foram solicitados a expressar seus sentimentos a respeito do tratamento obrigatório. Dos 27 pacientes, nove se mostraram positivos, nove expressaram visões mistas, seis disseram não ter sentimentos a respeito e apenas três reportaram um efeito negativo. Em outro estudo, 30 pacientes que haviam sido medicados contra a vontade durante sua hospitalização psiquiátrica foram questionados a respeito disso no momento de sua dispensa. Retrospectivamente, 18 deles disseram que ser obrigado a tomar medicação havia sido uma boa ideia, nove discordaram e três não sabiam ao certo.

No entanto, para alguns profissionais de saúde mental e outras pessoas, o tratamento obrigatório para indivíduos com esquizofrenia é um anátema. Ele viola nossas crenças sobre liberdades civis, e os direitos do indivíduo à privacidade e liberdade de expressão e pensamento. A União Americana por Liberdades Civis e o Centro Bazelon para Leis de Saúde Mental em Washington, D.C. opuseram-se firmemente às leis que permitem tratamento forçado e obtiveram decisões de tribunais em alguns estados que tornaram esse tipo de tratamento praticamente impossível.

O que esses defensores bem-intencionados, mas equivocados, não conseguiram compreender é que cerca da metade de todos os indivíduos com esquizofrenia têm pouca noção da própria doença. Recusam medicação movidos por processos de pensamento irracionais ou ilógicos. O direito de se livrar dos sintomas de uma doença mental deve ser contraposto ao direito do indivíduo à privacidade. Claro que é preciso introduzir salvaguardas no sistema para prevenir abusos no tratamento forçado, e isso pode ser feito monitorando o sistema por meio de defensores públicos e dos próprios indivíduos que têm estado mentalmente doentes. Como foi expresso por um observador, "liberdade de estar doente, indefeso e isolado não é liberdade". Os direitos do indivíduo devem ser avaliados também em relação às necessidades da sua família e da sociedade como um todo, especialmente no caso de indivíduos que ficam agressivos ou violentos quando não tomam a medicação.

Em 1998, em um esforço para focar a atenção nas consequências de falhar em tratar grande número de indivíduos com esquizofrenia e outros transtornos mentais graves, foi fundada uma organização nacional sem fins lucrativos, o Treatment Advocacy Center (TAC), em Arlington, Virginia. Financiado por doadores individuais e fundações, o TAC promove o uso de tratamento assistido quando necessário e trabalha junto a vários estados para que se faça uma revisão dos seus estatutos desatualizados e se eduque as autoridades sobre o melhor uso das leis existentes. O Treatment Advocacy Center é a única organização nacional que foca na questão do tratamento assistido. A página da organização pode ser acessada em www.treatmentadvocacycenter.org e também está listada no Apêndice B.

COMPORTAMENTO AGRESSIVO E VIOLENTO

Comportamentos agressivos e violentos são um grande problema para indivíduos com esquizofrenia. É verdade que a maioria dos indivíduos com esquizofrenia não são perigosos. Também é verdade que as pessoas com esquizofrenia contribuem com uma fração muito pequena do total de atos violentos na nossa sociedade. Não obstante, um reduzido número de pessoas com esquizofrenia são de fato perigosas e cometem atos violentos, com frequência elevada, desproporcionais em relação ao seu número.

A evidência que dá suporte a isso remonta a meio século. Dois estudos sobre famílias que faziam parte da NAMI[11] mostraram alta

---

[11] A NAMI, National Alliance on Mental Illness, é a maior organização de saúde mental dos EUA, criada em 1979 e com 600 afiliadas pelo país. (N.T.)

incidência de comportamento agressivo e violento. Em um levantamento de 1986, 38% das famílias "reportaram que seu familiar doente era agressivo e destrutivo em casa, de maneira eventual ou frequente". Um levantamento da NAMI em 1990 com 1.401 famílias reportou que, no ano anterior, 10,6% dos indivíduos gravemente doentes haviam causado lesões físicas a outra pessoa e outros 12,2% haviam ameaçado fazê-lo.

Esses achados são consistentes com outros estudos sobre comportamento agressivo e violento entre indivíduos com graves doenças mentais. Rabkin reviu estudos realizados nas décadas de 1960 e 1970 e reportou que em pacientes dispensados de hospitais psiquiátricos públicos "as taxas de detenção e condenação para a subcategoria de crimes violentos revelaram exceder as taxas da população em geral em todos os estudos nas quais foram medidas". Em outro estudo, descobriu-se que 15 de cada 20 indivíduos detidos por tentar empurrar pessoas das plataformas de trem na cidade de Nova York tinham diagnóstico de esquizofrenia. Steadman *et al.* também acompanharam pacientes dispensados de hospitais psiquiátricos e registraram "que 27% dos pacientes homens e mulheres dispensados reportaram pelo menos um ato violento em uma média de quatro meses após sua dispensa".

Outros levantamentos sobre indivíduos com doenças mentais vivendo na comunidade reportaram achados similares. Um estudo com excelente metodologia de Link *et al.* na cidade de Nova York constatou que ex-pacientes psiquiátricos tinham de duas a três vezes maior probabilidade que outros residentes da comunidade de usar uma arma ou machucar alguém com gravidade, e que a maior parte da violência excessiva era cometida por indivíduos psiquiatricamente doentes e que quase certamente não estavam tomando medicação. Similarmente, no estudo de 1980-1985 de cinco universidades americanas denominado Epidemiologic Catchment Area, ECA ["Área de Abrangência Epidemiológica"], realizado pelo NIMH [National Institute of Mental Health], indivíduos com esquizofrenia reportaram ter usado uma arma em suas brigas com uma frequência mais de 20 vezes maior que indivíduos sem transtornos psiquiátricos. Constatou-se também haver alta correlação entre o comportamento violento na esquizofrenia e o concomitante abuso de álcool ou drogas.

Ao fazer uma revisão de muitos desses estudos em 1992, o professor John Monahan concluiu: "Os dados recém-disponibilizados, lidos adequadamente, sugerem uma conclusão à qual não gostaria de ter chegado: quer a medida seja a prevalência de violência entre os perturbados ou a prevalência de transtorno entre os violentos, quer a amostra de pessoas selecionadas para tratamento seja de internos ou pacientes em instituições ou de pessoas escolhidas aleatoriamente na comunidade, e independentemente dos fatores sociais e demográficos que forem considerados relevantes para esta análise estatística, parece existir relação entre transtorno mental e comportamento violento". Em um editorial de 1996 sobre a revisão desses estudos, o Dr. Peter Marzuk acrescentou: "Na última década, entretanto, as evidências de haver um elo entre violência, crime e doença mental se avolumaram. Este elo não pode ser descartado tampouco deve ser ignorado".

Nos últimos anos, alguns estudos adicionais examinaram a relação entre esquizofrenia e comportamento violento. Um resumo de 2015 de 20 desses estudos concluiu: "Pelo menos 20 estudos examinaram a violência em pacientes com transtornos do espectro da esquizofrenia, em vários ambientes clínicos e na comunidade. Uma meta-análise dessa literatura reportou que o risco de violência era na média três a cinco vezes mais elevado para homens com esquizofrenia, e quatro a treze vezes mais alto para mulheres com esquizofrenia, em comparação com suas contrapartes sem esquizofrenia na população em geral. As chances aumentam de modo substancial quando o homicídio é incluído como fruto da violência, e para qualquer tipo de violência, nos estudos que comparam pacientes com primeiro episódio de psicose com controles da população".

É verdade que indivíduos com esquizofrenia e outras graves doenças mentais são responsáveis por uma porcentagem desproporcional de certos tipos de homicídios. Enquanto são responsáveis por cerca de 10% de todos os homicídios nos Estados Unidos, são responsáveis por um terço dos assassinatos em massa, como os de Jared Loughner em Tucson, Jiverly Wong em Binghamton, Isaac Zamora em Seattle, James Holmes em Aurora, Aaron Alexis no Washington Navy Yard, e Elliot Rodgers em Santa Barbara. Outro tipo de homicídio no qual indivíduos com graves doenças mentais estão fortemente envolvidos são os homicídios intrafamiliares. Em 2016, o Treatment Advocacy Center publicou um estudo, "Raising Cain: The Role of Serious Mental Illness in Family Homicides" ["Criando Caim: O papel da doença mental grave em homicídios dentro da família"], reportando que 50% dos pais que matam os filhos e 67% dos filhos que matam seus pais têm graves doenças mentais, principalmente esquizofrenia. Esse estudo está disponível no site do Treatment Advocacy Center.

Deve ser enfatizado que os Estados Unidos são uma sociedade violenta e, dentro desse contexto amplo, a contribuição de indivíduos com esquizofrenia para a violência total é muito pequena. Deve também ser reiterado que a maioria dos indivíduos com esquizofrenia não são agressivos nem violentos. No entanto, uma minoria de indivíduos com esquizofrenia são, sim, agressivos ou violentos, e o problema não será eliminado simplesmente repetindo mantras desatualizados que digam o contrário.

Os três melhores preditores de comportamento agressivo e violento em indivíduos com esquizofrenia são a concomitância de abuso de álcool ou drogas, a não adesão à medicação, e um histórico de agressividade ou violência. As famílias que deparam com esse problema devem aprender a reconhecer indícios de violência iminente e prestar atenção a eles. Se um indivíduo com esquizofrenia se torna agressivo ou violento, o melhor é ficar calmo (principalmente ouvir, mas reagir de maneira calma e com empatia), manter-se fisicamente distante da pessoa, e pedir ajuda e/ou recorrer à polícia se necessário.

COMO REAGIR DIANTE DE UM INDIVÍDUO COM ESQUIZOFRENIA QUE SE MOSTRA POTENCIALMENTE VIOLENTO

- Lembre-se de que os três preditores de violência mais importantes são um histórico de violência, o concomitante abuso de álcool ou drogas e a falha em tomar medicações antipsicóticas.

- Comunique à equipe de tratamento sua preocupação e o histórico de violência da pessoa. Isso é mais eficaz quando feito por escrito.
- Se a pessoa tem sido violenta, sugira à equipe de tratamento que considere usar clozapina, carbamazepina, valproato, beta-bloqueadores ou outras medicações que normalmente diminuem o comportamento violento.
- Cuide da segurança da casa tirando do alcance armas potenciais. Coloque uma boa tranca na porta de algum quarto que você possa usar como refúgio se necessário; deve haver um telefone nesse quarto.
- Se ameaçado/a, mantenha a calma, continue fisicamente distante (dê bastante espaço à pessoa), não olhe a pessoa nos olhos, mostre empatia, tente achar algo em que vocês dois possam concordar.
- Posicione-se fisicamente entre a pessoa e alguma porta aberta; cuide para não ficar encurralado.
- Deixe o número do telefone de emergência colado ao lado do telefone e não hesite em chamar a polícia. Na dúvida, chame.
- Tenha um formulário de informações sobre crises já preenchido para esse tipo de emergência, e pronto para entregar à polícia quando chegar. Deve ter o nome da pessoa, idade, diagnóstico, psiquiatra ou clínica que tratam dela, com o telefone, o medicamento que ela toma e um resumo do histórico de comportamento violento.

Na maioria das vezes, o comportamento agressivo e violento pode ser prevenido com planejamento. Se houve um ou dois episódios no passado, a família já deve ter deixado a casa mais segura (por exemplo, pondo facas afiadas em local trancado), deve ter pedido uma revisão da medicação da pessoa, explorado opções para melhorar a adesão à medicação (por exemplo, com o compromisso de tratamento ambulatorial) e feito um esforço para reduzir o abuso de álcool ou drogas, controlando os gastos da pessoa e comunicando-lhe com muita clareza as consequências da recorrência do comportamento agressivo ou violento (por exemplo, que a pessoa não terá mais permissão de morar na casa). E se ela se comportar assim, não deixe de dar seguimento a essas consequências.

Uma família na qual o paciente tenha sido agressivo ou violento vive particularmente atormentada, numa espécie de círculo do inferno. Seus membros costumam ter medo do paciente, mas ao mesmo tempo sentem pena dele/dela e reconhecem que o comportamento é fruto de uma função cerebral anormal. É terrível essa ambivalência que inevitavelmente é sentida pelos membros da família; medo e amor, rejeição e atração se equivalem de maneira inquietante. Depois, não importa o quanto o paciente melhore, por mais tempo que passe, a memória da última agressão ou violência nunca desaparece de vez.

DETENÇÃO E ENCARCERAMENTO

Para muitos indivíduos com esquizofrenia, ser detido e preso se tornou uma experiência comum, embora raramente discutida. É outra medida triste da relativa falência do sistema de tratamento de doenças mentais. Em um estudo de 1990 com 1.401 membros da NAMI escolhidos ao acaso, as famílias reportaram que 20% dos membros familiares com severas doenças mentais haviam sido detidos nos últimos 5 anos e 40% haviam sido detidos em algum momento de sua vida. Um estudo de 1985 em Los Angeles, com indivíduos em situação de rua que previamente haviam tido hospitalização psiquiátrica, revelou que 76% deles haviam sido detidos. Para indivíduos com esquizofrenia, ir parar na cadeia parece ser parte de sua vida tanto quanto ir para um hospital psiquiátrico.

Ao longo das últimas três décadas, o número de indivíduos com esquizofrenia que teve a experiência de ser detido continuou aumentando. Um estudo de 2014 realizado pelo Treatment Advocacy Center reportou que cerca de 20% dos internos em cadeias e 15% dos internos em prisões estatais têm alguma grave doença mental. Com base no número total de internos em cadeias e prisões estatais, isso significa que existem cerca de 356 mil indivíduos com graves doenças mentais nas instituições prisionais americanas. Isso é dez vezes o número de doentes mentais graves que restam hoje nos hospitais psiquiátricos públicos.

A situação atual é consequência inevitável da desinstitucionalização de centenas de milhares de indivíduos com graves transtornos psiquiátricos, que tiveram garantia de receber os cuidados de medicação e pós-internação necessários para sobreviver bem. Já no distante ano de 1972, na Califórnia, o psiquiatra Marc Abramson publicou dados mostrando que o número de pessoas mentalmente doentes em cadeias crescia à medida que a desinstitucionalização seguia seu curso. Abramson cunhou a expressão "criminalização do comportamento mental transtornado" e previu com precisão que a situação iria piorar muito.

Por volta da década de 1980, já era possível encaminhar indivíduos mentalmente doentes diretamente dos hospitais psiquiátricos para as cadeias. No estudo de Belcher com 132 pacientes dispensados do Hospital Público de Columbus, em Ohio, por exemplo, seis meses após a dispensa 32% daqueles com esquizofrenia, transtorno maníaco-depressivo ou depressão grave haviam sido presos. A razão da detenção na maioria dos casos era um comportamento associado à recorrência de sua doença, em razão da falha em tomar medicação (por exemplo, "caminhar pela rua nu").

A grande maioria das detenções de indivíduos com esquizofrenia deve-se a pequenas contravenções, geralmente associadas à doença não tratada. No citado levantamento da NAMI, apenas 2,6% dos 20% detidos haviam sido levados por "graves atos de violência ou outros crimes". Na maioria das vezes, a detenção era por acusações como invasão de domicílio, perturbação da ordem pública, destruição de propriedade, furtos em lojas e por estar bêbado e fazendo arruaça.

Para a maioria dos indivíduos com esquizofrenia, a experiência de ser preso varia de "desagradável" a "um inferno em vida". Ser ridicularizado por guardas ou outros prisioneiros é o menor dos problemas; em algumas prisões, os "casos mentais" usam uniforme de cor diferente e, portanto, são prontamente identificáveis. Os problemas mais graves são de agressão, estupro, suicídio e mesmo homicídio, e todos têm sido bem documentados. As prisões exigem que os detentos sigam regras, mas seguir regras pressupõe que seu cérebro consegue pensar de maneira lógica. Para muitos indivíduos com esquizofrenia que não estão na medicação, o pensamento lógico é algo impossível.

Tais indivíduos cometem atos bizarros que causam problemas a todos. Na Califórnia, um jornal reportou que internos mentalmente doentes de uma cadeia "tentaram fugir lambuzando-se com as próprias fezes e puxando a descarga, imaginando que iriam escapar pela privada".

Para as famílias também é doloroso ver um membro sendo detido e encarcerado, e não poder fazer nada. Claro que esse tipo de situação já carrega em si um estigma, mas muito pior é saber que a pessoa provavelmente será abusada ou agredida.

No entanto, para um pequeno número de indivíduos com esquizofrenia o que ocorre é o oposto. Por ser tão difícil conseguir cuidados psiquiátricos para indivíduos com esquizofrenia que não têm noção da própria doença e recusam tratamento voluntário, e porque indivíduos mentalmente doentes com acusações legais pendentes costumam ser tratados coercitivamente, é cada vez mais comum as autoridades públicas e as famílias facilitarem a prisão de pessoas mentalmente doentes *apenas como um meio de obter tratamento para elas.* Em Massachusetts, por exemplo, uma mãe observou: "Em vez de esperar que o paciente se torne tão psicótico que o desastre aconteça, muitas famílias apresentam alegações contra um paciente apenas por ele ter feito ameaças ou causado danos a propriedades". O fato de as famílias precisarem que seu familiar seja preso para poder ser tratado de sua esquizofrenia dá uma triste medida das péssimas condições de nosso sistema de tratamento da doença mental.

SUICÍDIO

O suicídio é uma das principais causas de morte nos Estados Unidos e sua taxa tem crescido nos últimos anos. Segundo o Centro Nacional de Estatísticas sobre Saúde, em 2016 um total de 44.965 pessoas tiraram a própria vida, isto é, 123 por dia. Estima-se que 5% dos indivíduos com esquizofrenia cometa suicídio, o que é uma grande contribuição para sua excessiva mortalidade, como discutido no Capítulo 4. Corresponde a cinco vezes a taxa da população em geral.

A depressão representa a causa isolada mais importante de suicídio entre pessoas com esquizofrenia, assim como entre as que não sofrem dessa doença. A maioria dos pacientes irá experimentar significativa depressão em algum ponto do curso de sua doença; isso deve levar psiquiatras a ficarem alerta para tratá-la de modo mais efetivo com medicação antidepressiva. A depressão pode decorrer do próprio processo da doença (ou seja, a esquizofrenia afeta a química cerebral de modo a causar depressão), e também da própria percepção que o paciente tenha da gravidade de sua doença (isto é, como reação à doença), ou ocasionalmente como efeito colateral de medicações utilizadas para tratar da esquizofrenia. A depressão também deve ser diferenciada da esquizofrenia, não devendo ser confundida com a lentidão de movimentos (acinesia) e dos processos de pensamentos, que podem ser sintomas da doença.

A maior parte das pessoas com esquizofrenia que comete suicídio faz isso nos primeiros 10 anos da doença. Como seria de esperar, cerca de três quartos delas são homens. Aqueles que apresentam maior risco são os que têm um curso com remissões e recaídas, possuem boa noção (isto é, sabem que estão doentes), mostram escassa reação à medicação e são isolados socialmente, desprovidos de esperanças em relação ao futuro, e com uma grande discrepância entre suas realizações anteriores e seu nível atual de função. Qualquer paciente com essas características *e* um quadro clínico depressivo associado deve ser considerado com alto risco de suicídio. A época mais comum para o suicídio é durante uma remissão da doença, em seguida a uma recaída.

Também há dados que sugerem que a falha em tratar adequadamente indivíduos com esquizofrenia aumenta o risco de suicídio. Em um estudo finlandês com 92 indivíduos com esquizofrenia que se mataram, concluiu-se que "a maioria das vítimas (78%) estava na fase ativa da doença, mas, entre elas, mais da metade (57%) ou não havia recebido adequada prescrição de tratamento com neuroléptico [antipsicótico] ou não vinha tomando medicação". Similarmente, um estudo belga com 63 indivíduos com esquizofrenia que tinham cometido suicídio reportou que "havia sete vezes mais pacientes que não cumpriam seu tratamento no grupo de suicídio do que no grupo controle".

Às vezes, pessoas com esquizofrenia podem "cometer suicídio acidentalmente" em uma crise psicótica aguda (por exemplo, saltar de um prédio por se julgarem capazes de voar ou ouvirem vozes mandando-lhes fazer isso). Mas a maioria dos suicídios na esquizofrenia é intencional, e costumam ser cuidadosamente planejados pelo paciente. Como ocorre com todo médico que tenha cuidado de grande número de indivíduos com esquizofrenia, conheci vários deles que cometeram suicídio, e essas mortes causam uma grande tristeza. Há outros suicídios, porém, que despertam não apenas tristeza, mas também raiva. São os que poderiam ter sido evitados – como um paciente tratado inadequadamente com medicação a quem se diz que não há mais nada a fazer, ou que está indo muito bem com a medicação até que outro médico decide reduzir a dose e começa a tratá-lo com psicoterapia de orientação psicodinâmica. Adoraria poder dizer que esses suicídios são ocorrências raras, mas não são. A alta taxa de suicídio na esquizofrenia deve-se em parte ao nosso sistema inadequado de cuidados (ou, mais precisamente, à sua quase inexistência), do qual esses pacientes dependem forçosamente.

O que podem fazer as famílias e amigos dos indivíduos com esquizofrenia para minimizar seu risco de suicídio? O mais importante é ficar alerta, especialmente se o indivíduo estiver deprimido e tiver se recuperado recentemente de uma recaída. Gestos ou tentativas de suicídio manifestados no passado são um importante fator de previsão de futuras tentativas. Expressões de culpa ou de baixa autoestima, desesperança no futuro e falta de disposição para fazer planos, e também o fato de começar a colocar os assuntos pessoais em dia (por exemplo, doar posses pelas quais a pessoa sentia apego ou fazer um testamento) são sinalizações de que o paciente pode ter sérias intenções de se matar.

Famílias e amigos devem então *perguntar* e *agir*. Perguntar à pessoa se está planejando cometer suicídio (por exemplo, "sei que você andou deprimido/a ultimamente e estou muito preocupado. Está planejando fazer mal a você mesmo?"). Algumas pessoas têm medo de perguntar a respeito de suicídio porque acham que com isso vão acabar colocando a ideia na cabeça da pessoa. Não é assim que funciona, e com frequência a pessoa se sente aliviada em poder falar sobre seus pensamentos e planos suicidas. A maioria das pessoas que pretendem se suicidar têm sentimentos contraditórios a respeito. Não discuta diretamente com a pessoa a questão de cometer suicídio, em vez disso aponte as razões para não fazê-lo. Uma excelente razão a essa altura é a promessa de medicações mais eficientes, com menos efeitos colaterais, que talvez fiquem disponíveis nos próximos anos.

Aja removendo do ambiente de imediato as coisas que a pessoa poderia usar para cometer suicídio (como um revólver ou comprimidos) e quaisquer outras armas na casa. Outra ação é certificar-se de que o psiquiatra que trata do paciente esteja informado de suas intenções suicidas, e instigá-lo a tratar agressivamente da depressão do indivíduo. Especificamente, peça ao psiquiatra que considere experimentar o uso de clozapina; há fortes sugestões de que ela pode efetivamente afastar ideias suicidas. Se o psiquiatra relutar em agir, anote seu conselho e suas advertências em uma carta registrada e envie-a para ele, acrescentando se necessário que você consultou seu advogado a respeito do caso. O psiquiatra captará a mensagem. Em alguns casos pode ser necessário levar a pessoa coercitivamente à unidade psiquiátrica para garantir a segurança dela até que a medicação antidepressiva faça efeito.

No entanto, apesar dos melhores esforços da família e de amigos, alguns indivíduos com esquizofrenia acabam cometendo suicídio. Se família e amigos tiverem feito o que estava a seu alcance para ajudar, não deverão se sentir culpados. O suicídio na esquizofrenia é a medida final e extrema da tragédia dessa doença.

LEITURAS ADICIONAIS RECOMENDADAS

ANÔNIMO. Video and Poor Insight in Persons with Schizophrenia. *Schizophrenia Bulletin*, v. 42, p. 262–263, 2016.

AMADOR, X. *I Am Not Sick, I Don't Need Help!* Peconic, N.Y.: Vida Press, 2000.

BOGART, T.; SOLOMON, P. Procedures to Share Treatment Information among Mental Health Providers, Consumers, and Families. *Psychiatric Services*, v. 50, p. 1321–1325, 1999.

CALDWELL, C. B.; GOTTESMAN, I. I. Schizophrenics Kill Themselves Too: A Review of Risk Factors for Suicide. *Schizophrenia Bulletin*, v. 16, p. 571–589, 1990.

CATHER, C.; BARR, R. S.; EVINS, A. E. Smoking and Schizophrenia: Prevalence, Mechanisms and Implications for Treatment. *Clinical Schizophrenia & Related Psychoses*, v. 2, p. 70–78, 2008.

CHOE, J. Y.; TEPLIN, L. A.; ABRAM, K. M. Perpetration of Violence, Violent Victimization, and Severe Mental Illness: Balancing Public Health Concerns. *Psychiatric Services*, v. 59, p. 153–164, 2008.

CITROME, L.; VOLAVKA, J. Management of Violence in Schizophrenia. *Psychiatric Annals*, v. 30, p. 41–52, 2000.

COVERDALE, J. H.; MCCULLOUGH, L. B.; CHERVENAK, F. A. Assisted and Surrogate Decision Making for Pregnant Patients Who Have Schizophrenia. *Schizophrenia Bulletin*, v. 30, p. 659–664, 2004.

DE BOER, M. K.; CASTLELEIN, S.; WIERSMA, D. The Facts about Sexual, (Dys)function in Schizophrenia: An Overview of Clinically Relevant Findings. *Schizophrenia Bulletin*, v. 41, p. 674–686, 2015.

DIAMOND, R. Drugs and the Quality of Life: The Patient's Point of View. *Journal of Clinical Psychiatry*, v. 46, p. 29–35, 1985.

DICKERSON, F. *et al.* Cigarette Smoking by Patients With Serious Mental Illness, 1999-2016: An Increasing Disparity. *Psychiatric Services*, v. 69, p. 147–153, 2018.

DRAKE, R. E. *et al.* Review of Integrated Mental Health and Substance Abuse Treatment for Patients with Dual Disorders. *Schizophrenia Bulletin*, v. 24, p. 589–608, 1998.

DRAKE, R. E. *et al.* Longitudinal Course of Clients With Co-Occurring Schizophrenia-Spectrum and Substance Use Disorders in Urban Mental Health Centers: a 7-Year Prospective Study. *Schizophrenia Bulletin*, v. 42, p. 202-211, 2016.

EMPFIELD, M. D. Pregnancy and Schizophrenia. *Psychiatric Annals*, v. 30, p. 61–66, 2000.

HYDE, A. P. Coping with the Threatening, Intimidating, Violent Behaviors of People with Psychiatric Disabilities Living at Home:

Guidelines for Family Caregivers. *Psychiatric Rehabilitation Journal*, v. 21, p. 144–149, 1997.

JAMISON, K. R. *Night Falls Fast:* Understanding Suicide. Nova York: Alfred A. Knopf, 1999.

LAMB, H. R.; WEINBERGER, L. E. Mental Health Courts as a Way to Provide Treatment to Violent Persons with Severe Mental Illness. *Journal of the American Medical Association*, v. 300, p. 722–724, 2008.

MALIK, P. *et al.* Sexual Dysfunction in First-Episode Schizophrenia Patients: Results from European First Episode Schizophrenia Trial. *Journal of Clinical Psychopharmacology*, v. 31, p. 274–280, 2011.

MARSHALL, T.; SOLOMON, P. Professionals' Responsibilities in Releasing Information to Families of Adults with Mental Illness. *Psychiatric Services*, v. 54, p. 1622–28, 2003.

MCCULLOUGH, L. B. *et al.* Ethically Justified Guidelines for Family Planning Interventions to Prevent Pregnancy in Female Patients with Chronic Mental Illness. *American Journal of Obstetrics and Gynecology*, v. 167, p. 19–25, 1992.

MINKOFF, K.; DRAKE, R. E. (Ed.). *Dual Diagnosis of Major Mental Illness and Substance Abuse*. São Francisco: Jossey-Bass, 1991.

MONAHAN, J. *et al.* Use of Leverage to Improve Adherence to Psychiatric Treatment in the Community. *Psychiatric Services*, v. 56, p. 37–44, 2005.

PETRAKIS, I. L.; NICH, C.; RALEVSKI, E. Psychotic Spectrum Disorders and Alcohol Abuse: A Review of Pharmacotherapeutic Strategies and a Report on the Effectiveness of Naltrexone and Disulfiram. *Schizophrenia Bulletin*, v. 32, p. 644–654, 2006.

ROY, L. *et al.* Criminal Behavior and Victimization Among Homeless Individuals With Severe Mental Illness: A Systematic Review. *Psychiatric Services*, v. 65, p. 739–750, 2014.

SWANSON, J. W. *et al.* Involuntary Out-Patient Commitment and Reduction of Violent Behaviour *in Persons with Severe Mental Illness.*

CAPÍTULO 9

OS DEZ PRINCIPAIS PROBLEMAS   335

British Journal of Psychiatry, v. 176, v. 224–231, 2000.

TORREY, E. F. *Out of the Shadows:* Confronting America's Mental Illness Crisis. Nova York: John Wiley and Sons, 1997.

TORREY, E. F.; ZDANOWICZ, M. Outpatient Commitment: What, Why, and for Whom? *Psychiatric Services*, v. 53, p. 337–341, 2001.

TORREY, E. F. *et al. Criminalizing the Seriously Mentally Ill:* The Abuse of Jails as Mental Hospitals. Washington, D. C.: Health Research Group and National Alliance for the Mentally Ill, 1992.

TORREY, E. F. *et al.* The Treatment of Persons with Mental Illness in Prisons and Jails: A State Survey. Treatment Advocacy Center, 2014. Disponível em: http://www.treatmentadvocacycenter.org/stor-age/documents/treatment-behind-bars/treatment-behind-bars.pdf. Acesso em: 12 jul. 2022.

VELLIGAN, D. I. *et al.* Why do Psychiatric Patients Stop Antipsychotic Medication? A Systematic Review of Reasons for Nonadherence to Medication in Patients with Serious Mental Illness. *Patient Preference and Adherence*, v. 11, p. 449–468, 2017.

CAPÍTULO 10
Como pacientes e famílias podem sobreviver à esquizofrenia?

A trágica condição dessas famílias às quais cabem os cuidados e a manutenção de insanos só pode ser estimada por quem conhece sua extensão ao observá-la pessoalmente. Sua paz é sempre interrompida, seus cuidados se multiplicam, seu tempo é todo ocupado e sua fortuna se esvai ou é totalmente dilapidada na tentativa de restaurar a razão a um infeliz membro. O infortúnio que sofrem estende-se a um grande círculo de amigos, e a vizinhança inteira fica indiretamente perturbada pela doença de uma pessoa.

Samuel B. Woodward, 1821

A esquizofrenia traz com ela uma miríade de problemas práticos. Outras doenças crônicas, como a pólio, a falência renal e o câncer podem drenar os pacientes e as famílias no aspecto emocional e físico, e às vezes também financeiro. Mas quando a doença afeta o cérebro da pessoa, a administração da doença assume dimensões hercúleas. O que quer que se faça e por mais que se tente, há sempre a persistente sensação de que não foi suficiente.

Umas das principais razões pelas quais ter esquizofrenia é tão problemático é que a maioria das pessoas não entende a doença. Uma mãe de dois filhos ilustrou esse ponto de modo pungente. Seu filho mais velho, afetado por distrofia muscular, "recebe apoio emocional onde quer que vá. Sua deficiência é visível e óbvia para a comunidade e a família, então os amigos abrem seu coração para ele e vão a extremos para tornar sua vida melhor". Em contraste com isso, o filho mais novo, afetado por esquizofrenia, "é mal compreendido por todos. Também tem uma deficiência terrível, mas ela não é visível. Ele tem a aparência de um jovem saudável e forte, mas os vizinhos o ignoram. Não o entendem. No fundo, gostariam que ele sumisse".

A ATITUDE CORRETA

Desenvolver a atitude correta é o aspecto isolado mais importante que um indivíduo ou uma família podem levar em conta para sobreviver à esquizofrenia. Tal atitude evolui naturalmente depois que se toma uma resolução em relação aos dois monstros gêmeos da esquizofrenia – a culpa e a vergonha. Eles ficam logo abaixo da superfície em muitas famílias, impedindo que sigam adiante, azedando as relações entre os membros da família e ameaçando explodir num frenesi de recriminações e acusações. A culpa e a vergonha são como Cila e Caríbdis[12] para a esquizofrenia.

Como foi visto no Capítulo 5, os sentimentos de culpa e vergonha são totalmente irracionais. Não há nenhuma evidência de que a esquizofrenia seja causada pela maneira com que a pessoa tenha sido tratada, quando criança ou adulto; trata-se de doença biológica do cérebro, sem relação com eventos interpessoais da infância ou da idade adulta. Mas muitas pessoas ainda acreditam que não é assim, e suas noções muitas vezes se baseiam no que algum profissional de saúde mental afirmou (ou pelo menos deixou implícito). Uma excelente descrição desse processo é feita por Louise Wilson em seu *This Stranger, My Son* [*Esse estranho, meu filho*]:

---

[12] Caríbdis e Cila são monstros marinhos da mitologia grega. Na Odisseia, Homero mostra Odisseu retornando à terra natal após a Guerra de Troia. Ao cruzar um estreito, ele vive um dilema: de um lado tem Caríbdis, monstro das profundezas que vomita água e forma um poderoso redemoinho. Do outro, Cila, monstro de doze pernas e seis cabeças. A expressão "ficar entre Cila e Caríbdis" equivale a estar "entre a cruz e a espada", isto é, entre duas opções igualmente aflitivas. (N.T.)

Mãe: "Então fomos nós que fizemos Tony ser o que é?"
Psiquiatra: "Vou colocar da seguinte maneira. Toda criança que nasce, toda mente, é como uma folha em branco, como uma placa de ardósia sem nada gravado. O que estiver escrito nela – um dedo rechonchudo surgiu então de repente, apontado para mim – foi você que escreveu ali."

As consequências são previsíveis, com a mãe deitada à noite, acordada, relembrando todas as coisas que fez e que poderiam ter causado a esquizofrenia.

É claro que não há mãe, pai, irmão ou irmã no mundo que não tenha feito coisas de que se arrependa nas suas relações passadas com os demais membros da família. Afinal, somos todos seres humanos bastante imperfeitos, e não surpreende que às vezes nos manifestemos com falas e atos impulsivos, movidos por ciúmes, raiva, narcisismo ou fadiga. Mas felizmente temos mentes resilientes, capazes de absorver golpes aleatórios sem desabar ou ficar permanentemente avariados. As pessoas não causam esquizofrenia; elas apenas culpam umas às outras de terem provocado isso.

Além disso, não são só os próprios membros da família que se culpam mutuamente por causar a esquizofrenia na família, mas até a pessoa com esquizofrenia pode fazer isso. O filho de James Wechsler, em *In a Darkness,* uma vez virou-se para ele e exclamou com raiva: "Você sabe, pai, que eu não *nasci* assim". E em *This Stranger, My Son,* Louise Wilson reconta o seguinte comentário feito pelo filho:

> "Eu li um livro o outro dia", o Tony disse. "Foi na farmácia. Fiquei ali em pé e li o livro de cabo a rabo."
> Ficamos aguardando, alarmados com o ar sério dele.
> "Dizia como deveriam ser os bons pais. Dizia que as pessoas pegam... ficam do jeito que eu sou... porque os pais delas não estavam qualificados para ser pais."

Culpar uns aos outros pela doença multiplica a dimensão da tragédia da esquizofrenia. Por si, ela já é uma doença crônica do cérebro e um desastre pessoal e familiar de proporções geralmente manejáveis. Mas quando os membros da família acrescentam a culpa ao fardo que são obrigados a carregar, a doença espalha suas raízes por baixo de toda a estrutura familiar e se torna uma calamidade de dimensões ilimitadas. A dor que a culpa provoca nessas circunstâncias só vendo para acreditar.

Poucos profissionais de saúde mental têm prestado atenção ao grau de dano promovido pela ideia de que pais e familiares causam a esquizofrenia. Os psiquiatras, especialmente, por sua condição de membros da profissão médica, acham que é improvável que causem dano. Agora sabemos que isso não é assim, e talvez no século 20 os psiquiatras como grupo tenham feito mais mal do que bem às pessoas com esquizofrenia. Não um mal produzido intencionalmente, embora eu conheça alguns poucos psiquiatras que poderiam muito bem ser caracterizados como maldosos. Mas quase sempre um mal produzido de maneira inadvertida em razão da psicodinâmica predominante e das teorias da doença baseadas na interação familiar (ver Capítulo 5). Seja como for, eles produziram danos. William S. Appleton é um dos poucos profissionais que escreveu a respeito disso e analisou as consequências indesejáveis que advêm de profissionais culparem as famílias como causadoras da doença:

> Famílias maltratadas promovem retaliações de maneiras que são prejudiciais ao paciente. Ficam menos predispostas a tolerar os problemas que o paciente causa, concordam menos em mudar seu comportamento em relação a ele, não dão muitas informações quando entrevistadas, e fazem menos visitas ao hospital.

Às vezes, as famílias relutam em parar de culpar ou de se sentirem culpadas. Isso pode ocorrer, por exemplo, em uma família onde ainda haja crianças pequenas; se os pais acreditam ser responsáveis pela esquizofrenia do filho mais velho, então, mudando seu comportamento podem em tese evitá-la nos filhos mais novos. Se, por outro lado, acreditassem que a esquizofrenia é uma ocorrência biológica aleatória, como toda evidência sugere, então iriam se sentir impotentes para evitá-la. A culpa nessas famílias fornece uma ilusão de controle. Outro tipo de família que resiste a abrir mão da culpa é aquela na qual a culpa é o modo de vida da família. Em geral, um ou mais membros de tais famílias estão em psicoterapia de longo prazo e a família parece prosperar na culpa, chafurdando nela e culpando uns aos outros como seu passatempo predileto. Em tais famílias, como uma mãe uma vez me explicou, "a culpa é o presente que dão uns aos outros". Eu incentivo os indivíduos com esquizofrenia provenientes desse tipo de família a reduzirem o tempo que passam no ambiente familiar, pois é prejudicial à sua recuperação e a levar a vida adiante apesar de sua incapacitação.

O reverso da culpa é a vergonha. É inevitável que as famílias, quando acreditam que de algum modo causaram a esquizofrenia, tentem esconder o membro afetado, neguem a doença aos vizinhos e procurem se dissociar da vítima de várias outras maneiras.

Pessoas com esquizofrenia percebem isso e se sentem mais isoladas ainda. Não é incomum então que o paciente reaja sentindo raiva da família, e como retaliação faça menos esforços para controlar seu comportamento bizarro – por exemplo, tirando a roupa na frente da velha tia Agatha. Tal comportamento gera maior vergonha na família, produzindo maior isolamento e raiva no paciente, e a espiral descendente de vergonha e raiva prossegue.

A educação, como observaremos mais adiante, pode resolver o problema da culpa e da vergonha. Quando os membros da família chegam a compreender que não são os causadores da doença, a culpa e a vergonha que sentem costumam se reduzir bastante e a situação de vida da pessoa com esquizofrenia melhora. A pergunta de quem é responsável pela doença deve ser feita a todos os membros da família, e a pessoa com esquizofrenia deve participar da discussão, se possível. Depois que ela é iniciada, as crenças e os medos que às vezes afloram na discussão que se segue são extraordinários. E depois que a questão da culpa e da vergonha fica resolvida e colocada de lado, fica bem mais fácil conviver com a esquizofrenia. Um pai expressou isso da seguinte forma:

Depois que você se liberta de sua culpa, que profissionais "bem-intencionados" puseram nas suas costas, o passo seguinte é mais fácil. Se você não fez nada de errado e tem agido da melhor maneira que consegue, então não tem do que se envergonhar. Pode sair do armário. O alívio experimentado por esse ato dá a você força para seguir adiante, e o apoio começa a aparecer de todos os lados.

Assim que a culpa e a vergonha são abandonadas, a atitude correta emerge naturalmente. A atitude correta tem quatro elementos e pode ser chamada de atitude SAFE [de "seguro", em inglês]: Senso de perspectiva, Aceitação da doença, Família equilibrada e Expectativas realistas.

A ATITUDE CORRETA

- Senso de perspectiva.
- Aceitação da doença.
- Família equilibrada.
- Expectativas realistas.

SENSO DE PERSPECTIVA: À primeira vista, o senso de perspectiva parece ser a antítese da esquizofrenia. Afinal, de que maneira a mais trágica das doenças conhecidas pela humanidade poderia despertar algum senso de perspectiva? No entanto, é justamente por ela ser uma doença tão trágica que o senso de perspectiva se torna obrigatório. Sem ele, a família se exaure e perde sua resiliência para lidar com os inevitáveis altos e baixos inerentes à doença. As pessoas mais bem-sucedidas em lidar com a esquizofrenia que tenho visto são aquelas que mantiveram esse senso de perspectiva, essa capacidade de relativizar e de apreciar o absurdo com equilíbrio. O que entendo por senso de perspectiva? Certamente não acredito que se possa rir *de* uma pessoa com essa doença. Seria mais o caso de rir *com* ela. Por exemplo, uma família cujo filho tinha uma recaída todo outono a qual exigia sua reinternação fazia uma espécie de piada com isso, dizendo ao filho que ele sempre preparava suas abóboras no hospital[13]. Em outra família, uma mulher foi à festa de Halloween fantasiada de comprimido de Cogentin, uma medicação utilizada para combater os efeitos colaterais na esquizofrenia. Na minha própria família, uma vez dei à minha irmã com esquizofrenia um conjunto de jaqueta e saia de presente, e ela comentou: "O conjuntinho ficou horrível em mim, e eu dei a outra pessoa". É o tipo de resposta espontaneamente ingênua que costumamos ouvir de indivíduos com esquizofrenia, desprovida de qualquer preocupação com a etiqueta social à qual estamos acostumados – uma resposta que todos nós gostaríamos de dar às vezes, mas geralmente não o fazemos. Ser capaz de rir com uma pessoa com esquizofrenia em ocasiões assim é uma boa terapia para todo mundo; ficar indignado é que não é.

Talvez o melhor exemplo desse senso de perspectiva, tão necessário na esquizofrenia, é o citado pelo pesquisador H. B. M. Murphy, quando fazia um levantamento sobre indivíduos com esquizofrenia numa cidadezinha canadense:

> Um dos nossos informantes soube pessoalmente de outro caso, de uma maneira que sugere ainda menos vergonha ou embaraço. Para usar as próprias palavras dele: aconteceu de um dia minha esposa ter feito uma visita social a eles e notado que havia um cobertor em cima do sofá da sala, como se cobrisse alguma coisa embaixo. Depois de um tempo, enquanto tomavam chá, aquilo se mexeu. Ela deve ter parecido um pouco assustada, pois eles disseram: "Ah, não é nada, é só o Hector. Ele sempre se esconde desse jeito". E continuaram tomando chá normalmente!

---

[13] Referência à tarefa de cortar abóboras para a festa de Halloween, que cai no mês de outubro, isto é, no outono americano. (N.T.)

ACEITAÇÃO DA DOENÇA: Tanto para o paciente quanto para a família, esse é o segundo ingrediente importante na atitude correta. Aceitar não significa desistir, mas reconhecer que a doença é real, que não é provável que simplesmente desapareça de uma hora para outra, e que irá impor algumas limitações às aptidões da pessoa. É aceitar as coisas como são, não como você desejaria que fossem.

Esso Leete, uma mulher articulada, que tem esquizofrenia, descreveu da seguinte maneira os problemas que teve para aceitar sua doença: "Sou assombrada por um quadro vago do que a minha vida poderia ter sido, de quem eu poderia ter me tornado, que realizações poderia ter alcançado". Depois que a aceitação é conseguida, porém, a pessoa se liberta desse pesado fardo, como descreveu Judith Baum, outra mulher mentalmente doente: "Veio a manhã, ensolarada, clara e fria, quando eu aceitei o fato de que eu tinha uma doença mental. Foi uma época atormentada, raivosa, de muito choro. Mas com a aceitação veio o alívio".

Alguns pais experimentam um pesar prolongado como reação à esquizofrenia de seu filho, e acham a aceitação muito difícil de alcançar. Rosalynn Carter, em seu livro *Helping Someone with Mental Illness,* cita uma carta de uma dessas mães:

> "Eu choro a maioria das noites antes de dormir", ela prosseguiu. "Choro quando vejo gente na rua. Choro quando penso que ainda que se produza um medicamento milagroso, Stephanie já terá perdido uma parte de sua vida. Choro quando penso que ela nunca dançou com um garoto; que nunca vai se casar; nunca será mãe; nunca experimentará a vida da maneira que os outros fazem."
> "Choro quando minha filha mais velha vai viajar pelo mundo como representante da sua empresa de advocacia enquanto Stephanie fica sentada na beirada da cama dela balançando. Choro quando minha filha do meio publica artigos no nosso jornal local e Stephanie fuma e fica ouvindo as 'vozes' da cabeça dela."

Muitos indivíduos com esquizofrenia e suas famílias nunca aprendem a aceitar a doença. Vão levando, ano após ano, negando-a e fingindo que não existe. Quando se consegue ter aceitação, tudo fica mais fácil para todos. Uma mãe escreveu a respeito da reação de sua filha doente quando ela compreendeu de fato seu diagnóstico, isto é, que era a pessoa entre outras 100 que havia sido contemplada com a doença: "Bem, acho que se é uma questão de porcentagem poderia muito bem ter acontecido igualmente comigo. Tenho uma família incrível para me dar apoio, e já que fui a escolhida, significa que uma outra pessoa escapou disso". Uma atitude tão extraordinária é um ideal a ser perseguido, mas raramente o vemos sendo alcançado, pois não é nada comum alguém ter uma visão como essa das coisas e uma bondade nesse nível.

O mais comum, infelizmente, é a raiva, tanto no paciente quanto na família. A raiva pode ser dirigida a Deus, por ter criado um mundo no qual a esquizofrenia existe, ao destino, pelas circunstâncias negativas que propiciou, ao paciente, por ter ficado doente, ou uns aos outros, por terem causado a doença. Varia de um leve ressentimento borbulhando e vindo à tona quando as atividades sociais precisam ser restringidas em razão da pessoa que tem esquizofrenia a uma amargura mais virulenta, fluindo logo abaixo da superfície nas atividades cotidianas, como se fosse um ácido corrosivo. Às vezes, a raiva não chega a ser expressa abertamente, e é voltada para dentro; é vista, então, como depressão.

Sempre que encontro famílias assim, penso que gostaria de mandá-las passar um mês num mosteiro budista. Ali poderiam aprender a atitude oriental de aceitar a vida como ela é, uma atitude de valor inestimável para sobreviver a essa doença. Tal aceitação coloca a esquizofrenia em perspectiva, como uma das grandes tragédias da vida, mas impede que continue sendo uma ferida purulenta devorando a própria essência da vida. Como uma mãe comentou comigo: "Você não consegue fazer o pássaro da tristeza parar de voar sobre sua cabeça, mas pode fazê-lo parar de bagunçar seu cabelo".

FAMÍLIA EQUILIBRADA: Um aspecto importante da atitude correta para sobreviver à esquizofrenia é a capacidade de ponderar as necessidades do membro doente da família em relação àquelas dos demais membros. Famílias que de maneira altruísta e desprendida sacrificam tudo pela pessoa com esquizofrenia geralmente fazem isso por se sentirem irracionalmente culpadas de talvez terem causado a doença. Mas dispensar cuidados a uma pessoa seriamente incapacitada que viva em casa pode ser uma tarefa que exija 168 horas de dedicação por semana; além disso, não é paga e gera pouca gratidão. E quem vai cuidar de quem cuida, que quase sempre é a mãe? De que maneira se deve avaliar as necessidades dos outros filhos? Ou as necessidades da mãe ou dos pais, que precisam ficar fora disso de vez em quando? É importante ponderar essas necessidades conflitantes com calma, de maneira racional, reconhecendo que nem sempre a pessoa com esquizofrenia vem em primeiro lugar. Pode ser necessário, por exemplo, reinternar de vez em quando a pessoa com esquizofrenia, em função das necessidades da família e não das necessidades do paciente; profissionais de saúde mental que têm boa percepção sabem identificar esses dilemas e dar apoio à família nesses tipos de decisões.

EXPECTATIVAS REALISTAS: É difícil modificar as expectativas de uma pessoa em relação ao seu futuro, mas é importante tentar, pois isso muitas vezes é consequência direta da aceitação da doença. E é especialmente difícil quando a pessoa com esquizofrenia se mostrava muito promissora antes de adoecer. Tais famílias costumam se prender à esperança, ano após ano, de que a pessoa com esquizofrenia um dia irá voltar a ficar normal e retomará sua carreira. Fazem-se planos totalmente irreais, guarda-se dinheiro para pagar uma faculdade ou para bancar um grande casamento, e os membros da família ficam se enganando com a doce ilusão compartilhada daquilo que pode ocorrer "quando ele ficar bom de novo".

O problema com essa ilusão é que a pessoa doente sabe que é uma ilusão, e isso a coloca em uma situação em que ela tem consciência de que não há vitória possível. Não há nada que a pessoa possa fazer para alegrar a família exceto ficar boa, e isso está além de seu controle. Vários observadores notaram esse problema e incentivam as famílias a baixar suas expectativas em relação ao paciente. Quando isso é feito, as próprias famílias se sentem mais felizes. Creer e Wing fizeram esse registro em suas entrevistas com famílias nessa situação:

Vários familiares mencionaram que desistir de ter esperanças havia sido paradoxalmente um ponto de virada para eles no sentido de encarar melhor sua infelicidade. "Depois que você desiste de ter esperanças", declarou uma mãe, "você se anima de novo". "Quando compreende que ele nunca vai se curar, começa a relaxar". Esses familiares baixaram suas expectativas e aspirações em relação ao paciente e descobriram que fazer isso foi o primeiro passo para reduzir o problema a uma dimensão possível de lidar.

Outro pai disse: "Você precisa bater no fundo do poço, ficar suficientemente deprimido, e então é obrigado a aceitar a realidade e a enormidade do problema. Feito isso, você não se permite mais ter grandes esperanças e, portanto, fica mais propenso a aceitar as decepções quando essas esperanças não se realizam".

Isso não quer dizer que as famílias não devem ter mais expectativas em relação à pessoa com esquizofrenia. H. Richard Lamb, um dos poucos psiquiatras que trabalham assiduamente na reabilitação de tais pacientes, disse: "Reconhecer que a pessoa tem capacidade limitada não significa que não se espera nada dela". Mas as expectativas têm que ser realistas, e compatíveis com as aptidões da pessoa com esquizofrenia. Assim como a família de uma vítima da pólio não deve esperar que as pernas da pessoa voltem à total normalidade, a família de uma pessoa com esquizofrenia tampouco deve esperar que o cérebro dela fique completamente normal de novo. O psiquiatra John Wing escreveu:

> O ideal é ter uma expectativa neutra (sem excesso de emoção) de que a pessoa alcance um desempenho dentro de padrões *alcançáveis*. Essa regra, se já é difícil de ser adotada pelo especialista, é mil vezes mais difícil para os familiares. Mesmo assim, devemos ter a humildade de reconhecer que uma boa porção dos familiares, por tentativa e erro, acabam adotando-a, sem qualquer ajuda dos profissionais.

O efeito de baixar as próprias expectativas costuma deixar você capaz de curtir e compartilhar coisas com a pessoa pela primeira vez em anos. Assim, se alguém, que antes de adoecer era um exímio flautista, consegue retomar a flauta e tocar peças simples, tanto a pessoa quanto a família podem desfrutar dessa conquista. Já não será mais vista, de modo implícito ou explícito, como era encarada antes, isto é, pela ótica de que "quando você ficar boa será capaz de dar concertos de novo, minha querida".

Similarmente, se a pessoa volta a ser capaz de pegar um ônibus sozinha ou de ir até a loja da esquina por conta própria ou voltar a andar de bicicleta, essas realizações podem também ser celebradas por aquilo que são – muitas vezes, conquistas magníficas para uma pessoa cujo cérebro não está mais funcionando adequadamente. A pessoa com esquizofrenia e a família precisam ser capazes de encontrar satisfação em tais feitos, assim como uma vítima da pólio encontra satisfação em reaprender a andar. Oliver Sacks, em seu livro *O homem que confundiu sua mulher com um chapéu,* expressa essa atitude muito bem na história de Rebecca, que tinha dano e deformação cerebral e que, ainda assim, era capaz de ver beleza na vida.

> Superficialmente, ela era uma massa de deficiências e incapacidades... mas em um nível mais profundo não havia esse aspecto de deficiência ou incapacidade, mas uma sensação de calma e completude, de estar plenamente viva, de ser uma alma, profunda e elevada, igual à de todos os outros... Damos atenção excessiva aos defeitos de nossos pacientes, como a própria Rebecca foi a primeira a me dizer, e muito pouca atenção àquilo que continua intacto e preservado.

A IMPORTÂNCIA DA EDUCAÇÃO

Alcançar a atitude correta em relação à esquizofrenia passa a ser cada vez mais possível quanto mais se aprende a respeito da doença. Como Ed Francell resumiu: "Meu conselho a consumidores e famílias é pôr a mão em qualquer coisa, em tudo... Quanto mais informação você tem, melhor você consegue avaliar bem a doença, colocá-la em perspectiva."

A maior parte do que se aprende sobre esquizofrenia vem dos grupos locais de apoio a pacientes e famílias. Os encontros mensais ou bimensais de grupos locais patrocinados pela NAMI nos Estados Unidos e de grupos análogos no Canadá, patrocinados pela Sociedade de Esquizofrenia do Canadá, têm sido a contribuição mais importante oferecida por essas organizações. Tais encontros são um fórum onde indivíduos com esquizofrenia e suas famílias aprendem a respeito da doença e aprendem também uns com os outros a sobreviver.

Em um nível mais formal, o curso de educação "Family-to-Family", de 12 semanas, desenvolvido por Joyce Burland e pela NAMI Vermont, tem se revelado um grande sucesso. Com patrocínio da NAMI, foi ministrado em 49 estados, para mais de 300 mil membros familiares. O currículo do curso foi traduzido para espanhol, italiano, mandarim, vietnamita e árabe, e consiste de 250 páginas de material de apoio, atualizado a cada ano. O curso Family-to-Family tem sido avaliado e parece reduzir o estresse e melhorar a solução de problemas por membros da família.

ESTRATÉGIAS DE SOBREVIVÊNCIA PARA PACIENTES

Para a pessoa com esquizofrenia, sobreviver à doença costuma ser um grande desafio. Nos últimos anos, porém, foram apresentadas várias sugestões por indivíduos afetados e por profissionais de doenças mentais. Elas podem tornar a sobrevivência mais fácil.

A maioria dos indivíduos com esquizofrenia se sai melhor quando tem uma rotina diária e uma programação previsível. Isso lhes permite prever estresses e minimizar surpresas. Uma paciente, Esso Leete, acredita que "um ambiente controlado provavelmente é muito importante para mim porque meu cérebro nem sempre se mostra razoável. Fazer listas organiza meus pensamentos".

A maioria dos indivíduos que lida bem com a própria esquizofrenia também tem planos específicos para isso. Identificar e lidar com certos estressores é um aspecto disso. Por exemplo, Leete descreve sua abordagem em quatro partes: "reconhecer quando estou me sentindo estressada; identificar o fator de estresse; lembrar, nas experiência passadas, que ação me ajudou a lidar com a mesma situação ou outra similar; e então realizar essa ação". Pode ser útil também ter um cartão na carteira ou na bolsa listando o que fazer em situação de estresse.

Estratégias gerais para lidar com a esquizofrenia e sobreviver a ela consistem em atividades como exercício, boa dieta, e dedicar-se a hobbies. Um estudo sobre exercícios físicos para indivíduos com esquizofrenia reportou que ele melhora seu padrão de sono, aumenta a autoestima e diminui as alucinações auditivas. Outras abordagens para lidar com alucinações auditivas são a terapia cognitivo-comportamental, descrita no Capítulo 7, e uma variedade de métodos autodesenvolvidos, resumidos no artigo "Patients' Strategies for Coping with Auditory Hallucinations", de Dorothy Carter *et al.*, que consta nas "Leituras adicionais recomendadas" ao final deste capítulo.

Há estratégias específicas para lidar com outros sintomas, e elas são variadas e muito criativas. Esso Leete minimiza sua paranoia escolhendo sempre "um lugar para sentar de onde eu possa ver a porta, de preferência com as minhas costas voltadas para a parede e não para outras pessoas" e também "perguntando às pessoas com quem estou coisas como 'para quem você está ligando', 'aonde vocês estão indo', ou seja lá o que for".

Em 2017, foi publicado um artigo muito útil em "How Occupationally High-Achieving Individuals with a Diagnosis of Schizophrenia Manage Their Symptoms" ["De que modo indivíduos com ocupações de alto desempenho e diagnóstico de esquizofrenia lidam com seus sintomas"](ver "Leituras adicionais recomendadas"). Ele descreve as estratégias de 16 desses indivíduos, do tipo: como evitar situações estressantes; contar com uma rede social de apoio; tomar medicação; recorrer a estratégias específicas para lidar com os sintomas; envolver-se com a espiritualidade; e usar o próprio trabalho ou o aprimoramento da educação para que isso dê sentido à vida.

Uma das coisas mais importantes que indivíduos com esquizofrenia pode fazer para sobreviver é entrar em grupos de autoajuda, desde que não sejam aqueles associados à Hearing Voices Network (ver Capítulo 8). Os grupos oferecem apoio e educação, além de um lugar onde, nas palavras de um paciente, "eu simplesmente posso ser eu mesmo". O Schizophrenics Anonymous, por exemplo, foi fundado em Michigan em 1985 por Joanne Verbanic, que tinha esquizofrenia, para ser um local de companheirismo, para educar e "ajudar a restaurar a dignidade e o sentido de propósito para pessoas que estão se esforçando para se recuperar da esquizofrenia ou de transtornos relacionados". Existem hoje mais de 160 seções da Schizophrenics Anonymous (www.sardaa.org).

Um dos desdobramentos recentes mais estimulantes para indivíduos com esquizofrenia é o crescente papel que essas seções estão tendo em prover serviços ligados à doença mental. Em muitas comunidades, seus membros dirigem centros de acolhimento para pessoas mentalmente doentes. Em São Francisco, foram treinados e contratados como "pares conselheiros" em unidades fechadas que internam pacientes psiquiátricos. E no condado de San Mateo, Califórnia, "pares conselheiros" têm sido contratados para ministrar educação sobre AIDS e dar apoio a outros pacientes que estejam sendo transferidos de hospitais psiquiátricos para morar em apartamentos compartilhados. Em Denver, indivíduos com esquizofrenia têm sido colocados em um programa de seis meses de treinamento, como auxiliares para gestão de caso, e desempenham um importante papel nos Centros Comunitários de Saúde Mental do estado. O programa paciente-provedor de Denver foi replicado no Texas, em Washington e Massachusetts, e logicamente deverá representar uma tendência para o futuro dos serviços a doentes mentais.

Infelizmente o desenvolvimento de grupos de autoajuda, de "pares conselheiros" e de programas de pacientes-provedores tem ocorrido com excessiva lentidão. A principal razão disso é o movimento "paciente sobrevivente", descrito no Capítulo 14. O grupo de "pacientes sobreviventes", pequeno mas muito ativo, tem com frequência incentivado indivíduos com esquizofrenia a parar de tomar medicação, e alguns "pacientes sobreviventes" chegam a negar que a esquizofrenia exista como transtorno cerebral. Esse pequeno grupo tem conseguido colocar em amplo descrédito o movimento maior e mais respeitável aos olhos de muitas famílias e instituições, que é o que provê serviços a doentes mentais.

Uma das estratégias de sobrevivência mais importantes para pacientes é se tornar especialista em medicação. Leia sobre as medicações que você toma até conseguir saber tanto ou até mais que o psiquiatra que cuida de você. Na realidade, uma das metas de um paciente especialista em medicação é ser capaz de (com educação) dizer ao seu psiquiatra algo que ele/ela ainda não sabia. Um segundo passo para o especialista em medicação é manter uma lista de todas as medicações que tem tomado, as doses e os efeitos adversos. Essa lista, sempre atualizada, deve ser entregue a qualquer novo psiquiatra com o qual ela tenha contato ao longo de sua doença. Se você vê um psiquiatra por apenas 15 minutos a cada três meses, também é útil dar a ele uma lista das suas medicações atuais e de seus efeitos adversos; como às vezes o tempo de consulta é reduzido, isso ajuda a focar nas questões mais importantes. Pacientes que tiveram uma reação ruim a determinada medicação ou que estejam tomando medicação que possa causar interações medicamentosas severas (por exemplo, clozapina e benzodiazepinas) devem também usar um bracelete de Alerta Médico, de modo que se perderem os sentidos ou ficarem muito psicóticos, não irão receber a medicação errada.

Um passo final para ser um paciente especialista em medicação é manter uma lista das coisas que você gostaria de poder fazer, mas é impedido pela doença. São essencialmente as metas que você deseja alcançar ao tomar a medicação e participar de outras formas de recuperação e reabilitação. Essa lista é um lembrete a você de *por que* está tomando medicação e *por que* tem vontade de tentar novas medicações na medida em que se tornem disponíveis, para possivelmente melhorar seus sintomas. A lista, é claro, deve ser realista e consistente com as aptidões que você tinha antes da doença (por exemplo, ser capaz de ler um livro, de entrar numa sala cheia de gente sem ficar em pânico, de trabalhar pelo menos meio expediente, de arrumar um namorado/a etc.). Não deve incluir itens como "ser um pianista concertista" se você nunca tocou piano na vida!

ESTRATÉGIAS DE SOBREVIVÊNCIA PARA FAMÍLIAS

Nos últimos anos, foram realizados muitos estudos documentando o fardo que representa para as famílias ter um de seus membros com esquizofrenia vivendo em casa. Um artigo de revisão resumiu 28 desses estudos, dos quais 17 foram publicados na década de 1990. Esses estudos descrevem a perda do tempo pessoal dos membros da família, a diminuição dos relacionamentos sociais, a fragilização da saúde e a diminuição da renda, pelo fato de alguém ter tido que parar de trabalhar para poder ficar em casa. A família muitas vezes é solicitada a agir como se fosse o gestor de caso da pessoa doente, ou seu psicoterapeuta, enfermeira, senhorio, cozinheiro, zelador, banqueiro, disciplinador e melhor amigo. Essa série impraticável de tarefas familiares é relativamente nova, já que antes da década de 1960 a maioria das pessoas com esquizofrenia ficava hospitalizada, pelo menos de modo intermitente. As frustrações que são inevitáveis nessas situações foram descritas por uma mãe da seguinte forma:

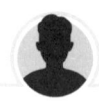

Às vezes me sinto como uma promotora de eventos sociais. Cabe a mim pensar em coisas estimulantes para minha filha fazer e em lugares para ela visitar. Eu programo as saídas e providencio transporte e companhias amigáveis. Não é que eu não goste do meu papel na vida de Carrie, mas confesso que me sinto um pouco frustrada. Eu tinha minha própria vida e gostaria de tê-la de volta, e que Carrie pudesse assumir maiores responsabilidades pela vida dela.

Um levantamento on-line feito em 2018 com 1.142 cuidadores de indivíduos com esquizofrenia e transtorno esquizoafetivo confirmou o alto nível de estresse e sobrecarga experimentado por esses indivíduos, especialmente problemas associados ao monitoramento da medicação e à falta de apoio social. Essas famílias precisariam receber apoio de profissionais de saúde mental para as suas atividades como cuidadores, mas com frequência não recebem. Em um esforço para melhorar o apoio de profissionais de saúde mental a essas famílias, um grupo de famílias e profissionais na Austrália criou um programa de treinamento para profissionais. Nos Estados Unidos, o Departamento de Saúde Mental do Condado de Riverside na Califórnia criou um cargo denominado "defensor da família", para dar apoio às famílias e treinar os profissionais; essa ideia se difundiu por outros condados da Califórnia.

Quer o membro da família com esquizofrenia esteja morando em casa ou não, a família precisa confrontar algumas questões básicas. Uma que frequentemente surge é: como os membros da família devem se comportar em relação a alguém com esquizofrenia? Em geral, as pessoas que se dão melhor com indivíduos com esquizofrenia são aquelas que os tratam com maior naturalidade. Isso pode ser verificado observando a equipe de enfermagem em qualquer hospital psiquiátrico. Os membros da equipe que são mais respeitados tanto por profissionais quanto por pacientes tratam os pacientes com dignidade e como seres humanos, apesar de sua doença cerebral. Os que são menos respeitados são aqueles que tratam os pacientes de maneira condescendente, muitas vezes lembrando-os de sua condição inferior. Com frequência, isso ocorre porque o membro da equipe não compreende a esquizofrenia ou tem medo dela. Assim, a resposta à questão "De que modo devo me portar com uma pessoa com esquizofrenia?" é: bondosamente.

Além disso, no entanto, há certos aspectos da esquizofrenia enquanto doença que de fato sugerem, em certa medida, que alteremos nosso comportamento em relação à pessoa afetada por ela. Essas alterações decorrem de maneira direta e previsível da natureza do dano cerebral e dos sintomas da doença, como descritos no Capítulo 1. Pessoas com esquizofrenia têm grande dificuldade para processar dados sensoriais de todo tipo, especialmente quando se trata de dois ou mais estímulos sensoriais simultâneos. Tendo isso em mente, fica mais fácil determinar de que modo se comportar com a pessoa.

Por exemplo, convém tornar as comunicações breves, concisas e sem ambiguidades. Como explicou um membro da família: "Olhe para a pessoa. Dirija-se a ela com frases curtas, concisas, declarações adultas... seja claro e prático... dê um conjunto de instruções de cada vez sem oferecer alternativas". Outra mãe descreve de que modo se comunica com seu filho adulto com esquizofrenia:

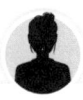

Meu filho parecia ter dificuldades para lidar com todos os estímulos à sua volta. Ele reagia com lentidão e dizia que tinha dificuldades com "tudo que chega até mim". Nessas horas, era importante que eu falasse com frases simples, e devagar. Eu pedia uma coisa por vez. Reduzir a complexidade é essencial. A forte emoção aumenta a dificuldade dele em processar o que eu digo. Por mais que eu sinta urgência, não posso apressá-lo. A paciência é absolutamente necessária. Às vezes deixar recados por meio de um bilhete ou por telefone parece funcionar melhor do que cara a cara – não sei bem por quê –, acho que às vezes ele fica excitado demais com a minha presença. Faça à pessoa com esquizofrenia uma pergunta por vez. "Passou bem a tarde, querida? Quem ficou com você?" Isso pode soar como uma pergunta direta em duas partes para uma pessoa normal, mas para alguém com esquizofrenia soa como muita coisa.

Também é contraproducente discutir com pessoas com esquizofrenia para tentar tirá-las de suas crenças delirantes. Isso costuma resultar em mal-entendidos e raiva, como descrito por John Wing:

> Os pacientes tendem a desenvolver medos irracionais súbitos. Podem, por exemplo, ficar com medo de um cômodo particular da casa. Às vezes revelam à família a razão de seu medo. "Tem um gás venenoso vazando nesse quarto" ou "Tem uma cobra debaixo do sofá". De início, os familiares ficam sem entender. Alguns admitem ficar frustrados ao ver que o paciente se recusa terminantemente a abrir mão da sua ideia, apesar de todos os esforços deles para argumentar, e acabam perdendo a paciência. Mas percebem que isso só faz o paciente ficar mais perturbado, e de qualquer modo ele continua a sustentar sua ideia com a mesma convicção.

Em vez de discutir com o paciente, simplesmente afirme que você discorda; isso pode ser feito sem um tom de desafio ou provocação. Portanto, uma resposta razoável a "Tem uma cobra debaixo do sofá" é "Sei que você acredita que tem cobras aqui, mas não estou vendo nenhuma e duvido muito que tenha", em vez de um peremptório "*Não* há cobra nenhuma debaixo do sofá!" O paciente tem alguma razão para acreditar que há uma cobra ali – pode ter ouvido ou visto alguma. Costuma ser útil que o outro membro da família reconheça a validade das experiências sensoriais do paciente, mesmo sem aceitar a interpretação que a pessoa faz das experiências. Nesse caso, caberia uma afirmação do tipo: "Sei que você tem alguma razão para acreditar que há cobras aqui, mas acho que essa razão tem a ver com o fato de seu cérebro enganar você por causa da sua doença".

Membros da família e amigos de pacientes costumam ficar tentados a lidar com as crenças delirantes do paciente assumindo um tom sarcástico ou brincalhão. A declaração a respeito da cobra, por exemplo, poderia receber como resposta: "Ah, claro, eu também vi outras cobras por aí. Você não viu aquela cascavel na cozinha?" Afirmações como essas nunca ajudam em nada e costumam criar maior confusão ainda na cabeça do paciente. Também reforçam a crença delirante dele e dificultam ainda mais separar a experiência pessoal da realidade. Um paciente, que acreditava ter um rato na garganta e pediu aos médicos que dessem uma olhada, recebeu como resposta que o rato estava muito no fundo, não dava para ver. Quando o paciente se recuperou, relembrou: "Teria ficado muito grato se eles apenas tivessem dito que não acreditavam que havia um rato na minha garganta". Serve como conselho.

Outra maneira útil de lidar com crenças delirantes de pessoas com esquizofrenia é incentivá-las a expressar esses pensamentos apenas em situações mais reservadas. Dizer que há cobras debaixo do sofá não cria problemas dentro de um contexto de família e amigos, mas comentar isso num elevador lotado ou com a vendedora de uma loja pode ser embaraçoso para todos os envolvidos. Discuta isso de maneira franca e direta com a pessoa e isso quase sempre será apreciado por ela. Como apontam Creer e Wing: "Uma meta mais realista é tentar limitar o efeito de tais ideias no comportamento do paciente em público. Muitos pacientes se mostraram capazes de compreender isso e limitar o comportamento estranho, como falar sozinho e expressar ideias extravagantes, permitindo-se adotá-lo apenas em ocasiões mais reservadas".

Um impedimento à comunicação com pessoas com esquizofrenia é sua frequente incapacidade de participar do pingue-pongue de uma conversação normal. "Uma paciente voltava para casa toda noite depois passar o dia em uma casa para doentes mentais, comia no mais absoluto silêncio a refeição que sua tia lhe havia providenciado, e então ia direto para o quarto. A tia é uma mulher solitária e idosa, e adoraria poder bater um papo no final do dia. Ela ficava desconcertada diante da quase total ausência de comunicação da paciente." Esses pacientes muitas vezes têm consciência das conversas que ocorrem ao seu redor, mas são incapazes de participar. "Um jovem geralmente ficava sentado em silêncio, ou murmurando coisas consigo, enquanto seus pais conversavam sobre assuntos da família. Mais tarde, porém, eles descobriram que ele costumava conversar com uma enfermeira no hospital a respeito daqueles assuntos das conversas dos pais e que claramente havia compreendido o que havia sido dito, apesar de todas as aparências em contrário." Muitos desses pacientes gostam de ter outras pessoas em volta, mas não gostam de interagir com elas diretamente. "Uma senhora disse ter ficado surpresa ao ouvir de uma amiga que o seu sobrinho que sofria da doença gostava de ir até a casa dela para visitá-la. 'Nunca teria imaginado isso, porque em casa ele simplesmente chega, senta numa cadeira e não abre a boca.'"

Um problema análogo das famílias em seus esforços para se relacionar com pessoas com esquizofrenia é o comprometimento da capacidade delas de expressar emoções. É frequente o paciente se relacionar dc uma mancira que parece fria e distante, até mesmo com os membros mais íntimos da família. Essa reserva emocional é bastante comum em pessoas com essa doença e deve ser respeitada. Por difícil que seja ter que encarar essa frieza, não deve ser levada pessoalmente. O paciente pode achar mais fácil expressar emoções ou uma afetividade verbal por um bicho de estimação da família, e às vezes é uma boa ideia arrumar um gato ou um cachorro para ele, com esse propósito.

Um problema comum é saber como a família deve se comportar com uma pessoa com esquizofrenia quando ela se mostra retraída. É importante reconhecer a necessidade de se isolar que muitas pessoas com essa doença têm. Uma mãe me escreveu contando que estava conversando com a filha doente enquanto as duas lavavam a louça, e que a filha virou-se para ela e disse: "Agora me deixe sozinha, mãe, pra eu poder curtir meu próprio mundo". Às vezes esse recolhimento pode ser intenso. Tive uma paciente que uma vez ficou no quarto dela o dia inteiro durante uma semana, aparecendo apenas à noite para comer.

Pode ser desconcertante não saber como agir diante desses casos de isolamento social. Será que é o caso de insistir para que a pessoa saia do quarto e interaja socialmente, ou devemos deixá-la em paz? A resposta, como regra geral, é que convém deixá-la em paz. Se o isolamento parece excessivo ou persistente demais, é possível que prenuncie a recorrência de mais sintomas graves e exija a avaliação do paciente por um psiquiatra. Mas na maioria das vezes o isolamento do paciente está sendo usado por ele como um meio de lidar com o caos interno no seu cérebro, e é uma reação apropriada. Os membros da família devem lembrar a si mesmos que não é o caso de tomar esse isolamento como uma rejeição pessoal, e sim manter-se disponíveis. Como descrito de maneira muito útil por uma mãe: "Quando nosso filho estava na fase aguda da doença, achamos melhor não ser muito invasivos, e tentamos não insistir demais em tirá-lo do mundo dele para trazê-lo para o nosso; mas ao mesmo tempo procuramos ficar sempre disponíveis, o tempo todo, se ele precisasse de nosso apoio e tentasse se comunicar".

Em situações sociais é importante não esperar demais de pessoas com esquizofrenia. Lembre-se de que elas podem estar tendo problemas em assimilar os estímulos sensoriais ou em compreender o que está sendo dito. Minimize o número e a escala dos eventos sociais na sua casa a fim de aliviar a pressão sobre a pessoa. Pacientes conseguem muitas vezes lidar com uma visita por vez, mas grupos costumam ser uma carga excessiva. Similarmente, levar a pessoa para reuniões em grupo ou para festas fora de casa costuma ser uma experiência difícil e confusa para a pessoa.

Experimente descobrir atividades para as horas de lazer que sejam agradáveis para ela. As que têm maiores chances de dar certo são as que lidam com um estímulo sensorial único (ou dominante). Ou seja, uma pessoa com esquizofrenia provavelmente irá gostar de quadrinhos ou de um programa de TV sobre viagens, mas talvez não consiga entender um episódio de série que tenha um enredo mais complexo. Uma luta de boxe pode ser preferível a um jogo de beisebol. Espetáculos visuais, como um circo ou um show no gelo, costumam ser muito agradáveis, enquanto uma peça de teatro geralmente é um fracasso total. Claro que os indivíduos diferem a esse respeito, e é necessário explorar várias possibilidades. O fato de a pessoa gostar de uma coisa antes de adoecer não significa necessariamente que continuará gostando depois.

Uma armadilha em que as famílias costumam cair é atribuir à doença *todos* os comportamentos indesejáveis ou indesejados da pessoa. É o que poderíamos chamar de "a armadilha da doença". Cada pequeno problema, até mesmo a pessoa não recolher as meias sujas ou esquecer de tampar o tubo de pasta dental, é colocado na conta da esquizofrenia. As famílias têm que lembrar que os seres humanos já vêm com pequenas falhas "de fábrica" e que é difícil encontrar gente que chegue perto da perfeição. Resista à tentação de colocar a culpa de tudo na esquizofrenia e pergunte a si mesmo quantos erros *você* cometeu na última semana. Na mesma linha de raciocínio, permita que indivíduos com esquizofrenia tenham um dia ruim de vez em quando, assim como nos permitimos ter um mau dia. Todos temos dias assim, já que nossa máquina neuroquímica e neurofisiológica não opera com perfeição o tempo todo; estender o privilégio de poder ter um mau dia a indivíduos com esquizofrenia é sensato e também constitui uma demonstração de cortesia.

Acima de tudo, cultive a arte de se manter imperturbável. Irradie a serena confiança de ser capaz de lidar com qualquer ideia, por estranha que seja, com a qual seu familiar possa se expressar. Se as alucinações auditivas da pessoa estão piores nessa manhã, simplesmente comente isso com naturalidade, assim como faria se notasse que a artrite de uma pessoa piorou: "Ah, que pena, estou vendo que hoje as vozes estão perturbando bastante você". Um pai uma vez comentou: "A lição mais notável que aprendi a respeito de lidar em casa com uma pessoa esquizofrênica é tentar ficar o mais calmo possível. As perturbações e os delírios não foram causados por mim, e ficar calmo também ajuda meu filho a se acalmar. Posso estar sobressaltado por dentro, mas meu comportamento exterior é controlado". Um ótimo exemplo de atitude imperturbável é ilustrado por Pliny Earle, um dos mais conhecidos psiquiatras americanos do século 19. Earle descreveu o caso de um superintendente de hospício que foi até o alto da torre do hospital acompanhado por um de seus pacientes:

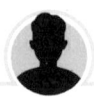

Enquanto apreciavam a ampla e bela paisagem diante deles, o paciente, muito excitado, de repente agarrou o braço do superintendente e pressionou-o junto ao parapeito da torre, exclamando: "Vamos pular, e assim nos tornaremos imortais!" O superintendente, com muita serenidade, desviou a atenção do paciente e respondeu: "Ah, até parece! Pular! Qualquer imbecil é capaz de fazer isso. Vamos descer e pular para cima, o que você acha?" A proposta causou um impacto na fantasia do paciente, e assim os dois foram salvos do perigo iminente.

Se o membro esquizofrênico da família mora em casa, há duas coisas essenciais – recolhimento e estrutura. Uma pessoa com esquizofrenia precisa ter o próprio quarto, um lugar tranquilo que possa usar para se recolher e se isolar. As famílias resolvem esse problema de várias maneiras, às vezes até colocando um pequeno trailer no quintal dos fundos. A estrutura também é útil para a maioria das pessoas com esquizofrenia, pois elas funcionam melhor com horários regulares de refeições, tarefas predeterminadas e uma rotina diária e semanal previsível. Uma mãe comentou:

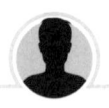

Descobri que a estrutura era muito importante nos dias mais difíceis. As coisas eram feitas de modo similar todos os dias e nas horas programadas, e cada dia da semana tinha sua característica própria, que era preservada da melhor maneira possível. Isso parecia lhe dar um senso de ordem, de que a vida era previsível, e também estabelecia uma noção do tempo.

Da mesma maneira que há rotinas estabelecidas, entenda também que a pessoa com esquizofrenia pode se desviar delas sem nenhuma razão aparente. Isso vale especialmente para as rotinas do sono e da alimentação. Um pai queixava-se do filho: "Minha mulher prepara uma refeição para ele e de repente ele não quer comer. E aí duas horas mais tarde ele decide que vai comer, sim". Uma solução admirável para esse tipo de problema foi dada pela mãe dele:

A segunda sugestão prática diz respeito à necessidade que o esquizofrênico tem de ingerir de repente alguma comida. Pelo menos no caso do nosso filho, ter um petisco saudável sempre à mão é muito importante. Aprendi a ter sempre iogurte, queijo, rosbife etc. na geladeira; frutas em cima da mesa; e comida enlatada de preparo rápido nas prateleiras. Tudo isso me parece mais importante do que um cronograma regular de refeições, embora fazer três boas refeições por dia também ajude. A hora exata não importa. Se o Jim se serve de uma lata de cozido às quatro da tarde, eu simplesmente deixo o jantar dele pronto e ele esquenta na hora que sente fome.

Outra coisa necessária para um membro da família com esquizofrenia, quer ele viva em casa ou venha de visita, é um conjunto de limites claramente definido em relação aos comportamentos que não são aceitáveis. Deixar de tomar banho por um longo tempo tem consequências que afetam todos os membros da família. Nenhuma família deve tolerar comportamento agressivo (como discutido no Capítulo 9) ou comportamentos que envolvam riscos (como fumar na cama), e essa mensagem deve ser transmitida de maneira clara e sem ambiguidades. As consequências que a pessoa sofrerá se adotar esses comportamentos também devem ser expressas antecipadamente e a família deve se dispor a tomar as medidas prometidas caso seja necessário.

Outro problema que deixa muitas famílias sem saber como agir é o grau de independência e autonomia que pode ser concedido a uma pessoa com esquizofrenia. O problema é similar ao enfrentado por pais de adolescentes. Como regra geral, as pessoas devem ter o grau de autonomia e independência com o qual conseguem lidar, e ele deve ser concedido gradualmente. Por exemplo, uma pessoa que acredita ser capaz de viajar sozinha para assistir a um concerto e ficar até tarde fora de casa deve ter tido a oportunidade de demonstrar que está apta a fazer isso indo, por exemplo, até o mercadinho sozinha regularmente, pegando condução sozinha para ir até a casa de passagem durante o dia, evitando drogas de rua, e sem arrumar confusão em público por causa de seu comportamento atípico. Conheci famílias que discretamente seguiam o membro da família em suas primeiras saídas sozinho para garantir que não houvesse problemas com ele. Quando o paciente pede maior autonomia, a família deve impor uma série de condições, e elas têm que ser atendidas antes que essa autonomia seja concedida; por exemplo, se um paciente pede para voltar sozinho da casa de passagem pode ser autorizado a tentá-lo desde que demonstre estar familiarizado com o trajeto do ônibus e tenha conseguido ir até lá por duas semanas seguidas sem esquecer de trancar a porta de casa ao sair.

O cumprimento de tarefas domésticas é outra maneira pela qual pessoas com esquizofrenia podem demonstrar sua prontidão para adquirir maior independência. Varrer a casa, fazer faxina, lavar louça, levar o lixo para fora, dar comida ao cachorro e cuidar do jardim são todos exemplos de tarefas que talvez seja apropriado designar ao membro doente da família. Algumas famílias relutam em atribuir essas tarefas, com receio de que qualquer estresse possa causar a volta dos sintomas do paciente. Pacientes preguiçosos podem estimular tais medos, alegando problemas com a doença para não ter quer fazer essas tarefas. Uma mãe descreveu o ressentimento que surge como consequência inevitável dessa situação: "É muito irritante você ter um monte de tarefas domésticas para fazer, e lá está ele, um garotão bonito, de aparência saudável, ali simplesmente *sentado,* sem fazer absolutamente nada". Realizar tarefas de casa não vai fazer um paciente ficar mais doente, e atividades desse tipo são muito usadas em casas de passagem e em programas de clubes. São uma ótima maneira de estimular os pacientes a assumir maior independência, e ao mesmo tempo aumentam a autoestima da pessoa. Tenho visto alguns pacientes extremamente psicóticos fazendo muito bem tarefas desse tipo e se sentindo melhor depois de fazê-las.

Às vezes, pessoas com esquizofrenia conseguem assumir total responsabilidade por seu dinheiro e lidam com isso com poucas dificuldades. Por exemplo, conheci uma mulher gravemente afetada por esquizofrenia paranoide, delirante a maior parte do tempo, mas também capaz de ir todo mês ao banco para administrar seus fundos. Como seria de prever, ela não contava aos médicos e enfermeiros quanto dinheiro tinha. Mais comum, porém, é a pessoa não conseguir administrar seu dinheiro; por exemplo, alguns pacientes costumam dar todo o dinheiro que têm à primeira pessoa que pede. Para tais pessoas, pode ser útil vincular a autonomia em administrar seu dinheiro a outros comportamentos que indiquem independência. Por exemplo, se o paciente tem dificuldades com higiene e cuidados pessoais, pode ser adequado concordar em dar-lhe mais dinheiro para ele gastar do jeito que quiser toda vez que ele tomar banho por iniciativa própria. O desempenho bem-sucedido de tarefas é outra maneira pela qual os pacientes podem demonstrar que estão prontos para assumir maior responsabilidade por suas finanças.

Questões de independência e de administração do dinheiro podem também causar problemas na família pela sua incapacidade de entender que seu membro familiar está melhorando. Quando se convive com um indivíduo gravemente psicótico, que em certos momentos precisou de ajuda até mesmo para se vestir, pode ser difícil aceitar algumas semanas depois de uma crise que a pessoa agora seja capaz de pegar um ônibus sozinha e lidar bem com uma quantia de dinheiro por semana. É muito comum que as famílias fiquem assustadas ou tenham tido experiências ruins, e sua capacidade de reagir e se adaptar às vezes fica limitada por isso.

Como discutido previamente, a educação ministrada às famílias é extremamente importante para ajudá-las a sobreviver à esquizofrenia. Grupos de apoio são também muito úteis.

Uma última estratégia de sobrevivência para a família é se tornar uma aguerrida defensora do seu membro familiar doente. Isto é, encarar de maneira ativa o sistema de tratamento de saúde mental e fazer com que funcione para o membro da sua família. Como o sistema de tratamento americano é totalmente disfuncional na maioria dos estados, essa estratégia não é para os fracos, mas em contrapartida o fato de exercitar o próprio desembaraço pode ser algo muito terapêutico. Um exemplo dessa estratégia foi postado em 2012 por Doris Fuller no site do Treatment Advocacy Center (www.treatmentadvocacycenter. org), contando os esforços que ela fez para que sua filha recebesse o tratamento adequado. É o post "It Pays to Be Shameless" ["Compensa não ter vergonha"].

Três meses depois de ter sido encaminhada ao hospital público, minha querida filha de 25 anos de idade está livre dos demônios que emergem quando se encontra psicótica e pronta para ter alta de sua terceira hospitalização involuntária em 3 anos.

Ela diz que com a recaída aprendeu que parar com a medicação é realmente perigoso. Como qualquer outro pai ou mãe de um filho com grave doença mental que retoma o caminho da recuperação, posso garantir que isso é verdade. O que aprendi com esse último revés dela é que compensa não ter vergonha. Todos aqueles conselhos que minha mãe me dava, para evitar ser impositiva, não exigir demais, não ser muito insistente? Deixei todos de lado. "Passar por cima dos outros"? Sempre. Quando minha filha estava doente demais para conseguir me dizer algo a respeito da própria condição, eu não tinha a menor vergonha de pedir para falar com a pessoa de plantão mais autorizada quando ligava para o hospital para saber como ela estava passando. Sabia que a enfermeira-chefe teria as respostas mais completas e poderia ordenar mudanças se alguma coisa não estivesse de acordo. "Informar-se a respeito dos serviços disponíveis na comunidade"? Perfeitamente. Explorei quais eram as melhores opções de casas de passagem assim que minha filha foi internada, e então ligava regularmente, sem me intimidar, e mandava e-mail para a melhor das instalações que havia descoberto, para saber da disponibilidade de vagas e começar a me relacionar com as pessoas que poderiam vir a cuidar da minha filha.

Descobri que compensava entrar com a cara e a coragem também fora do sistema. Minha filha passou o Natal, o Ano Novo e o Dia dos Namorados [14 de fevereiro nos Estados Unidos] não só num hospital psiquiátrico, mas em isolamento. Mesmo ela contando com a proximidade de uma equipe infalivelmente bondosa e paciente, lá dentro é um local solitário. Então postei mensagens nada sutis no Facebook a respeito do quanto ela gostaria de receber mensagens nos feriados. Choveram cartões e mensagens, e ela adorou. Quando membros da família diziam que nunca ligavam porque não saberiam o que dizer a ela, eu retrucava: "Ignore a parte dela que você não reconhece e apenas converse com a parte que conhece. Essa parte está ali ainda". Alguns ligaram. Nas horas mais tristes, quando ela se sentia torturada demais por vozes internas até para poder conversar comigo, eu lhe dizia: "Então vou ler um pouco pra você". Provavelmente eu devia parecer patética lendo livros ilustrados infantis pelo telefone, mas isso era reconfortante para nós duas.

Quando eu era adolescente, minha mãe sempre me advertia para não me impor aos outros, não fazer exigências, não ser insistente demais. Quando eu agia assim, me repreendia e dizia que eu deveria ter vergonha disso. Mas quando é o bem-estar da minha filha que está em jogo, faço todas essas coisas que mamãe dizia para não fazer, e nunca me envergonho, porque elas funcionam.

EFEITOS DA ESQUIZOFRENIA EM IRMÃOS, FILHOS E ESPOSOS

Embora a maior parte dos relatos familiares sobre esquizofrenia se concentre nos efeitos da doença nas mães e pais dos indivíduos doentes, a esquizofrenia é um problema também para outros membros da família. Irmãos, irmãs, filhos, filhas, maridos, esposas, tios e tias, avôs e avós podem igualmente estar profundamente envolvidos nos cuidados com o membro da família que tem esquizofrenia. Com isso, todos são afetados pelas mesmas questões que as mães e os pais. Há certos problemas, porém, que outros membros da família enfrentam com frequência.

VERGONHA E CONSTRANGIMENTO: Membros da família podem ficar profundamente envergonhados pelo comportamento psicótico de seu familiar doente. Roxanne Lanquetot, cuja mãe tinha esquizofrenia, lembra que "estava convencida de que teria sido melhor ser órfã; eu tentava esconder minha mãe e negar a existência dela, fingindo que ela não existia". A mãe doente de Kathleen Gordon pegava a filha "e então ficávamos sentadas em uma rua movimentada, contando caminhões por horas a fio. E então anotávamos os nomes de todos os caminhões que passavam". Uma mulher jovem que conheço quase tropeçou literalmente na mãe, que era moradora de rua e psicótica, quando saía do aeroporto, num dia em que voltava da faculdade. E Meg Livergood, que parou num sinal vermelho em Miami, viu a irmã, moradora de rua com esquizofrenia, atravessando diante do carro dela, mas ficou constrangida demais para chamá-la. Uma reação comum a essa vergonha e constrangimento é a pessoa se mudar o mais longe possível da casa da família.

RAIVA, CIÚME E RESSENTIMENTO: Indivíduos com esquizofrenia costumam absorver uma quantidade descomunal da energia e do tempo de sua família, deixando pouco para os demais membros. Wendy Kelley lembra que quando a irmã dela desenvolveu esquizofrenia "de repente, tanto meu irmão quanto eu sentimos que não havia mais tempo para nós; todos ficaram consumidos pelo que estava acontecendo com a minha irmã". Jody Mozham, cujo pai tinha esquizofrenia, relembra que sentia "inveja ao ver meus amigos tendo conversas normais com os pais. Eu tinha um pai, mas ao mesmo tempo não tinha". Raiva e ressentimento podem ficar exacerbados se uma grande porção dos recursos financeiros da família, como o dinheiro guardado para pagar a faculdade, precisa ser usada para o tratamento da pessoa doente.

DEPRESSÃO E CULPA: Quando uma pessoa desenvolve esquizofrenia, outros membros da família podem perder o relacionamento com ela, algo que eles prezam. Ami Brodoff expressou essa perda de maneira pungente:

> Naquele dia, muitos dias antes, e muitos dias a partir de então, senti falta de meu irmão mais velho, com a dor persistente e a nostalgia que costumamos sentir por um ente querido que tenha morrido. Embora o pesar por alguém que morreu seja doloroso, em última instância é possível ter uma sensação de paz e aceitação. Mas o pesar por um ente querido que está vivo – que está ali na sua frente e, no entanto, por vias vitais é inacessível – tem uma qualidade solitária, irreal, que é extraordinariamente dolorosa.

Um homem cuja mulher desenvolveu esquizofrenia descreveu a perda do relacionamento da seguinte maneira:

Eu sinto esse grande pesar pela minha esposa de 25 anos de idade. A pessoa que conheci morreu em 1985. Eu tento processar o luto, mas é complicado, por causa do corpo, que continua reaparecendo. Ele se parece com ela, mas não é ela.

E uma mulher cujo marido desenvolveu esquizofrenia observou:

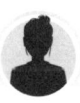

A esquizofrenia do meu marido é como um terceiro membro no nosso casamento. Está sempre ali. Mesmo com medicação, ainda lidamos com a paranoia dele, com seu isolamento e a necessidade que ele tem de minha total atenção no dia a dia.

Os membros da família que não desenvolvem esquizofrenia podem também desenvolver uma culpa como sobreviventes, um fenômeno que é comum em acidentes de avião e em outras tragédias que contemplam as pessoas aleatoriamente. Paul Aronowitz descreveu isso quando anunciou ao seu irmão, afligido por esquizofrenia, que iria se casar: "'Engraçado', o irmão comentou com naturalidade. 'Você está se casando, e eu sequer tive uma namorada na vida'".

SENTIR-SE PRESSIONADO A CONSEGUIR AS COISAS: Os irmãos ou filhos de indivíduos com esquizofrenia com frequência tentam compensar o fato de haver um membro da família doente procurando ser o mais perfeito possível. Em um estudo sobre filhos de pais mentalmente doentes, Kauffman *et al.* rotularam esses descendentes extraordinariamente competentes de *superkids* [supercrianças].

MEDO DE ADOECER: A maior parte dos irmãos e filhos de indivíduos com esquizofrenia são assombrados pelo medo de desenvolver também a doença. Como Roxanne Lanquetot lembra: "Crescer com uma mãe mentalmente doente era opressivo e preocupante, e interferiu no desenvolvimento do meu senso de identidade. Eu ficava aterrorizada ao pensar que poderia ser igual a ela e que, portanto, talvez houvesse alguma coisa errada também comigo".

SER OBRIGADO A DESEMPENHAR PAPÉIS INDESEJADOS: A esquizofrenia muda as relações familiares, às vezes de maneira muito profunda. Margaret Moorman, em *My Sister's Keeper* [*A cuidadora da minha irmã*], descreve como foi difícil mudar, deixar de ser uma irmã mais nova para ser, essencialmente, uma mãe para a sua irmã mais velha. Maridos e mulheres cujo esposo adoece costumam se transformar em pais do cônjuge. Jody Mozham descreveu o efeito da doença de seu pai sobre a mãe dela: "Ela havia conhecido aquele homem dos seus sonhos, e ele se transformara em um inválido. Ela não tinha mais o papel de esposa, era a guardiã dele". Kathleen Gordon, que tinha ambos os pais com esquizofrenia, já aos 4 anos de idade "era consciente de que não podia confiar em meus pais, no que eles me mandassem fazer ou no comportamento deles", e aos 9 anos era "praticamente o chefe da casa".

Há muitas coisas que os membros da família podem fazer para aliviar em parte o fardo de ter um parente com esquizofrenia. A educação é muito importante, e deve sempre incluir até as crianças pequenas da família, cuja capacidade de compreensão é bem maior que a maioria de nós adultos supõe. Alguns artigos e livros que tratam dos problemas de familiares de indivíduos com esquizofrenia são listados no final deste capítulo em "Leituras adicionais recomendadas". Grupos de apoio podem ser muito úteis, inclusive os grupos formados especificamente para os familiares. Julie Johnson, cujo irmão tem esquizofrenia, desenvolveu um processo de cura em oito estágios para irmãos, descrito em seu livro *Hidden Victims – Hidden Healers* [*Vítimas ocultas – Curadores ocultos*]. A aceitação dessa inevitável mudança de papéis se dá aos poucos, mas é necessária, porque irmãos muitas vezes acabam tendo que assumir pelo menos alguma responsabilidade pelo irmão ou irmã doente depois que os pais morrem. Por fim, muitos irmãos, irmãs, maridos, esposas, filhos e filhas estão aprendendo a lidar com a esquizofrenia tornando-se defensores de melhores serviços e mais pesquisa. Um corolário disso é que muitos pesquisadores de esquizofrenia, entre os quais me incluo, começaram a trabalhar nessa área basicamente por terem um membro da família afligido pela doença. Também conheço muitos psiquiatras clínicos, psicólogos, profissionais de assistência social e enfermeiros psiquiátricos cujo trabalho teve como motivação o fato de alguém da sua família ter esquizofrenia. Eles tendem a ser os melhores profissionais. Similarmente, muitos legisladores estaduais que têm membros da família afetados estão à frente de esforços para melhorar as leis estaduais a respeito de tratamento.

MINIMIZAR AS RECAÍDAS

Uma das chaves para sobreviver à esquizofrenia é minimizar as recaídas. A ameaça de recaída é uma sombra que paira perpetuamente sobre os indivíduos com esquizofrenia e suas famílias. Cada pequeno desvio que a pessoa tem do comportamento usual é visto com suspeição. A questão que fica no ar, e que muitas vezes não é expressa em palavras, mas com um olhar de esguelha, é: "Será que se trata do início de outro episódio?" "Será que eu/ele/ela precisaria aumentar a dose da medicação?" "Será que eu deveria dizer alguma coisa?" Doris Fuller, do Treatment Advocacy Center, uma vez descreveu isso como um temor do retorno dos demônios de sua filha: "É dentro da minha mente que eles continuam à espreita, sentinelas monstruosas que me impedem de passar da esperança ao otimismo".

Como discutido no Capítulo 9, seguir à risca a medicação é a coisa mais importante que uma pessoa com esquizofrenia pode fazer para minimizar as recaídas. Indivíduos que tomam a medicação regularmente têm muito menos recaídas que aqueles que alternam momentos de uso regular com momentos de interrupção do uso da medicação. O abuso de substâncias é outro forte preditor de recaída; em um estudo com 37 indivíduos com esquizofrenia, todos em uso de medicação antipsicótica injetável de ação prolongada, os que abusavam de álcool ou drogas tinham quatro vezes mais recaídas que aqueles que não abusavam de substâncias.

Em um dos maiores estudos sobre recaídas na esquizofrenia, 145 pacientes foram questionados a respeito dos sintomas que experimentaram nos primeiros estágios de suas recaídas. Os sintomas mais relatados foram tensão e nervosismo, problemas com apetite e sono, dificuldade de se concentrar, curtir menos as coisas e experimentar inquietação. Marvin Herz, um dos autores desse estudo, concluiu que "é extremamente importante educar tanto os pacientes quanto as famílias" a respeito dos sintomas e sinais de recaída, e que "o envolvimento da família é um componente crucial no tratamento da esquizofrenia".

Na Inglaterra, Max Birchwood e seus colegas realizaram estudos para detectar quais os sintomas que poderiam ser considerados os melhores preditores de uma recaída iminente. Desse trabalho evoluiu uma "Escala de Sinais de Advertência", que deve ser mantida por todos os indivíduos com esquizofrenia e suas famílias. Ela consta de oito questões que, se respondidas afirmativamente, podem indicar uma recaída iminente.

Em muitos casos, o paciente e/ou a família já sabem, pelas experiências passadas, quais são os sintomas e sinais que anunciam a recaída. Uma mulher que tivera vários episódios de esquizofrenia descreveu para mim as coisas que ela buscava identificar: "Meus principais sintomas pródromos são a facilidade de me irritar e ficar com raiva e, quando na rua, achar que todo mundo que vejo parece familiar, embora não saiba *quem* eles me fazem lembrar". Outra mulher descreveu sua recaída como ocorrendo em quatro estágios:

No primeiro estágio, eu me sinto apenas um pouco esquisita. A meus olhos, o mundo é mais luminoso, definido com maior nitidez, e minha voz parece reverberar um pouco. Começo a sentir certo desconforto em ter gente por perto, e me incomoda também compartilhar que minhas sensações estão mudando.

No segundo estágio, tudo parece um pouco nebuloso. Essa nebulosidade aumenta, junto a minha confusão e ao meu medo, especialmente o medo de que os outros fiquem sabendo o que está acontecendo comigo. Tento arrumar desculpas lógicas e assumir controle dos detalhes da minha vida, e com frequência faço esforços frenéticos para organizar tudo; aumenta minha necessidade de limpar, catalogar e realizar atividades com as quais eu me sinta bem envolvida. As músicas que ouço no rádio começam a ter maior significado, e as pessoas parecem me olhar com estranheza e rir, enviando-me mensagens sutis que não consigo compreender. Começo a interpretar erradamente as ações das pessoas, como se fossem todas dirigidas a mim, o que aumenta meu medo de perder o controle.

No terceiro estágio, começo a acreditar que entendo por que essas coisas terríveis estão acontecendo comigo: os outros é que são a causa disso. Essa crença vem com uma clareza maior de visão, um aumento no nível do som, e uma sensibilidade maior aos olhares dos outros. Começo a argumentar comigo mesma se essas coisas são de fato verdadeiras: "Será que é o FBI ou o demônio que está provocando isso?... Não, esse é um pensamento maluco. Fico pensando por que razão as pessoas estão querendo me enlouquecer". No quarto e último estágio, a situação é caótica, e vejo, ouço e acredito em todo tipo de coisa. Não questiono mais minhas crenças, e passo a agir em função delas.

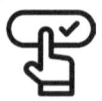

ESCALA DE SINAIS DE ADVERTÊNCIA

Este questionário é sobre problemas e queixas novos ou agravados que você pode estar experimentando nas últimas duas semanas.

		Sim	Não
1	Sono leve ou intranquilo	☐	☐
2	Sentiu tensão, medo ou agitação	☐	☐
3	Dificuldade de se concentrar	☐	☐
4	Irritação ou ficar de pavio curto	☐	☐
5	Incapacidade ou dificuldade de lidar com as coisas do dia a dia	☐	☐
6	Cansaço ou falta de energia	☐	☐
7	Depressão ou apatia	☐	☐
8	Sente-se confuso/a ou perturbado/a	☐	☐

Cada pessoa com esquizofrenia tem seu padrão particular de sintomas ao sofrer uma recaída, e esse padrão costuma ser parecido nas várias recaídas. Pessoalmente, acho que as mudanças no padrão de sono da pessoa são um indicador especialmente útil, e costumo perguntar a respeito disso com frequência.

De que modo as recaídas podem ser minimizadas? Em primeiro lugar, toda pessoa que tem esquizofrenia deve manter a própria lista de sintomas de recaída, e essa lista deve ser do conhecimento da família e dos amigos. Indivíduos com esquizofrenia devem tentar identificar essas coisas que tendem a exacerbar as recaídas (como o estresse das situações sociais) e evitá-las quando surgirem. Por exemplo, talvez seja o caso de aceitar comparecer ao casamento de um amigo quando as coisas estão indo bem, mas é melhor ligar e dizer que não pode ir se achar que está nos primeiros estágios de uma recaída. Passar mais tempo sozinho, reduzir as horas de trabalho e fazer mais exercício são todos exemplos de estratégias usadas por algumas pessoas com esquizofrenia para reduzir o estresse.

Tenha sempre em mente que a causa isolada mais comum de uma recaída é não estar suficientemente medicado. Pode ser porque a pessoa parou de tomar medicação ou porque o médico reduziu a dosagem, ou porque a pessoa simplesmente precisa de mais medicação a essa altura da sua doença. Uma dose extra de medicação nos primeiros estágios de uma recaída frequentemente faz abortar o processo e traz a pessoa de volta ao nível basal. Por isso dou aos meus pacientes um suprimento adicional de medicação e permito que aumentem a dose a seu critério se sentirem que é necessário. Os médicos fazem isso o tempo todo com pacientes de diabete, que podem precisar de mais insulina em certos dias e menos em outros, e a meu ver o mesmo princípio é útil na esquizofrenia.

Tudo isso pressupõe, é claro, o melhor dos cenários, no qual a pessoa com esquizofrenia tem consciência de sua doença e portanto tem condições de avaliar os sinais de advertência de uma recaída. Como discutido nos capítulos 1 e 9, cerca de metade dos indivíduos com esquizofrenia tem consciência limitada de sua doença. Uma possível estratégia para minimizar as recaídas em tais casos é filmar as pessoas quando estão muito psicóticas, e mostrar-lhes as cenas quando estão em remissão.

Por fim, lembre-se de que a esquizofrenia tem altos e baixos sem uma razão aparente, assim como ocorre com a esclerose múltipla e a doença de Parkinson, e que a maioria das pessoas tem recaídas ocasionais, por mais que procurem evitá-las. Faz parte do processo da doença e é algo que precisa ser aceito. Assim, para a maioria das pessoas com esquizofrenia, as recaídas podem ser reduzidas, mas não é possível impedir totalmente sua ocorrência.

LEITURAS ADICIONAIS RECOMENDADAS

Nas duas últimas décadas, houve uma enxurrada de artigos e livros escritos para ajudar pacientes e famílias a sobreviver à esquizofrenia. Muitos deles estão listados abaixo sem comentários adicionais. O Apêndice A traz as minhas escolhas dos livros mais úteis, com comentários. Alguns dos livros estão esgotados, mas talvez você possa encontrá-los na biblioteca local ou pela internet.

Para famílias em geral

ADAMEC, C. *How to Live with a Mentally Ill Person*. Nova York: John Wiley, 1996; AMADOR, X.; JOHANSON, A.-L. I Am Not Sick: I Don't Need Help. Peconic, N.Y.: Vida Press, 2000.

BACKLAR, P. *The Family Face of Schizophrenia*. Nova York: G. P. Putnam, 1994. Em brochura, pela Tarcher, 1995.

BARONET, A.-M. Factors Associated with Caregiver Burden in Mental Illness: A Critical Review of the Research Literature. *Clinical Psychological Review*, v. 19, p. 819–841, 1999.

BEARD, J.; GILLESPIE, P.; KARSEN, G. *Nothing to Hide:* Mental Illness in the Family. Nova York: New Press, 2002.

BERNHEIM, K. F.; LEHMAN, A. F. *Working with Families of the Mentally Ill.* Nova York: Norton, 1985.

BERNHEIM, K. F.; LEWINE, R. R. J.; BALE, C. T. *The Caring Family:* Living with Chronic Mental Illness. Nova York: Random House, 1982.

BUSICK, B. S.; GORMAN, M. *Ill Not Insane.* Boulder, Colorado.: New Idea Press, 1986.

CARTER, R. *Helping Someone with a Mental Illness.* Nova York: Times Books, 1998; CREER, C.; WING, J. Schizophrenia at Home. Londres: Institute of Psychiatry, 1974.

DEARTH, N. S. *et al. Families Helping Families*. Nova York: Norton, 1986.

DEVESON, A. *Tell Me I'm Here*. Nova York: Penguin, 1992.

DIXON, L. B. *et al.* Outcomes of a Randomized Study of a Peer-Taught Family-to-Family Education Program for Mental Illness. *Psychiatric Services*, v. 62, p. 591–597, 2011.

ESSER, A. H.; S. D. Lacey. *Mental Illness:* A Homecare Guide. Nova York: John Wiley, 1989.

FARHALL, J. *et al.* Training to Enhance Partnerships Between Mental Health Professionals and Family Caregivers: A Comparative Study. *Psychiatric Services*, v. 49, p. 1488–1490, 1998.

FLACH, F. *Rickie*. Nova York: Fawcett Columbine, 1990.

GARSON, S. *Out of Our Minds*. Buffalo: Prometheus Books, 1986.

HATFIELD, A. B. *Family Education in Mental Illness*. Nova York: Guilford Press, 1990. Edição em brochura, 1999.

HATFIELD, A. B. (Ed.). *Families of the Mentally Ill:* Meeting the Challenge. São Francisco: Jossey-Bass, 1987.

HATFIELD, A. B.; LEFLEY, H. P. (Ed.). *Families of the Mentally Ill:* Coping and Adaptation. Nova York, Guilford Press, 1987.

HATFIELD, A. B.; LEFLEY, H. P. *Surviving Mental Illness:* Stress, Coping and Adaptation. Nova York: Guilford Press, 1993. Edição em brochura, 1999.

HINCKLEY, J.; HINCKLEY, J. A. *Breaking Points*. Grand Rapids, Mich.: Chosen Books, 1985.

HOWE, G. *The Reality of Schizophrenia*. Londres: Faber and Faber, 1991; HOWELLS, J. G.; GUIRGUIS, W. R. *The Family and Schizophrenia*. Nova York: International Universities Press, 1985.

JEFFRIES, J. J. *et al. Living and Working with Schizophrenia*. Toronto: University of Toronto Press, 1990. (Esta é uma edição revisada do livro de SEEMAN, M. V. *et al.*)

JOHNSON, J. *Hidden Victims–Hidden Healers*. 2. ed. Nova York: Doubleday, 1988. Brochura, por PEMA Publications, 1994.

JOHNSON, J. *Understanding Mental Illness*. Minneapolis: Lerner, 1989; JUNGBAUER, J.; ANGERMEYER, M. C.. Living with a Schizophrenic Patient: A Comparative Study of Burden as It Affects Parents and Spouses. *Psychiatry*, v. 65, p. 110–123, 2002.

KARP, D. A. *The Burden of Sympathy:* How Families Cope with Mental Illness. Nova York: Oxford University Press, 2001.

KEEFE, R.; HARVEY, P. *Understanding Schizophrenia*. Nova York: The Free Press, 1994.

LAMB, H. R. *Treating the Long-Term Mentally Ill*. São Francisco: Jossey-Bass, 1982.

LEFLEY, H. P.; JOHNSON, D. L. (Ed.). Families as Allies in Treatment of the Mentally Ill. Washington, D.C.: *American Psychiatric Press*, 1990.

LEVINE, I. S.; LIGENZA, L. R. In Their Own Voices: Families in Crisis: A Focus Group Study of Families of Persons with Serious Mental Illness. *Journal of Psychiatric Practice*, v. 8, p. 344–353, 2002.

MCELROY, E. (Ed.). *Children and Adolescents with Mental Illness:* A Parents Guide. Kensington, Md.: Woodbine House, 1988.

MARSH, D. T. *Families and Mental Illness:* New Directions in Professional Practice. Nova York: Praeger, 1992.

MARSH, D. T. *Serious Mental Illness and the Family*. Nova York: John Wiley, 1998; MENDEL, W. *Treating Schizophrenia*. São Francisco: Jossey-Bass, 1989.

MUESER, K. T.; GINGERICH, S. *Coping with Schizophrenia:* A Guide for Families. Oakland, Calif.: New Harbinger, 1994.

RAY, D. *The Ghosts behind Him*. Prince George, B.C.: Caitlin Press, 1999; ROLLIN, H. (Ed.). *Coping with Schizophrenia*. National Schizophrenia Fellowship. Londres: Burnett Books, 1980.

SECUNDA, V. *When Madness Comes Home*. Nova York: Hyperion, 1997.

VINE, P. *Families in Pain:* Children, Siblings, Spouses, and Parents of the Mentally Ill Speak Out. Nova York: Pantheon, 1982.

WALSH, M. *Schizophrenia*: Straight Talk for Family and Friends. Nova York: William Morrow, 1985.

WASOW, M. *Coping with Schizophrenia:* A Survival Manual for Parents, Relatives and Friends. Palo Alto, Calif.: Science and Behavior Books, 1982.

WASOW, M. *The Skipping Stone*: Ripple Effects of Mental Illness in the Family. Palo Alto: Science and Behavioral Books, 1995.

WECHSLER, J. *In a Darkness*. Miami: Pickering, 1988. Publicado originalmente em 1972.

WILSON, L. *This Stranger, My Son*. Nova York: New American Library, 1968.

WOOLIS, R. *When Someone You Love Has a Mental Illness*. Nova York: Perigee Books, 1992.

Do ponto de vista do paciente

BARHAM, P.; HAYWARD, R. *In Sickness and in Health:* Dilemmas of the Person with Severe Mental Illness. Psychiatry, v. 61, p. 163–170, 1998.

CARTER, D. M.; MACKINNON, A.; COPOLOV, D. L. Patients' Strategies for Coping with Auditory Hallucinations. *Journal of Nervous and Mental Disease*, v. 184, p. 159–164, 1996.

CONSUMER-Survivors Share Awakening Insights. *Journal of the California Alliance for the Mentally Ill*, v. 7, 1996, p. 32–58.

COHEN, A.N. *et al.* How Occupationally High-Achieving Individuals With a Diagnosis of Schizophrenia Manage Their Symptoms. *Psychiatric Services*, v. 68, p. 324–329, 2017.

DAVIDSON, L.; STAYNER, D. Loss, Loneliness, and the Desire for Love: Perspectives on the Social Lives of People with Schizophrenia. *Psychiatric Rehabilitation Journal*, v. 20, p. 3–12, 1997.

DAVIDSON, L. *et al.* Peer Support among Individuals with Severe Mental Illness: A Review of the Evidence. *Clinical Psychology: Science and Practice*, v. 6, p. 165–187, 1999.

FRESE, F. J. Twelve Aspects of Coping for Persons with Schizophrenia. *Innovations and Research*, v. 2, p. 39–46, 1993.

FRESE, F. J. *et al.* Integrating Evidence-based Practices and the Recovery Model. *Psychiatric Services*, v. 52, p. 1462–1468, 2001.

CAPÍTULO 10

LEETE, E. How I Perceive and Manage My Illness. *Schizophrenia Bulletin*, v. 15, p. 197–200, 1989.

LEETE, E. The Treatment of Schizophrenia: A Patient's Perspective. *Hospital and Community Psychiatry*, v. 38, p. 486–491, 1987.

LIBERMAN, R. P.; KOPELOWICZ, A. Teaching Persons with Severe Mental Disabilities to Be Their Own Case Managers. *Psychiatric Services*, v. 53, p. 1377–1379, 2002.

Do ponto de vista dos irmãos

BRODOFF, A. S. First Person Account: Schizophrenia through a Sister's Eyes – The Burden of Invisible Baggage. *Schizophrenia Bulletin*, v. 14, p. 113–116, 1988.

CONROY, P. *The Prince of Tides*. Boston: Houghton Mifflin, 1986. Brochura da Bantam Books, 1987.

DERING, K. F. *Shot in the Head:* A Sister's Memoir, A Brother's Struggle. Dundas, Ontario: Bridgeross, 2014.

DICKENS, R. M.; MARSH, D. T. (Ed.). *Anguished Voices:* Siblings and Adult Children of Persons with Psychiatric Disabilities. Boston: Center for Psychiatric Rehabilitation, 1994.

FRIEDRICH, R. M.; LIVELY, S.; RUBENSTEIN, L. M. Siblings' Coping Strategies and Mental Health Services: A National Study of Siblings of Persons with Schizophrenia. *Psychiatric Services*, v. 59, p. 261–267, 2008.

GERACE, L. M.; CAMILLERI, D.; AYRES, L. *Sibling Perspectives on Schizophrenia and the Family*. Schizophrenia Bulletin, v. 19, p. 637–647, 1993.

GREENBERG, J. S.; KIM, H. W.; GREENLEY, J. R. Factors Associated with Subjective Burden in Siblings of Adults with Severe Mental Illness. *American Journal of Orthopsychiatry*, v. 67, p. 231–241, 1997.

HAYNER, K. K. Kevin. *Journal of the California Alliance for the Mentally Ill*, v. 11, p. 42–44, 2000.

HORWITZ, A. V. Siblings as Caregivers for the Seriously Mentally Ill. *Milbank Quarterly*, v. 71, p. 323–339, 1993.

HYLAND, B. *The Girl with the Crazy Brother*. Nova York: Franklin Watts, 1987.

JEWELL, T. C. Impact of Mental Illness on Well Siblings: A Sea of Confusion. *Journal of the California Alliance for the Mentally Ill*, v. 11, p. 34–36, 2000.

JUDGE, M. *First Snow in Iowa*. Wall Street Journal, 12 dez. 2009.

LAMB, W. *I Know This Much Is True*. Nova York: Regan Books, 1998. Brochura pela Harper Perennial, 1999.

LANDEEN, J. *et al*. Needs of Well Siblings of Persons with Schizophrenia. *Hospital and Community Psychiatry*, v. 43, p. 266–269, 1992.

MARSH, D. T. *et al*. Anguished Voices: Impact of Mental Illness on Siblings and Children. *Innovations and Research*, v. 2, p. 25–34, 1993.

MARSH, D. T. *et al*. Troubled Journey: Siblings and Children of People with Mental Illness. *Innovations and Research*, v. 2, p. 13–23, 1993.

MOORMAN, M. *My Sister's Keeper*. Nova York: Norton, 1992.

NEUGEBOREN, J. *Imagining Robert:* My Brother, Madness and Survival. Nova York: Morrow, 1997.

PINES, P. *My Brother's Madness*. Willimantic, CT: Curbstone Press, 2007.

SAYLOR, A. V. Nannie: A Sister's Story. *Innovations and Research*, v. 3, p. 34–37, 1994.

SIMON, C. *Mad House*: Growing Up in the Shadow of Mentally Ill Siblings. Nova York: Doubleday, 1997.

SMITH, M. J.; GREENBERG, J. S. The Effect of the Quality of Sibling Relationships on the Life Satisfaction of Adults with Schizophrenia. *Psychiatric Services*, v. 58, p. 1222–1224, 2007.

SMITH, M. J.; GREENBERG, J. S. Factors Contributing to the Quality of Sibling Relationships for Adults with Schizophrenia. *Psychiatric Services*, v. 59, p. 57–62, 2008.

STÅLBERG, G.; EKERWALD, H.; HULTMAN, C. M. Siblings of Patients with Schizophrenia: Sibling Bond, Coping Patterns, and Fear of Possible Schizophrenia Heredity. *Schizophrenia Bulletin*, v. 30, p. 445–458, 2004.

STEWART, B. My Sister's Unbelievable Mind. *New York Times Magazine*, 5 maio 2002, p. 60–62.

SWADOS, E. *The Four of Us:* A Family Memoir. Nova York: Farrar, Straus & Giroux, 1991. Brochura da Penguin Books, 1993.

Do ponto de vista de filhos de pais com esquizofrenia

BARTOK, M. *The Memory Place.* Nova York: Free Press, 2011; BRASFIELD, L. *Nature Lessons.* Nova York: St. Martin's Press, 2003.

CATON, C. L. M. *et al.* Childhood Experiences and Current Adjustment of Offspring of Indigent Patients with Schizophrenia. *Psychiatric Services*, v. 49, p. 86–90, 1998.

CROSBY, D. First Person Account: Growing Up with a Schizophrenic Mother. *Schizophrenia Bulletin*, v. 15, p. 507–509, 1989.

FLYNN, L. M. *Swallow the Ocean.* Berkeley: Counterpoint Press, 2008.

HIGGINS, J. *et al.* Effects of Child-Rearing by Schizophrenic Mothers: A 25-Year Follow-up. *Acta Psychiatrica Scandinavica*, v. 96, p. 402–404, 1997.

HOLLEY, T. E.; HOLLEY, J. *My Mother's Keeper:* A Daughter's Memoir of Growing Up in the Shadow of Schizophrenia. Nova York: Morrow, 1997. Reimpresso em brochura, 1998.

HOLMAN, V. *Rescuing Patty Hearst:* Growing Up Sane in a Decade Gone Mad. Nova York: Simon and Schuster, 2003.

JOHANSON, A.-L. I Did Everything to Keep My Secret. *Good Housekeeping*, out. 2001, p. 141–145.

KAUFFMAN, C. *et al.* Superkids: Competent Children of Psychotic Mothers. *American Journal of Psychiatry*, v. 136, p. 1398–1402, 1979.

KNUTTSSON-MEDIN, L.; EDLUND, B.; RAMKLINT, M. Experiences in a Group of Grown-up Children of Mentally Ill Patients. *Journal of Psychiatric and Mental Health Nursing*, v. 14, p. 744–752, 2007.

LACHENMEYER, N. *The Outsider*: A Journey into My Father's Struggle with Madness. Nova York: Broadway Books, 2000.

LANQUETOT, R. First Person Account: Confessions of the Daughter of a Schizophrenic. *Schizophrenia Bulletin*, v. 10, p. 467–471, 1984.

LANQUETOT, R. First Person Account: On Being Daughter and Mother. *Schizophrenia Bulletin*, v. 14, p. 337–341, 1988.

OFFSPRING. *Journal of the California Alliance for the Mentally Ill*, v. 7, 1996.

OLSON, L. S. *He Was Still My Daddy*. Portland, Ore.: Ogden Howe, 1994.

ÖSTMAN, M.; HANSSON, L. Children in Families with a Severely Mentally Ill Member: Prevalence and Needs for Support. *Social Psychiatry and Psychiatric Epidemiology*, v. 37, p. 243–248, 2002.

PUFFER, K. A. *The Intruder of the Mind. Schizophrenia Bulletin*, v. 36, p. 651–654, 2010.

RILEY, J. *Crazy Quilt*. Nova York: Morrow, 1984.

ROSS, R. G.; COMPAGNON, N. Diagnosis and Treatment of Psychiatric Disorders in Children with a Schizophrenic Parent. *Schizophrenia Research*, v. 50, p. 121–129, 2001.

SANGHERA, S. *The Boy with the Topknot*. Nova York: Penguin Books, 2009. Título original: *If You Don't Know Me by Now*, quando publicado em 2008 pela Viking.

SHERMAN, M. D.; SHERMAN, D. M. *I'm Not Alone:* A Teen's Guide to Living with a Parent Who Has a Mental Illness. Edina, Minn.: Beavers Pond Press, 2006.

STEINEM, G. Ruth's Song (Because She Could Not Sing). *In*: MARTIN, W. (Ed.). *Essays by Contemporary American Women*. Boston: Beacon Press, 1996. p. 14–31.

WILLIAMS, A. S. A Group for the Adult Daughters of Mentally Ill Mothers: Looking Backwards and Forwards. *British Journal of Mental Psychology*, v. 71, p. 73–83, 1998.

Do ponto de vista de marido ou mulher de pessoa com esquizofrenia

ANGERMEYER, M. C. *et al*. Quality of Life of Spouses of Mentally Ill People. *International Journal of Social Psychiatry*, v. 52, p. 278–285, 2006.

FIRST Person Account: Life with a Mentally Ill Spouse. *Schizophrenia Bulletin*, v. 20, p. 227–229, 1994.

FRESE, P. We All Make Accommodations. *Journal of the California Alliance for the Mentally Ill*, v. 9, p. 6–8, 1998. Essa edição tem outros dez artigos sobre esquizofrenia escritos por esposos.

JUNGBAUER, J. *et al*. The Disregarded Caregivers: Subjective Burden in Spouses of Schizophrenia Patients. *Schizophrenia Bulletin*, v. 30, p. 665–675, 2004.

MANNION, E. Resilience and Burden in Spouses of People with Mental Illness. *Psychiatric Rehabilitation Journal*, v. 20, p. 13–23, 1996.

NASAR, S. *A Beautiful Mind:* A Biography of John Forbes Nash, Jr., Winner of the Nobel Prize in Economics, 1994. Nova York: Simon and Schuster, 1998. Em brochura pela Touchstone Books, 1999.

SEEMAN, M. V. Bad, Burdened or Ill? Characterizing the Spouses of Women with Schizophrenia. *International Journal of Social Psychology*, v. 59, p. 805–810, 2012.

CAPÍTULO 11
Perguntas frequentes

Não há doença mais temível que a loucura. Pois que infelicidade maior poderia se abater sobre um homem do que ser privado da razão e do entendimento?

Richard Mead, Medical Precepts and Cautions, *1751*

A esquizofrenia é como um filme que nunca termina. Pior ainda é o fato de que você está dentro do filme. E quando acha que já viu tudo, uma nova cena se apresenta, com novas questões.

A seguir estão algumas das perguntas que pacientes e famílias costumam fazer. Para muitas, não há respostas simples, porque cada indivíduo com esquizofrenia e cada família são diferentes.

A ESQUIZOFRENIA ALTERA A PERSONALIDADE SUBJACENTE?

Por muitos anos, com base nas minhas experiências de observar minha irmã e de trabalhar com centenas de pessoas afligidas pela doença, eu achava que não, mas não encontrava estudos científicos que confirmassem essa suspeita. Por exemplo, lembro de um jovem cujos sintomas ajudei a colocar sob controle com uma combinação de medicações antipsicóticas. A família dele, porém, continuava queixando-se de que era impossível fazê-lo levantar da cama de manhã e pediu que tentasse outras medicações. Fiz isso por vários meses sem sucesso, e então perguntei se a família já enfrentava dificuldades em fazê-lo levantar antes do jovem ficar doente. "Ah, sim", responderam, "naquele tempo ele tampouco levantava da cama fácil, do mesmo jeito que não levanta agora." Com isso, parei de mudar as medicações e aprendi uma lição muito útil.

No início da década de 1990, surgiu uma oportunidade de verificar se a esquizofrenia alterava ou não a personalidade subjacente. Estudamos gêmeos idênticos, nos quais um deles tinha esquizofrenia e o outro não. Os traços de personalidade de gêmeos idênticos são notavelmente similares, portanto, testar os traços de personalidade de gêmeos com um deles doente e o outro não deveria em tese permitir saber o quanto a personalidade de uma pessoa muda pelo fato de ter esquizofrenia. Foram testados no total 27 pares de gêmeos idênticos nos quais havia essa discordância quanto à esquizofrenia.

Os resultados foram claros e inequívocos. Em escalas de personalidade que medem traços como alegria, nervosismo e satisfação com relacionamentos sociais, os gêmeos com esquizofrenia tiveram pontuação significativamente menor, como seria de esperar, pelo fato de terem a doença. No entanto, nas demais escalas de traços de personalidade havia bem poucas diferenças, e em muitas escalas, como a de adesão a valores tradicionais e a de interesse em comportamentos que envolvem riscos, não havia praticamente diferença. Em um par de mulheres tranquilas, religiosas, ambas eram tranquilas calmas e religiosas, embora uma delas tivesse esquizofrenia grave. Em um par de jovens bagunceiros, imprudentes, ambos continuavam sendo bagunceiros e imprudentes, mesmo que um deles tivesse esquizofrenia. A personalidade subjacente da pessoa com esquizofrenia havia sofrido alterações mínimas.

O fato de a esquizofrenia alterar muito pouco a personalidade subjacente da pessoa foi notada por outros observadores. A mãe de uma das mulheres mais severamente afetadas de todas as que atendi expressou isso da seguinte maneira: "A filha que eu teria tido – se não fosse essa doença ruim – existe em embrião na filha que de fato tenho". A doença e a pessoa não são iguais; elas podem, e devem, ser distintas uma da outra.

A esquizofrenia é uma doença de iguais oportunidades e afeta aleatoriamente vários tipos de personalidades, das mais egoístas e narcisistas às mais generosas e altruístas. Mesmo que a pessoa tenha esquizofrenia, esses traços da personalidade subjacente ainda serão visíveis sob os delírios, alucinações, alterações de pensamentos e afetos.

Sem dúvida, é sempre tentador atribuir todos os traços de personalidade indesejáveis da pessoa à doença. Conheci famílias que retrospectivamente idealizavam a personalidade do membro da família antes da esquizofrenia, quando a realidade era bem diferente. Também conheci indivíduos com esquizofrenia que costumavam usar a doença para justificar todos os seus problemas e fraquezas, quando na realidade tinham esses mesmos problemas e fraquezas antes de adoecer.

Deve ser evidente que a esquizofrenia tampouco altera as personalidades subjacentes de mães, pais, irmãos ou irmãs. Os membros da família têm personalidades de todo tipo e não sofrem nenhuma alteração fundamental pelo fato de outro membro da família ter esquizofrenia. Pais e irmãos podem ser invasivos, prestativos, podem rejeitar ou amar, mas esses traços de personalidade são preexistentes à manifestação da esquizofrenia num membro da família. Na realidade, a existência de traços de personalidade indesejáveis em alguns pais de indivíduos com esquizofrenia serviu de base às teorias de interação familiar da doença, vistas no Capítulo 5; o que esses pesquisadores falharam em ver foi que os traços de personalidade indesejáveis nessas famílias não eram mais e nem menos comuns do que em qualquer outra família. A esquizofrenia é uma doença de oportunidades iguais, tanto para famílias quanto para indivíduos.

PESSOAS COM ESQUIZOFRENIA SÃO RESPONSÁVEIS POR SEU COMPORTAMENTO?

Um dos problemas mais desafiadores para indivíduos com esquizofrenia, para suas famílias, para os profissionais de doenças mentais e juízes e júris é avaliar quanto controle uma pessoa com esquizofrenia tem sobre os próprios sintomas e comportamentos. A maioria dos indivíduos tem algum controle e pode ser considerado parcialmente responsável, mas o grau disso varia amplamente entre diferentes indivíduos e, num mesmo indivíduo, de uma semana para outra. Muitos pacientes, por exemplo, podem, com grande esforço, suprimir suas alucinações auditivas ou comportamentos bizarros por breves períodos, mas não por períodos extensos. O dilema da responsabilidade foi muito bem expresso pelo Dr. John Wing, um destacado pesquisador da esquizofrenia na Inglaterra:

> Parte da peculiar dificuldade em administrar a esquizofrenia é que ela fica em algum ponto entre condições como a cegueira, que embora gravemente incapacitante não interfere na capacidade do indivíduo fazer julgamentos independentes a respeito do próprio futuro, e condições como a deficiência intelectual grave, na qual fica claro que o indivíduo jamais será capaz de fazer tais julgamentos de forma independente. Com frequência, o que há é um grau flutuante de perspicácia e de grave comprometimento.

O que fazer, por exemplo, quando seu filho com esquizofrenia insiste em tirar a roupa na frente da tia Agatha que chegou para uma visita? Em alguns casos, ele pode estar reagindo a comandos alucinatórios que lhe dizem que se não fizer isso o mundo irá acabar e o responsável terá sido ele. Em outros casos, seu ato de tirar a roupa pode representar uma mistura complexa de pensamento confuso e ressentimento por alguma ofensa real ou imaginária de alguém parecido com a tia Agatha. Em outros casos ainda, sua atitude pode ser um gesto hostil consciente em relação à tia Agatha ou à própria família. Alguns indivíduos com esquizofrenia, assim como alguns indivíduos que não têm esquizofrenia, são muito hábeis em usar seus sintomas para manipular aqueles à sua volta e conseguir o que querem. Alguns pacientes, por exemplo, quando colocados onde não querem ficar, sabem exatamente que tipo de comportamento poderá garantir que serão enviados de volta ao hospital ou aonde quer que estivessem antes. E tive vários pacientes que ao melhorar revelaram explicitamente: "Doutor, estou um pouco melhor, mas não suficientemente bom para voltar a trabalhar".

Como é que você pode avaliar o quanto de responsabilidade a pessoa com esquizofrenia tem em relação ao seu comportamento? Membros da família, amigos e profissionais de saúde mental que conhecem a pessoa há muito tempo são mais capazes de fazer essas avaliações, pois conhecem os traços da personalidade subjacente da pessoa. No caso citado acima, a família deve sentar com a pessoa depois que a tia Agatha vai embora e calmamente rever o que aconteceu, por que aconteceu, de que maneira pode ser evitado no futuro, as consequências de tal comportamento para as pessoas que moram em casa, e as consequências legais de se despir em público. Costuma ser útil incluir nessas discussões o psiquiatra do paciente, seu conselheiro, assistente social ou gestor de caso.

A questão da responsabilidade pelo próprio comportamento em pessoas com esquizofrenia torna-se ainda mais intrincada quando a pessoa é acusada de algum crime. Em tais casos, ela pode ser declarada incapaz de ir a julgamento e ser internada compulsoriamente em um hospital psiquiátrico, ou ser levada a julgamento. Nesses casos, a alegação de insanidade é frequentemente invocada em pessoas com esquizofrenia.

A alegação de insanidade remonta ao século XIII, quando era conhecida como "teste da besta selvagem" (se a pessoa é como uma besta selvagem, não pode ser responsabilizada). Na Inglaterra no século 19, foi modificada no caso M'Naghten e virou o "teste do certo ou errado" (se a pessoa não sabe diferenciar o certo do errado, não pode ser responsabilizada). Nos Estados Unidos, nos últimos anos, isso tem sido substituído em muitos estados pelo "teste do produto" (se os atos da pessoa são produto de uma doença mental, ela não pode ser responsabilizada) ou por várias modificações e ajustes entre o "teste do certo e errado" e o "teste do produto". A maioria das decisões incorpora um elemento de controle volitivo, declarando que a pessoa agiu por um "impulso irresistível".

Entre os argumentos que favorecem a alegação de insanidade para pessoas acusadas de crimes está o fato de que as protege de serem simplesmente condenadas e punidas como se tivessem sido plenamente responsáveis. Ou seja, uma pessoa com esquizofrenia que rouba um carro ao encontrá-lo com a chave na ignição, por achar que era o carro dela ou porque ouviu vozes que lhe disseram para fazer isso, não é tratada da mesma maneira que um ladrão que rouba o carro para revendê-lo.

Os argumentos contra a alegação de insanidade são impressionantes, e muitas pessoas têm sugerido que ela seja abolida. Definir se o comportamento de uma pessoa é o "produto" de sua doença mental é uma tarefa extremamente difícil e subjetiva. Como um observador notou, "quase todos os crimes, por princípio, envolvem transgressões de determinadas normas sociais que poderiam ser consideradas insanas". E quanto ao "impulso irresistível", tem sido observado que "a linha entre um impulso irresistível e um impulso ao qual se escolhe não resistir é provavelmente menos nítida do que a diferença entre o entardecer e o anoitecer". Essas avaliações são dificultadas ainda pelo fato de que são retrospectivas. Quem pode de fato saber o que ocorria na mente da pessoa quando cometeu um ato criminoso, meses antes de ela ser levada a julgamento?

Muitas das propostas para alterar a alegação de insanidade têm sugerido um julgamento em duas etapas, que permitiria separar as questões de culpabilidade pelo crime e as circunstâncias atenuantes (entre elas a insanidade). Na primeira etapa, a única questão a ser tratada seria se o acusado teria ou não cometido efetivamente o crime. Se a pessoa fosse considerada culpada, *então* psiquiatras e outras testemunhas iriam testemunhar a respeito do estado mental da pessoa e de outras circunstâncias atenuantes, e esse testemunho seria usado para ajudar a decidir para onde a pessoa deveria ser enviada (prisão ou hospital psiquiátrico) e por quanto tempo.

Se a segunda etapa do julgamento tratasse especificamente da questão da responsabilidade, esse sistema seria um aprimoramento inegável do atual atoleiro legal engendrado pela alegação de insanidade. A alegação de insanidade, como praticada atualmente, parte da suposição de que as pessoas ou são responsáveis ou não são responsáveis por suas ações. Pessoas saudáveis são consideradas responsáveis, e pessoas insanas são vistas como não responsáveis; isto é, a determinação é do tipo tudo ou nada. Esse pensamento simplista, no entanto, contradiz a experiência de todos aqueles que já viveram com alguém com esquizofrenia. Pessoas com esquizofrenia às vezes são plenamente responsáveis por seu comportamento e outras vezes não têm a menor responsabilidade por ele; na maioria dos casos, porém, a verdade está em algum ponto entre esses dois extremos.

A ESQUIZOFRENIA AFETA O QI DO INDIVÍDUO?

Anormalidades neuropsicológicas são comuns em indivíduos com esquizofrenia, como vimos no Capítulo 5. Mas um aspecto específico da avaliação neuropsicológica – a inteligência – é uma preocupação especial tanto dos indivíduos afligidos por esquizofrenia como de suas famílias. Afinal, a nossa sociedade tem obsessão pelo QI.

Na discussão que envolve QI e esquizofrenia, é importante lembrar o que o QI, de fato, serve para medir. A maioria dos testes de QI mede alguma combinação de leitura, raciocínio e aptidão matemática, que são avaliações de certos tipos específicos de função cerebral. Os testes de QI não medem experiência, senso comum ou sabedoria. E certamente não dizem o quanto a pessoa usa do seu QI no dia a dia. Eu, por exemplo, tinha um parente "normal", com QI 160; na maioria das vezes, ele parecia fazer uso de apenas metade disso e era praticamente desprovido de senso comum e de sabedoria.

Estudos recentes sobre QI e esquizofrenia têm estabelecido o seguinte:

1 Como regra, muitos indivíduos com esquizofrenia, mas não todos, têm uma pequena perda de QI (cerca de 8 a 10 pontos), que ocorre cedo na vida, alguns anos antes de desenvolverem a doença. Isso tem sido demonstrado em estudos europeus que medem o QI de um grande número de crianças e depois verificam quais delas desenvolveram esquizofrenia. Essa perda de QI está provavelmente associada ao mesmo dano cerebral que causou a esquizofrenia.

2 Há importantes exceções a essa regra. Em um estudo na Finlândia, por exemplo, um número desproporcional de meninos que haviam tirado notas excelentes na escola desenvolveram mais tarde esquizofrenia. Isso nos faz pensar em John Nash, que alcançou feitos matemáticos aos 20 e poucos anos, pelos quais mais tarde recebeu o Prêmio Nobel, mas que antes dos 30 desenvolveu esquizofrenia.

3 Em indivíduos que desenvolvem esquizofrenia na infância, também há uma pequena perda de QI, pois a doença interfere na aprendizagem e na aptidão para adquirir nova informações.

4 Os estudos são inconclusivos a respeito de se há ou não uma perda adicional de QI depois que a pessoa desenvolve esquizofrenia na idade adulta. Isso provavelmente depende da gravidade da esquizofrenia. Na média, porém, essa perda de QI na fase adulta é muito pequena.

PESSOAS COM ESQUIZOFRENIA DEVEM DIRIGIR VEÍCULOS?

Surpreendentemente escreveu-se muito pouco a respeito de indivíduos com esquizofrenia poderem ou não dirigir veículos motorizados, embora os pacientes, suas famílias e as companhias de seguros deparem com essa questão regularmente. Em um estudo de 1989, foi reportado que apenas 68% dos pacientes externos com esquizofrenia dirigiam, em comparação com os 99% dos controles sem doença psiquiátrica. E os pacientes que de fato dirigiam faziam isso muito menos que os controles. Mais importante, em termos de quilometragem, os condutores com esquizofrenia tinham o dobro da taxa de acidentes dos controles. Dois estudos anteriores não haviam encontrado uma taxa de acidentes tão alta entre os condutores com esquizofrenia.

Indivíduos com esquizofrenia devem dirigir veículos motorizados? Dirigir um veículo requer três aptidões: (1) planejar trajetos e tomar decisões a respeito de ruas congestionadas e de visibilidade; (2) decisões táticas que envolvem fazer avaliações e ter atenção – por exemplo, saber quando ultrapassar outro veículo; e (3) coordenação operacional, isto é, entre outras coisas, ser capaz de rapidamente pisar no freio. Indivíduos com esquizofrenia não têm muita probabilidade de apresentar problemas com a coordenação operacional, embora o efeito de certas drogas psicóticas cause certa lentidão de movimentos. No entanto, alguns indivíduos com esquizofrenia ficam claramente comprometidos em sua aptidão de planejar e/ou tomar decisões táticas, e isso às vezes fica evidente na maneira de planejar, avaliar e na sua capacidade de prestar atenção, avaliada em outras áreas de sua vida.

Em resumo, a maioria dos indivíduos com esquizofrenia é capaz de dirigir e de fato dirige. Mas aqueles que têm claro comprometimento no planejamento e/ou nas decisões táticas não devem dirigir. A avaliação a respeito da capacidade de dirigir em indivíduos com esquizofrenia é similar à avaliação feita em idosos. Para alguns pacientes cuja aptidão de dirigir dependa de estarem tomando medicação antipsicótica, parece razoável condicionar sua carteira de habilitação a estarem tomando de fato a medicação, mais ou menos como se faz para pessoas com epilepsia.

DE QUE MANEIRA AS QUESTÕES RELIGIOSAS AFETAM PESSOAS COM ESQUIZOFRENIA?

Pessoas com esquizofrenia, assim como as demais, têm necessidade de se relacionar com um deus ou com uma visão de mundo filosófica que lhes permita situar a si mesmas e considerar sua vida dentro de um contexto mais amplo. Para indivíduos com esquizofrenia isso pode ser particularmente problemático, por várias razões. Uma delas é que a manifestação da doença costuma ocorrer no mesmo período da vida em que há grande instabilidade na apreciação das diversas crenças religiosas e filosóficas, o que torna a escolha extremamente difícil. Outro fator de complicação é que muitas pessoas com essa doença vivenciam momentos de intensificação da consciência, as chamadas "experiências de pico" (como descrito no Capítulo 1), durante os primeiros estágios de sua doença, e então concluem que estão sendo especialmente escolhidas por Deus. Quando experimentam alucinações auditivas, essa crença fica reforçada. Outro obstáculo para resolverem suas preocupações religiosas é a inaptidão da pessoa em pensar metaforicamente e por meio de símbolos, algo exigido pelos sistemas de crença religiosa mais formalizados. Não surpreende, portanto, que as preocupações religiosas continuem sendo importantes para muitas pessoas com esquizofrenia ao longo do curso da doença. Na realidade, um estudo recente mostrou que 30% dos indivíduos com esquizofrenia reportam "um aumento de sua religiosidade após o início da doença".

Delírios de natureza religiosa são extremamente comuns, e podem ser encontrados em quase metade de todas as pessoas com esquizofrenia. Sabe-se também que membros do clero são frequentemente procurados por indivíduos com esquizofrenia; em um estudo, constatou-se que "os representantes do clero são tão procurados quanto os profissionais de saúde mental por indivíduos da comunidade com sérios transtornos psiquiátricos". Muitos desses clérigos têm bons conhecimentos e podem ajudar em tais situações. Infelizmente, muitos outros não estão atualmente levando em conta o que se sabe a respeito das doenças mentais graves, e equivocadamente dizem a essas pessoas doentes ou às suas famílias que a doença foi causada pelo pecado. Uma mensagem desse tipo pode ser muito destrutiva e fazer com que uma situação já ruim se torne ainda pior.

Às vezes, indivíduos com esquizofrenia resolvem suas questões religiosas aderindo a um culto religioso, seja de que tipo for. A variedade de cultos disponíveis atualmente é muito ampla, e abrange denominações como a Igreja da Unificação (ou os *"moonies"*, adeptos do Reverendo Moon, fundador desse movimento religioso), a Hare Krishna, a Missão da Divina Luz [Divine Light Mission], o Movimento de Jesus [Jesus People], a Cientologia e muitos outros grupos menores. Um estudo reportou que 6% dos membros da Igreja da Unificação e 9% dos membros da Missão da Divina Luz haviam sido previamente hospitalizados por problemas psiquiátricos. No entanto, psiquiatras que têm estudado esses grupos acreditam que a maioria desses membros que já haviam sido hospitalizados eram gravemente neuróticos. Os próprios grupos tendem a excluir indivíduos seriamente perturbados, pois atrapalham demais a vida de cooperação estreita e as condições de trabalho exigidas por esses grupos.

Para os indivíduos com esquizofrenia que são aceitos nesses cultos pode haver algumas vantagens. Tais grupos costumam ter um sistema de crença e um estilo de vida altamente estruturados, assim como um forte sentido comunitário e de pertencimento. Isso leva a um aumento da autoestima do membro. Alguns cultos também valorizam experiências religiosas não habituais, e nesses ambientes uma pessoa com esquizofrenia pode se sentir mais confortável com suas "experiências de pico" ou alucinações auditivas.

Os cultos, no entanto, também envolvem alguns perigos potenciais. Muitos deles enfatizam que é desejável não tomar qualquer tipo de medicação; pacientes que estão indo bem com a medicação podem ser estimulados a parar de tomá-la, com a resultante recaída. Os grupos podem também incentivar a pessoa a negar a realidade de sua doença, e a ver seus problemas de pensamento delirante e alucinações auditivas como empecilhos à sua espiritualidade, em vez de aceitar que se originam de sua doença cerebral. Alguns grupos podem também incentivar o pensamento paranoide em pessoas que já tenham essa inclinação, pois é comum que vigore nesses cultos uma ideia de que estejam sendo perseguidos, um sentimento de que existe uma divisão entre "nós e eles", de que o mundo persegue o culto enquanto grupo. Finalmente, alguns cultos religiosos podem explorar seus membros com esquizofrenia extorquindo-lhes dinheiro ou bens, já que às vezes também fazem isso com os demais membros.

VOCÊ DEVE REVELAR AOS OUTROS QUE TEM ESQUIZOFRENIA?

A questão de revelar ou não às pessoas que você tem esquizofrenia é uma decisão difícil, especialmente quando a outra pessoa é um possível namorado ou namorada ou um empregador. No entanto, cada vez mais a resposta deve ser "sim". Alguns aspectos a levar em conta nessa questão são: é provável que a pessoa venha a descobrir isso de um modo ou de outro? O quanto a pessoa sabe sobre o funcionamento de uma doença mental? Se eu omitir essa informação, será que a pessoa confiará em mim em outras questões? O quão difícil se torna para mim a interação com essa pessoa, considerando que eu não lhe contei esse fato?

Desde o início da década de 1980, houve maior abertura para discutir a esquizofrenia, tanto por parte dos pacientes como de suas famílias. A Lei Americanos com Deficiências garante, em tese, alguma proteção contra a discriminação por parte dos empregadores, mas não fica claro o quanto ela é eficaz de fato. No entanto, também há ocasiões em que é melhor não revelar que você tem esquizofrenia. Em tais casos, o Dr. Frederick Frese, psicólogo que tinha esquizofrenia, sugere "que você diga que é escritor, pintor, consultor (de doença mental) ou que vem trabalhando como autônomo, dependendo de como gastou ultimamente seu tempo. Nenhuma dessas respostas é necessariamente mentira, mas elas deixam bastante espaço para interpretações e não exigem que você cite um empregador ou local de trabalho específicos".

ACONSELHAMENTO GENÉTICO: QUAIS AS CHANCES DE TER ESQUIZOFRENIA?

Quase todo irmão, irmã, filho, filha, sobrinho ou sobrinha de uma pessoa com esquizofrenia já ficou alguma vez especulando quais seriam as possibilidades de ele/ela ou seus filhos desenvolverem também a doença. Além disso, como agora o número de indivíduos com esquizofrenia que têm filhos é cada vez maior, o aconselhamento genético está ganhando importância.

Poderíamos supor que a informação sobre o risco de desenvolver esquizofrenia em familiares de indivíduos afetados é bastante precisa, amplamente disponível e de consenso geral entre os especialistas. Mas seria uma suposição equivocada. Como discutido no Capítulo 5, as opiniões sobre a importância relativa dos fatores genéticos como causa da esquizofrenia varia muito, e isso se reflete inevitavelmente no aconselhamento genético. Parte do que parece ser uma transmissão genética pode não ser de fato genético, e sim a transmissão pela família de um agente infeccioso. Um pesquisador que acredite que os fatores genéticos são os antecedentes mais importantes da esquizofrenia dará conselhos relativamente conservadores em relação à reprodução entre familiares, enquanto um pesquisador que acredite que os fatores genéticos são menos importantes provavelmente dará conselhos menos conservadores.

Ao pensarmos nas possibilidades que temos de desenvolver esquizofrenia, é útil tem em mente algumas observações gerais:

1. Os genes certamente têm algum papel, mas a magnitude desse papel não está tão claramente estabelecida como a maioria dos geneticistas gostaria que você acreditasse.

2. A maioria dos indivíduos que desenvolve esquizofrenia – 63% – não tem nenhum histórico familiar de esquizofrenia em familiares de primeiro grau (pais e irmãos) ou de segundo grau (avós, tios e tias).

3. Quanto mais familiares você tem com esquizofrenia, maior o seu risco de desenvolvê-la. Do ponto de vista prático, significa que se sua irmã é seu único familiar próximo com esquizofrenia, seu risco é muito baixo. Se, por outro lado, seu tio e sua tia têm ambos esquizofrenia, então seu risco é maior. E se você teve a infelicidade de vir de uma das famílias relativamente raras que vêm sobrecarregadas com o transtorno (por exemplo, com mãe, tia, avô e dois irmãos afetados), então o seu risco é substancialmente maior e você deve pensar seriamente na questão de ter filhos.

4. Muitas cifras a respeito dos riscos que constam em manuais de psiquiatria referem-se aos piores cenários e se baseiam em estudos mais antigos, feitos com metodologia questionável. Por exemplo, o risco de desenvolver esquizofrenia quando ambos os pais foram afetados geralmente é avaliado em 46%. No entanto, dois estudos mais recentes reportaram que o risco é de 28% e 29%, e parece que um consenso de risco fica em torno de 36%. Similarmente, o risco de desenvolver esquizofrenia no segundo gêmeo idêntico é considerado tradicionalmente como sendo de 48%, mas o número depende do uso de amostras selecionadas de gêmeos e de um tipo de contagem dupla chamado de taxa de concordância *probandwise*. Ao usar amostras de gêmeos não selecionadas e taxas de contagem única (*pairwise*), as chances de que o segundo gêmeo idêntico desenvolva esquizofrenia fica em torno de 28% e, em um estudo mais recente (2018), em apenas 15%.

5 Os riscos de desenvolver esquizofrenia podem ser vistos como um copo meio cheio ou como um copo meio vazio. Para um irmão ou irmã de alguém afetado a probabilidade de desenvolver esquizofrenia é de 9%, mas o risco de *não* desenvolver é de 91%. Para um filho que tenha um dos pais afetado, a probabilidade de desenvolver esquizofrenia é de 13%, mas a probabilidade de *não* desenvolver é de 87%. Mesmo para gêmeos idênticos a probabilidade do segundo gêmeo *não* desenvolver esquizofrenia é de 72%. (A estimativa de cifras de risco usada aqui difere um pouco da apresentada no Capítulo 5 porque tem por base um estudo diferente.)

QUAL A PROBABILIDADE QUE TENHO DE MANIFESTAR ESQUIZOFRENIA?

Se ninguém da minha família
(familiares de primeiro ou segundo grau) tem 1%

Se meu meio-irmão ou meia-irmã tem 4%

Se meu irmão ou irmã tem 9%

Se minha mãe ou meu pai tem 13%

Se tanto minha mãe como meu pai têm 36%

Se meu gêmeo idêntico tem..28%

Se minha tia ou tio tem..3%

Se meu avô ou minha avó tem 4%

6 A esquizofrenia é apenas um dos muitos transtornos para os quais existe algum risco genético. Criar vida é uma loteria genética, e sempre foi assim. Saber quais são as chances no jogo não vai decidir por você, mas vai lhe permitir fazer escolhas mais inteligentes.

POR QUE ALGUMAS CRIANÇAS ADOTADAS DESENVOLVEM ESQUIZOFRENIA?

Quando famílias que têm um de seus membros com esquizofrenia se juntam, elas com frequência descobrem um número surpreendente de casos em que o indivíduo afetado é adotado. Por que crianças adotadas desenvolvem esquizofrenia com maior frequência do que se espera?

A razão óbvia é que há um número desproporcional de crianças que são disponibilizadas para adoção e que têm mães, e com frequência também pais, afetados por esquizofrenia ou transtorno bipolar. Os pais não têm condições de cuidar do filho e então ele é colocado para adoção. Tempos atrás, quando se acreditava que uma má criação por parte dos pais era a principal causa da esquizofrenia, não se julgava importante revelar esse histórico aos pais adotivos, portanto muitas agências de adoção não o faziam.

Sabe-se agora que os genes conferem o mesmo risco, independentemente de a criança ser adotada. Uma criança cuja mãe e cujo pai tenham esquizofrenia terá cerca de um terço de risco de desenvolver a doença, seja ela adotada ou não. Nos últimos anos, é muito mais comum as agências de adoção fornecerem aos possíveis pais adotivos um histórico mais completo e fiel.

Em 1999, foi publicado um bom relato de um casal que adotou uma criança que mais tarde desenvolveu esquizofrenia, e que decidiu então processar a agência de adoção por não ter revelado o histórico da criança (ver "Leituras adicionais recomendadas"). Esse foi um dos primeiros materiais publicados sobre esse fenômeno surpreendentemente comum, mas pouco discutido.

O QUE IRÁ ACONTECER QUANDO OS PAIS MORREREM?

Um dos problemas mais perturbadores para as famílias que têm um de seus membros com esquizofrenia é o que irá acontecer depois que os membros da família que cuidam da pessoa morrerem. Em geral, é uma mãe e um pai que provêm os cuidados necessários a um filho ou filha doente, se bem que há casos em que o mesmo problema ocorre com uma pessoa idosa ou adoentada que é responsável por cuidar de um irmão ou irmã com esquizofrenia. Tempos atrás, esses cuidados eram transferidos para a família estendida ou para um hospital público. Agora, porém, a família estendida desapareceu e o hospital público simplesmente irá dispensar a pessoa com esquizofrenia para que viva na comunidade. O espectro de que o membro de sua família acabe vivendo em albergues públicos ou na rua assombra muitas famílias.

A tutela é um mecanismo usado por famílias para assegurar cuidados para o membro afetado e salvaguardar seus bens após a morte dos membros não acometidos por esquizofrenia. O tutor ou curador pode ser tanto um familiar ou amigo do paciente ou, se não houver ninguém disponível ou apropriado, outra pessoa escolhida pelo juiz. A designação de um tutor ocorre com maior frequência quando o paciente é dono de grande quantia de dinheiro ou tem muitas propriedades ou probabilidade de herdá-las. A tutela é um dispositivo legal que autoriza uma pessoa a tomar decisões por outra, e se baseia no mesmo princípio *parens patriae* da lei inglesa que permite a hospitalização compulsória. Quando o tutor tem jurisdição apenas sobre alguma propriedade do paciente, ele com frequência é referido como curador. Quando tanto a propriedade quanto as decisões pessoais estão abrangidas é chamado de detentor da curatela.

Planejar o futuro de parentes com esquizofrenia é essencial tanto para o seu bem-estar quanto para a sua paz de espírito. No entanto, entender como funcionam benefícios, ativos, testamentos, alienações fiduciárias, impostos sobre propriedades e tudo que gira em torno disso é uma tarefa insana para quem não é advogado. Uma publicação muito útil é um livro do advogado L. Mark Russell *et al.*, *Planning for the Future: Providing a Meaningful Life for a Child with a Disability after Your Death* [*Planejando para o futuro: provendo uma vida com sentido para um filho deficiente depois que você morre*].

LEITURAS ADICIONAIS RECOMENDADAS

BELKIN, L. What the Jumans Didn't Know about Michael. *New York Times Magazine*, 14 mar. 1999, p. 42–49.

DILALLA, D. L.; GOTTESMAN, I. I. Normal Personality Characteristics in Identical Twins Discordant for Schizophrenia. *Journal of Abnormal Psychology*, v. 104, p. 490–499, 1995.

EDLUND, M. J.; CONRAD, C.; MORRIS, P. Accidents among Schizophrenic Outpatients. *Comprehensive Psychiatry*, v. 30, p. 522–526, 1989.

HATFIELD, A. B. Who Will Care When We Are Not There? *Journal of the California Alliance for the Mentally Ill*, v. 11, p. 60–61, 2000.

HUGUELET, P. *et al.* A Randomized Trial of Spiritual Assessment of Outpatients with Schizophrenia: Patients' and Clinicians' Experience. *Psychiatric Services*, v. 62, p. 79–86, 2011.

JOURNAL of the California Alliance for the Mentally Ill 8, 1997. Essa edição inteira é dedicada à espiritualidade e a doenças mentais.

KHANDAKER, G. M. *et al.* A Quantitative MetaAnalysis of Population-based Studies of Premorbid Intelligence and Schizophrenia. *Schizophrenia Research*, v. 132, p. 220–227, 2011.

KIROV, G. *et al.* Religious Faith after Psychotic Illness. *Psychopathology*, v. 31, p. 234–245, 1998.

LEFLEY, H. P.; HATFIELD, A. B. Helping Parental Caregivers and Mental Health Consumers Cope with Parental Aging and Loss. *Psychiatric Services*, v. 50, p. 369–375, 1999.

PIES, R. A Guy, a Car: Beyond Schizophrenia. *The New York Times*, 4 maio 2009.

RUSSELL, L. M. *et al. Planning for the Future:* Providing a Meaningful Life for a Child with a Disability After Your Death. 3. ed. Evanston, Ill.: American Publishing, 1995.

TEPPER, L. *et al.* The Prevalence of Religious Coping among Persons with Persistent Mental Illness. *Psychiatric Services*, v. 52, p. 660–665, 2001.

TORREY, E. F. Are We Overestimating the Genetic Contribution to Schizophrenia? *Schizophrenia Bulletin*, v. 18, p. 159–170, 1992.

WATERHOUSE, S. *Strength for His People:* A Ministry for Families of the Mentally Ill. Amarillo, Tex.: Westcliff Bible Church. (Box 1521, Amarillo, TX 79105.)

ZAMMIT, S. *et al.* A Longitudinal Study of Premorbid QI Score and Risk of Developing Schizophrenia, Bipolar Disorder, Severe Depression, and Other Nonaffective Psychoses. *Archives of General Psychiatry,* v. 61, p. 354–360, 2004.

CAPÍTULO 12
A esquizofrenia aos olhos do público

> Mas o brilho e a versatilidade da loucura são similares à desenvoltura da água que jorra, transborda e se espalha de uma represa. Exigem uma frente unida de muitas pessoas para conseguir detê-la.
>
> *F. Scott Fitzgerald,* Suave é a noite, *1934*

A esquizofrenia saiu do armário. Devagar, com relutância, timidamente de início, a doença foi aos poucos entrando na arena pública. Em 1960, muitos indivíduos com esquizofrenia negavam que houvesse alguma coisa errada com eles, exceto, talvez, "um problema com os nervos". Em 1980, indivíduos com esquizofrenia cochichavam às pessoas em quem confiavam que eles, na realidade, haviam apenas recebido esse rótulo. Por volta de 2000, indivíduos com esquizofrenia apresentavam-se regularmente em público como tais, até com certo orgulho, em reuniões de grupos e em redes nacionais de tevê. Foi uma mudança impressionante ao longo do último meio século.

Os principais avanços na arena pública começaram no início da década de 1980. A série na tevê pública *The Brain* apresentou um excelente segmento sobre esquizofrenia, produzido por DeWitt Sage. Phil Donahue veio a seguir com três programas distintos, onde se discutia a doença; era a primeira vez que a maioria das pessoas ouvia o termo "esquizofrenia" mencionado em uma grande rede ou via pessoas que tinham esquizofrenia discutindo o tema. Agora a esquizofrenia virou tão lugar-comum na televisão que em 1998 Oprah Winfrey apresentou em seu programa um livro sobre esquizofrenia, *I Know This Much Is True* [*Sei que tudo isso é verdade*], de Wally Lamb. E em março de 2000 uma série de televisão, *Wonderland*, foi protagonizada por indivíduos com esquizofrenia em uma sala de emergência psiquiátrica; o programa gerou considerável controvérsia no público em geral, mas sobreviveu apenas por dois episódios, por sua baixa audiência.

Esse avanço na televisão foi visto também no cinema. Com a exceção dos filmes de Ingmar Bergman, como o seu impressionante filme de 1961, *Through a Glass Darkly* [no Brasil, *Através de um espelho*], quase nenhum filme sério a respeito de esquizofrenia havia sido produzido até a década de 1990. Desde então, vários foram lançados, e alguns deles estão resenhados a seguir.

Na literatura, houve descrições ocasionais da "insanidade", feitas por grandes escritores, ao longo dos dois últimos séculos, mas poucas pessoas fizeram a conexão disso com o conceito contemporâneo de esquizofrenia. Vários desses retratos mais antigos merecem ser mais amplamente conhecidos e estão também resumidos a seguir. Com raras exceções, como *The Eden Express*, de Mark Vonnegut (1975), quase não houve livros escritos por indivíduos com esquizofrenia ou por suas famílias até a década de 1980. Atualmente há vários.

A ESQUIZOFRENIA NO CINEMA

Descrições mais sérias da esquizofrenia no cinema são um fenômeno recente. Claro que houve personagens insanos nos filmes, desde que começaram a ser feitos. Tais personagens, porém, eram até há pouco tempo meras caricaturas, usadas como pretexto para cenas de humor (por exemplo, *Dr. Dippy's Sanitarium* [*O sanatório do Dr. Dippy*], de 1906) ou de horror (como *Maniac Barber* [*O barbeiro louco*], de 1902). Conforme o século seguia adiante e Hollywood se encantava cada vez mais com a psicanálise freudiana, alguns personagens insanos foram usados como apoio para exibir os talentos de psiquiatras oniscientes e sábios, como retratado em *David and Lisa*

(1962). Só mais tarde é que os psiquiatras de Hollywood perderam prestígio, como mostrado em filmes como *Vestida para matar* [*Dressed to Kill*] (1980) e *Frances* (1982).

Outra maneira comum de representar pessoas insanas no cinema nas décadas de 1960 e 1970 era retratá-las não como insanas, mas como mais saudáveis que as pessoas supostamente normais ao redor delas. *King of Hearts* [*Esse mundo é dos loucos*] (1966) foi um filme de enorme sucesso, no qual os internos abandonam o hospício e tomam uma cidade deserta por causa da guerra. O comportamento sadio deles contrasta com a insanidade da guerra em andamento e, no final, Alan Bates, no papel do cabo Plumpick, decide sair do exército e se juntar aos internos.

O tema de *One Flew over the Cuckoo's Nest* [*Um estranho no ninho*] (1975) foi similar, mostrando os internos de um hospital psiquiátrico como pessoas mais normais que a enfermeira Ratched e sua equipe. Jack Nicholson, como Randle McMurphy, é finalmente derrotado por uma lobotomia, mas não sem antes ter mostrado aos seus companheiros de hospício o caminho para a liberdade. *Um estranho no ninho* foi, nas palavras de um crítico de cinema, "a quintessência da contracultura no cinema: a instituição mental como uma metáfora do abuso de autoridade".

Tentativas de fazer um retrato sério de indivíduos com esquizofrenia começaram com o filme de Ingmar Bergman *Através de um espelho*, de 1961, mas essas tentativas foram raras até há pouco tempo. A seguir, há sinopses de alguns desses filmes. A maioria é disponível para alugar ou para venda pela internet. Na minha opinião, os melhores são *Através de um espelho; Clean, Shaven; Angel Baby;* e *People Say I'm Crazy.*

Através de um espelho, 1961. Dirigido por Ingmar Bergman. Em sueco, com legendas em inglês. P&B. Esse é um filme brilhante, um dos melhores de Bergman. Karin (Harriet Andersson), casada com um médico (Max von Sydow), volta de um hospital recuperada de sua doença, depois de ser tratada com terapia eletroconvulsiva (ECT). Aos poucos, a sua esquizofrenia volta a se manifestar, com sintomas como acuidade auditiva e alucinações auditivas. A representação de seus sintomas, com ela vendo-se atraída a toda hora ao andar de cima, onde vozes a convidam a se esconder e aguardar a chegada de Deus, e a descrição que ela faz de suas alucinações ao seu irmão adolescente, são muito comoventes. As vozes, segundo ela, não são sonhos, são reais, e ela está exaurida de tanto lutar contra elas. Sua família assiste sem poder fazer nada à sua lenta deterioração, e no final do filme ela retorna ao hospital. Filmado num sóbrio branco e preto em um litoral desolado, o filme ganhou o Prêmio da Academia em 1961 como Melhor Filme Estrangeiro.

Repulsa ao sexo [*Repulsion*], 1965. Dirigido por Roman Polanski. P&B. Esse clássico do horror, do diretor de *O bebê de Rosemary,* é um relato magnífico de uma jovem que progressivamente adoece de esquizofrenia. Em um de suas primeiras e melhores atuações, Catherine Deneuve faz o papel de uma mulher linda e retraída que mostra com precisão os primeiros sintomas de psicose, como a dispersão, a acuidade auditiva e traços compulsivos. Aos poucos seus sintomas vão se agravando e as alucinações tomam conta da sua vida, levando-a ao homicídio. O filme não é para corações fracos, e com frequência é comparado a *Psicose*, de Alfred Hitchcock. Mas só o desempenho de Catherine Deneuve já vale assistir ao filme.

Clean, Shaven, 1993. Dirigido por Lodge Kerrigan. Seco, austero, assustador, esse filme mexe com os nervos. O crítico de cinema Roger Ebert considera-o "obrigatório" para quem tenha um interesse sério por esquizofrenia, e de fato é o retrato cinematográfico mais vívido feito até hoje de uma "visão de dentro". Peter Winter (Peter Greene), recém-saído de um hospital psiquiátrico, está desesperado para encontrar sua filha, que a mãe dele entregou para adoção enquanto ele estava internado. ("Você sabe o que é ver seu filho se deteriorar?" explica a senhora Winter: "Quando ele estava crescendo, era um garoto quieto, mas feliz. E então mudou de repente. Não quero que a mesma coisa aconteça com ela".) Atormentado por vozes e por medos que são palpáveis para quem assiste o filme, Peter destrói ou cobre qualquer espelho ou vidro que reflita sua imagem ou que permita que os outros a vejam, até mesmo os retrovisores e janelas laterais do seu carro. Assombrado por memórias que presumivelmente são falsas, ele freneticamente foge da sirene de um carro de polícia que nunca se materializa. No esforço para se livrar de um receptor que acredita ter sido implantado na parte de trás de sua cabeça e do transmissor que julga estar no seu dedo, ele pega uma tesoura e abre um buraco no couro cabeludo e depois arranca uma unha. Acreditando ter conseguido extrair o transmissor, explica: "Sinto-me melhor. Penso mais claro. Ainda preciso tirar o receptor da minha cabeça. Se pelo menos eu pudesse desacelerar um pouquinho, sei que conseguiria achar uma solução". O filme coloca questões perturbadoras, que seus 80 minutos não são suficientes para responder: qual foi o curso da doença de Peter, e que tratamento ele recebe? Como devemos interpretar o comportamento distante de sua mãe após sua volta? Uma cacofonia de sons – zumbido de fios elétricos, estática de rádio, vozes proferindo palavrões – e imagens desordenadas contribuem para aumentar as nossas dúvidas, mas também nos ajudam a compreender melhor o tumulto no cérebro de Peter. O filme ganhou o prêmio Best First Feature em 1993 no Festival Internacional de Cinema de Chicago e foi apresentado em 1994 no Festival de Cinema de Cannes.

Corações em conflito [*Benny and Joon*], 1993. Dirigido por Jeremiah Chechik. Uma bela filmagem, mas é uma história pouco realista sobre um irmão, único cuidador de sua irmã menor, que tem esquizofrenia. Benny (Aidan Quinn) é dono de uma oficina mecânica; Joon (Mary Stuart Masterson) fica em casa e pinta, exceto quando sente um impulso de atear fogo a alguma coisa ou de vestir uma roupa de mergulhador e tentar dirigir o trânsito. A certa altura, ela perde uma aposta de pôquer e "ganha" Sam (Johnny Depp), o excêntrico primo de outro jogador. Ela fica encantada com as excêntricas pantomimas dele, à la Buster Keaton e Charlie Chaplin. Embora o filme aborde questões como a não adesão à medicação e discussões a respeito de arranjos para vida independente, os momentos ruins nunca são intensos suficiente, nem duram muito tempo. Como apontado pelos críticos de cinema Mick Martin e Marsha Porter: "[Embora] a maioria dos espectadores curta essa comédia agridoce... as pessoas que lidam com doença mental na vida real ficarão ofendidas por mais um filme no qual o problema acaba sendo 'higienizado' e banalizado".

Alguém para dividir os sonhos [*The Saint of Fort Washington*], 1994. Dirigido por Tim Hunter. O filme é mais sobre sem-teto do que propriamente sobre esquizofrenia, mas mesmo assim toca em assuntos importantes sobre pessoas que foram excluídas de suas famílias e da sociedade por seus sintomas. Matthew (Matt Dillon), um jovem que sofre de esquizofrenia, é expulso de seu hotel barato que está sendo demolido. Quando a assistência social o encaminha para o albergue masculino Fort Washington, ele fica vulnerável aos criminosos que ali residem. Jerry (Danny Glover), um veterano do Vietnã que aos poucos perdeu seu negócio, sua casa e sua família, resgata Matthew, e juntos os dois lutam para encontrar trabalho, comida e abrigo na rua. O filme fica aquém em seu retrato da esquizofrenia de Matthew e atribui sucesso demais às tentativas de Jerry de tirar Matthew de suas alucinações por meio de argumentos. Além disso, Matt Dillon parece não estar muito seguro a respeito de como interpretar um indivíduo com esquizofrenia. De todo modo, o filme mostra alguns dos problemas peculiares a moradores de rua mentalmente doentes, incluindo as inconsistências do sistema de saúde mental que não provê assistência a alguém que não tenha endereço.

Angel Baby, 1995. Dirigido por Michael Rymer. Vencedor de sete prêmios do Instituto Australiano de Cinema em 1995, esse filme é um retrato sensível e realista do amor entre duas pessoas com esquizofrenia. Harry (John Lynch) é cliente habitual de um clube local. A partir do momento em que vê Kate (Jacqueline McKenzie), apaixona-se por ela. Demonstra a ela seu interesse e é correspondido. Para preocupação de sua família, Harry sai da casa do irmão e Kate sai da sua casa de passagem e os dois se mudam para um apartamento. Harry arruma emprego de programador de computação e Kate cuida de lavar a roupa dos vizinhos, e a vida deles vai indo relativamente bem até que Kate engravida e os dois param de tomar medicação. O filme passou quase despercebido nos Estados Unidos, e lida de maneira franca com várias questões importantes que afetam aqueles que sofrem de sérias doenças mentais: relações sexuais, arranjos para uma vida independente, relacionamento com membros da família, descumprimento da medicação, gravidez, estigma e suicídio. O filme mostra um exemplar de *Esquizofrenia*, portanto, ganhou uma boa pontuação na minha lista!

Shine – Brilhante, 1996. Dirigido por Scott Hicks. Este filme de grande sucesso, com sete indicações para o Oscar, retrata o pianista australiano David Helfgott, afligido por um grave transtorno mental, que não é nomeado no filme, mas que se trata obviamente de esquizofrenia. Geoffrey Rush, no papel de Helfgott, tem desempenho excepcional interpretando um artista talentoso com sintomas constantes de sua doença, e só isso já vale o filme. Infelizmente, os realizadores estavam três décadas atrasados em seus conhecimentos sobre a doença, e o filme deixa implícito que o transtorno de Helfgott foi causado pelo fato de ter sido tratado com crueldade na infância pelo pai (Armand Mueller-Stahl), uma acusação enfaticamente refutada pela irmã mais velha de Helfgott. Aproveitando o sucesso do filme, Helfgott foi colocado em uma turnê de recitais pelos Estados Unidos, que alguns críticos avaliaram como pura exploração. Um deles, Terry Teachout, do *Nova York Daily News,* escreveu: "Dois séculos atrás, pessoas de bom coração iam aos hospícios aos domingos, e ficavam boquiabertas ao observarem os internos. Mas os tempos mudaram. Hoje, dispensamos os internos dos hospícios e os incentivamos a levar uma vida 'normal'. Alguns ficam pregando estranhas religiões pelas esquinas; outros dão concertos no Avery Fisher Hall, e pessoas bem intencionadas pagam 50 dólares para assisti-los, e chamam isso de um avanço".

Pi, 1998. Dirigido por Darren Aronofsky. P&B. Este filme inquietante lida com o complexo relacionamento entre insanidade e genialidade. Max Cohen (Sean Gullette) é um matemático brilhante e recluso que se graduou aos 20 anos de idade. Convencido de que tudo na natureza pode ser explicado por padrões matemáticos, ele fica obcecado com a série de 216 dígitos na expansão do *pi,* que ele acredita conter um segredo do universo. Seu trabalho, no entanto, é atrapalhado por falhas do computador que destroem seus dados e por dilacerantes dores de cabeça, que evoluem para alucinações auditivas e visuais das quais não consegue alívio. Como *Clean, Shaven,* esse filme procura retratar a psicose a partir de dentro, deixando o espectador sem saber onde termina a paranoia de Max e onde começa a realidade. Mesmo isolado em seu apartamento, com três trancas e uma fechadura de segurança, ele é perseguido por corretores de Wall Street convencidos de que ele encontrou um padrão para explicar as oscilações da Bolsa, por místicos judeus que o julgam capaz de lhes revelar o verdadeiro nome de Deus, e por visões criadas por seu próprio cérebro nas escadarias de uma estação de metrô. O filme ganhou o prêmio de melhor direção no Festival de Cinema Sundance em 1998.

Uma mente brilhante [*A Beautiful Mind*], 2001. Dirigido por Ron Howard. Baseado no livro de Sylvia Nasar de mesmo nome, é uma excelente descrição de como é ter esquizofrenia. Retrata a vida do matemático John Nash, vencedor do Prêmio Nobel por trabalhos realizados antes da manifestação da doença. Russell Crowe tem desempenho excepcional mostrando a dor psiquiátrica vivida por Nash. Jennifer Connelly, numa atuação que lhe valeu o Oscar como esposa de Nash, demonstra de maneira pungente o quanto essa doença é difícil para os membros da família. A importância da medicação para a recuperação é adequadamente enfocada. E, o melhor de tudo, não há qualquer menção à mãe de Nash ou à infância dele. O filme certamente é um marco dentro da indústria cinematográfica, que passou 60 anos mergulhada na teoria psicanalítica. O roteirista, o diretor e o produtor mereceram seus prêmios da Academia, se não por outra razão, pelo menos por ignorarem seus psicanalistas.

Revolution #9, 2002. Dirigido por Tim McCann, Exile Productions, 51 Kinney St., Piermont, NY 10968. Esse é um retrato excelente do primeiro surto psicótico de um jovem com esquizofrenia.

Michael Risley tem atuação convincente como um jovem que aos poucos sucumbe ao seu sistema delirante, cada vez mais presente. Sua namorada, papel desempenhado por Adrienne Shelly, tenta colocá-lo em tratamento e descobre que o sistema de cuidados psiquiátricos é mais disfuncional ainda que os pacientes aos quais deveria prestar ajuda. Os atores do elenco de apoio são igualmente convincentes em suas reações à doença do jovem. O filme funciona como um antídoto de vida real em relação a *Uma mente brilhante,* e nos lembra que a morte por suicídio é um desfecho muito mais comum da esquizofrenia do que ganhar um Prêmio Nobel. O filme foi exibido por curto período em Nova York, Chicago e Los Angeles, onde recebeu resenhas muito favoráveis. Foi também premiado nos festivais de cinema de Toronto e Telluride e recebeu em 2003 o Prêmio de Mídia do Colégio Americano de Neuropsicofarmacologia.

Spider – Desafie sua mente, 2002. Ralph Fiennes faz o papel de um homem com esquizofrenia que acaba de ser dispensado de um hospital psiquiátrico depois de duas décadas, e vai morar numa casa de passagem degradada em Londres. A atuação de Fiennes é brilhante, ainda mais porque ele praticamente não diz nada. Ele tem os dedos tingidos de nicotina e uma linguagem secreta, e usa quatro camisas. Mas aqui estamos longe do clima de *A noviça rebelde*; uma resenha chamou-o de "sombrio, de congelar os ossos... um retrato angustiante do isolamento torturante de um homem como o cinema comercial jamais produziu". E essa é a boa notícia. A notícia ruim é que o filme incorpora os temas freudianos tradicionais ao descrever a origem da esquizofrenia. Pelo fato de colocar Édipo como um personagem principal, embora invisível, o filme dá a impressão de ter sido feito na década de 1960. Uma pena desperdiçar uma atuação brilhante com um enredo tão desatualizado.

People Say I'm Crazy, 2003. Esse é um filme extraordinário, dirigido por John Cadigan, um artista que tem esquizofrenia, e Katie Cadigan, sua irmã. A meta do filme, como John explica, é "mostrar ao mundo como é estar dentro do meu cérebro". John é notavelmente articulado ao descrever suas ideias paranoides, sua ansiedade e depressão, a dificuldade de pensar com clareza e a dor mental geral decorrente de sua aflição com a doença. John fez a maior parte das filmagens de si mesmo, o que é uma das grandes razões do sucesso do filme; o espectador de fato vê o mundo a partir do ponto de vista de John. O filme ganhou vários prêmios, entre eles os festivais de cinema de Chicago e Vancouver, e também o Prêmio Destaque da Mídia da NAMI em 2004. Se tivesse que escolher um único filme para mostrar a alunos de colegial ou de faculdade e educá-los a respeito da esquizofrenia, seria esse. O filme está disponível na internet em www.peoplesayimcrazy.org.

Out of the Shadow, 2004. Esse é um documentário produzido e dirigido por Susan Smiley, que recomendo enfaticamente. É uma história forte sobre Susan e sua irmã, criadas pela mãe, que tinha esquizofrenia paranoide. Fotos da infância e filmes caseiros são entremeados por entrevistas com as duas irmãs, a mãe, e o pai, que as abandonou. A história central acompanha Millie, a mãe, durante uma recaída, a sua décima sétima hospitalização, e sua posterior estabilização em uma residência em grupo. Millie mostra isso melhor ao descrever o próprio cérebro: "Eu penso que os circuitos perderam uma conexão ou algo assim". O filme foi muito elogiado nos festivais de cinema de Vancouver, Durango e Rocky Mountain Women's, no Festival de Documentários do Discovery Channel, e exibido no PBS [Public Broadcasting Service, principal provedora de programas educativos para as tevês americanas]. Pode ser obtido pela internet em www.outoftheshadow.com.

O Solista [*The Soloist*], 2009. Esse filme se baseia na história real do repórter Steve Lopez, do *Los Angeles Times*, interpretado por Robert Downey, Jr., que faz amizade com um morador de rua que tem esquizofrenia, chamado Nathaniel Ayers, interpretado por Jamie Foxx. Um dia, Lopez ouve Ayers tocando violino na rua. Impressionado, interessa-se em conhecer Ayers e descobre que Ayers havia sido uma criança-prodígio na música e chegara a frequentar a Juilliard School por 2 anos, antes de adoecer. O filme mostra as tentativas de Lopez, ambas bem-sucedidas, de colocar Ayers no apartamento onde mora e reconectá-lo à família. O filme foi criticado por seu enredo fraco e recebeu críticas variadas. Sua descrição de alucinações auditivas e de pensamento caótico é realista. No entanto, falha na abordagem da questão do tratamento, que Ayers previsivelmente recusa aceitar, com apoio de Lopez, que respeita essa decisão. O espectador é deixado com uma questão não resolvida: O que poderia ter acontecido se Ayers tivesse sido tratado por sua esquizofrenia?

A ESQUIZOFRENIA NA LITERATURA

Descrições da esquizofrenia estão agora amplamente representadas tanto na literatura médica quanto na popular. Revistas de medicina, como *Esquizofrenia Bulletin* e *Psychiatric Services,* trazem regularmente relatos da doença escritos por aqueles afligidos por ela. Revistas de grande circulação fazem o mesmo; o excelente relato de Susan Sheehan sobre esquizofrenia foi publicado originalmente na *The New Yorker* e mais tarde como *Is There No Place on Earth for Me?* Este livro, e muitos outros sobre esquizofrenia, estão listados e resumidos no Apêndice A. A literatura hoje disponível sobre esquizofrenia é abundante e rica, oferecendo ampla escolha para quem quer saber mais a respeito da doença.

Nem sempre foi assim. Até por volta de 1980, o assunto esquizofrenia ficou confinado principalmente a manuais de psiquiatria. Mas havia também na literatura geral descrições ocasionais de pessoas "loucas" ou "insanas", que apresentavam sintomas de esquizofrenia. Algumas dessas descrições são ao mesmo tempo instrutivas e entretidas, e a seguir há uma seleção delas. A maior parte é em língua inglesa, mas há também em outras línguas. São relatos que enriquecem nossa compreensão da doença.

Um dos relatos mais antigos é o do conto "Louis Lambert", de Honoré de Balzac, escrito em 1832, em francês. Mesmo na tradução, é uma história extraordinária, e um trecho dela foi incluído no final do Capítulo 1. Entre outros exemplos da literatura anteriores a

1950 e que retratam indivíduos com sintomas de esquizofrenia estão os seguintes:

"Diário de um Louco", de Nicolai Gogol, 1834. Uma das primeiras histórias de Gogol, considerada "uma das mais antigas e completas descrições da esquizofrenia". O protagonista, um funcionário público russo, desenvolve um delírio onde se vê como Rei da Espanha. Conforme a história evolui, o personagem exibe ideias de referência, pensamentos cada vez mais desordenados, comportamento bizarro e alucinações auditivas, por exemplo quando ouve dois cachorros conversando em russo. No final da vida, o próprio Gogol ficou muito depressivo e preocupado com questões religiosas.

"Berenice", de Edgar Allan Poe, 1835. As descrições de Poe sempre foram muito elogiadas por seu realismo. Neste conto, o narrador, Egaeus, sofre de esquizofrenia caracterizada por um delírio fixo e específico, o que antes se denominava monomania. Quando fica noivo de sua prima, Berenice, ele se fixa nos dentes dela, acreditando que se conseguir se apossar deles recuperará a razão: "Então veio a plena fúria da minha *monomania,* e foi em vão que tentei me opor à sua estranha e irresistível influência. Nos múltiplos objetos do mundo exterior, eu não conseguia pensar em outra coisa a não ser nos dentes. Ansiava-os com um desejo frenético". No final, como num pesadelo do qual ele mais tarde tivesse apenas vaga recordação, Egaeus, acreditando que Berenice havia morrido de ataque epiléptico, extrai os dentes dela e os coloca numa caixa.

"Manuscrito de um louco" ["A Madman's Manuscript"], incluído nos *Pickwick Papers* de Charles Dickens, 1837. Charles Dickens tinha fascínio pela insanidade, era amigo próximo de vários psiquiatras de prestígio, tinha muitos livros de medicina psiquiátrica em sua biblioteca pessoal e visitava hospícios sempre que tinha a oportunidade. "Manuscrito de um louco" é uma história estranha, contada em primeira pessoa por um interno de hospício que vê os visitantes espiando sua cela e rindo dele. Em vez de se sentir humilhado, ele se compraz com sua condição:

Sim! – um louco! O quanto essa palavra teria oprimido meu coração tempos atrás!... Mas agora gosto dela. É uma boa denominação. Mostre-me o monarca cujo cenho franzido de raiva é tão temido quanto o olhar fixo de um louco – cuja corda e machado tenham a metade da assertividade do aperto de mão de um louco. Ha! Ha! É muito bom ser louco! Ser espiado como se fosse um leão selvagem pelas barras de ferro – arreganhar os dentes e rugir, na noite longa e silenciosa, ao alegre tilintar de uma pesada corrente – e rolar e se enrolar no meio da palha, extasiado com tal música furiosa. Viva o hospício! Ah, não há lugar como esse!

Jane Eyre, de Charlotte Brontë, 1847. Quando Jane Eyre assume o posto de governanta de Thornfield Hall, fica ao mesmo tempo assustada e intrigada pelos ruídos que ouve vindo do sótão. Mas é só no dia de seu casamento que realmente vê Bertha Rochester, cuja existência e insanidade haviam sido mantidas em segredo por seu marido por 10 anos. A descrição que Brontë faz da senhora Rochester é a de um animal selvagem perigoso:

Na sombra profunda, no canto mais afastado do quarto, uma figura corria para lá e para cá. O que poderia ser, um bicho ou um ser humano, não era possível dizer à primeira vista: parecia rastejar de quatro; fazia gestos como quem tenta agarrar algo e rosnava como um estranho animal selvagem: mas estava coberta de roupa, e umas mechas fartas de cabelo escuro, grisalho, desgrenhadas como uma juba, escondiam sua cabeça e rosto.

Quando Brontë foi criticada por sua brutal descrição da senhora Rochester, respondeu que estava apenas refletindo a realidade de alguns casos de loucura, "nos quais tudo o que é bom ou mesmo humano parece desparecer da mente e algo de natureza demoníaca toma seu lugar".

David Copperfield, de Charles Dickens, 1850. Quando David foge de Londres procurando refúgio com sua tia Betsey em Dover, ele é apresentado ao convidado permanente da casa, o senhor Dick, que tem claros sintomas de esquizofrenia. Seu principal sintoma é a crença de que seus pensamentos estão sendo introduzidos em sua cabeça, o que é considerado por muitos psiquiatras como sinal quase patognomônico de esquizofrenia. O senhor Dick acredita que os pensamentos vêm da cabeça do Rei Carlos e que haviam sido transferidos a ele quando da decapitação do rei em 1649. O fato de a morte do rei ter ocorrido num passado tão distante parecia perturbar o senhor Dick mais do que os motivos daqueles que lhe inseriram os pensamentos na cabeça: "'Bem', respondeu o senhor Dick, coçando a orelha com sua caneta, e olhando em dúvida para mim. '... Eu não entendo como isso pode ser. Porque, se foi há tanto tempo, como é que as pessoas em volta dele cometeram esse erro de tirar alguns dos problemas da cabeça *dele*, depois que ela foi removida, para colocar na *minha*?'"

Bartleby, o escrivão, de Herman Melville, 1853. A doença de Bartleby é um exemplo clássico do tipo de esquizofrenia na qual predominam os sintomas negativos. Ele tinha o que se costuma chamar de esquizofrenia "simples". Como o narrador observa, "suas excentricidades são involuntárias" e "era vítima de [um] transtorno inato e incurável". O homem que o emprega como escrivão (copista de leis) e que tenta sem sucesso ajudá-lo acaba concluindo que "ele é um pouco perturbado". O comportamento de Bartleby se deteriora conforme a história avança, e ele é tomado por apatia e incapacidade de agir. Sua atitude é completamente neutra e ele recusa todas as ofertas de ajuda, repetindo em tom educado, mas firme: "Preferiria não ter que fazer isso". No final da história, Bartleby é colocado na prisão por vadiagem e ali morre, com "seus joelhos encolhidos, e deitado de lado, a cabeça encostada nas pedras frias" do muro da prisão.

"Enfermaria nº 6", de Anton Tchekhov, 1892. As aptidões de Tchekhov como escritor e como médico se uniram nesse retrato pungente de Ivan Dmitritch, que sofre de esquizofrenia paranoide. Ele é um homem solitário, sem família ou amigos, e como professor tem dificuldades de se relacionar com os colegas e com os alunos. Em um dia de outono, vê presidiários sendo conduzidos por uma estrada. No passado, sentia compaixão; agora, começa a ter pensamentos paranoides: "Em casa, passou o dia inteiro sem tirar da cabeça os presidiários e os soldados com seus rifles... à noite, não conseguiu dormir, e ficou pensando que poderia ser preso, algemado e atirado numa prisão. Quem quer que passasse pela sua janela ou chegasse perto de seu quintal era visto por ele como um espião ou detetive". Na primavera, quando a neve derreteu, uma senhora idosa e um menino foram encontrados mortos. Preocupado, achando que poderiam suspeitar dele, Ivan se esconde na adega de sua senhoria, mas foge dali quando alguns trabalhadores chegam à casa, por receio de que fossem policiais disfarçados. Quando é detido e trazido de volta, sua senhoria manda chamar um médico. Ivan é levado ao hospital, onde é colocado na enfermaria para pacientes de doenças venéreas. Quando começa a perturbar os demais pacientes ali, é levado para a Enfermaria Nº 6, a ala psiquiátrica.

Mrs. Dalloway, de Virginia Woolf, 1925. A própria Virginia Woolf tinha transtorno maníaco-depressivo, mas Septimus Warren Smith em *Mrs. Dalloway* é retratado como tendo sintomas clássicos de esquizofrenia. Entre os quais, uma hiperacuidade dos sentidos, alterações nos limites do corpo e delírios paranoides:

> Mas elas acenavam; as folhas estavam vivas; as árvores estavam vivas. E as folhas eram conectadas por milhões de fibras ao seu próprio corpo, ali no banco, e o abanavam para cima e para baixo; quando o galho se estendia, ele também acompanhava o movimento. Os pardais esvoaçando, subindo e descendo pelas fontes escalonadas, eram parte daquele desenho; o branco e o azul, listrados por ramos negros. Alguns sons produziam harmonias de modo premeditado; os espaços entre eles eram tão expressivos quanto os sons. Um choro de criança. Bem ao longe soou uma buzina. Tudo visto em conjunto significava o nascimento de uma nova religião –...

Confrontado com a separação de sua esposa e com a vida em um "lar", ele assoma à janela de sua pensão, hesita um instante no parapeito e então se atira, ficando empalado nas pontas enferrujadas da grade lá embaixo.

As ondas, de Virginia Woolf, 1931. Nessa novela, uma das mais experimentais de Virginia Woolf, cada um dos seis personagens é revelado por meio de uma série de solilóquios. Um deles, Rhoda, como muitos indivíduos com esquizofrenia, é incapaz de discriminar e interpretar os estímulos que recebe e muitas vezes reage de modo inadequado. Ela é similarmente intimidada na vida social:

> As outras pessoas têm rostos;... elas estão aqui. As coisas que seguram têm peso. Elas riem de verdade; ficam com raiva de verdade; ao passo que eu preciso primeiro olhar e fazer o que elas fazem, imitando-as depois que terminam. Eu me prendo apenas a nomes e rostos; e junto-os como amuletos contra o desastre. Sozinha, muitas vezes caio no vazio. Mês a mês, as coisas vão perdendo sua consistência; até meu corpo agora deixa a luz atravessá-lo; minha espinha está mole como cera perto da chama de uma vela. Toda vez que a porta abre sou interrompida. Ainda não fiz 21 anos. Estou fadada a ser despedaçada. Vou ser ridicularizada a vida inteira.

"Silent Snow, Secret Snow", de Conrad Aiken, 1932. O pai de Conrad Aiken e sua irmã desenvolveram ambos uma insanidade, e Aiken viveu a vida toda com medo de acabar tendo o mesmo destino. "Silent Snow, Secret Snow" é um relato da manifestação da esquizofrenia em um garoto de 12 anos de idade, cujas alucinações auditivas e visuais o levam a se retirar do mundo à sua volta. Os sintomas de Paul começam com sons abafados, "uma sensação de neve caindo em cima dele, uma tela secreta de neve recente entre ele e o mundo". Mais tarde, sua doença assume o aspecto de paranoia e suas alucinações se tornam mais vívidas: a mãe dele entrando em seu quarto é vista como algo alheio e hostil, e a neve ri e se dirige a ele: "Deite. Feche os olhos, agora – você não irá ver muito mais coisa – afinal, nessa escuridão branca quem pode ver algo, ou quem pode querer ver algo? Vamos tomar o lugar de tudo".

Esta valsa é minha [*Save Me the Waltz*], de Zelda Fitzgerald, 1932. Como na novela do marido, *Suave é a noite*, a descrição que Zelda

Fitzgerald faz em *Esta valsa é minha* é, levemente disfarçada, a da sua experiência com esquizofrenia e a da reação de sua família à doença. Escrito em 1932, logo após seu segundo surto, a novela descreve o delírio de uma jovem mulher depois que é hospitalizada pelo que se alega ser uma intoxicação do sangue:

> As paredes do quarto vão deslizando em silêncio, caindo umas sobre as outras como folhas de um álbum pesado. Todas em tons de cinza e rosa e malva. Não havia som nenhum quando elas caíam...
>
> De um jeito cheio de sentido, as enfermeiras riram juntas e saíram do quarto dela. As paredes começaram de novo. Ela decidiu deitar ali e frustrar as paredes se elas achassem que podiam pressioná-la entre suas páginas como uma flor de um buquê de casamento.

Suave é a noite [*Tender Is the Night*], de F. Scott Fitzgerald, 1934. Após o sucesso de *O Grande Gatsby*, F. Scott Fitzgerald propôs uma nova ideia a seu editor. Mas enquanto iniciava seu novo projeto, Zelda começou a mostrar sinais da doença, e na primavera de 1930 teve seu primeiro surto. Fitzgerald refez a escrita, e o resultado foi *Suave é a noite*, onde as vidas dos personagens principais – a doença de Nicole Diver e a reação que seu marido Dick tem diante dela – constituem um paralelo tão estreito com as experiências do casal Fitzgerald que com frequência é difícil separar a ficção da história real. Scott escreve ao médico de Zelda: "Minha grande preocupação é que o tempo está indo embora, a vida vai escorrendo. Se ela fosse uma pessoa antissocial, avessa a encarar a vida e sentir seu peso, a história seria uma, mas seu amor apaixonado pela vida e sua absoluta incapacidade de abraçá-la parecem algo tão trágico que mal pode ser suportado". No livro, Dick tenta conter a doença de Nicole, mas sem sucesso. Ele diz: "Era necessário tratá-la com uma insistência ativa e firme, mantendo a estrada para a realidade sempre aberta, e tornando a via de escape mais difícil de trilhar. Mas o brilho e a versatilidade da loucura são similares à desenvoltura da água que jorra, transborda e se espalha de uma represa. Exigem uma frente unida de muitas pessoas para conseguir detê-la".

"I Am Lazarus", de Anna Kavan, 1940. Anna Kavan ficou duas vezes internada em hospitais de saúde mental, na Suíça e na Inglaterra. Em "I Am Lazarus", Thomas Bow, 25 anos de idade, está confinado a uma clínica onde recebe tratamento com choque de insulina para "*dementia praecox* avançada". Um médico que o visita encontra-o aparentemente curado, mas com um "rosto inexpressivo e um olhar curiosamente indiferente". Ele não percebe os outros à sua volta: "Afinal, o que teria ele a ver com o ato de falar? Em volta da mesa havia várias formas coloridas, cujas bocas se abriam e fechavam, e emitiam sons que para ele não diziam nada".

"O falcão decapitado" ("The Headless Hawk"), de Truman Capote, 1946. Truman Capote tinha apenas 22 anos quando escreveu esse conto a respeito de uma jovem com esquizofrenia. Vincent conhece D. J. quando ela tenta lhe vender seu autorretrato: uma figura vestida numa túnica de monge, reclinada num baú alegremente decorado, com a cabeça decapitada a seus pés. Embora ele a ache estranha, com lábios que tremem "com palavras que não se completam, como se ela tivesse algum defeito de fala" e uma mente "como um espelho refletindo o espaço azul em um quarto vazio", ele se sente atraído por ela. No final, porém, não consegue suportar os delírios paranoides dela a respeito de um homem. "Às vezes ele não é de modo algum um homem – ela relata... – às vezes, é algo muito diferente: um falcão, uma criança, uma borboleta... Eu sabia que ele ia me matar. E vai. Ele vai."

ESQUIZOFRENIA, CRIATIVIDADE E PESSOAS FAMOSAS

Uma questão frequentemente debatida em mesas de bar é se existe alguma relação entre criatividade e esquizofrenia. John Dryden expressou a visão de muitas pessoas ao escrever há 300 anos: "A grande perspicácia com certeza é boa aliada dos loucos". Desde então, chegamos um pouco mais perto de uma resposta definitiva a essa questão.

Sabemos que a pessoa criativa e a pessoa com esquizofrenia compartilham muitos traços cognitivos. Ambas usam palavras e linguagem de maneiras incomuns (marcas dos grandes poetas ou romancistas), ambas têm visões incomuns da realidade (como muitos dos grandes artistas), ambas costumam utilizar processos de pensamento incomuns em suas deliberações e ambas tendem a preferir a solidão à companhia dos outros. Quando pessoas criativas fazem testes psicológicos, manifestam mais psicopatologias do que as pessoas não criativas, e costumam ser vistas como excêntricas pelos amigos. Inversamente, quando pessoas com esquizofrenia não paranoide fazem testes tradicionais de criatividade têm pontuação muito alta (ao contrário de pessoas com esquizofrenia paranoide). Tanto as pessoas criativas como as que têm esquizofrenia são reportadas como tendo menos receptores de dopamina no tálamo (uma parte específica do cérebro), segundo recente estudo de neuroimagem; isso pode sugerir uma hipótese com base biológica para a similaridade.

Vários levantamentos têm mostrado que pessoas altamente criativas não têm maior suscetibilidade à esquizofrenia. No entanto, um estudo sugeriu que os familiares imediatos de pessoas criativas podem ser mais suscetíveis a essa doença. Como exemplo podemos pensar em Robert Frost, cuja tia, filho e talvez filha desenvolveram esquizofrenia. O filho de Albert Einstein também desenvolveu esquizofrenia, assim como as filhas de Victor Hugo, Bertrand Russell e James Joyce.

James Joyce é um estudo particularmente interessante em psicopatologia. Uma biografia dele observa seu "intenso prazer pelos sons", seus períodos de depressão, o intermitente abuso de álcool e pelo menos um episódio de mania, durante o qual "não conseguiu dormir por seis ou sete noites... ele sentia como se tivesse sido enredado e de repente puxado da água como um peixe. Durante o dia era perturbado por alucinações auditivas". Um psiquiatra que estudou os escritos de Joyce concluiu que ele tinha uma personalidade esquizoide com traços paranoides e afirmou que *Finnegans Wake* devia ser em última instância diagnosticado como psicótico". A única filha de Joyce, Lucia, foi diagnosticada com esquizofrenia clássica aos 22 anos, tratada por Jung, e passou o resto da vida em hospitais de doentes mentais. Foi observado que "Joyce tinha uma notável capacidade de acompanhar seus rápidos saltos de pensamento, o que deixava os outros totalmente perplexos".

Existe, no entanto, uma diferença fundamental entre a pessoa criativa e a pessoa com esquizofrenia. A pessoa criativa tem seus processos incomuns de pensamento sob controle e pode guiá-los para criar um produto. A pessoa com esquizofrenia, ao contrário, fica à mercê de seu pensamento desconexo e de suas associações frouxas, que acabam destrambelhadas em uma cacofonia confusa. A pessoa criativa tem escolhas, mas a que sofre de esquizofrenia não.

A lista de indivíduos criativos, a respeito dos quais se especula se tinham esquizofrenia ou transtorno esquizoafetivo, é notavelmente curta; isso não surpreende, se considerarmos o quanto os transtornos que afetam os processos de pensamento interferem na capacidade de trabalho da pessoa. Entre os indivíduos que, ao que parece, sofreram de esquizofrenia estão Buddy Bolden, conhecido como fundador do jazz; Tom Harrell, um renomado músico de jazz e compositor; Roger Keith "Syd" Barrett, um dos fundadores da banda de rock Pink Floyd; Peter Green, guitarrista e fundador da banda Fleetwood Mac; e Harold Humes, fundador da *The Paris Review* e considerado um jovem escritor promissor antes de ficar doente. Mas as cinco pessoas criativas mais conhecidas afligidas por esquizofrenia são as relacionadas a seguir.

Antonin Artaud, escritor e ator, foi uma figura destacada do movimento do Surrealismo na França, de 1924 a 1927. Ele exibia sintomas ocasionais de esquizofrenia durante aquele período, mas em 1937, aos 41 anos de idade, foi hospitalizado e passou a maior parte do final de sua vida confinado em Paris, Rouen e Rodez. Suas *Cartas de Rodez* descrevem sua doença, como nesta carta de 1943 a um amigo:

> ... esta doença tem a ver com o escândalo do horrível complô do qual sou vítima e do qual você tem conhecimento no recôndito de sua alma e de sua consciência; pois você mesmo sofreu horrivelmente com isso. Viu as hordas de demônios que me afligem noite e dia, você os tem visto com a mesma clareza com que me vê. Tem visto que obscenas manipulações eróticas operam constantemente em mim.

Em 1993, foi lançado um filme sobre os últimos anos de Artaud (*My Life and Times with Antonin Artaud*). Ele retrata seus sintomas paranoides, mas concentra-se principalmente em seu abuso de drogas e não é especialmente útil para a compreensão de sua doença.

Ralph Blakelock foi um destacado pintor americano de paisagens, cujas obras, pouco antes da Primeira Guerra Mundial, foram vendidas por mais do que jamais havia sido pago a um pintor americano vivo. A essa altura, porém, Blakelock já havia sido diagnosticado com *dementia praecox* e estava internado há mais de uma década no hospital psiquiátrico público de Middletown, em Nova York.

A manifestação dos sintomas evidentes de Blakelock ocorreu quando tinha 40 e poucos anos, embora antes disso fosse visto como alguém muito estranho por sua família e amigos. Ele tinha delírios paranoides e de grandeza (afirmava, por exemplo, ser duque de York), assim como bruscas oscilações de humor e episódios de mania. No atual sistema de diagnóstico, provavelmente teria sido diagnosticado com transtorno esquizoafetivo. Em relação à própria doença, Blakelock escreveu (sem pontuação): "Se sou insano não tenho consciência disso não sou paranoico não estou no período de senilidade nem caquético. Pois sou capaz de assobiar e cantar".

Quando Blakelock morreu em 1919, era o pintor mais conhecido da América, mais famoso que Whistler, Homer ou Sargent, e o presidente Woodrow Wilson enviou uma mensagem de condolências. Em 2003, foi publicada uma excelente biografia de Blakelock, de autoria de Glyn Vincent: *The Unknown Night: The Madness and Genius of R. A. Blakelock, An American Painter* (Nova York: Grove Press). Contém uma triste crônica dos efeitos de sua doença e relata como Blakelock e sua família foram enganados e impedidos de receber a maior parte dos rendimentos de sua arte.

Ivor Gurney era um promissor compositor e poeta inglês quando do foi afetado pelo que a maioria dos estudiosos de Gurney rotula como esquizofrenia. Uma recente biografia lançou algumas dúvidas sobre esse diagnóstico e sugere que o problema seria de doença maníaco-depressiva. Ele estudou com o compositor inglês Ralph Vaughan Williams, mas aos 23 anos já se queixava que "seu cérebro não se movia do jeito que ele queria". Em 1917, aos 27 anos, Gurney teve seu primeiro surto psicótico, durante o qual acreditava estar sendo visitado por Beethoven: "Senti a presença de um espírito sábio e amistoso; era o velho Ludwig van, com certeza... Bach estava ali também, mas não me deu atenção". Sua doença piorou e ele vivia convencido de que estavam fazendo "truques elétricos" com ele. "Ele sentava com uma almofada na cabeça, para evitar as ondas elétricas que vinham do sem fio [o rádio]... Ele sentia tamanhas dores de cabeça que pensou que seria melhor morrer." Por fim, aos 32 anos, ficou permanentemente internado no Hospital Mental de Londres, em Kent, e ali passou os 15 anos seguintes, e continuou a escrever poesia, como esses versos do poema "To God" ["A Deus"]:

> Por que me tornaste a vida tão detestável
> Aqui entre quatro paredes, onde não posso
> Comer sem ter que orar, o que só é possível
> Se irritar um atendente. E à noite um sensual
>
> Inferno me é imposto, e então tudo me enjeita
> E apenas choro e tremo, e de coração desejo
> A Morte, que não vem. E parte da sanidade
> Já se foi. E um atroz inferno me habita.

Aos 47 anos, ainda hospitalizado, morreu de tuberculose.

John Nash recebeu o Prêmio Nobel de Economia em 1994 pelo trabalho feito aos 21 anos sobre a teoria matemática dos jogos. Na época, a revista *Fortune* referiu-se a ele como "o jovem astro da América". Porém, antes de completar 30 anos, desenvolveu um tipo de esquizofrenia caracterizado por delírios paranoides e de grandeza. Acreditava que "a carreira dele estava sendo arruinada por alienígenas do espaço" e que "estava destinado a se tornar Imperador da Antártica", como parte de um novo governo mundial. Por mais de 20 anos vagou de hospital em hospital e viveu com membros da família, apoiado principalmente pela esposa. Mais tarde, já nos seus 50 anos, a condição de Nash teve uma melhora. Quando recebeu o Prêmio Nobel, a Casa Branca convidou-o para uma visita. Sua vida e sua doença foram muito bem descritas por Sylvia Nasar em *A Beautiful Mind* (ver Apêndice A).

Vaslav Nijinsky era o bailarino mais famoso nos anos que antecederam a Primeira Guerra Mundial, e, segundo alguns, o maior bailarino que já existiu. Seus saltos eram impressionantes, e dizia-se que era o único bailarino capaz de, enquanto no ar, cruzar os pés dez vezes, ida e volta. Aos 29 anos, foi diagnosticado com esquizofrenia e passou por intermitentes hospitalizações pelo resto da vida. Era acentuadamente delirante, catatônico e às vezes exibia uma alteração da forma do pensamento que se traduzia numa salada de palavras. Foi tratado por Alfred Adler e Manfred Bleuler, e sua esposa também se consultou com Freud e Jung. Nijinsky foi um dos primeiros a ser tratado com terapia de coma de insulina, que já não é mais usada. Em seu diário, anotou:

> Amo a vida, e quero viver, e gritar, mas não consigo – sinto uma imensa dor na alma – uma dor que me assusta. Minha alma está doente. Minha alma, e não a minha mente. Os médicos não entendem minha doença.

Em Paris, no auge da carreira, os jornais o apelidaram de "Deus da Dança". Nijinsky assinava seus textos no diário como "Deus e Nijinsky".

Vincent van Gogh foi outro artista às vezes citado como tendo esquizofrenia. Van Gogh recebeu vários outros diagnósticos retrospectivos, feitos por historiadores médicos, como o de doença maníaco-depressiva, sífilis cerebral, porfiria e intoxicação grave por metais, em razão das tintas que usava ao pintar. Entre seus sintomas são citados delírios paranoides, alucinações visuais e auditivas, mutismo, depressão e períodos de intensa energia. Embora haja tendência a romantizar sua psicose e vê-la com parcialmente responsável por sua grande arte, as próprias cartas de van Gogh deixam explícito o quanto seu quadro clínico era doloroso e desagradável. Acabou cometendo suicídio depois de pintar por apenas 10 anos. Em St. Remy, escreveu ao irmão, Theo: "Ah, se eu pudesse ter trabalhado sem essa maldita doença – quantas coisas poderia ter feito".

Em contraste com a esquizofrenia, a doença maníaco-depressiva pode influenciar a criatividade, em função de sintomas que trazem alto nível de energia e pelos rápidos processos de pensamento experimentados por muitas pessoas com essa doença. Fazem parte da lista de indivíduos criativos que se suspeita que tivessem doença maníaco-depressiva: Handel, Berlioz, Schumann, Beethoven, Donizetti, Gluck, Byron, Shelley, Coleridge, Poe, Balzac, Hemingway, Fitzgerald, Eugene O'Neill e Virginia Woolf.

O PROBLEMA DO ESTIGMA

Pessoas com esquizofrenia e suas famílias têm que conviver com uma extraordinária cota de estigma. Nos dias atuais, a esquizofrenia é o equivalente da lepra, e o nível de ignorância a respeito dela entre a população em geral é espantoso. Um levantamento de 1987 entre calouros de faculdade mostrou que quase dois terços acreditavam erradamente que "múltiplas personalidades" eram um sintoma comum da esquizofrenia, e menos da metade tinha ciência de que as alucinações é que são um sintoma comum. Uma enquete de 1986 descobriu que 55% do público não acredita que a doença mental exista, e apenas 1% tem ideia de que a doença mental é um grande problema de saúde. Outros levantamentos reportaram que muitas pessoas continuam acreditando que a esquizofrenia e outros transtornos psiquiátricos graves são causados pelo pecado ou por uma fraqueza de caráter.

Em relação ao estigma, há uma notícia boa e outra ruim. A boa notícia é que a maior visibilidade da esquizofrenia aos olhos do público levou a uma compreensão maior da doença. Ao contrário do que ocorria no passado, a maioria dos americanos aceita agora o fato de que se trata de uma doença cerebral, e não de uma punição de Deus.

Seria de prever que essa compreensão maior diminuiria o estigma contra aqueles que têm a doença.

A má notícia é que o estigma em relação a indivíduos com esquizofrenia não diminuiu nas últimas décadas; na verdade, ficou pior. Isso foi documentado em um levantamento de 1996, que comparou as atitudes públicas em 1950 e em 1996 e reportou que o grande público em 1996 via os indivíduos com esquizofrenia como consideravelmente mais violentos do que no passado. Na realidade, reportou que a proporção daqueles que "descreveram uma pessoa mentalmente doente como sendo violenta aumentou cerca de duas vezes e meia entre 1950 e 1996". Isso foi observado no Relatório sobre Saúde Mental do Diretor da Saúde Pública dos EUA (*Report on Mental Health of The United States Surgeon General*), de 1999:

> Por que o estigma é tão forte apesar da melhor compreensão pública da doença mental? A resposta parece ser o medo da violência: pessoas com doença mental, especialmente aquelas com psicose, são vistas hoje como mais violentas do que no passado. Em outras palavras, a percepção de que pessoas com psicose são perigosas é mais forte hoje do que já foi.

Desde este relatório de 1999 elaborado pelo diretor da Saúde Pública dos EUA, essa tendência se manteve – o público em geral entende cada vez mais que a esquizofrenia é uma doença do cérebro, mas mesmo assim o estigma contra pessoas com esquizofrenia tem aumentado. Uma continuação desse levantamento em 2006 reportou que o estigma em relação a pessoas mentalmente doentes havia aumentado nesse período de 11 anos. Especificamente: "fato significativo é que mais pessoas em 2006 do que no levantamento de 1996 reportaram uma indisposição para ter alguém com esquizofrenia como vizinho. O nosso achado de maior impacto é que o estigma entre os americanos parece surpreendentemente estável, mesmo diante dos avanços previstos no conhecimento público". De modo similar, um estudo de 2016 sobre histórias no noticiário a respeito de doenças mentais em 1995–2004, comparado ao de 2005–2014, reportou que a menção a estigma ou discriminação nas histórias aumentou de 23% para 28%. Ficou nítido agora que as esperanças do passado – de que a educação a respeito da esquizofrenia faria diminuir o estigma junto ao público – eram esperanças vãs.

Não é a falta de informação que impulsiona o estigma, e sim os atos violentos cometidos por um pequeno número de pessoas com esquizofrenia, quase todas elas sem receber tratamento à época dos delitos. Por exemplo, um estudo usando voluntários universitários demonstrou que a leitura de um artigo de jornal reportando um crime violento cometido por um paciente mental levava a um aumento nas "atitudes negativas em relação a pessoas com doenças mentais". Na Alemanha, após ataques amplamente divulgados a autoridades de destaque por indivíduos com grave doença mental, houve um "acentuado aumento no desejo de distanciamento social em relação a pessoas mentalmente doentes imediatamente após [os] violentos ataques". Esse aumento no distanciamento social e o consequente estigma foram decrescendo aos poucos ao longo do tempo, mas depois de 2 anos ainda não se havia voltado ao nível anterior.

Um estudo similar, realizado com 1.797 americanos em 2012, avaliou os efeitos de uma notícia a respeito de "um tiroteio em massa por uma pessoa com histórico de grave doença mental" na atitude do público. A notícia fez aumentar de modo significativo as atitudes negativas e o estigma em relação a pessoas mentalmente doentes; os autores concluíram que tais histórias "parecem ter um papel crucial em influenciar atitudes negativas em relação a pessoas com sérias doenças mentais". Um estudo de 2016 comparou notícias em 1995–2004 com notícias em 2005–2014 e apontou que "a proporção de notícias de jornal sobre violência interpessoal relacionada a doença mental que apareceram na primeira página aumentou de 1% na primeira década do estudo para 18% na segunda década". Esta última, é claro, foi a década em que ocorreram os assassinatos em massa de Virginia Tech, Tucson, Aurora e Newtown. Portanto, as faces da esquizofrenia que ficaram agora firmemente assentadas na mente do público são o sorriso de olhos arregalados de Jared Loughner, que matou seis em Tucson, e o rosto de ar psicótico com cabelo alaranjado de James Holmes, que matou 12 em Aurora.

As pessoas que sofrem esse estigma crescente são, é claro, todas as que têm doenças mentais, especialmente esquizofrenia e outros transtornos mentais graves. Cada tragédia pública causada por alguém com doença mental torna mais difícil a vida daqueles que têm doença mental. Por exemplo, em 1999, quando um homem com esquizofrenia matou duas pessoas em uma biblioteca de igreja em Salt Lake City, "horas depois o Valley Mental Health começou a receber ligações de clientes assustados. Os clientes simplesmente choravam", disse um porta-voz. "Temiam que o público quisesse promover alguma retaliação contra eles." Considera-se que tais eventos promovem um "atraso de anos" nos esforços em andamento para remover o estigma da doença mental na apreciação do grande público.

As sugestões a respeito de como esse estigma pode efetivamente ser atenuado serão discutidas no Capítulo 14.

LEITURAS ADICIONAIS RECOMENDADAS

JOURNAL of the California Alliance for the Mentally III, v. 4, n. 1, 1993. Esta edição é toda dedicada à doença mental na mídia.

MCGINTY, E. E. et al. Trends in News Media Coverage of Mental Illness in the United States: 1995- 2015. Health Affairs, v. 35, p. 1121–1129, 2016.

NASAR, S. A Beautiful Mind: A Biography of John Forbes Nash, Jr., Winner of the Nobel Prize in Economics, 1994. Nova York: Simon & Schuster, 1998.

PESCOSOLIDO, B. A. et al. 'A Disease Like Any Other?' A Decade of Change in Public Reactions to Schizophrenia, Depression, and Alcohol Dependence. American Journal of Psychiatry, v. 167, p. 1321–1330, 2010.

PESCOSOLIDO, B. A. et al. The Public's View of the Competence, Dangerousness, and Need for Legal Coercion of Persons with Mental Health Problems. American Journal of Public Health, v. 89, p. 1339–1345, 1999.

CAPÍTULO 12

PHELAN, J. C. *et al.* Public Conceptions of Mental Illness in 1950 and 1996: What Is Mental Illness and Is It to Be Feared? *Journal of Health and Social Behavior*, v. 41, p. 188–207, 2000.

THORNICROFT, G. *Shunned*: Discrimination Against People with Mental Illness. Oxford: Oxford University Press, 2007.

TORREY, E. F. Stigma and Violence: Isn't It Time to Connect the Dots? *Schizophrenia Bulletin*, v. 37, p. 892–896, 2011.

VINCENT, G. *The Unknown Night*: The Genius and Madness of R. A. Blakelock, An American Painter. Nova York: Grove Press, 2003.

WAHL, O. F. Mental Health Consumers' Experience of Stigma. *Schizophrenia Bulletin*, v. 25, p. 467–478, 1999.

CAPÍTULO 13
As dimensões do desastre

A esquizofrenia é para a psiquiatria o que o câncer é para a medicina: uma sentença assim como um diagnóstico.

W. Hall, G. Andrews e G. Goldstein, Australian and New Zealand Journal of Psychiatry, *1985*

Esquizofrenia tem sido considerada "uma das palavras mais sinistras da língua". Ela tem um efeito incisivo, uma sonoridade áspera que evoca visões de loucura e de hospícios. Não é fluida como *démence,* a palavra da qual "demência" provém. Tampouco é uma palavra visual como écrasé, a origem de *cracked* ["rachado", mas também "pirado" em inglês], significando que a pessoa é como um vaso partido. Tampouco é uma palavra romântica como "lunático", no sentido de estar sob a influência da Lua (que em latim é *luna*). "Esquizofrenia" é um termo desarmonioso e cruel, assim como a doença que ele indica.

Nosso tratamento de indivíduos com essa doença também tem sido, com excessiva frequência, desarmonioso e cruel. É, na verdade, a maior mancha no rosto da medicina americana contemporânea e nos serviços de assistência social; quando for escrita a história social da nossa era, o drama das pessoas com esquizofrenia ficará registrado como um escândalo nacional. Vamos avaliar as dimensões desse desastre.

1 *Existem pelo menos quatro vezes mais pessoas com esquizofrenia em situação de rua do que em leitos de hospitais psiquiátricos públicos.* Estudos sobre sem-teto nos Estados Unidos estimam seu número total entre 250 mil e 550 mil. Uma estimativa média de 400 mil é consistente com os dados da maioria dos estudos. Estudos também têm reportado que cerca de um terço dos sem-teto têm graves doenças mentais, a grande maioria deles com esquizofrenia. É provável, portanto, que em qualquer dia que se considere há pelo menos 100 mil pessoas com esquizofrenia vivendo em albergues públicos e nas ruas. Em contraste com isso, há apenas cerca de 35 mil leitos psiquiátricos públicos remanescentes nos hospitais estaduais e de nível de condado nos Estados Unidos. Cerca de 25 mil desses leitos estão preenchidos por indivíduos com esquizofrenia em qualquer dia considerado. Há portanto pelo menos quatro vezes mais pessoas com esquizofrenia sem-teto do que nos leitos psiquiátricos públicos.

2 *Há dez vezes mais pessoas com esquizofrenia nos presídios do que em leitos psiquiátricos públicos.* Em 2012, havia mais de 2,3 milhões de indivíduos nas cadeias e presídios dos Estados Unidos. Um estudo do Departamento de Justiça americano reportou que 15% dos internos em prisões estaduais, 10% dos que estão em prisões federais e 24% dos reclusos em cadeias têm um transtorno psicótico, o que dá um total de cerca de 383.400 indivíduos. Embora haja outras causas de transtornos psicóticos, estudos sugerem que pelo menos 250 mil desses indivíduos têm esquizofrenia. Portanto, há dez vezes mais pessoas com esquizofrenia em cadeias e presídios do que em leitos psiquiátricos públicos.

3 *Cresce o número de episódios de violência cometida por indivíduos com esquizofrenia que não estão sendo tratados.* Indivíduos com esquizofrenia que tomam medicação não são mais violentos que os da população em geral. No entanto, como discutido no Capítulo 9, estudos recentes mostram que alguns indivíduos com esquizofrenia que não estão tomando medicação *são* mais violentos. Em um desses estudos, 9% dos indivíduos com esquizofrenia que estavam vivendo na comunidade tinham usado uma arma em alguma briga no ano anterior. Em outro estudo, "27% dos pacientes masculinos e femininos dispensados de hospitais reportaram pelo menos um ato violento nos quatro meses em média após a dispensa". Agressões contra membros da família por indivíduos com esquizofrenia também tiveram acentuado aumento; um levantamento de 1991, feito por membros da NAMI [National Alliance for the Mentally Ill], reportou que 11% dos membros de famílias com grave doença mental haviam agredido fisicamente alguém durante o ano anterior. Um estudo do Departamento de Justiça reportou que são quase mil por ano os homicídios cometidos por indivíduos com "um histórico de doença mental"; relatos da mídia sugerem que a maioria dessas pessoas foi diagnosticada com esquizofrenia. Abuso de drogas e álcool e a não observância da medicação aparecem como fatores importantes no aumento do comportamento violento dessa população.

4 *Indivíduos com esquizofrenia são cada vez mais vítimas de violência.* A maioria dos crimes contra indivíduos com esquizofrenia não é reportada; os crimes reportados costumam ser ignorados pelas autoridades. Furtos de bolsa e roubo dos cheques de pensão são ocorrências comuns, mas estupros e até homicídios não são raros. Em Los Angeles, um estudo sobre residentes de casas que oferecem comida e alojamento, a maioria deles com esquizofrenia, reportou que um terço havia sido roubado e/ou agredido no ano anterior. Em Nova York, um estudo com 20 mulheres com esquizofrenia reportou que metade delas havia sido estuprada pelo menos uma vez, e cinco delas mais de uma vez. Em Des Moines, Van Mill, um morador de rua diagnosticado com esquizofrenia foi espancado até a morte por três homens, e depois jogado em uma piscina rasa de crianças. Ver também o Capítulo 9.

5 *As opções de moradia para vários indivíduos com esquizofrenia costumam ser péssimas.* Em razão da pressão dos departamentos de estado de saúde mental para dispensar pacientes dos hospitais públicos, indivíduos com graves doenças mentais são muitas vezes colocados em moradias que não seriam consideradas adequadas a ninguém. Por exemplo, a polícia removeu 21 "ex-pacientes mentais" que moravam em uma dessas pensões em Nova York "em meio a encanamentos avariados, comida estragada e baratas. A polícia encontrou o cadáver em decomposição de um ex-paciente, deitado há dias em um quarto de uma casa, habitada por outros seis residentes". Em 1990, o *New York Times* publicou a manchete: "CASAS PARA DOENTES MENTAIS SÃO DEPLORÁVEIS, AFIRMA UM PAINEL". No Mississippi "9 ex-pacientes" foram encontrados em um abrigo precário, "sem banheiro ou água encanada" e "guardados por dois cães bravos", para garantir que não fugissem.

6 *Muitos indivíduos com esquizofrenia vivem entre hospitais, cadeias e abrigos.* Em razão da falha dos profissionais de saúde mental em fornecer medicação e assegurar cuidados adicionais a pacientes dispensados de hospitais, muitos indivíduos com esquizofrenia acabam num infindável "entra e sai" de internações e reinternações, em hospitais, cadeias e albergues públicos. Em Illinois, 30% dos pacientes dispensados de hospitais psiquiátricos públicos são reinternados nos 30 dias seguintes. Em Nova York, 60% dos pacientes dispensados são reinternados no prazo de um ano. Um estudo sobre reinternações em hospitais psiquiátricos públicos revelou que pacientes com esquizofrenia haviam sido readmitidos nada menos do que 121 vezes. Um levantamento em cadeias identificou indivíduos com esquizofrenia que já haviam sido encarcerados 80 vezes. Entre hospitalizações e encarceramentos esses indivíduos consomem um volume desmesurado de tempo e recursos dos serviços da polícia e da assistência social. Estudos em Ohio e na Califórnia na década de 1990 reportam que as autoridades dedicadas ao cumprimento da lei atendem a mais chamados de situações de "crise de saúde mental" do que de assaltos. Na cidade de Nova York em 1976, a polícia atendeu a cerca de 1.000 chamados envolvendo "pessoas emocionalmente perturbadas"; em 1998, a polícia atendeu a 24.787 chamados desse tipo.

7 *A esquizofrenia é extremamente negligenciada por profissionais de saúde de mental.* Apesar do aumento no número total de psiquiatras, psicólogos e assistentes sociais psiquiátricos, que passaram de cerca de 9 mil em 1940 para mais de 200 mil em 1998, a esquizofrenia tem sido muito negligenciada por esses profissionais. Por exemplo, um estudo publicado em 1994 reportou que apenas 3% de todos os pacientes examinados por psiquiatras em consultórios particulares tiveram diagnóstico de esquizofrenia. Uma das principais razões dessa falha dos profissionais de saúde mental em tratar pacientes com esquizofrenia é a preparação chocantemente precária que recebem em seus programas de treinamento. Os hospitais psiquiátricos do estado frequentemente têm que preencher suas vagas com profissionais que receberam pouco treinamento e/ou são incompetentes; por exemplo, o Hospital Público do Wyoming passou quase um ano na década de 1980 sem um único psiquiatra na sua equipe. Muitos Centros de Saúde Mental da Comunidade [Community Mental Health Centers, CMHCs], originalmente concebidos e subvencionados para oferecer cuidados a indivíduos com graves doenças mentais que estavam sendo dispensados dos hospitais psiquiátricos, acabaram evoluindo para meros centros de aconselhamento, que oferecem ajustes de personalidade para o público geral. Alguns CMHCs também construíram piscinas com verbas federais e pagaram seus administradores com ótimos salários. Em 1989, três gerentes de um CMHC de Utah receberam 117 acusações de desvio de recursos por terem pagado a si mesmos 3,6 milhões de dólares ao longo de 5 anos. Em 1990, o diretor executivo de um CMHC em Fort Worth foi indiciado em quatro investigações por desvio de recursos. Esses fundos roubados são apenas uma fração dos recursos originalmente previstos para tratar de indivíduos com graves doenças mentais, como a esquizofrenia, mas que foram desviados, legal ou ilegalmente, para outros propósitos.

8 *Pelo menos 40% de todos os indivíduos com esquizofrenia nunca receberam qualquer tipo de tratamento.* Um estudo do Epidemiologic Catchment Area (ECA) revelou que apenas 60% dos indivíduos com esquizofrenia recebem algum cuidado psiquiátrico ou médico no período de um ano. Portanto, qualquer que seja o tempo considerado, pelo menos 40% não recebe tratamento algum. Um levantamento na comunidade em Baltimore concluiu que metade das pessoas com esquizofrenia não recebiam tratamento por sua doença. Uma das razões para essa taxa de tratamento tão baixa foram as mudanças na legislação, que tornaram a hospitalização involuntária e o tratamento mais difíceis para indivíduos que, em razão de sua disfunção cerebral, não têm consciência de que precisam de tratamento. O aspecto triste é que advogados de direitos civis e "defensores de pacientes" muitas vezes defendem o direito do indivíduo de ser psicótico; o pensamento desses advogados e defensores é mais perturbado que o das pessoas que defendem. Por exemplo, em Wisconsin, um defensor público argumentou que um indivíduo com esquizofrenia, que era mudo e comia as próprias fezes, não constituía um perigo a si mesmo; e o juiz aceitou o argumento e soltou o homem.

Essa condição desastrosa dos cuidados e tratamento de indivíduos com esquizofrenia não se verifica apenas nos Estados Unidos, embora provavelmente seja pior nesse país do que na maioria das demais nações desenvolvidas. Muitas províncias canadenses estão procedendo à desinstitucionalização, na mesma linha do que foi feito pioneiramente nos Estados Unidos, e as condições se deterioraram especialmente em Ontário. Na Inglaterra, houve vários homicídios por pacientes dispensados de hospitais que não estavam recebendo tratamento, e o número de sem-teto mentalmente doentes tem aumentado muito na Austrália e na França. A Itália aprovou uma lei em 1978 proibindo novas internações em hospitais psiquiátricos e, exceto em Verona e Trieste, onde há boas instalações para tratamento na comunidade, o "experimento italiano", como é conhecido, tem sido um fracasso. O Japão coloca indivíduos com esquizofrenia em hospitais particulares, que muitas vezes são de propriedade dos próprios médicos, e são mantidos ali para não causar incômodo às respectivas famílias; esse abuso disseminou-se a tal ponto que foi designada uma comissão internacional para investigá-lo, em 1986. Em nenhum lugar do mundo o tratamento da esquizofrenia deixou de apresentar grandes problemas, embora os países escandinavos e a Holanda sejam talvez os mais próximos de alcançar um nível de cuidados razoável.

FATOS SOBRE A ESQUIZOFRENIA

- Cerca de 2,6 milhões de americanos têm esquizofrenia, em qualquer ano considerado. Isso corresponde a 8 de cada 1.000 pessoas.
- Pelo menos 40% delas não recebem tratamento, em qualquer tempo considerado. Portanto, há mais de 1 milhão de indivíduos com esquizofrenia que não estão sendo tratados.
- Há pelo menos quatro vezes mais indivíduos com esquizofrenia vivendo em situação de rua ou em albergues do que em leitos de hospitais públicos.
- Há dez vezes mais indivíduos com esquizofrenia em cadeias e presídios estatais do que em leitos psiquiátricos públicos.
- Cresce o número de episódios de violência cometidos por indivíduos com esquizofrenia que não estão sendo tratados. Esta é a maior causa isolada do estigma em relação a indivíduos com esse diagnóstico.

- Indivíduos com esquizofrenia cada vez mais são vítimas de crimes como furtos, agressões, estupros e homicídios.
- Serviços públicos de tratamento psiquiátrico, alojamento e reabilitação para indivíduos com esquizofrenia costumam ser extremamente inadequados e na maioria dos estados pioram cada vez mais.
- O custo total, direto e indireto, da esquizofrenia nos Estados Unidos em 2013 foi de pelo menos $155 bilhões de dólares.

ALGUNS GRUPOS TÊM MAIS ESQUIZOFRENIA DO QUE OUTROS?

A distribuição da esquizofrenia pelas diversas áreas geográficas ou grupos étnicos, tanto nos Estados Unidos quanto em outras partes, intriga pesquisadores há quase dois séculos. Embora a maioria dos manuais afirme que a esquizofrenia tem mais ou menos a mesma incidência (número de novos casos) e prevalência (número de casos existentes) em todas as partes do mundo, claramente não é isso o que se vê. Estudos publicados em 2005 por John McGrath e seus colegas demonstram uma diferença de cerca de cinco vezes, tanto na incidência quanto na prevalência da esquizofrenia nas diversas partes do mundo.

A diferença geográfica mais bem documentada é o risco urbano, discutido no Capítulo 5. Indivíduos que nasceram ou foram criados em área urbana têm aproximadamente o dobro de risco de serem diagnosticados com esquizofrenia em relação a indivíduos nascidos ou criados em área rural. Áreas suburbanas e pequenas cidades caem entre esses dois extremos de risco.

Embora não tão bem documentado, há também fortes sugestões nos Estados Unidos de que a esquizofrenia seja mais prevalente nos estados do norte e menos prevalente nos estados do sul. Não se sabe o quanto dessa diferença pode ser atribuído ao fator de risco urbano.

Como uma boa parte da população afro-americana vive em grandes cidades, não surpreende constatar que os afro-americanos como um todo têm uma taxa mais elevada de esquizofrenia do que os brancos. Cinco estudos separados confirmaram isso em estados altamente urbanizados como Nova York, Maryland e Ohio. A taxa mais alta de esquizofrenia entre afro-americanos se mantém mesmo quando são feitas correções na distribuição por idade da população; assim, em um estudo muito meticuloso em Rochester, Nova York, os afro-americanos ainda tinham uma taxa de esquizofrenia 1,5 mais alta que a dos brancos.

No entanto, quando comparamos afro-americanos que vivem em áreas rurais a brancos que vivem nessas áreas, os resultados não são esses. Foram feitos estudos no Texas e na Louisiana, e não se constataram diferenças. Esse é um forte argumento contra a hipótese de que a raça seja a causa da diferença. Ao contrário, sugere que é o fato de haver maior proporção de afro-americanos vivendo nas áreas centrais das cidades que faz com que apresentem uma taxa mais alta de esquizofrenia. Há quem defenda que os afro-americanos parecem ter uma taxa mais elevada de esquizofrenia porque a maioria dos psiquiatras são brancos e inconscientemente (ou conscientemente) são racistas e, portanto, mais inclinados a atribuir esquizofrenia em um paciente afro-americano do que em um paciente branco. Isso pode até ocorrer, mas é impossível de medir. E, mesmo que fosse o caso, explicaria apenas pequena parte das diferenças, e continuaríamos com o fato de que pessoas nas áreas centrais das cidades, independentemente de sua raça, têm uma taxa bem mais alta de esquizofrenia.

Hispano-americanos, por outro lado, parecem ter uma taxa mais baixa de prevalência do que a população em geral. No estudo da ECA, a prevalência da esquizofrenia entre hispano-americanos de Los Angeles foi menos da metade da mostrada por residentes não hispânicos, confirmando a prevalência relativamente mais baixa da esquizofrenia que havia sido constatada em estudo anterior de residentes mexicano-americanos do Texas.

Há outros grupos na América que também parecem ter uma prevalência menor de esquizofrenia. Um extenso estudo sobre as vilas rurais de vida comunitária dos huteritas, publicado em 1955, reportou uma prevalência de esquizofrenia de apenas 1,1 por 1.000; estudos mais recentes confirmaram que os huteritas continuam tendo uma taxa muito baixa de esquizofrenia. Estudos com os amish da área rural também reportaram poucos casos de esquizofrenia, mas uma taxa mais elevada de transtorno bipolar. Também têm sido reportadas impressões, por mais de um século, de que nativos americanos têm uma prevalência comparativamente baixa de esquizofrenia, mas isso ainda precisaria ser verificado por um estudo mais cuidadoso.

Até recentemente, estudos comparando a prevalência da esquizofrenia em outras partes do mundo provocaram animadas controvérsias entre os pesquisadores. De um lado, havia os que acreditavam que a maioria das diferenças reportadas eram artefatos metodológicos ou de menor consequência; de outro, havia aqueles (entre os quais me incluo) que acreditavam que as diferenças eram reais e poderiam prover indicações importantes quanto às causas da doença. Essa controvérsia foi resolvida pelos estudos de McGrath e seus colegas, que analisaram estudos de prevalência e incidência do mundo inteiro e concluíram que existe de fato uma *diferença de cinco vezes*, pelo menos, na prevalência e incidência de esquizofrenia em diferentes áreas do mundo. Deve ser destacado que todas as grandes doenças para as quais se acredita que haja fatores genéticos e não genéticos desempenhando um papel mostram diferenças significativas na distribuição geográfica. Doenças cardíacas variam aproximadamente seis vezes, artrite reumatoide dez vezes, diabetes dependente de insulina três vezes, e esclerose múltipla cinco vezes; alguns tipos de câncer mostram diferenças ainda maiores. A esquizofrenia seria uma doença única se sua prevalência fosse aproximadamente a mesma em todas as partes do mundo. Portanto, o surpreendente seria que elas não existissem,.

Pelos padrões mundiais, a prevalência de esquizofrenia nos Estados Unidos, em torno de 8 por 1.000, é comparativamente alta. No extremo mais baixo do espectro estão estudos de países como Gana, Botswana, Papua Nova Guiné e Taiwan, com taxas de prevalência de menos de 2 por 1.000. Estudos do Canadá e da maior parte das nações da Europa e da Ásia estão na faixa de prevalência de 3 a 6 por 1.000. Além dos Estados Unidos, outros países que reportaram taxas de prevalência de esquizofrenia mais altas do que 7 por 1.000 são Irlanda, Finlândia e Suécia, com um estudo no norte da Suécia reportando a taxa mais elevada (17 por 1.000).

Vários estudos sobre a prevalência da esquizofrenia produziram resultados especialmente interessantes. Estudos cuidadosos na Croácia, por exemplo, mostraram que certas vilas na península da Ístria têm uma taxa de prevalência da esquizofrenia de 7,3 por 1.000, e que vilas a 160 quilômetros de distância têm uma taxa de apenas 2,9 por 1.000. Na Micronésia, dois levantamentos encontraram uma diferença muito significativa entre as diversas ilhas, desde uma taxa baixa de 4,2 por 1.000 nas Ilhas Marshall a uma taxa alta de 16,7 por 1.000 em Palau.

Na Índia, nove estudos separados reportaram que a prevalência da esquizofrenia é significativamente mais alta entre as altas castas em relação às castas mais baixas.

A Irlanda é outra nação na qual a esquizofrenia tem sido estudada de modo extensivo, em razão de relatos que datam do século passado e indicam sua alta prevalência tanto entre as pessoas que emigraram para outros países quanto entre aquelas que permaneceram na Irlanda. Já em 1808, afirmava-se que na Irlanda "a insanidade é uma doença de ocorrência tão frequente como em qualquer outro país da Europa". Estudos nas décadas de 1960 e 1970 mostravam que a Irlanda tinha mais pacientes hospitalizados com esquizofrenia per capita do que qualquer outro país do mundo, e um registro de casos, em comunidades de três países, reportou uma taxa de prevalência de esquizofrenia de 7,1 por 1.000 em um dos condados da região oeste da Irlanda. Em 1982, passei seis meses no oeste da Irlanda estudando uma pequena região onde se acreditava haver uma taxa de prevalência de esquizofrenia especialmente alta; sua taxa de 12,6 por 1.000 era mais de duas vezes a taxa da área ao redor dela. Esse estudo de 1982 também indicava que a alta taxa de esquizofrenia na Irlanda existia apenas para pessoas mais velhas e não entre pessoas mais jovens; estudos subsequentes confirmaram desde então que a taxa irlandesa de prevalência da esquizofrenia é mais baixa para indivíduos nascidos depois de 1940, sugerindo que, por alguma razão desconhecida, uma mudança na prevalência teve lugar mais ou menos por essa época.

Nos últimos anos, tem havido muito interesse em estudos de esquizofrenia entre pessoas que imigraram do Caribe para a Inglaterra.

Constatou-se entre elas alta prevalência de esquizofrenia, não apenas nos próprios imigrantes, mas também em seus descendentes nascidos na Inglaterra. Um estudo no sul de Londres, área onde residem muitos imigrantes do Caribe, reportou aquela que talvez seja a mais alta incidência de esquizofrenia já registrada em qualquer parte do mundo; os imigrantes afro-caribenhos tinham uma taxa de prevalência de esquizofrenia nove vezes mais alta que a dos brancos britânicos. Estudos na Jamaica, país de origem do maior número de imigrantes caribenhos, indicam que a taxa de esquizofrenia ali não é especialmente alta. Estudos na Holanda e na Suécia reportaram altas taxas de esquizofrenia entre alguns grupos de imigrantes, mas não em todos. Um resumo desses estudos sugeriu que os próprios imigrantes têm um risco mais de duas vezes maior de desenvolver esquizofrenia e que a sua primeira geração de descendentes tem um risco mais de quatro vezes maior. A prevalência mais alta entre imigrantes não parece ter relação com estresse.

Essas observações são intrigantes e, na minha opinião, podem revelar importantes indícios das causas da esquizofrenia. Se conseguirmos entender por que os imigrantes caribenhos e os habitantes da região oeste da Irlanda ou das vilas croatas têm uma cota maior do que lhes caberia em termos de prevalência de esquizofrenia, ou por que os huteritas têm uma prevalência menor, então poderemos compreender melhor suas causas. Infelizmente, porém, essa área de pesquisa tem sido relativamente negligenciada, especialmente nos Estados Unidos.

A ESQUIZOFRENIA ESTÁ DIMINUINDO OU AUMENTANDO?

Como foi observado, há evidência de que na Irlanda a taxa de prevalência da esquizofrenia diminuiu nas últimas décadas. A partir de 1985, resultados similares têm sido publicados em estudos na Escócia, Inglaterra, Dinamarca, Austrália e Nova Zelândia. A diminuição média na esquizofrenia segundo tais estudos é de 35% ao longo de um período de 10 a 20 anos. Tais estudos, no entanto, têm sido criticados porque há algumas mudanças nas definições e nos padrões diagnósticos que tornam tais comparações problemáticas. Portanto, de momento só é possível afirmar que há uma *sugestão* de diminuição na prevalência da esquizofrenia nesses países, mas isso ainda precisaria ser confirmado por estudos com uma metodologia mais rigorosa.

Estudos nos Estados Unidos sugerem a possibilidade de um cenário diferente. Embora no passado não tenha sido realizado nenhum estudo como o da ECA de 1980–1984 em cinco localidades, foram feitos estudos independentes em dois dos mesmos locais. Em Baltimore, um estudo de 1936 reportou em um ano uma taxa de prevalência da esquizofrenia de 2,9 por 1.000. O estudo da ECA, realizado na mesma parte de Baltimore, em 1980–1984, registrou uma taxa mais de três vezes mais alta em seis meses. Similarmente, em New Haven, o estudo de 1958 de Hollingshead e Redlich descobriu em seis meses uma taxa de prevalência da esquizofrenia de 3,6 por 1.000, enquanto as taxas em seis meses do estudo da ECA foram mais de duas vezes mais altas. A detecção de casos foi mais completa no estudo da ECA, porque se usou uma técnica de amostragem aleatória, e isso tenderia a elevar as taxas de prevalência da ECA. No entanto, nesse estudo da ECA utilizou-se uma definição mais restrita de esquizofrenia, o que tenderia a diminuir as suas taxas de prevalência em comparação com as dos dois estudos anteriores. Essas diferenças deveriam, pelo menos em parte, anular-se reciprocamente.

Apesar dos vários problemas metodológicos desses estudos, fica a impressão de que a prevalência da esquizofrenia pode ter aumentado nos Estados Unidos nas últimas décadas. Essa impressão é reforçada pela incidência muito alta de *novos* casos de esquizofrenia reportados nos locais estudados pela ECA. Em resumo, nos Estados Unidos a esquizofrenia talvez tenha aumentado nos últimos anos, e pode ainda estar aumentando, em prevalência; isso contrastaria com a situação de vários outros países, nos quais a prevalência da esquizofrenia possivelmente estaria diminuindo.

A ESQUIZOFRENIA É DE ORIGEM RECENTE?

A história da esquizofrenia é peculiar, e tem gerado acirrado debate entre os estudiosos. De um lado, há os que afirmam que a "esquizofrenia tem existido ao longo da história. Há uma evidência definida apoiando a visão de que a esquizofrenia é uma doença antiga". Defensores desse ponto de vista citam figuras antigas, sânscritas, babilônias e bíblicas, como Nabucodonosor (que "comeu grama, igual aos bois" durante 7 anos) e Ezequiel (que tinha alucinações visuais e auditivas) em apoio às suas afirmações. Também alegam que, antes, os indivíduos com esquizofrenia eram mantidos em casa ou vistos como divinamente inspirados, e portanto não eram considerados doentes. Do outro lado (no qual me incluo), há os que reconhecem que de fato havia algumas pessoas que tinham dano cerebral (por exemplo, por lesões ou traumas no nascimento) ou doenças do cérebro (como epilepsia, sífilis ou encefalite viral) que podem ter produzido sintomas psicóticos, mas que a esquizofrenia com suas características alucinações auditivas e manifestação no início da fase adulta praticamente nunca foi descrita.

Um argumento mais forte pode ser defendido para a existência de alguns casos de esquizofrenia a partir do final da Idade Média. Em Londres, foram inaugurados alguns pequenos hospitais psiquiátricos, como o Bethlem Hospital (que deu origem ao termo *bedlam,* "confusão, pandemônio, maluquice"). O rei Henrique VI, que viveu de 1421 a 1471, ao que parece sofria de um transtorno similar à esquizofrenia. William Shakespeare escolheu Henrique VI como tema de sua primeira peça em 1591. Em *Hamlet* (1601), Shakespeare faz Hamlet fingir que é lunático e Ofélia enlouquece quando descobre que o pai dela foi morto pelo homem que ama. Nigel Bark defende enfaticamente que o Pobre Tom, personagem de *Rei Lear* (1605), tinha esquizofrenia, mas também admite que é possível que estivesse apenas fingindo estar louco. Um especialista em esquizofrenia afirma que a autobiografia de George Trosse, ministro inglês que, quando jovem, em 1656, apresentava delírios, alucinações auditivas e comportamento catatônico, traz uma descrição da esquizofrenia, mas outro especialista assevera que a psicose por excesso de álcool deve ter sido a causa mais provável dos sintomas de Trosse.

Casos esporádicos do que talvez fosse esquizofrenia continuaram aparecendo no início do século 18, mas eram notavelmente poucos em número. Passaram a aumentar no final desse século e depois, de repente, na virada para o século 19, a esquizofrenia surgiu em sua forma inconfundível. Ao mesmo tempo (ao que parece de modo independente), John Haslam na Inglaterra e Philippe Pinel na França, no início do século 19, descrevem casos que eram certamente de esquizofrenia. Esses casos foram seguidos por uma verdadeira enxurrada de descrições ao longo de todo o século 19, e também por evidências de que a esquizofrenia aumentava de frequência. Foi um início espetacular para uma doença. A publicação de Haslam em 1809 era uma segunda edição ampliada de seu livro de 1798, *Observations on Insanity*. É uma obra notável, com descrições de delírios, alucinações, alterações do pensamento e até relatos de anormalidades cerebrais colhidos após autópsia realizada em alguns pacientes. Suas descrições de casos não deixam dúvida de que estava se referindo ao que hoje chamamos de esquizofrenia. Em 1810, Haslam publicou uma descrição ampliada de um paciente com esquizofrenia, com o título "Ilustrações da Loucura: Exposição de um Caso Singular de Insanidade", o que sugere que tais casos eram incomuns naquela época.

A partir das observações de John Haslam e Philippe Pinel e até o final do século 19, havia discussões contínuas na Europa a respeito de se a insanidade estava em aumento e, nesse caso, por que razão. Já em 1829, Sir Andrew Halliday advertia que "o número de afligidos mais do que triplicou durante os últimos 20 anos", e em 1835 J. C. Prichard acrescentou que "o visível aumento está por toda parte, de modo que casos impactantes de insanidade são muito mais numerosos do que antes". Em 1856, na França, E. Renaudin publicou extensos dados demonstrando um aumento da insanidade, especialmente entre jovens adultos e em áreas urbanas, e no ano seguinte, na Inglaterra, John Hawkes escreveu: "Duvido que alguma vez na história do mundo, ou na experiência de eras passadas, tenha surgido um volume maior de insanidade que nos dias atuais". Por volta de 1873, Harrington Tuke advertiu que "uma grande onda de insanidade avança lentamente", e 3 anos mais tarde Robert Jamieson acrescentou que "o fenômeno mais notável de nossos tempos é o alarmante aumento da insanidade".

Aqueles que acreditavam que o aumento da insanidade era real ofereceram uma variedade de explicações possíveis, que iam desde a genética (por exemplo, os crescentes casamentos consanguíneos) e a crescente complexidade da civilização, até o aumento na masturbação, o abuso de álcool ou as viagens de trem. Aqueles que defendiam que o aumento não era real afirmavam que se tratava de um artefato estatístico, em razão do aumento na expectativa de vida de indivíduos com doença mental, parte de um movimento social para confinar pessoas perturbadas nas instituições, ou fruto da crescente industrialização, que fazia as pessoas saírem de suas casas para ir trabalhar e, portanto, as deixava sem condições de manter seus familiares doentes em casa. O Dr. Edward Hare na Inglaterra analisou esses argumentos detalhadamente e concluiu que o aumento da insanidade no século 19 provavelmente não era muito real. Mais recentemente, fui coautor de um livro, *The Invisible Plague,* sobre esse assunto, e também concluí que a insanidade realmente cresceu.

Nos Estados Unidos, a consciência de um possível aumento na insanidade parece ter tido lugar um pouco mais tarde em relação à Europa. O primeiro hospital americano exclusivo para doentes mentais foi inaugurado em Williamsburg, Virginia, em 1773, com 24 leitos, mas demorou mais de 30 anos para ficar com lotação total. Não foi aberto um hospital sequer nos 43 anos seguintes, entre 1773 e 1816, mas foram acrescentados 22 hospitais entre 1816 e 1846.

O gráfico a seguir ilustra o aumento per capita de pacientes em hospitais públicos de saúde mental nos Estados Unidos, de 1830 a 1950. O primeiro a soar o alarme a respeito do aumento da insanidade na América foi Pliny Earle, em 1852. Ele foi um dos fundadores da Associação Americana de Psiquiatria, e advertiu que a "insanidade é uma doença em crescimento". Em 1854, Edward Jarvis empreendeu em Massachusetts um extenso censo de pessoas insanas e ficou convencido de que seu número crescia; em 1871, Jarvis escreveu que "os sucessivos relatos, quaisquer que fossem as fontes ou meios de informação adotados, tendem todos a mostrar um crescente número de insanos". Em 1894, o superintendente do único hospital psiquiátrico público de Massachusetts acrescentou que "os insanos cresceram com o dobro da velocidade em comparação com a população em geral. Achamos esse atual acúmulo de insanos tão rápido quanto o de 50 anos atrás".

DESINSTITUCIONALIZAÇÃO: O BERÇO DA CATÁSTROFE

Durante a primeira metade do século 20, o número de pacientes em hospitais psiquiátricos públicos nos Estados Unidos aumentou três vezes e meia, de 144.653 em 1903 para 512.501 em 1950. O aumento per capita com base na população foi de quase duas vezes. O maior grupo de diagnóstico único foi o de pacientes com esquizofrenia. Mas o problema do aumento do número de pessoas com esquizofrenia recebeu pouquíssima atenção até a Segunda Guerra Mundial, quando dois eventos conspiraram para colocar a doença mental no centro do palco.

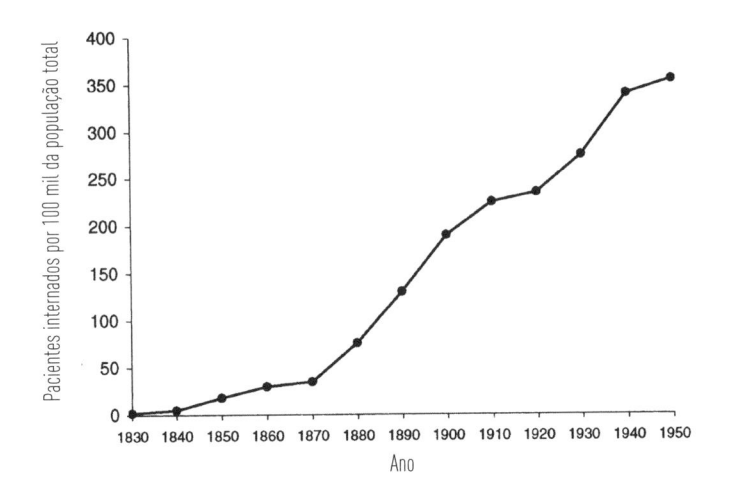

FIGURA 14.1. Pacientes internados em hospitais psiquiátricos públicos por 100 mil da população total dos EUA, 1830-1950

O primeiro evento foi o número extraordinariamente alto de homens jovens rejeitados para se alistar no serviço militar em razão de doença mental. O general Lewis B. Hershey, depondo em audiências na Câmara e no Senado após a guerra, afirmou que 856 mil homens, representando 18% de todos os possíveis alistados, haviam sido rejeitados em razão de doença mental. O segundo evento foi a designação de cerca de 3 mil objetores de consciência, que haviam se recusado a pegar em armas, e cumpriram o serviço militar alternativo em hospitais psiquiátricos do estado. Entre esses *"conchies"* [abreviação informal para *conscientious objectors*] como eram popularmente chamados, havia muitos jovens idealistas quakers, menonitas e metodistas, que ficaram chocados com as condições desumanas que encontravam nesses hospitais. Eles foram à imprensa, organizaram relatórios e testemunharam no Congresso a respeito dessas condições. Conta-se, por exemplo, que o Kentucky gastava apenas 146,11 dólares por paciente psiquiátrico hospitalizado *por ano.* E durante um período de 12 anos, no St. Elizabeths Hospital em Washington, D.C., conta-se que 20 pacientes haviam sido mortos por membros da equipe do hospital, e que "nenhuma condenação resultou desses casos".

Em 6 de maio de 1946, a revista *Life* publicou uma reportagem de 13 páginas expondo as condições dos hospitais psiquiátricos estatais intitulada "Bedlam 1946: Most U.S. Mental Hospitals Are a Shame and a Disgrace" ["Maluquice 1946: A maioria dos hospitais psiquiátricos americanos são uma vergonha e uma desonra"]. Era baseada em relatos de objetores de consciência e trazia fotos de pacientes nus vivendo em condições de absoluta falta de higiene. Naquele mesmo mês, a *Reader's Digest* trazia um resumo de uma nova novela de Mary Jane Ward intitulada *The Snake Pit,* que detalhava as terríveis experiências de uma mulher confinada num hospital psiquiátrico. Em setembro de 1946, Mike Gorman, um jovem repórter do *Daily Oklahoman,* publicou uma contundente série de artigos sobre os hospitais psiquiátricos públicos de Oklahoma (um trecho: "o refeitório faria o *Inferno* de Dante parecer um clube de campo"), que foi publicada como livro no ano seguinte. Em 1948, Albert Deutsch publicou *The Shame of the States,* baseado em visitas a hospitais psiquiátricos de 12 estados. Deutsch afirmava que "em algumas das alas havia cenas que rivalizavam em horror com os campos de concentração nazistas – centenas de pacientes mentais nus arrebanhados em imensas alas, como celeiros, infestadas de sujeira" e incluiu fotos para provar o que dizia. O problema dos doentes mentais na América foi gravado então na consciência e na sensibilidade da nação com uma força sem precedentes. O palco estava montado para a desinstitucionalização; e a introdução na década de 1950 da clorpromazina e da reserpina, primeiras drogas antipsicóticas eficazes, tornou isso viável. A eleição de John F. Kennedy como presidente em 1960 forneceu o impulso e os fundos para esvaziar os hospitais. A irmã mais nova dos Kennedy havia sido identificada publicamente como retardada mental, mas, como vimos no Capítulo 3, havia também desenvolvido esquizofrenia e sofrido uma lobotomia. Kennedy, portanto, defendia os mentalmente retardados e os doentes mentais e propunha a criação uma série de Centros de Saúde Mental da Comunidade [Community Mental Health Centers, CMHCs] financiados pelo governo federal, que, segundo se propunha, funcionariam como alternativas aos hospitais psiquiátricos estatais. Em sua apresentação da proposta dos CMHCs, Kennedy observou especificamente que "tem sido demonstrado que dois de cada três esquizofrênicos – nossa maior categoria de doentes mentais – podem ser tratados e dispensados num prazo de seis meses". Foi o lançamento de um *Titanic* psiquiátrico, o maior experimento social fracassado do século XX na América.

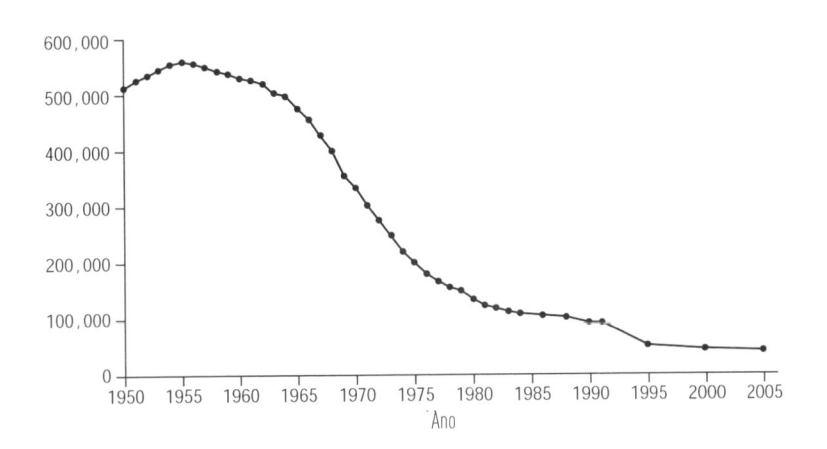

FIGURA 14.2. A magnitude da desinstitucionalização: número de pacientes em hospitais públicos de saúde mental, 1950–2005

É difícil compreender a magnitude da desinstitucionalização. Em 1955, havia 559 mil indivíduos com graves doenças mentais em hospitais psiquiátricos do estado. Em 2015, havia 35 mil. Com base no crescimento populacional da nação entre 1955 e 2010, de 166 milhões para 309 milhões, se houvesse hoje nos hospitais o mesmo número de pacientes per capita que havia em 1955, seu número total seria de 1.040.000. Isso significa que há cerca de 1 milhão de indivíduos que, se estivéssemos nas condições de 1955, seriam internos de hospitais psiquiátricos públicos, e que hoje vivem na comunidade. Isso significa também que *mais de 96% das pessoas que há 50 anos estariam nesses hospitais não estão hoje hospitalizadas.*

A vasta maioria desses indivíduos pode ter uma vida bem-sucedida fora do hospital *desde que* sejam fornecidos medicação e cuidados adicionais. Nesse sentido, a desinstitucionalização era e é uma ideia razoável e humana. Por que, então, se tornou esse desastre? Há seis razões principais:

1 *Falta de melhor compreensão das causas das doenças mentais graves.* Quando a desinstitucionalização foi iniciada no início da década de 1960, predominavam as ideias de Thomas Szasz [*Myth of Mental Illness*, 1961] e Ken Kesey [*One Flew Over the Cuckoo's Nest*, 1962]. Havia uma crença disseminada de que a hospitalização psiquiátrica *causava* a doença mental; e que assim que você dispensasse os pacientes, eles iriam viver felizes para sempre. Era uma visão romântica, mas em retrospecto, incorreta e notavelmente ingênua.

2 *Falha em transferir os recursos dos hospitais para os programas comunitários.* Apesar do massivo deslocamento de pacientes dos hospitais para a comunidade, isso não foi acompanhado por recursos de pessoal e medidas fiscais. No estado de Nova York, por exemplo, a população de pacientes dos hospitais públicos foi reduzida de 93 mil para 24 mil ao longo de 20 anos, mas durante o mesmo período nenhum hospital foi fechado e o número total de funcionários em hospitais públicos *aumentou* de 23.800 para 37 mil. Os principais obstáculos a transferir recursos foram os sindicatos e alguns políticos influentes de distritos rurais, onde o hospital público era o maior empregador.

3 *Fracasso dos Community Mental Health Centers (CMHCs).* O programa federal dos CMHCs, orçado em 3 bilhões de dólares, foi um fracasso desde o início. O Instituto Nacional de Saúde Mental oferecia orientações gerais muito vagas e praticamente nenhuma supervisão, e passou por cima dos departamentos estaduais de saúde mental, assegurando com isso que não haveria nenhuma cooperação entre os hospitais públicos e os CMHCs. Cerca de 5% dos 789 CMHCs com verbas federais assumiram a responsabilidade pelos pacientes dispensados dos hospitais, enquanto os CMHCs restantes evoluíram para centros de aconselhamento e psicoterapia para a família e para atendimento de problemas pessoais. Alguns CMHCs construíram piscinas e quadras de tênis com as verbas federais, e houve um CMHC da Flórida que recrutou pessoal com verba federal e chegou a contratar instrutores de natação.

4 *Advogados como forças destrutivas.* Entre 1965 e 1990, quando vinha sendo realizada a desinstitucionalização, o número de advogados na América aumentou de 296 mil para 800 mil, crescendo mais de quatro vezes mais rápido que a população em geral. Alguns dos advogados haviam lido o livro de Szasz, *Myth of Mental Illness,* e dedicaram suas carreiras a entrar com processos contra os estados para obter a liberação de pacientes dos hospitais públicos, tornando mais difícil sua hospitalização involuntária ou seu tratamento, e aprovando legislação nos estados para acelerar efetivamente a desinstitucionalização. Por meio do American Civil Liberties Union [Sindicato Americano das Liberdades Civis] e da Bazelon Center for Mental Health Law (antes conhecida como Mental Health Law Project) [Lei do Centro Bazelon de Saúde Mental, antes conhecida como Projeto de Lei Saúde Mental], esses advogados alcançaram suas metas. O número de gente mentalmente doente morando nas ruas, com liberdade de ser perpetuamente psicótica, é um testemunho vivo de seu sucesso.

5 *Indisponibilidade de profissionais de saúde mental.* Os subsídios federais para o treinamento de psiquiatras, psicólogos e assistentes sociais psiquiátricos começaram em 1948 e 20 anos mais tarde chegavam a 119 milhões de dólares por ano. Os subsídios estaduais eram ainda mais generosos. No entanto, eles foram treinados como profissionais de *saúde* mental, não de *doença* mental. Não se exigiu nenhuma prestação de serviço em retribuição por seu treinamento subsidiado com dinheiro público, portanto a grande maioria foi imediatamente para a prática privada de psicoterapia. Um levantamento de 1980 sobre praticantes particulares constatou que apenas 6% dos pacientes atendidos por psiquiatras e 3% dos atendidos por psicólogos haviam sido alguma vez hospitalizados por doença mental. Para a maioria dos indivíduos desinstitucionalizados que sofria de esquizofrenia e outras graves doenças mentais, não havia profissionais disponíveis.

Diante desses equívocos, não surpreende assistir ao grande fracasso da desinstitucionalização. Consequências como acabar morando na rua, ser preso, sofrer violência, vitimização, ir parar em alojamentos precários, ficar indo de um lado para outro sem conseguir resolver sua situação, contar com poucos profissionais, receber tratamento mínimo – tudo isso era inteiramente previsível. Eu poderia pedir ao indivíduo de pensamento mais desorganizado para montar um esquema de desinstitucionalização, e aposto que sua solução seria melhor que a que temos.

A quem devemos culpar? Culpar políticos conservadores, especialmente o ex-presidente Reagan, tornou-se a alternativa politicamente correta, mas é, factualmente, a resposta incorreta que costuma ser dada por profissionais de saúde mental. Na realidade, o desastre da desinstitucionalização ocorreu sob cinco presidentes democratas (Kennedy, Johnson, Carter, Clinton e Obama) e seis republicanos (Nixon, Ford, Reagan, Bush, Bush e Trump). A *real* culpa pelo fracasso da desinstitucionalização recai diretamente nos ombros de psiquiatras, psicólogos, assistentes sociais psiquiátricos, defensores e autoridades federais e estaduais, que foram e continuam sendo responsáveis por isso.

QUAL O CUSTO DA ESQUIZOFRENIA?

Formular uma pergunta a respeito do custo da esquizofrenia é, sob determinado aspecto, algo sem sentido. Qualquer um que tenha familiaridade com a esquizofrenia sabe que sua magnitude e sua tragédia estão anos-luz além de qualquer cálculo em dólares e centavos. Ao mesmo tempo, porém, vivemos em uma sociedade que tem recursos finitos, e quer isso nos agrade ou não, pensar em termos de custo-benefício faz parte da forma de melhor alocar esses recursos. O processo de tomada de decisão é um processo político, no qual – seja de modo explícito ou implícito – são formuladas questões como as seguintes: Quanto a doença custa? Quanto dinheiro podemos poupar encontrando tratamentos melhores? Qual a relação custo-benefício de aplicar mais em fundos de pesquisa sobre a doença? Tais questões se apresentam a nós, então é importante definir o custo da esquizofrenia.

O custo da esquizofrenia, como o de qualquer doença, pode ser calculado de diversas maneiras. Pode-se avaliar o custo econômico de tratar um único caso da doença. Ou pode-se somar os custos para tratar de todos os casos conhecidos. A perda de salários em razão da doença pode ser adicionada a isso, assim como o custo do apoio social (por exemplo, casa e comida, programas de reabilitação) necessário para manter a pessoa funcionando por vários anos. O custo de tratar a esquizofrenia pode também ser comparado ao custo do tratamento de outras doenças, como as cardíacas. Finalmente, e isto é o mais difícil, pode-se considerar ainda o custo não econômico da esquizofrenia.

O custo de tratar a esquizofrenia nos casos em que a pessoa se recupera completamente não é extravagante comparado ao custo de outras doenças graves. A pessoa geralmente requer hospitalização por algumas semanas e depois medicação por vários meses. No entanto, se ela não faz parte daquele um quarto de pacientes afortunados que se recuperam totalmente (ver Capítulo 4), então os custos se multiplicam rapidamente.

Têm sido realizadas estimativas do custo dos cuidados diretos para tratar de um caso isolado. Por exemplo, o de Sylvia Frumkin, a mulher descrita no livro de Susan Sheehan, *Is There No Place On Earth for Me?* [*Não há lugar na terra para mim*]. Ao longo de 18 anos, ela foi internada 27 vezes em hospitais, por esquizofrenia. O custo total de seus cuidados foi estimado em 1984 em 636 mil dólares, o que incluía apenas hospitalizações, casas de passagem e casas de adoção. Não incluiu custos de medicação após a saída do hospital, serviços em pronto-socorro, cuidados gerais de saúde, serviços sociais, custos de serviços legais necessários para reencaminhá-la ao hospital, outros custos legais, custos em tribunais, salários perdidos, ou mesmo custos diretos assumidos pela família da senhorita Frumkin. Fiz um cálculo aproximado dos custos dos cuidados diretos para a minha irmã, que teve esquizofrenia por mais de 53 anos e exigiu hospitalização por longos períodos; só os custos diretos dos cuidados para a sua hospitalização nos hospitais psiquiátricos do estado de Nova York durante esse tempo totalizaram mais de 3 milhões de dólares. Esses custos, acredito, não são incomuns para pessoas com esquizofrenia grave.

Uma das principais razões pelas quais a esquizofrenia é uma doença tão cara é que ela costuma começar no início da fase adulta e muitas vezes dura até a morte, 50 ou mais anos mais tarde. As pessoas que contraem a doença foram criadas e educadas durante a infância e adolescência, com todos os custos associados, apenas para se tornarem incapacitadas bem na hora em que se esperava que se tornassem membros da sociedade capazes de dar sua contribuição à economia. A maior parte dos 2,6 milhões de pessoas com essa doença continua a requerer serviços, como ocasional hospitalização, casas de passagem, renda subsidiada, custos de tribunais, serviços sociais, serviços psiquiátricos como pacientes ambulatoriais, e assim por diante. Pessoas com esquizofrenia adoecem quando ainda não ultrapassaram seus anos economicamente mais produtivos, ao contrário do que ocorre com pacientes da doença de Alzheimer, por exemplo. E tampouco morrem relativamente rápido, como muitos pacientes com câncer. Se um economista demoníaco de outro planeta tentasse conceber uma doença capaz de obrigar nossa sociedade a arcar com o máximo de custos, não poderia conceber algo melhor que a esquizofrenia. Em termos econômicos, ela é um fracasso triplo: a sociedade tem que criar e educar uma pessoa destinada a se tornar afetada pela doença, a maioria das pessoas com esquizofrenia é incapaz de dar uma contribuição econômica à sociedade, e ao mesmo tempo muitas delas geram custos pelos serviços que exigem da sociedade pelo resto de suas vidas.

O custo da esquizofrenia também foi comparado ao de outras doenças. Na Austrália, os custos diretos e indiretos da doença foram comparados aos dos infartos. Embora na Austrália os infartos afetem 12 vezes mais pessoas que a esquizofrenia, os custos totais, diretos e indiretos, em cada caso de esquizofrenia são seis vezes maiores que os dos infartos. Esses custos não incluem despesas com pensões da Previdência Social, que, pelo fato de as pessoas com esquizofrenia viverem mais tempo que as que infartam, tornariam essa disparidade ainda maior.

O imenso custo econômico da esquizofrenia remete diretamente à questão dos benefícios econômicos de realizar pesquisas sobre a doença. A esquizofrenia é uma das doenças menos pesquisadas no mundo ocidental. No estudo australiano citado há pouco, por exemplo, constatou-se que a pesquisa da esquizofrenia recebe apenas um 14 avos dos fundos aplicados na pesquisa sobre infartos. Em termos dos custos relativos dessas doenças para a sociedade, trata-se de uma alocação estúpida de fundos de pesquisa, do ponto de vista econômico. Nos Estados Unidos, em 1984, calculou-se que se as descobertas de pesquisa conseguissem reduzir o custo da esquizofrenia em apenas 10% por volta de 1998, seria possível poupar no acumulado da década seguinte um total de US$ 180 bilhões.

Do ponto de vista de uma política pública, portanto, seria sensato gastar mais dinheiro pesquisando as causas e o tratamento da esquizofrenia. O fardo da esquizofrenia para os pagadores de impostos é substancial; isso foi observado já em 1855 pela Comissão do Massachusetts sobre Loucura [Massachusetts Commission on Lunacy], que afirmava:

> Seja qual for a maneira pela qual sejam encarados, esses lunáticos são um fardo para a comunidade. Os que são curáveis dentro do seu limitado período de doença, e os incuráveis pelo resto de suas vidas, não só param de produzir, como comem o pão que não ganham, e consomem a substância que não criam, recebendo seu sustento do tesouro da comunidade.

No entanto, os maiores custos da esquizofrenia são os não econômicos, tanto para aqueles que têm a doença como para suas famílias. Esses custos são incalculáveis. Eles incluem os efeitos de crescer normalmente até o início da fase adulta para então ser diagnosticado com uma doença cerebral que pode durar pelo resto da vida. Esperanças, planos, expectativas e sonhos são de repente interrompidos. A paralisia cerebral e a síndrome de Down são tragédias para as famílias dos recém-nascidos; câncer e doença de Alzheimer são tragédias para as famílias dos idosos. Mas não há doença conhecida que tenha custos não econômicos tão altos quanto a esquizofrenia. É a doença mais custosa de todas.

LEITURAS ADICIONAIS RECOMENDADAS

CLOUTIER, M. *et al.* The Economic Burden of Schizophrenia in the United States in 2013. *Journal of Clinical Psychiatry*, v. 77, p. 764–771, 2016.

GELLER, J. L. Excluding Institutions for Mental Diseases from Federal Reimbursement for Services: Strategy or Tragedy? *Psychiatric Services*, v. 51, p. 1397–1403, 2000.

HARE, E. Was Insanity on the Increase? *British Journal of Psychiatry*, v. 142, p. 439–455, 1983.

ISAAC, R. J.; ARMAT, V. C. *Madness in the Streets*. Nova York: Free Press, 1990.

JAMES, D. J.; GLAZE, L. E. *Mental Health Problems of Prison and Jail Inmates*. Washington, D.C.: U.S. Department of Justice, 2006.

MCGRATH, J. J. Myths and Plain Truths about Schizophrenia Epidemiology – the NAPE Lecture 2004. *Acta Psychiatrica Scandinavica*, v. 111, p. 4–11, 2005.

SAHA, S. *et al.* A Systematic Review of the Prevalence of Schizophrenia. *PLoS Medicine*, v. 2, p. 141, 2005.

TORREY, E. F. *Nowhere to Go*: The Tragic Odyssey of the Homeless Mentally Ill. Nova York: Harper and Row, 1988.

TORREY, E. F. *Out of the Shadows*: Confronting America's Mental Illness Crisis. Nova York: John Wiley and Sons, 1997.

TORREY, E. F. *Schizophrenia and Civilization*. Nova York: Jason Aronson, 1980; TORREY, E. F.; MILLER, J. *The Invisible Plague*: Rising Insanity from 1750 to the Present. New Brunswick, N.J.: Rutgers University Press, 2001.

TORREY, E. F. *The Insanity Offense*: How America's Failure to Treat the Seriously Mentally Ill Endangers Its Citizens. Nova York: W. W. Norton, 2012. Edição revista em brochura.

TORREY, E. F. *American Psychosis*: How the Federal Government Destroyed the Mental Illness Treatment System. Nova York: Oxford University Press, 2014.

WU, E. Q. *et al.* The Economic Burden of Schizophrenia in the United States in 2002. *Journal of Clinical Psychiatry*, v. 66, p. 1122–1129, 2005.

CAPÍTULO 14
Defesa dos direitos de pessoas com esquizofrenia

E, uma vez mais, podemos dizer que estamos certos em pleitear em favor dessa classe, porque eles não têm como se defender. É um dos males da insanidade que ninguém se digne a dar-lhe ouvidos, que ela não consiga dar a conhecer o que quer. Ela ri em horrenda hilaridade, enquanto carvões em brasa povoam sua cabeça. Encolhe-se e estremece diante dos fantasmas que ela própria cria. Senta-se em mórbido silêncio enquanto a doença carcome sua vida. Os insanos não pedem por eles, mas será que cada coração generoso não sente maior compaixão ainda ao lembrar desse seu desamparo?

Robert Waterston, 1843

Eles dizem, "Não há o que fazer aqui!"
Eu replico, "Essas palavras não constam do vocabulário que eu adoto!"

Dorothea Dix, 1848

Dorothea Dix foi uma defensora extremamente eficaz das pessoas com graves doenças mentais. Ela ia até asilos de pobres e cadeias para testemunhar suas atrozes condições. Enfatizava que pessoas mentalmente doentes não são casos perdidos, que podem funcionar muito melhor se receberem cuidados adequados e condições de vida humanas. Ela depôs em inúmeras câmaras estaduais e comissões de investigação, sempre ressaltando as consequências da falta de cuidados psiquiátricos para os indivíduos. Ela confrontou e constrangeu autoridades, desde funcionários locais a governadores, acusando-os publicamente de não cumprirem suas funções. Mais importante, nunca aceitou um "não" como resposta.

Dorothea Dix tem muito a nos ensinar hoje. Embora nem todo paciente e membro da família consiga alcançar sua estatura como defensora, todos podemos fazer algum trabalho para melhorar a vida das pessoas com esquizofrenia. Se decidirmos fazer, é útil ter em mente os quatro princípios gerais a seguir.

 ## OS QUATRO PRINCÍPIOS PARA UM DEFENSOR

1 Domine bem os fatos da situação. A credibilidade vem dos fatos, não meramente de emoções.

2 Muitas pessoas com esquizofrenia se tornam excelentes defensores no empenho de melhorar os serviços. Nada substitui a credibilidade que advém do fato de ter tido esquizofrenia ou outro transtorno mental grave.

3 Coloque tudo por escrito, incluindo um resumo de seus encontros com autoridades. Envie cópias a todas as partes envolvidas. Autoridades podem negar que ouviram você dizer algo, mais é muito mais difícil negar se tiverem recebido sua carta e você tiver cópia dela.

4 Tenha cuidado para não ser cooptado. Políticos são especialistas em concordar verbalmente com as pessoas e depois não fazer nada. Julgue as autoridades públicas pelo que fazem, não pelo que dizem. Não aceite migalhas, quando o necessário é uma refeição completa de sete pratos.

EDUCAÇÃO DO PÚBLICO

Uma das principais razões pelas quais os serviços e a pesquisa relativos à esquizofrenia têm sido tão negligenciados é que a maioria das pessoas não compreende a doença. O número de pessoas que ainda acreditam, por exemplo, que a esquizofrenia é uma "divisão de personalidade" é alarmantemente alto. Não devemos esperar que os legisladores ou o público em geral apoiem a melhoria dos serviços ou a pesquisa, a não ser que nos disponhamos a ajudar a educá-los. A educação, portanto, é uma das tarefas mais importantes para nós todos, e são vários os grupos que precisam ser educados.

O que você pode fazer como um defensor:

- Criar um serviço de porta-voz e se oferecer para falar em organizações de serviços à comunidade (como a Kiwanis, o Lions, o Rotary), em reuniões de escola e de companhias locais. O senhor e a senhora Ron Norris, em Wilmington, Delaware, convenceram a Du Pont Corporation a financiar a realização de um filme para ser usado nessas apresentações. É intitulado *When the Music Stops* [*Quando a música para*] e tem 20 minutos de duração.

- Organizar uma campanha educativa. Por exemplo, um grupo de famílias criou "Nothing to Hide: Mental Illness in the Family" ["Nada a esconder: a doença mental na família"], uma exposição de fotos e entrevistas com 20 famílias afetadas por doenças mentais graves.

- As escolas são um terreno particularmente fértil para a educação. Várias aliadas estaduais da NAMI têm desenvolvido grupos de trabalho voltados para as escolas. Por exemplo, em 1993, a NAMI do estado de Nova York criou um plano de aulas sobre doença mental, e o enviou aos coordenadores da área de saúde de cada escola distrital do estado, solicitando que os membros locais da NAMI incentivassem o coordenador de saúde a usá-lo.

- Pessoas do clero estão entre as primeiras a serem consultadas por indivíduos com esquizofrenia e suas famílias, portanto são aliados naturais. Ofereça-se para fazer uma palestra sobre esquizofrenia à congregação. Grupos religiosos são os principais provedores de cuidados para a população em situação de rua com doenças mentais, já que operam na maioria dos albergues públicos; por isso, têm consciência do grande número de indivíduos com esquizofrenia e são potenciais aliados muito fortes nesses esforços de defesa.

- Entre em contato com diretores de jornais e de estações de rádio e TV locais. Incentive-os a dar maior cobertura aos problemas de pessoas com graves doenças mentais (por exemplo, com uma reportagem sobre um albergue em más condições). Eduque-os a respeito da esquizofrenia e de transtorno bipolar. Peça que falem em alguma reunião de seu grupo de apoio.

- Eduque profissionais de saúde mental em treinamento oferecendo-se para fazer apresentações em escolas e faculdades de enfermagem e de assistência social, departamentos de psicologia de universidades, faculdades de medicina e programas de treinamento em residência psiquiátrica.

- Inicie um diálogo entre seu grupo e a sociedade psiquiátrica local. Peça que façam uma apresentação ao seu grupo e coloque-se à disposição para fazer outra no grupo deles. A partir disso, ambos terão uma compreensão melhor dos problemas de cada um e podem sugerir ideias para se ajudarem mais.

- Eduque os advogados e juízes a respeito da esquizofrenia. Solicite um tempo para fazer uma apresentação na reunião mensal da associação local de advocacia e ofereça-se para dar uma aula na faculdade de direito.

- Ofereça-se para fazer uma apresentação aos estagiários de polícia. Policiais costumam ter contato frequente nas ruas com indivíduos com esquizofrenia; quanto mais bem informados estiverem, mais condições terão de dar um enfoque mais humano aos serviços que prestam.

- Em todos os esforços educativos, utilize sempre que possível pacientes bem informados. Eles geram muito mais credibilidade com os leigos do que membros da família ou profissionais de saúde. É o que se poderia esperar – afinal, sabem na pele do que se trata.

REDUZIR O ESTIGMA

Reduzir o estigma associado à esquizofrenia e a outras doenças mentais é uma tarefa de Sísifo – ou seja, toda vez que você começa a fazer algum progresso, a pedra rola de novo montanha abaixo e você tem que recomeçar. O que leva a pedra montanha abaixo repetidas vezes são os episódios de violência cometidos por indivíduos com esquizofrenia ou outros transtornos psiquiátricos graves.

Como observado no Capítulo 13, estudos realizados tanto nos Estados Unidos quanto na Europa demonstraram que os episódios de violência são a maior causa isolada da estigmatização de indivíduos com doença mental. Tais estudos sugerem que será extremamente difícil reduzir esse estigma em relação a indivíduos com doenças mentais até que os episódios de violência diminuam. Isso não foi amplamente reconhecido por alguns grupos defensores, que preferem negar que esses episódios de violência existem, ou que sugerem à mídia não dar-lhes destaque. Essa é a atitude tradicional do avestruz, que na realidade mantém o problema fora da vista de todos, mas ao mesmo tempo deixa expostas partes importantes do corpo.

Portanto, a melhor coisa que os defensores podem fazer para reduzir o estigma é apoiar as tentativas voltadas a diminuir a violência. Uma parte importante dessas tentativas é usar o tratamento assistido em indivíduos com doença mental grave, com consciência limitada de sua doença e que já tenham demonstrado predisposição à violência. O Dr. Richard Lamb defendeu esse ponto de vista em um editorial ao afirmar: "Podemos reduzir o estigma fazendo o que precisa ser feito para assegurar que pessoas com grave doença mental que refutam o tratamento recebam esse tratamento do qual tão evidentemente precisam". Declarar que você está trabalhando para reduzir o estigma e ao mesmo tempo opor-se a todo tratamento assistido é simplesmente identificar-se como um admirador de Sísifo.

Outra estratégia para reduzir a estigmatização da esquizofrenia foi adotada no Japão. A Sociedade Japonesa de Psiquiatria e Neurologia mudou oficialmente o termo indicativo de esquizofrenia, de *Seishin-Bunretsu-Byo* (literalmente "doença da divisão da mente") para *Togo-Shitcho-Sho* ("transtorno de integração"). Em estudo de 2009 reportou que o antigo termo ficava associado a "criminosos" na mente dos japoneses, e que o novo termo reduzia isso significativamente. No entanto, estudos subsequentes sobre o efeito da mudança em 2015 e 2016 reportaram que teve um efeito muito modesto em reduzir a associação da esquizofrenia com periculosidade e um pequeno efeito geral na cobertura jornalística. Houve também propostas nos Estados Unidos para mudar o termo *esquizofrenia* e adotar, por exemplo, *doença de Haslam* ou *doença de Pinel*, já que Haslam e Pinel foram os primeiros a descrever claramente a esquizofrenia no início do século 19 (ver Capítulo 13). Até o momento, tais esforços não produziram nenhum resultado.

COMO ORGANIZAR A DEFESA

Seus esforços como defensor serão mais eficazes se você contar com um grupo bem organizado e forte. Ter um bom número de membros ajuda, mas na realidade a defesa efetiva, na maioria das organizações, costuma ser feita por um pequeno número de seus membros. Indivíduos com esquizofrenia, irmãos, filhos de indivíduos mentalmente doentes, esposos, pais, avós, amigos e profissionais de saúde mental interessados podem desempenhar papéis importantes. Considerando o enorme número de indivíduos com esquizofrenia que temos espalhados pelo mundo, uma coalizão delas, de suas famílias e amigos, deve em tese ser capaz de conseguir praticamente qualquer coisa. Para isso, porém, é necessário tirar essas pessoas "do armário" e colocá-las na rua. Algumas sugestões para isso são expostas a seguir:

- Aumente o número de membros de seu grupo de apoio local. Deixe folhetos de seu grupo com todos os profissionais de doenças mentais da sua região. Distribua esses folhetos também para os representantes da indústria farmacêutica que visitam médicos. Deixe filipetas no para-brisas dos carros estacionados na ala de visitantes do hospital público local. Coloque notas nos murais de avisos da comunidade, nos boletins de igrejas e nos jornais de empresas e nos jornais locais. Um grupo da NAMI persuadiu uma rede de varejo a imprimir o nome do grupo e o número de telefone nos pacotes de leite. Outro grupo convenceu a companhia telefônica a incluir informação sobre o grupo nas contas de telefone.

- Organize grupos de apoio especiais para irmãos, filhos de indivíduos mentalmente doentes, esposos e esposas, pais de crianças com graves doenças mentais, entre outros indivíduos afetados.

- Solicite a ajuda dos indivíduos que administrem albergues e abrigos locais e de funcionários responsáveis pela aplicação da lei, como policiais, delegados, agentes carcerários e oficiais de justiça que cuidam da liberdade condicional. Essas pessoas têm clara consciência da falha dos serviços públicos em relação a indivíduos com graves doenças mentais. São excelentes aliados potenciais.

- Agregue a assistência de grupos civis locais que estejam também envolvidos com problemas de indivíduos com grave doença mental. Por exemplo, alguns Kiwanis Clubs têm sido muito úteis, e a Liga das Mulheres Votantes de Illinois empreendeu um grande levantamento dos serviços para indivíduos mentalmente doentes.

- Utilize as ideias de defesa que constam dos sites do Apêndice B.

- Se *nada* do indicado acima se mostrar adequado às suas aptidões ou capacidades, e você ainda quiser ajudar, ainda resta uma coisa que você pode fazer. Como mostra o filme *Network,* quando você não suporta mais as condições existentes, pode inclinar o corpo para fora da janela e gritar bem alto: "Eu estou louco da vida e não vou suportar isso nem mais um minuto!" Depois de fazer isso, você será obrigado a explicar aos seus vizinhos o que está acontecendo, e várias famílias ficarão desse modo informadas sobre a esquizofrenia.

Os serviços para indivíduos com esquizofrenia e outras graves doenças mentais provavelmente não irão melhorar a não ser que um número suficiente de indivíduos fique indignado com a situação atual e se organize. Pessoas com esquizofrenia continuarão sendo cidadãos de quarta classe, levando vidas obscuras, com frequência sendo evitados, ignorados e negligenciados. Continuarão sendo, nas palavras da Comissão de Saúde Mental do ex-presidente Jimmy Carter, "uma minoria entre as minorias. São os mais estigmatizados entre os doentes mentais. No aspecto político e no aspecto econômico são impotentes e raramente têm voz própria. São totalmente desprovidos de direitos". Os loucos só serão libertados de fato quando aqueles de nós que tiveram a sorte de escapar da doença mostrarem o quanto somos realmente loucos.

Para concluir, nada melhor do que citar as linhas finais do envolvente livro de R. Walter Heinrichs, *In Search of Madness: Schizophrenia and Neuroscience.* Heinrichs, depois um valente embate com o *corpus* integral de dados das pesquisas recentes sobre esquizofrenia, conclui que, até que tenhamos resolvido o problema, nossa obrigação é prover os melhores cuidados possíveis àqueles que sofrem da doença:

> A esquizofrenia é a falha urdida no tecido da vida de uma criança. É a ferida que se abre de repente no corpo secreto da mente, a hemorragia de sentido disfarçada de sabedoria. É a voz inteligente, cantando mentiras. É a doença da imaginação, além da imaginação; além do conforto da memória, além do alcance do carinho humano e da esperança de segurança. É a doença que conspira contra o amor. É a doença que obriga aquilo que é íntimo e aquilo que é alheio a estranhas uniões. É a doença que vem e vai em uma maré química e deixa um rastro de tristeza violenta e um desejo de prazeres das trevas. O futuro talvez traga as respostas que no passado nos fugiram, respostas que levem às suas causas e à sua cura. Enquanto isso, a loucura está entre nós e diminuirá na extensão em que nos dedicarmos a cuidar daqueles que são obrigados a suportá-la.

LEITURAS ADICIONAIS RECOMENDADAS

JAFFE, D. J. *Insane Consequences*: How the Mental Health Industry Fails the Mentally Ill. Amherst, Nova York: Prometheus Books, 2017.

TORREY, E. F. *Out of the Shadows:* Confronting America's Mental Illness Crisis. Nova York: John Wiley and Sons, 1997.

TORREY, E. F. Stigma and Violence: Isn't It Time to Connect the Dots? *Schizophrenia Bulletin*, v. 37, 892–896, 2011.

TORREY, E. F. *The Insanity Offense*: How America's Failure to Treat the Seriously Mentally Ill Endangers Its Citizens. Nova York: W. W. Norton, 2012. Edição em brochura.

TORREY, E. F. *et al. A Federal Failure in Psychiatric Research*: Continuing NIMH Negligence in Funding Sufficient Research on Serious Mental Illnesses. Arlington, Va.: The Treatment Advocacy Center, 2003.

TORREY, E. F. *American Psychosis*: How the Federal Government Destroyed the Mental Illness Treatment System. Nova York: Oxford University Press, 2014.

Apêndice A: Uma lista comentada dos melhores e dos piores livros sobre esquizofrenia

OS MELHORES

Os livros a seguir, listados em ordem alfabética por autor, são úteis para se familiarizar com todas as fases da esquizofrenia. Alguns estão fora de catálogo, mas podem ser encontrados exemplares usados na internet ou em bibliotecas. Assinalei com um asterisco os que achei especialmente úteis. Com raras exceções, não incluí relatos ficcionais. Além desses livros, há também bons manuais profissionais para indivíduos que desejem leituras mais especializadas. Entre eles cito: J. Lieberman e R. Murray (Ed.), *Comprehensive Care of Schizophrenia* (Londres: Martin Dunitz, 2000); P. F. Buckley e J. L. Waddington (Ed.), *Schizophrenia and Mind Disorders* (Boston: Butterworth Heinmann, 2000); S. R. Hirsch e D. R. Weinberger, *Schizophrenia* (Oxford: Blackwell Science, 2001); P. B. Jones e P. F. Buckley, *Schizophrenia* (Londres: Mosby, 2003); M. F. Green, *Schizophrenia Revealed: From Neurons to Social Interaction* (Nova York, Norton, 2003); J. A. Lieberman, T. S. Stroup e D. O. Perkins (Ed.), *Essentials of Schizophrenia* (Washington, D.C.: American Psychiatric Press, 2012); R. Reddy e M. Keshavan, *Schizophrenia: A Practical Primer* (Abingdon, Inglaterra: Informa Healthcare, 2006); K. Mueser e D. V. Jeste, *Clinical Handbook of Schizophrenia* (Nova York: Guilford

Press, 2008); R. Freedman, *The Madness Within Us: Schizophrenia as a Neuronal Process* (Nova York: Oxford University Press, 2010).

ADAMEC, Christine. *How to Live with a Mentally Ill Person: A Handbook of Day-to-Day Strategies.* Nova York: John Wiley, 1996. Este é um livro consistente e prático sobre o que fazer para ajudar indivíduos com esquizofrenia, de uma escritora profissional cuja filha desenvolveu a doença. Adota uma abordagem positiva, do tipo "animadora de torcida", "para energizá-lo e dar-lhe a esperança de que necessita". Traz inúmeras sugestões práticas, como um modelo de "Formulário de Informações sobre Crises", a ser preparado com antecedência para o caso de internações de emergência ou se você tiver que chamar a polícia. A autora enfatiza a importância de aceitar a doença e seguir em frente, de não ficar empacado pelo "mito da pessoa 'de antes'" ou pelo "fantasma do passado do paciente".

ALEXANDRA, Christina. *Five Lost Years: A Personal Exploration of Schizophrenia.* Roseville, Calif.: Day Bones Press, 2000. Este é um relato em primeira pessoa de uma jovem que experimentos vários episódios psicóticos e subsequentes hospitalizações, uma delas por 18 meses. É bem escrito, como uma série de vinhetas curtas que dão ao leitor uma dimensão das experiências interiores da autora. No final, ela se recupera e se torna uma cristã renascida.

*AMADOR, Xavier. *I Am Not Sick, I Don't Need Help.* Peconic, N.Y.: Vida Press, 2011. Um livro muito importante, o primeiro a tentar lidar com a gigantesca questão que atropela as famílias de indivíduos com esquizofrenia: por que a pessoa doente não toma a medicação? Amador, um psicólogo que tinha um irmão com esquizofrenia, produziu pesquisa pioneira sobre anosognosia, também conhecida como visão interior, *insight* ou consciência da doença. Ele combina habilmente pequenos episódios clínicos com erudição, e a mistura é instrutiva. Mais importante, Amador oferece a famílias e profissionais de saúde mental um plano concreto, passo a passo, para melhorar a consciência da pessoa a respeito da própria esquizofrenia. Pode não funcionar todas as vezes, mas vale a pensa ser experimentado antes de precisar recorrer à hospitalização compulsória e às várias formas de tratamento assistido.

BACKLAR, Patricia. *The Family Face of Schizophrenia: Practical Counsel from America's Leading Experts.* Los Angeles: Tarcher, 1994. "Ser membro da família de alguém com esquizofrenia é um trabalho difícil. Ninguém nunca se candidata a trabalhos desse tipo e não há uma descrição padrão das aptidões que ele exige". Isso resume bem este livro, que traz sete histórias verdadeiras sobre esquizofrenia, cada uma seguida pelo comentário de um profissional (dois psiquiatras, dois psicólogos, uma enfermeira psiquiátrica, uma assistente social e um advogado). É um formato incomum, mas funciona surpreendentemente bem.

*BARTÓK, Mira. *The Memory Palace: A Memoir.* Nova York: Free Press, 2011. A autora é escritora de livros infantis e escreveu um livro de memórias por ter sido criada por uma mãe com esquizofrenia. É ao mesmo tempo assustador e profundamente emotivo, um lembrete do quanto pode ser difícil essa condição para uma criança e do pouco que podemos fazer para protegê-la. Mira em última instância precisou mudar de nome e cortar todo contato com a mãe durante 17 anos, reconciliando-se com ela apenas quando a mãe, moradora de rua, estava prestes a morrer. Mesmo então, a autora admite que "na minha mente ela ainda era a mulher maluca vagando pela rua atrás de você pra tacar fogo no seu cabelo com um fósforo".

BERNHEIM, Kayla F.; LEWINE, Richard R. J.; BEALE, C. T. *The Caring Family: Living with Chronic Mental Illness.* Nova York: Random House, 1982. Embora tenha sido um dos primeiros livros escritos para membros da família de alguém com uma grave doença mental, sua mensagem é tão útil hoje quanto foi na época de sua publicação. Os autores discutem reações comuns, como culpa, vergonha, medo, raiva e desespero, e dão sugestões para lidar com elas. O livro discute a "doença mental crônica" como um todo e não coloca foco específico na esquizofrenia; de todo modo, sua discussão da dinâmica entre o indivíduo e a família como consequência da doença com certeza se aplica.

BUTTON, Margo. *The Unhinging of Wings*. Lantzville, British Columbia, Canadá: Oolichan Books, 1996. Esta é uma notável coletânea de 66 poemas escritos por Margo Button a respeito do filho, afligido por esquizofrenia, que cometeu suicídio aos 27 anos de idade. Vários dos poemas já haviam sido publicados em revistas literárias, e a coletânea é um registro pungente e comovedor.

> Agora sei que não há a quem culpar,
> a não ser o impassível deus
> Que dispara balas
> a esmo pelo cérebro.

O prefácio do livro é do Dr. Michael Smith, vencedor em 1993 do Prêmio Nobel de Química e que doou o dinheiro da premiação para a pesquisa sobre esquizofrenia.

COCKBURN, Patrick; COCKBURN, Henry. *Henry's Demons: Living with Schizophrenia, a Father and Son's Story*. Nova York: Scribner's, 2011. Patrick Cockburn é um jornalista britânico e escreveu um relato sobre a esquizofrenia de seu filho. Alguns capítulos são uma contribuição do filho. É um relato muito bem escrito sobre como tanto o pai quanto o filho tentam lidar com a doença, que afetou profundamente a ambos.

CUTTING, John; CHARLISH, Anne. *Schizophrenia: Understanding and Coping with the Illness*. Londres: Thorsons, 1995. Escrito por um respeitado pesquisador da esquizofrenia e uma jornalista, o livro teve boa aceitação na Inglaterra por familiares de quem sofre de esquizofrenia. As descrições dos sintomas pelos próprios pacientes são um destaque especial (por exemplo, "Parece que estou vazio por dentro. Nada mais me toca. É como se eu fosse um objeto sem emoções, sem necessidade de fazer nada".). As seções sobre o diagnóstico da esquizofrenia também são muito boas.

DELISI, Lynn E. *100 Questions and Answers about Schizophrenia: Painful Minds.* Sudbury, Mass.: Jones and Bartlett, 2016. Escrito por um veterano pesquisador de esquizofrenia, é uma primeira abordagem útil, estruturada como uma centena de perguntas e respostas. Com isso, fica fácil para o leitor ir direto à informação que procura.

*DEVESON, Anne. *Tell Me I'm Here.* Nova York: Penguin Books, 1992. Este é um relato muito bem escrito sobre a esquizofrenia de um filho, pelo olhar de sua mãe. Deveson é radialista e produtora de filmes, bem conhecida pelo público australiano, e o relato dela da doença do filho permitiu que muitas famílias australianas com um membro com grave doença mental viessem a público. Sua história, por ser real, é mais assustadora que a pior história de horror ficcional. Deveson capta com muita habilidade os vários tons e nuances da tragédia ao qual damos o nome de esquizofrenia. Este é um dos melhores livros.

DOBBINS, Carolyn. *What a Life Can Be: One Therapist's Take on Schizo-Affective Disorder.* Dundas, Ontario: Bridgeross Communications, 2011. Um livro de memórias de texto muito agradável, de uma terapeuta com transtorno esquizoafetivo. Ela observa que funcionar bem é muito difícil, "uma ocupação em tempo integral, 24 horas por dia, sete dias por semana, pela maior parte da vida". Ela também enfatiza que "não são todas as fibras de nosso ser que estão loucas quando estamos mentalmente doentes. Parte do espírito continua intocada e livre". É um livro esperançoso a respeito de alguém que conseguiu acertar sua vida apesar da doença.

*EARLEY, Pete. *Crazy: A Father's Search Through America's Mental Health Madness.* Nova York: G. P. Putnam's Sons, 2006. O filho de Pete Earley foi diagnosticado com transtorno esquizoafetivo, e então invadiu uma casa e foi acusado de um crime grave. Earley, repórter profissional, escreveu um relato excelente e obviamente sombrio sobre como indivíduos com grave doença mental acabam no sistema de justiça criminal. Ele combina experiências de seu filho com relatos de indivíduos mentalmente doentes da cadeia do condado de Dade, em Miami. Trata-se do melhor relato escrito até hoje sobre esse fenômeno cada vez mais comum, um dos mais sérios, embora relativamente invisível, consequência de nosso falido sistema de tratamento da doença mental. Pais que viram seus filhos passarem a integrar o sistema de justiça criminal facilmente irão se sensibilizar com a frustração de Pete Earley e sua reivindicação de reformas.

HATFIELD, Agnes B.; LEFLEY, Harriet P. *Surviving Mental Illness: Stress, Coping and Adaptation.* Nova York: Guilford Press, 1993. Eminentemente prático e bem escrito, este livro será útil para famílias que tentam lidar com a miríade de problemas com os quais deparam quando um membro da família é acometido por grave doença mental. A ênfase é colocada na importância de compreender o que a pessoa doente está experimentando, portanto o livro contém vários relatos pessoais muito úteis do Dr. Frederick Frese, de Esso Leete e de Daniel Link.

HOLMAN, Virginia. *Rescuing Patty Hearst.* Nova York: Simon & Schuster, 2003. Quando Virginia Holman tinha 8 anos de idade, a mãe dela, então com 32, desenvolveu esquizofrenia paranoide. Ela narra as lembrança de crescer com uma mãe intermitentemente psicótica, que não a deixava ler muitos livros em razão de "mensagens secretas" que eles supostamente traziam, e que fazia a irmã mais nova de Virginia "comer uma tigela de cereais invadida por um monte de formigas". Escrito como uma série de flashbacks com durações de tempo variadas, o livro produziria maior impacto se a autora tivesse reservado mais espaço para discutir a questão da sua mãe do que os detalhes das brincadeiras que fazia com os primos dela.

INMAN, Susan. *After Her Brain Broke: Helping My Daughter Recover Her Sanity.* Dundas, Ontario: Bridgeross Communications, 2010. Um relato muito bem escrito pela mãe de uma filha diagnosticada com transtorno esquizoafetivo. Ela descreve os ocasionais aspectos positivos e os mais comuns aspectos negativos do sistema canadense de cuidados psiquiátricos, conforme experimentados pela filha. A tentativa da autora de educar a si mesma conforme percorre o labirinto do tratamento é um modelo para outras pessoas.

*ISAAC, Rael Jean; ARMAT, Virginia C. Armat. *Madness in the Streets*. Nova York: Free Press, 1990; brochura publicada pelo Treatment Advocacy Center, em 2000. É uma história importante do movimento "saúde mental" e de como muitos indivíduos com graves doenças mentais acabaram virando desabrigados e moradores de rua. Há culpa suficiente para que possamos distribuí-la a quase todos os envolvidos na cena da "saúde mental", mas a cota maior vai, com todo mérito, para os advogados do American Civil Liberties Union e para o Bazelon Center for Mental Health Law. É uma história bem escrita e triste, e essencial de ser compreendida se pretendemos melhorar as coisas.

*JAFFE, D. J. *Insane Consequences: How the Mental Health Industry Fails the Mentally Ill*. Amherst, Nova York: Prometheus Books, 2017. Para quem quer ser um defensor e melhorar o sistema de tratamento da doença mental, este é único livro que precisa ler. D. J. Jaffe, que trabalhou com publicidade antes de se tornar um defensor da causa dos doentes mentais, compreende o que pode ser feito para mudar e expõe isso com um texto claro para o leitor. É especialmente lúcido ao descrever de que maneira os programas do governo implementados originalmente para ajudar os doentes mentais podem ser corrompidos; o que se esperaria que fosse parte da solução acaba se tornando apenas parte do problema. O autor também contribuiu para o Apêndice B deste livro.

KARP, David. *Burden of Sympathy: How Families Cope with Mental Illness*. Nova York: Oxford University Press, 2000. Karp, professor de sociologia do Boston College, sofria de depressão grave. Com base em 60 entrevistas intensivas que realizou com membros de família de indivíduos com esquizofrenia, transtorno bipolar e depressão grave, escreveu um livro excelente "sobre o tango social entre pessoas emocionalmente doentes e aqueles que tentam ajudá-las". Ao examinar a vida dos membros da família, demonstra que "sustentar um nível de envolvimento apropriado com um filho, pai ou mãe ou esposo com doença mental é extraordinariamente difícil". Karp escreve bem e, talvez por sua própria experiência com a depressão, capta a essência do ato de cuidar e dos cuidadores.

KLEIER, Maxene. *Possessed Mentalities.* Nova York: iUniverse, 2005. Duas das filhas da senhora Kleier desenvolveram esquizofrenia, e então uma matou a outra. Trata-se de uma narrativa honesta, embora às vezes um pouco divagante, da tragédia, e nos lembra o quanto a esquizofrenia pode ser uma doença cruel. O relato da irmã sobrevivente no final do livro fornece uma visão interessante da mente daqueles que matam em razão de seu pensamento psicótico.

LACHENMEYER, Nathaniel. *The Outsider: A Journey into My Father's Struggle with Madness.* Nova York: Broadway Books, 2000. Charles Lachenmeyer era doutor em sociologia antes de desenvolver esquizofrenia paranoide e terminar como morador de rua. Essa história é a reconstrução que seu filho fez da vida do pai. É dolorosa e pungente, ainda mais porque o pai reagia bem à medicação nos breves períodos de tempo em que aceitava tomá-la. A história tem muitas ironias, entre elas o fato de o pai ter trabalhado como atendente em um hospital público quando estava na faculdade e de ter escrito sua tese sobre a teoria do duplo vínculo da esquizofrenia.

LEFLEY, Harriet P. *Family Psychoeducation for Serious Mental Illness.* Nova York: Oxford University Press, 2009. Este é o livro mais recente de uma psicóloga que é também professora na Universidade de Miami. Neste livro ela dá enfoque à psicoeducação da família, mas também incorpora material muito útil de seus livros anteriores, especialmente *Families as Allies in Treatment of the Mentally Ill*, coeditado com Dale Johnson (1990); *Helping Families Cope with Mental Illness* (1994); e *Family Caregiving in Mental Illness* (1996). Esses livros são especialmente úteis para quem faz treinamento em saúde mental e em profissões ligadas às doenças.

LEVINE, Jerome; LEVINE, Irene. *Schizophrenia for Dummies*. Nova York: Wiley, 2009. Escrito por um casal, ele psiquiatra, ela psicóloga, ambos com grande experiência e expertise em esquizofrenia, este livro é confiável e de leitura fluente. Como a maior parte dos livros *For Dummies*,[14] é parco em detalhes, mas inclui muitas dicas sobre como lidar com os problemas, o que o torna especialmente útil.

*LIEBERMAN, Jeffrey A. *Shrinks: The Untold Story of Psychiatry*. Nova York: Little, Brown and Co., 2015. Para quem quer tentar entender a profissão psiquiátrica nos Estados Unidos – e essa não é uma tarefa fácil – este é de longe o melhor livro. Indivíduos com esquizofrenia e suas famílias irão gostar especialmente do desenvolvimento histórico dos tratamentos modernos. O autor é um dos mais prestigiosos psiquiatras americanos e conhece bem seu assunto.

MARSH, Diane T. *Serious Mental Illness and the Family: The Practitioner's Guide*. Nova York: John Wiley, 1998. Este é o melhor livro disponível para profissionais de saúde mental que cuidam de indivíduos com grave doença mental. O autor, psicólogo especializado em tratar de indivíduos com essas doenças e suas famílias, também é autor do útil *Families and Mental Illness: New Directions in Professional Practice*, publicado em 1992. Como o autor observa, *Serious Mental Illness and the Family* "destina-se a assessorar médicos a desenvolver as competências necessárias para trabalhar com as famílias". Apesar de dirigido a profissionais de saúde mental, as famílias irão achar especialmente úteis as seções sobre pais, esposos e filhos de indivíduos com graves doenças mentais.

MARSH, Diane T.; DICKENS, Rex. *How to Cope with Mental Illness in Your Family: A Self-Care Guide for Siblings, Offspring, and Parents*. Nova York: Putnam, 1997. Um livro excelente sobre como os graves

---

[14] Referência à coleção americana *"For Dummies"*, de livros educativos sobre temas variados, escritos para leigos, em linguagem acessível e facilitada. *Dummy* é "leigo", e também "tonto, panaca, desavisado". (N.T.)

transornos psiquiátricos afetam outros membros da família e, mais importante, sobre o que fazer a respeito. Os autores, uma psicóloga especializada em graves transtornos psiquiátricos e um homem cuja mãe e três de seus irmãos foram afetados, são membros ativos da NAMI há vários anos. O livro é uma síntese do que ambos ouviram de centenas de famílias, e inclui relatos pessoais extensos que os dois haviam publicado em um livro anterior, *Anguished Voices*. A ênfase do livro é em autoajuda e em aptidões para lidar com os problemas. Mais importante, os autores enfatizam os efeitos tremendamente variáveis de ter um membro da famílias com um transtorno psiquiátrico grave. Num extremo, há aniquilação, divórcio e o que tem sido chamado de "um funeral que nunca termina". No outro, há a jovem descrita por Marsh e Dickens que relembra "estar na segunda série e compartilhar a condição mental de meu irmão como uma contribuição à parte da aula em que cada um fazia apresentação de alguma coisa peculiar e positiva. Eu achava que isso era a coisa mais insólita que existia na minha vida, e que certamente era melhor que qualquer hamster!"

MCLEAN, Richard. *Recovered, Not Cured: A Journey through Schizophrenia*. Crows Nest, Austrália: Allen and Unwin, 2003. Este é um dos melhores livros quanto à descrição dos sintomas da esquizofrenia. O autor, um jovem australiano usuário de drogas, convive por vários anos com seus sintomas cada vez mais acentuados até que procura tratamento. Ele baseia suas lembranças, de uma honestidade brutal, nas entradas do seu diário, que ele intercala com desenhos e relatos de sintomas daqueles com quem conversa na internet. O livro é especialmente bom na descrição que faz de sua negação da própria doença.

MOORMAN, Margaret. *My Sister's Keeper*. Nova York: Norton, 1992. O efeito nos outros irmãos quando um deles tem uma doença mental grave foi pouco estudado ou abordado em livros. O relato de Moorman da esquizofrenia de sua irmã mais velha contribui bastante para preencher essa lacuna. Ela é especialmente articulada ao tratar dos problemas da inversão de papéis, por ser a irmã mais nova que na verdade acaba virando a "irmã mais velha" de sua irmã maior. Parte do livro foi publicada originalmente no *New York Times,* e Moorman também participou do *Oprah Winfrey Show* falando de suas experiências.

MUESER, Kim T.; GINGERICH, Susan. *The Complete Family Guide to Schizophrenia.* Nova York: Guilford Press, 2006. Escrito por um psicólogo e uma assistente social, este livro é uma atualização da colaboração dos dois em um esforço anterior, o livro *Coping with Schizophrenia: A Guide for Families* (1994). Embora seus 30 capítulos e 480 páginas intimidem um pouco, é bem escrito e muito útil, com várias sugestões de atividades e outros recursos.

NASAR, Sylvia. *A Beautiful Mind: A Biography of John Forbes Nash, Jr., Winner of the Nobel Prize in Economics, 1994.* Nova York: Simon & Schuster, 1998. Brochura publicada pela Touchstone Books, 1999. Um relato muito bem escrito sobre John Nash. Brilhante matemático aos 20 anos de idade, ele depois desenvolveu esquizofrenia, mas recuperou-se parcialmente por volta dos 50 anos e recebeu o Prêmio Nobel de Economia em 1994 por seu trabalho anterior. O livro descreve claramente seu perfil antissocial pré-mórbido e outros sintomas, que precedem a doença em cerca de um terço dos casos. Também traz um pungente relato dos efeitos devastadores da doença para a esposa de Nash, os filhos, a mãe e os amigos, e descreve bem a confusa atmosfera etiológica no início da década de 1960.

NORTH, Carol. *Welcome, Silence: My Triumph over Schizophrenia.* Nova York: Simon & Schuster, 1987. Relato pessoal da luta de uma jovem contra os sintomas de esquizofrenia. Embora o caso dela seja bastante atípico em vários aspectos, o livro traz excelentes descrições de como é a experiência das alucinações auditivas e de como combater os sintomas da doença. Carol North foi uma das poucas pacientes que reagiram muito bem à diálise renal como tratamento experimental, e é hoje uma psiquiatra muito bem equipada, especializada em doenças mentais graves.

PFEIFFER, Mary Beth. *Crazy in America: The Hidden Tragedy of Our Criminalized Mentally Ill.* Nova York: Carroll and Graf, 2007. No título e no conteúdo, este livro é similar ao de Pete Earley, *Crazy,* já que ambos focalizam a trágica e difícil situação das pessoas mentalmente doentes em cadeias. A autora é uma repórter investigativa e não poupa o leitor de nenhum dos detalhes trágicos. Um dos doentes mentais é alvejado pela polícia, outro se enforca na cadeia e uma outra não para de chorar em seu confinamento na solitária. São descrições terríveis, mas ilustram com precisão a terrível realidade atual.

*POWERS, Ron. *No One Cares About Crazy People*. Nova York: Hachette, 2017. O autor, escritor ganhador de um Prêmio Pulitzer, reconta o quadro que se instala quando seus dois filhos desenvolvem esquizofrenia. Um deles se suicidou pouco antes de completar 21 anos e o outro fica no ciclo usual de hospitalização e recusa em tomar medicação, até que finalmente se estabiliza. Powers tem o olhar do escritor na descrição dos detalhes e dos absurdos do "não sistema" de cuidados da doença mental. Se você não sente raiva ao começar a ler o livro, com certeza sentirá ao terminar de lê-lo.

RILEY, Jocelyn. *Crazy Quilt*. Nova York: Morrow, 1984. Um livro infantil incomum, com o relato ficcional de uma garota de 13 anos de idade cuja mãe tem esquizofrenia. É um lembrete pungente dos efeitos dessa doença nos membros da família e do fato de as crianças precisarem de informação e apoio, da mesma forma que irmãos e pais. Seriam bom ter mais livros como esse para que as crianças, também, pudessem compreender. Um livro anterior da mesma autora, *Only My Mouth Is Smiling* (1982), também é bom. Outros livros infantis que vale a pena mencionar são o de Betty Hyland, *The Girl with the Crazy Brother* (Nova York: Watts, 1987), no qual uma garota de 16 anos tem que lidar com o início da esquizofrenia no seu irmão; e também, *Catch a Falling Star*, de Gayle Glass (iristhedragon@hotmail.com); e *The Face at the Window*, de Regina Hanson (Nova York: Clarion Books, 1997); e *Edward the Crazy Man*, de Marie Day (SANE Australia, admin@sane.org).

ROSS, Marvin. *Schizophrenia: Medicine's Mystery, Society's Shame*. Dundas, Ontario: Bridgeross Communications, 2008. Escrito por um jornalista, destacado defensor canadense de indivíduos com graves transtornos psiquiátricos, este livro curto resume a neurobiologia e o tratamento dessa doença. O Capítulo 6, "Treatment Strategies", é especialmente bom.

RUSSELL, L. Mark; GRANT, Arnold E. *Planning for the Future: Providing a Meaningful Life for a Child with a Disability After Your Death*, 5th Palatine, Ill: Planning for the Future Inc., 2005. Para qualquer pessoa que queira planejar o futuro para um membro da família com incapacitação mental, essa é uma leitura essencial. Os autores cobrem tudo a respeito, desde SSI, SSDI, Medicaid, Medicare e outros benefícios governamentais até testamentos, fideicomisso, planejamento de propriedades, poder dos advogados e despesas com cuidados de saúde em casa. O livro é repleto de exemplos detalhados e inclui amostras de cartas de intenções. Tem sido especialmente procurado por pais que se preocupam com o que irá acontecer com seu filho mentalmente doente depois que morrerem.

*SANGHERA, Sathnam. *The Boy with the Topknot*. Nova York: Penguin, 2009. Publicado originalmente em 2008 como *If You Don't Know Me by Now*. Escrito por um colaborador do *London Times*, é um relato da esquizofrenia em uma família de imigrantes indianos na Inglaterra. Sanghera aos poucos percebe que o pai tem esquizofrenia e detalha os efeitos disso em sua família, especialmente nele. Escrito com muita competência, com uma combinação pouco usual de emoção, humor e honestidade.

SCHILLER, Lori; BENNETT, Amanda. *The Quiet Room: A Journey Out of the Torment of Madness*. Nova York: Warner Books, 1994. Um livro valente, de uma mulher cujo transtorno esquizoafetivo começou quando tinha 17 anos, e tinha alucinações auditivas como único sintoma. As alucinações continuaram sendo o único sintoma por vários anos, o que lhe permitiu terminar a faculdade e começar a trabalhar; nesse sentido, sua trajetória atípica é similar à descrita por Carol North em *Welcome, Silence*. Lori Schiller conta sua história da perspectiva de várias outras pessoas (mãe, pai, irmão), assim como da própria.

SELLERS, Heather. *You Don't Look Like Anyone I Know*. Nova York: Riverhead Books, 2010. Você acha que sua infância foi difícil? Heather Sellers descreve que era acordada no meio da noite pela mãe, que tinha esquizofrenia paranoide, para dirigir o carro enquanto ela anotava as placas de caminhões que acreditava estarem perseguindo-as. Quando Heather ficava cansada disso, ia viver um tempo do outro lado da cidade com o pai, dependente de álcool e adepto do *cross-dressing*.[15] Heather também tinha "cegueira" para reconhecimento de faces conhecidas [prosopagnosia], mas esse era um dos menores problemas seus e o título do livro é enganoso. A autora ensina literatura na faculdade e é uma excelente escritora, com uma história incrível para contar.

*SHEEHAN, Susan. *Is There No Place on Earth for Me?* Boston: Houghton, Mifflin, 1982. Brochura publicada pela Random House, 1983. Esse excelente estudo de Susan Sheehan apareceu originalmente na revista *The New Yorker*. Faz a melhor descrição disponível do curso de uma doença esquizofrênica crônica, das dificuldade que a pessoa enfrenta com a doença, das frustrações da família e dos precários cuidados oferecidos pelo hospital público. Tem uma precisão cáustica e é leitura obrigatória para quem queira compreender a tragédia dessa doença. O paciente descrito tem um transtorno esquizoafetivo.

SHERMAN, Michelle D.; SHERMAN, DeAnne M. *I'm Not Alone: A Teen's Guide to Living with a Parent Who Has a Mental Illness*. Edina, Minn.: Beaver Pond Press, 2006. Este é um livro útil, simples, para crianças que tenham um dos pais com graves transtornos psiquiátricos. Combina descrição de episódios com conselhos práticos, pondo foco em questões como "Todos os meus sentimentos são normais?", "Como posso lidar com tudo isso?" e "O que eu digo às outras pessoas?" O livro preenche uma lacuna importante, pois pouca coisa foi escrita para crianças nessa situação.

---

[15] O *cross-dressing* caracteriza-se por vestir-se e adotar atitudes do gênero oposto. Não implica necessariamente assumir uma identidade transgênero ou um comportamento sexual específico, fetichista ou homossexual. (N.T.)

*SIMON, Clea. *Mad House: Growing Up in the Shadow of Mentally Ill Siblings.* Nova York: Doubleday, 1997. Como é você ser uma menina de 8 anos de idade e ter seu irmão e irmã mais velhos, os dois, com esquizofrenia? Clea Simon viveu isso e faz uma descrição eloquente. É especialmente articulada na descrição que faz de ficar aprisionada entre o medo e a culpa, o velho dilema de ter que escolher qual dos males é o menor, algo comumente vivido por familiares das pessoas afligidas. Simon, que escreve para o *Boston Globe,* é uma ótima escritora e criou um livro fascinante sobre uma doença muito cruel.

*SWADOS, Elizabeth. *The Four of Us: A Family Memoir.* Nova York: Farrar, Straus and Giroux, 1991. Brochura publicada pela Penguin Books, 1993. É um relato extraordinário de como uma grave doença mental pode arrasar uma família inteira. O filho é formalmente diagnosticado com esquizofrenia, mas parece ter transtorno esquizoafetivo, ou mesmo um transtorno bipolar. As repercussões malignas da doença são impressionantes, com o jovem numa espiral descendente que o leva a uma tentativa fracassada de suicídio, atirando-se sob as rodas de um vagão do metrô, e depois virando morador de rua. Muito bem escrito, de uma honestidade brutal, e deprimente ao extremo. Recomendado para ler em um dia ensolarado, rodeado por agradáveis jardins.

TAYLOR, Robert. *Distinguishing Psychological from Organic Disorders: Screening for Psychological Masquerade.* 2. ed. Nova York: Springer, 2000. Esta é uma segunda edição atualizada de um livro excelente. O autor expõe um método a ser usado por profissionais de saúde mental e outras pessoas a fim de diferenciar doenças cerebrais orgânicas (como tumores cerebrais) de esquizofrenia, doença maníaco-depressiva e outras condições psiquiátricas. O método de Taylor é lúcido, eminentemente prático, e notavelmente fácil de implementar, e qualquer profissional que ler este livro se tornará um médico mais bem preparado.

TORREY, E. Fuller. *American Psychosis: How the Federal Government Destroyed the Mental Illness Treatment System.* Nova York: Oxford, 2014. Pode parecer um pouco deselegante recomendar obras que você mesmo tenha escrito, mas na realidade este livro teve uma acolhida muito boa. É uma sequência de *The Insanity Offense* (2012), *Nowhere to Go* (1988) e *Out of the Shadows* (1997). Juntos, eles descrevem como o sistema americano de tratamento da doença mental foi pelo ralo, e as consequências disso para os indivíduos com doenças mentais graves, isto é, encarceramento, vitimização e passagem à condição de morador de rua e de homicida. Esses livros contam uma história triste e trágica, mas que precisamos compreender se quisermos ter alguma esperança de melhorar as coisas.

TORREY, E. Fuller *et al. Schizophrenia and Manic-Depressive Disorder: The Biological Roots of Mental Illness as Revealed by a Landmark Study of Identical Twins*. Nova York: Basic Books, 1994. Edição em brochura, 1996. Este é o relato de um estudo realizado com 66 pares de gêmeos idênticos; em 27 desses pares, um tinha esquizofrenia e o outro não, e em 13 pares, ambos tinham esquizofrenia. Como escreveu um pesquisador que era gêmeo, gêmeos são "'experimentos' que a natureza realizou para nós, começando em cada caso com conjuntos idênticos de genes e variando os fatores ambientais". E como "experimentos" eles, de fato, são ao mesmo tempo interessantes e úteis.

TRACEY, Patrick. *Stalking Irish Madness: Searching for the Roots of My Family's Schizophrenia*. Nova York: Bantam, 2008. O autor é um ex-jornalista cuja avó, tia e duas irmãs foram todos diagnosticados com esquizofrenia. Ele narra sua jornada, tanto concreta como espiritual, para descobrir o histórico de sua família e as causas da doença. A jornada o leva a uma parte da Irlanda onde a esquizofrenia parecia ser especialmente prevalente no passado. É uma história muito bem contada.

*WAGNER, Pamela Spiro; SPIRO, Carolyn S. *Divided Minds: Twin Sisters and Their Journey through Schizophrenia*. Nova York: St. Martin's Press, 2005. Para a maioria de nós, é quase impossível imaginar-se como gêmeo idêntico, e menos ainda como gêmeo em um par no qual um tenha esquizofrenia e o outro não. *Divided Minds* descreve essa situação. Pam, de início a mais bem-sucedida das gêmeas, começa a ouvir vozes vagas na sexta série e é hospitalizada, pela primeira vez de muitas, no primeiro ano da faculdade. Carolyn forma-se médica e psiquiatra, em parte como uma reação à doença da irmã. É um livro excelente, escrito em seções alternadas pelas duas mulheres, que são escritoras talentosas. A descrição que Pam faz de seus sintomas e a que é feita por Carolyn a respeito de seu papel como irmã cuidadora são relatos de uma honestidade brutal. Digna de menção é a descrição do tratamento psiquiátrico medieval oferecido pelo Centro Médico de Yale e por outros hospitais psiquiátricos na década de 1970, pouco antes que a psiquiatria biológica começasse a predominar. A história das irmãs também é um lembrete do quanto a esquizofrenia pode ser devastadora para a família inteira. Não há nenhuma intenção de deixar essa história açucarada, ou de atenuar o impacto da doença.

*WASOW, Mona. *The Skipping Stone: Ripple Effects of Mental Illness on the Family.* Palo Alto, Calif.: Science and Behavioral Books, 1995. Este é um resumo lírico de uma centena de entrevistas realizadas com membros de famílias de indivíduos com graves doenças mentais. Mona Wasow é assistente social e mãe de um filho com esquizofrenia. "O efeito de ondas sucessivas da doença mental repercutindo sobre a família inteira é enorme", afirma ela, e o livro documenta o efeito sobre os irmãos, esposos, avós e filhos dos indivíduos afetados. São excelentes os capítulos que tratam do pesar, de como lidar e da esperança (por exemplo, "tentar captar a essência do pesar em palavras é como tentar aprisionar vento em uma caixa ou o oceano num copo"). Sua compreensão dessas doenças é de uma franqueza sem concessões e bela ao mesmo tempo: "Mas vamos ser honestos conosco: as torturas das alucinações, o fracasso em se conectar com as pessoas e as ansiedades, o isolamento desesperador e a solidão das pessoas com doenças mentais graves cobram um preço avassalador". É um dos melhores livros.

WILLIAMSON, Wendell J. *Nightmare: A Schizophrenia Narrative.* Durham, N.C.: The Mental Health Communication Network,

2001. Em 26 de janeiro de 1995, Wendell Williamson, num caso de muita repercussão, matou a tiros dois estranhos em Chapel Hill, Carolina do Norte. Estava fortemente armado e planejava matar mais gente, mas levou um tiro e foi dominado. Williamson havia sido Eagle Scout,[16] presidente do grêmio dos alunos no colegial, e formou-se com méritos pela Universidade da Carolina do Norte; era aluno de direito na época do tiroteio. Este livro é muito útil por narrar três histórias. Primeiro, descreve bem a queda de Williamson na esquizofrenia paranoide e suas sensações de estar recebendo mensagens telepáticas e de ser capaz de comunicar pensamentos com qualquer um, desde o presidente na Casa Branca a estranhos num bar. A segunda história é sobre o total fracasso do sistema local de saúde mental em tratar Williamson antes que cometesse seus crimes. A terceira história, e o aspecto mais importante do livro, são as lembranças de Williamson de seu diálogo interior a respeito de ser de fato telepata ou simplesmente alguém com doença psiquiátrica. Trata-se de um relato das nuances da anosognosia, contado pela própria pessoa afetada. Amy Martin, que editou o livro e cuidou de publicá-lo, merece créditos por sua contribuição.

WINERIP, Michael. *9 Highland Road.* Nova York: Pantheon Books, 1994. Michael Winerip, um respeitado repórter do *New York Times,* passou 2 anos visitando uma residência coletiva em Long Island. O resultado é uma narrativa envolvente, vívida e muito bem escrita, que capta a atmosfera da casa, as lutas e os momentos de satisfação de seus residentes diagnosticados com esquizofrenia e outros graves transtornos psiquiátricos. "A esquizofrenia", escreve Winerip, "é a mais monstruosa das doenças mentais". A maior contribuição do livro talvez seja ilustrar que indivíduos com esquizofrenia precisam mais do que medicação para recuperar suas vidas. Precisam de amigos, de orientação, apoio e de pessoas que acreditam neles.

---

[16] Eagle Scout é a mais importante comenda dos escoteiros americanos, concedida após o candidato superar com brilho várias provas e estágios dentro da hierarquia do escotismo. (N.T.)

WOOLIS, Rebecca. *When Someone You Love Has a Mental Illness: A Handbook for Family, Friends, and Caregivers.* Nova York: Perigee Books, 1992. Este é um livro muito útil de ter à mão por seus numerosos "Guias de Consulta Rápida" para assuntos como "Lidar com a raiva dos familiares", "Lidar com comportamento bizarro", "Prevenção do suicídio" e "Regras para viver em casa ou para as visitas". Não faz longas digressões sobre os diversos assuntos, mas diz a você o que *fazer.* Um livro prático por excelência.

WYDEN, Peter. *Conquering Schizophrenia: A Father, His Son, and a Medical Breakthrough.* Nova York: Knopf, 1998. Essa é a história de um pai dedicado, que faleceu logo após a publicação do livro, e de sua busca de um tratamento efetivo para a esquizofrenia que acometeu um de seus filhos. Expõe uma boa história sobre o desenvolvimento das drogas antipsicóticas, focado na olanzapina (Zyprexa), à qual seu filho respondeu bem. O autor era escritor profissional, portanto é um livro muito bem escrito. O outro filho do autor é atualmente senador pelo estado do Oregon.

OS PIORES

Os seguintes são alguns dos piores livros sobre esquizofrenia. Se você tem algum deles, não jogue fora; algum dia podem valer um dinheiro como curiosidades intelectuais. Seu neto irá perguntar, incrédulo: "Eles acreditavam *mesmo* nisso naquela época?".

BARNES, Mary; BERKE, Joseph. *Mary Barnes: Two Accounts of a Journey through Madness.* Nova York: Ballantine Books, 1973. Este é o livro que tornou amplamente conhecida a abordagem de Ronald Laing à esquizofrenia. A esquizofrenia, diz Barnes, é uma "carreira" que é "lançada com a ajuda e o incentivo da família imediata da pessoa". O membro da família com esquizofrenia costuma ser "o membro menos perturbado de todo o grupo". Essa afirmação é disparatada em qualquer contexto, mas é também triste quando lembramos que a própria filha de Laing foi diagnosticada com esquizofrenia. Além disso, os autores afirmam que sofrer de esquizofrenia pode ser uma experiência de crescimento – "a psicose pode ser um estado de realidade, de natureza cíclica, pelo qual o self renova a si mesmo". As tolices absurdas desse livro são infindáveis.

BOYLE, Mary. *Schizophrenia: A Scientific Delusion?* Nova York: Routledge, 1990. A autora é chefe de um programa de treinamento para psicólogos clínicos em Londres e duvida que a esquizofrenia exista. Como Thomas Szasz, ela reconhece que as alucinações auditivas, os processos de pensamento desconexos e o comportamento bizarro existem, mas acredita que devem ser vistos dentro de seu "contexto social". Embora o livro tenha sido publicado em 1990, a maior parte dele parece ter sido escrita uma década antes, já que deixa de considerar a maior parte da evidência biológica existente para a esquizofrenia como doença cerebral. Se você está tendo problemas para pegar no sono à noite, este livro será bastante útil!

BREGGING, Peter R. *The Psychology of Freedom.* Buffalo, N.Y.: Prometheus Books, 1980. É difícil escolher os piores livros sobre esquizofrenia entre os muitos que o Dr. Breggin tem escrito, mas este é um dos meus favoritos. "A loucura", como Breggin se refere à esquizofrenia, "é uma falha dos nervos. Insanidade é covardia, e a absoluta insanidade é absoluta covardia". Indivíduos que desenvolvem esquizofrenia, afirma Breggin, são responsáveis por se tornarem assim. "É o próprio indivíduo que se perde" por não ter a coragem de enfrentar seus problemas. "As pessoas que são muito iludidas e alucinam são muito covardes e têm se eximido da responsabilidade pelo controle de sua vida interior. É uma incapacitação que o próprio indivíduo se impõe." Baboseiras extraordinárias como essas continuam páginas a fio; espanta que pessoas com esquizofrenia ainda não tenham perseguido Breggin até fazê-lo se encarapitar numa árvore, por esses ataques virulentos que desferiu contra elas.

BREGGING, Peter R. *Toxic Psychiatry.* Nova York: St. Martin's Press, 1991. Teria sido difícil imaginar que o Dr. Breggin fosse capaz de escrever um livro pior sobre medicações psiquiátricos que o seu anterior,

Psychiatric Drugs: Hazards to the Brain, mas ele conseguiu essa façanha. A esquizofrenia, Breggin nos diz, é "uma opressão psicoespiritual" causada por abuso infantil e/ou pelas medicações usadas para tratá-la. Seu estilo é uma histeria desconjuntada com a qual ele exagera grosseiramente os aspectos negativos e ignora os positivos.

COLBERT, Ty C. *Broken Brains or Wounded Hearts: What Causes Mental Illness.* Santa Ana, Calif.: Kevco, 1996. Parece que não há fim para essa reformatação da teoria psicanalítica tradicional a fim de tentar vendê-la como novidade. Colbert, um psicólogo da Califórnia com consultório particular, quer nos fazer acreditar que a "esquizofrenia não é uma doença cerebral", mas mero produto de uma "sobrecarga de dor emocional". Ele afirma que "a mente *propositalmente* cria as defesas necessárias para lidar com essa dor. Assim, os transtornos da esquizofrenia, depressão e outras das assim chamadas doenças mentais são vistas como uma estratégia da própria pessoa para se adaptar à dor". Segundo ele, a pessoa *escolhe* ter esquizofrenia.

COOPER, David. *Psychiatry and Anti-Psychiatry.* Nova York: Ballantine Books, 1967. Neste livro, Cooper, outro confuso protegido de R. D. Laing, romantiza o indivíduo com esquizofrenia, mostrando-o como alguém que meramente expressa a patologia da família. Ele especula especificamente que "nas famílias 'psicóticas' o membro identificado como paciente esquizofrênico por seu episódio psicótico está tentando se libertar de um sistema alienado e é, portanto, em certo sentido, menos 'doente' ou no mínimo menos alienado que os rebentos 'normais' das famílias 'normais'". Isso é puro blá-blá-blá sem sentido.

DORMAN, Daniel. *Dante's Cure: A Journey Out of Madness.* Nova York: Other Press, 2003. Mais um livro no estilo de *I Never Promised You a Rose Garden,* apresenta um suposto psicanalista bondoso e compreensivo que trata de uma jovem com depressão grave, alucinações auditivas e anorexia. O tratamento consiste em 8 anos de psicanálise tradicional, incluindo 4 anos de hospitalização psiquiátrica. Em muitas das sessões, psicanalista e paciente ficam apenas sentados em total silêncio. A paciente requer às vezes medicação, mas o psiquiatra insiste que ela em vez disso deve compreender sua falta de força de ego e de um relacionamento próximo com a mãe. O mais animador a respeito do livro, na realidade, é que após 28 anos lecionando psicoterapia psicanalítica a residentes em treinamento na UCLA o Dr. Dorman foi finalmente dispensado.

GOFFMAN, Erving. *Asylums: Essays on the Social Situation of Mental Patients and Other Inmates.* Garden City, N.Y.: Anchor Books, 1961. Com apoio do National Institute of Mental Health, o sociólogo Erving Goffman passou um ano no Hospital St. Elizabeths, em Washington, D.C., observando os pacientes. Ele concluiu que a maior parte do comportamento dos pacientes era uma reação a estar hospitalizado, e não o resultado da própria doença. O corolário lógico foi que era preciso abrir os portões do hospital e liberar os pacientes, sem vínculos (ou medicação), e que então eles viveriam felizes para sempre.

GREEN, Hannah. *I Never Promised You a Rose Garden.* Nova York: Holt, Rinehart and Winston, 1964. Se fosse concedido um prêmio ao livro que tivesse promovido mais confusão a respeito da esquizofrenia nos últimos 50 anos, este livro venceria. A jovem com "esquizofrenia" é ajudada a se recuperar por meio de psicoterapia psicanalítica. Na realidade, a mulher em questão quase com certeza jamais teve esquizofrenia; seus sintomas eram muito mais consistentes com histeria, e ela foi em frente e se casou, constituiu família, escreveu 15 livros, e deu palestras por todo o país – o que não corresponde exatamente ao curso típico da esquizofrenia. Além do mais, a terapia psicanalítica tem tanta probabilidade de curar esquizofrenia quanto de curar esclerose múltipla. A julgar pelas fantasias da jovem, o livro pertence ao Reino de Ur.

KESEY, Ken. *One Flew Over the Cuckoo's Nest.* Nova York: Signet Books, 1962. Transformado em um filme muito popular [*Um estranho no ninho*, com Jack Nicholson no papel principal], trata-se da versão ficcional da ideia promovida por Erving Goffman em *Asylums* e pelo filme *King of Hearts*. Randle McMurphy tenta mobilizar os pacientes de um hospital público a desafiarem a Grande Enfermeira Ratched e os psiquiatras malvados que ali trabalham. Os pacientes são retratados como oprimidos, não como doentes, e no final o personagem Chief Broom foge do hospital para viver feliz para sempre. Na realidade, Chief Broom provavelmente se juntaria à legião de sem-teto mentalmente doentes que vivem debaixo de viadutos, acabaria na cadeia, seria espancado, ou todas essas coisas juntas. Kesey era um guru das drogas psicodélicas na época, e sua história tem também um halo alucinado.

LIDZ, Theodore. *The Relevance of the Family to Psychoanalytic Theory*. Madison, Conn.: International Universities Press, 1992. Este livro completa 45 anos de insensatas reedições pelo falecido Dr. Lidz, professor de psiquiatria na Universidade de Yale. Sua carreira teve início em 1949 com *Problemas psiquiátricos na clínica da tiroide* [*Psychiatric Problems in the Thyroid Clinic*], onde afirmava que indivíduos com hipertireoidismo "haviam na infância se sentido menos queridos que um irmão". Ele então passou para o seu estudo de 16 famílias nas quais um membro tinha esquizofrenia: "Em cada família, pelo menos um dos pais sofria de alguma psicopatologia grave e incapacitante, e em muitas delas ambos eram marcadamente perturbados... o pai parecia estar seriamente perturbado tão frequentemente quanto a mãe". Duvido que na história da medicina tenham sido publicados tantos artigos e livros a respeito de tão poucos pacientes em estudos de mérito científico tão questionável.

MAHONEY, J. Michael. *Schizophrenia: The Bearded Lady Disease*. Authorhouse, 2002. Publicado pelo autor, que também investiu pesadamente em publicidade, este livro mostra que qualquer um com dinheiro suficiente pode promover uma ideia insensata. O autor defende que a esquizofrenia é causada por um "grave conflito bissexual" e que só pode ser tratada por meio de uma psicanálise de longo prazo. Ele usa como modelo a teoria freudiana de que a homossexualidade reprimida é a causa da esquizofrenia paranoide, com base na análise feita por Freud do caso de Daniel Paul Schreber, que Freud na realidade nunca conheceu. O método que o autor adotou para provar sua tese de "grave conflito bissexual" foi recolher 639 citações e editá-las. O texto do livro é tão estranho quanto seu título.

MODROW, John. *How to Become a Schizophrenic: The Case Against Biological Psychiatry.* Everett, Wash.: Apollylon Press, 1992. Este é um livro patético de um homem diagnosticado com esquizofrenia. "Meu destino foi selado não por meus genes, mas por minhas atitudes, crenças e pelas expectativas de meus pais [que] tinham também graves problemas psicológicos." Segundo Modrow, seus sintomas eram mera consequência do estresse a que sua mãe e seu pai o submetiam. Em um capítulo, ele afirma que "a esquizofrenia é em grande parte causada por intensos sentimentos de ódio por si mesmo". Em outra parte, garante que "não existe grande diferença entre a esquizofrenia e a normalidade".

PENNEY, Darby; STASNEY, Peter. *The Lives They Left Behind.* Nova York: Bellevue Literary Press, 2008. Os autores começam com uma ideia interessante e então passam a arruiná-la. Examinaram malas e pertences pessoais de pacientes que haviam morrido no Hospital Público Willard de Nova York, num esforço para dar uma face humana aos pacientes que haviam morrido ali, e nisso foram bem-sucedidos. No entanto, os autores usam as malas como pretexto para promover sua agenda radical: "A assim chamada esquizofrenia", como se referem a ela, é uma reação ao estresse, e não uma doença biológica. Os pacientes descritos não estavam no hospital para tratar de sua doença, mas como "prisioneiros do sistema de saúde mental". Uma resenha no *New York Times* (25 de março de 2008) foi bem ao ponto: "A prosa estridente dos autores... prova ser quase ilegível".

READ, John; MOSHER, Loren R.; BENTALL, Richard P. (Ed.). *Models of Madness: Psychological, Social and Biological Approaches to Schizophrenia.* Nova York: Brunner-Routledge, 2004. Este é um livro de vários autores e seu mérito está em conseguir reunir num único volume várias pessoas que em geral não sabem nada a respeito de esquizofrenia. Trata-se, portanto, de uma obra fruto da ignorância. John Read, o principal editor e psicólogo clínico na Nova Zelândia, escreveu em parte ou integralmente 12 dos 24 capítulos, e, portanto, tem ampla oportunidade de promover suas teorias a respeito do abuso infantil e da disfunção parental como causas da esquizofrenia. Previsivelmente, o tratamento de consenso defendido pela maioria dos autores do livro é a psicoterapia psicanalítica. O título do livro é terrivelmente enganoso, já que o único aspecto "biológico" da obra é um capítulo intitulado "A causa perdida da psiquiatria biológica".

ROBBINS, Michael. *Experiences of Schizophrenia.* Nova York: Guilford Press, 1993. Este livro bem que poderia se tornar um item de colecionador como um dos últimos livros nos quais a psicanálise e outras formas de psicoterapia orientadas para o interior são recomendadas como tratamento de eleição para a esquizofrenia. Como tal, segue a tradição do livro de Boyer e Giovacchini, *Psychoanalytic Treatment of Schizophrenic, Borderline and Characterological Disorders* (1980) e da obra de Karon e Van den Bos, *Psychotherapy of Schizophrenia: Treatment of Choice* (1981). Robbins descreve casos selecionados de esquizofrenia dos quais tratou com psicanálise por até 7 anos. Como a maioria dos psicanalistas, Robbins culpa as famílias por causarem a esquizofrenia, descrevendo-as como "silenciosamente totalitárias e controladoras, que tendem a suprimir a autonomia e o potencial de vida independente dos seus membros".

RUBIN, Theodore I. *Lisa and David.* Nova York: Macmillan, 1961. Este livro está incluído aqui porque se tornou um filme (*David and Lisa*) e, portanto, influenciou uma geração a pensar sobre a esquizofrenia. Lisa, uma garota de 13 anos com "esquizofrenia hebefrênica" e David, um garoto de 15 anos com "esquizofrenia pseudoneurótica", são eloquentemente descritos em suas atividades diárias em um centro residencial de tratamento, em 1959 e 1960. Infelizmente, o autor é um psicanalista cujo único plano de tratamento para os dois é uma psicoterapia contínua até que possam "envolver-se nos problemas de... defesas neuróticas, sexualidade e relações familiares". Os dois relatos de caso clamam aos céus por uma terapia com medicação antipsicótica, que já era disponível em 1959 e 1960, mas que não aparece em parte alguma do livro. Fica-se apenas torcendo para que nos anos à frente as famílias de Lisa e David consigam retirá-los de uma instalação de tratamento anacrônica como aquela em que estão e encontrem um tratamento mais atualizado para ambos.

SZASZ, Thomas. *Schizophrenia: The Sacred Symbol of Psychiatry.* Nova York: Basic Books, 1976. Começando com *The Myth of Mental Illness* em 1961 e prosseguindo com *The Manufacture of Madness* (1970), *Schizophrenia: The Sacred Symbol of Psychiatry* (1976), e *Psychiatric Slavery* (1977), Szasz produziu mais bobagens eruditas sobre esquizofrenia do que qualquer outro escritor. Como historiador, Szasz era de alto nível, mas como psiquiatra nunca foi além de uma abordagem estritamente psicanalítica para tratar da esquizofrenia. Ele defende, por exemplo, que a esquizofrenia é uma mera criação da psiquiatria e que "se não existe psiquiatria não pode haver esquizofrenia". Que maravilhosa simplicidade! Ficamos imaginando se ele alguma vez chegou a ver um paciente com essa doença.

WHITAKER, Robert. *Anatomy of an Epidemic: Magic Bullets, Psychiatric Drugs, and the Astonishing Rise of Mental Illness in America.* Nova York: Crown, 2010. O autor, um ex-jornalista respeitado, faz várias críticas importantes à psiquiatria americana (por exemplo, por ter ampliado a classificação diagnóstica) e à indústria farmacêutica (por promover o uso de medicação em crianças). Mas em relação ao assunto esquizofrenia e drogas antipsicóticas está equivocado em quase tudo. Whitaker parece não ter certeza se a esquizofrenia chega a ser uma doença e afirma que a maioria dos sintomas são causados pelas drogas antipsicóticas usadas em seu tratamento. Ele confia em estudos desacreditados, como aqueles que afirmam que a evolução da esquizofrenia é mais benigna em países em desenvolvimento, onde o uso de antipsicóticos é menos disseminado. O mais notável é que acredita que os pacientes se sairiam melhor se não fossem tratados com medicações. Ao promover essa ideia, parece desconhecer a história: entre 1800 e 1950, essa abordagem foi tentada (necessariamente) em centenas de milhares de pacientes, literalmente. E os resultados desse "experimento" foram decepcionantes.

Apêndice B: Recursos úteis sobre esquizofrenia na internet

(Essa revisão foi feita por D. J. Jaffe, diretor executivo da Mental Illness Policy Org., e autor de *Insane Consequences: How the Mental Health Industry Fails the Mentally Ill.*)

O mundo virtual permite que indivíduos e famílias que enfrentam a esquizofrenia tenham pronto acesso a informações e a conexões sem sair de casa. Alguns sites, plataformas de mídias sociais, blogs, podcasts e apps oferecem ótimas informações, enquanto outros podem ser perigosos. Qualquer um com Facebook, Twitter, Pinterest, Instagram, LinkedIn, um blog, podcast ou site tem agora nas mãos um megafone. A psicologia popular ("5 maneiras de curar uma doença mental!") é combinada sem cerimônias com a pseudociência ("Caminhadas melhoram a depressão mais do que a medicação") e criam uma usina de desinformação. Está cheio de vendedores de remédios milagrosos e de aplicativos de celular que prometem resolver todos os seus problemas com a esquizofrenia. Companhias voltadas para o lucro costumam disfarçar seus anúncios para dar a impressão de que provêm de agências de notícias ou de clientes satisfeitos. Histórias que começam legítimas são passadas e repassadas adiante e cada um coloca algo mais, como na brincadeira do telefone, quando uma pessoa cochicha algo e a próxima faz o mesmo com a seguinte, até que no final a última repete o que ouviu e constata-se que não tem mais nada a ver com a história original. Portanto, um relato de pesquisa que conclui, por exemplo, que a toxoplasmose gerada por gatos está associada a alguma incidência de esquizofrenia, no relato final vira algo como "Pesquisadores de esquizofrenia sugerem que você mate todos os seus gatos".

CUIDADO COM ESSES RECURSOS ON-LINE

Evite a Citizens Commission on Human Rights (CCHR), a Cientologia, Mad in America, National Empowerment Center (NEC), Excellence in Mental Health, mindfreedom, Bazelon, National Coalition for Mental Health Recovery (NCMHR), e sites que exaltem Thomas Szasz, Peter Breggin ou Robert Whitaker. Evite também sites e blogs que se restringem a listar os efeitos colaterais de medicações sem discutir os potenciais benefícios, ou que promovem eCPR, Open Dialogue, Hearing Voices, Mental Health First Aid (MHFA), ou afirmam ter descoberto a causa, a cura ou alguma maneira de prever ou evitar a esquizofrenia.

CONFIE NAS SEGUINTES FONTES RESPEITÁVEIS

A página sobre esquizofrenia do National Institute of Mental Health (https:// www.nimh.nih.gov/health/topics/schizophrenia/index. shtml) contém informações básicas confiáveis sobre esquizofrenia e links para estudos que estejam procurando participantes. Como os materiais do NIMH são de domínio público, folhetos de outras organizações costumam ser versões desatualizadas de material do NIMH. Outros sites com informações sólidas são: Schizophrenia Society of Canada (http://www.schizophrenia.ca), British Columbia Schizophrenia Society (http://www.bcss.org, Facebook: https://www.facebook.com/ BCSchizophreniaSociety, @BCSchizophrenia), e a Pathways (http:// path wayssmi.org, @PathwaysSMI), antes conhecida como North Shore Schizophrenia Society.

Indivíduos que buscam mais informações sobre a esquizofrenia em geral estão à procura de um desses quatro tipos: informações sobre novos tratamentos e pesquisa; auxílio financeiro e proteções governamentais; serviços locais e dicas sobre como lidar com a esquizofrenia; e defesa de direitos. Veja onde procurar.

INFORMAÇÕES SOBRE NOVOS TRATAMENTOS E PESQUISA

A maioria das informações confiáveis sobre novos tratamentos e novas pesquisas vem de estudos publicados em revistas científicas, como: *Schizophrenia Research* (https://www.journals.elsevier.com/schizophrenia-research), *Schizophrenia Bulletin* (https://academic.oup.com/schizophreniabulletin), *Psychiatric News* (https://psychnews.psychiatryonline.org) e *Psychiatric Times* (http://www.psychiatrictimes.com). Ao consultá-las, você pode se atualizar sem precisar monitorar muitos sites.

Quando um novo estudo é publicado em uma dessas revistas, costuma incluir um resumo (*abstract*). Infelizmente, repórteres, blogueiros e administradores de sites muitas vezes pegam apenas as informações do resumo do estudo, ou apenas do comunicado à imprensa, acrescentam uma entrevista com o autor do estudo e produzem a notícia, sem ler o estudo. Isso é problemático porque o resumo e o comunicado à imprensa, assim como a notícia resultante, irão provavelmente destacar apenas os achados positivos, deixando de fora quaisquer resultados negativos ou fragilidades do estudo. Do mesmo modo, o número de pessoas que saíram do estudo nunca é reportado, o que torna difícil determinar se aqueles que ainda permaneceram no estudo no final eram típicos ou atípicos.

Procure ler o estudo, em vez de ficar apenas no resumo. Se na internet você encontra só o resumo, ele geralmente dá o endereço de e-mail do principal autor. Se você enviar um e-mail elogiando o seu trabalho, é bem provável que ele lhe envie o estudo na íntegra. Se não, a sua biblioteca talvez consiga trazê-lo até você.

Examine com atenção quem conduziu o estudo. Estudos que não contaram com a devida independência ou foram pagos por companhias farmacêuticas ou por inventores de novas abordagens psicossociais com interesse financeiro no resultado merecem uma camada adicional de ceticismo. E há outra coisa tão importante quanto ler o estudo na íntegra: não divulgar informação que você não tenha checado.

A seguir, estão listadas fontes gratuitas de informações sobre pesquisas e tratamentos embasados cientificamente. Algumas trazem o link com os resumos ou *abstracts*, outras com o próprio estudo.

PubMed Central e PubMed

https://www.ncbi.nlm.nih.gov/pmc https://www.ncbi.nlm.nih.gov/pubmeds

A National Institutes of Health's National Library of Medicine's PubMed Central oferece livre acesso ao texto integral de estudos que foram apoiados pelo National Institutes of Health e publicados em revistas científicas. No entanto, a informação é disponível apenas 12 meses após sua publicação. Trata-se de um bom recurso se você deseja dar uma olhada nos estudos sobre uma medicação em particular, sobre tratamentos ou efeitos colaterais. Os estudos podem também ser selecionados por data. A Library of Medicine's PubMed oferece uma busca de todos os resumos publicados, independentemente de quem os financiou. Alguns links dos resumos enviam para o estudo completo.

Mental Elf

https://www.nationalelfservice.net/mental-health/schizophrenia

O Mental Elf tem sede no Reino Unido e é dirigido pelo Dr. Andre Tomlin, um cientista da informação e blogueiro, que tem trabalhado com saúde mental. Ele mantém os leitores atualizados sobre as mais recentes pesquisas em saúde mental e destaca também as limitações dos estudos. Sua página no Facebook e seu feed no Twitter (@Mental_Elf) cobrem uma ampla gama de doenças mentais.

Science Daily

https://www.sciencedaily.com/news/mind_brain/schizophrenia

A seção de esquizofrenia do Science Daily publica resumos de estudos à medida que chegam, mas não faz uma análise objetiva dos estudos para ver se os resumos refletem os pontos mais importantes.

Schizophrenia Warriors Smart Academy

https://www.facebook.com/SchizophreniaWarriors

Essa página do Facebook mantém uma sólida alimentação de releases de imprensa, que costumam ser exagerados, e de artigos com notícias e *abstracts*. É um bom lugar para descobrir o que está sendo publicado, mas é bom você mesmo ler e avaliar os estudos.

Clozapina

Indivíduos interessados em se informar mais sobre a clozapina podem se interessar pelo site do Dr. Robert Laitman, Running for Daniel (https://www.teamdanielrunningforrecovery.org/talks) e pelo site da CURESZ Foundation (https://curesz.org), dirigido por Bethany Yeiser e pelo Dr. Henry Nasrallah. Ambos têm muita informação sobre a clozapina e sobre como lidar com seus efeitos colaterais.

Neurocríticos

Para entender as limitações de pesquisas que têm ampla divulgação, siga os feeds do Twitter e os blogs de alguns "neurocríticos" ["neurocritics"]. Ao contrário dos antipsiquiatras, os neurocríticos reconhecem a existência de doenças mentais, mas ficam perplexos com as pesquisas de baixíssima qualidade que passam como ciência e com as afirmações exageradas que muitas vezes os autores fazem a respeito de seus estudos.

James Coyne tem blogs em PLOS (blogs.plos.org/mindthe-brain/author/jcyone/) e também um Twitter Feed (@Coyneofthe-Realm) e uma página no Facebook (https://www.facebook.com/james.c.coyne), na qual expõe as falhas em cálculos, modelos e conclusões que são encontradas tanto na mídia como na imprensa revista por pares. Neuroskeptic tem blogs na *Discover Magazine* (http://blogs.discovermagazine.com/neuroskeptic), @Neuro_Skeptic) e cobre uma ampla gama de questões da psiquiatria com olhar cético, que desmascara a falsa ciência por trás de muita coisa que vem com o prefixo "neuro" (alguém já ouviu falar, por exemplo, de "Neuro Golf Clubs"?).

Keith Laws (@Keith_Laws), professor de Neuropsicologia Cognitiva, comenta as afirmações exageradas feitas em relação a vários tratamentos cognitivos. O Neurocritic (@neurocritic) examina alguns dos achados mais sensacionalistas relativos à neurociência e a imagens cerebrais. O Dr. Sidney Wolfe, no Public Citizen Health Research Group, publica o Best Pills/Worst Pills (www.worstpills.org), que é útil para se informar sobre a eficácia e os efeitos colaterais de drogas específicas. O Public Citizen não aceita apoio do setor farmacêutico, mas o site exige que você se registre.

INFORMAÇÕES SOBRE DEFESA DE DIREITOS

É importante que as pessoas com esquizofrenia e suas famílias se dediquem a defender uma melhora no sistema de tratamento. Se não fizermos isso, quem o fará? Se a sua meta principal é "eliminar o estigma", qualquer site pode ajudar, já que a "eliminação do estigma" é o feijão com arroz da maioria dos sites de "saúde" mental. Mas para aqueles que trabalham numa defesa mais firme, no sentido de melhorar a maneira pela qual os serviços são prestados, de ampliar o acesso e diminuir o sofrimento, você precisa dar dois passos: monitorar as políticas e os políticos, e organizar-se para mudar isso.

MONITORAR POLÍTICAS E POLÍTICOS

As políticas de departamentos de saúde mental têm origem na esfera política, portanto é crucial monitorar políticas e políticos. Identifique os departamentos de saúde mental de sua cidade e de seu estado, as comissões sobre saúde mental na assembleia de seu estado e no Senado, e os grupos de Proteção e Defesa. Explore os sites com frequência e inscreva-se em seus blogs, alertas e feeds do Twitter. Crie um alerta de e-mail no Google para "saúde mental", "mentalmente doente", "saúde mental", "esquizofrenia". "psiquiátrico" e outros termos, de modo a receber atualizações diárias sobre o que está acontecendo.

Para ficar sabendo de novas leis ou políticas, siga os grupos nacionais, estaduais e locais de "pares", "consumidores" e "sobreviventes", pois fazem um trabalho melhor de monitorar e alertar os membros que os grupos pró-psiquiatria, mesmo que às vezes estejam do lado errado da questão.

Siga também os sites de associações comerciais que representam aqueles envolvidos em prover serviços de saúde mental. Todos esses sites têm seções sobre políticas, e muitos publicam dados úteis que você pode usar em suas ações de defesa.

BLOGS E APPS

Blogs: Meus blogs favoritos são os de Pete Earley e Natasha Tracy. Pete Earley, autor de *Crazy* e ex-repórter do *Washington Post,* tem um blog muito popular (http://www.peteearley.com/blog, @peteearley) que faz uma deliciosa cobertura das questões mais difíceis que envolvem a grave doença mental e costuma revelar tendências importantes e perturbadoras antes dos outros. Natasha Tracy (tecnicamente bipolar, autora de *Lost Marbles*) escreve um blog moderno e muitas vezes "de contraposição", a partir da perspectiva dos pares (natashatracy.com, @natasha_tracy), que é sempre original e cheio de ideias. Ambos são ativos também no Facebook. Muitas pessoas gostam do The Mighty, que traz histórias inspiradoras de pessoas com vários problemas de saúde mental, às vezes sobre esquizofrenia (https://themighty.com/topic/schizophrenia).

Apps: Os aplicativos de celular vêm recebendo muita atenção, mas estão ainda engatinhando. A maioria segue o padrão das mídias sociais (conectar-se com os outros, acessar informação), embalados por uma narrativa de saúde mental. Além disso, parece que a informação compartilhada neles não é protegida pela HIPAA, e pode ser vendida a outros. Alguns apps conectam você a terapeutas desconhecidos por uma taxa mensal ou por utilização, mas que provavelmente não é reembolsável. Alguns apps podem incluir um enfoque biométrico ainda não devidamente comprovado, que o vendedor promete ser útil. O PsyberGuide (https://psyberguide.org), dirigido pelo Dr. Stephen Schueller e com apoio de várias organizações de prestígio, é um site novo que está tentando avaliar de modo independente os apps e pode ser um bom lugar para começar para aqueles que estão interessados em explorá-los.

Notas

EPÍGRAFE

Carta de Van Gogh, citada por J. Rewald, *Post-Impressionism: From van Gogh to Gauguin* (Nova York: Museum of Modern Art, 1962), p. 321.

CAPÍTULO 1

"O que a esquizofrenia significa": H. R. Rollin, *Coping with Schizophrenia* (Londres: Burnett Books, 1980), p. 162. **"Empatia":** R. W. Emerson, *Journals* (1836). **"*estranheza* tem":** R. Porter, *A Social History of Madness* (Nova York: Weidenfeld and Nicolson, 1987), p. 9. **"Meu maior medo":** P. J. Ruocchio, "First person account: the schizophrenic inside", *Schizophrenia Bulletin*, v. 17, p. 357–360, 1991. *I Never Promised You a Rose Garden:* Ver C. North e R. Cadoret, "Diagnostic Discrepancy in Personal Accounts of Patients with 'Schizophrenia,'" *Archives of General Psychiatry*, v. 38, p. 133–137, 1981. **"Disfunção da percepção":** J. Cutting e F. Dunne, "Subjective Experience of Schizophrenia", *Schizophrenia Bulletin*, v. 15, p. 217–231, 1989. **"ou reverte inteiramente":** N. Dain, *Concepts of Insanity in the United States, 1789–1865* (New Brunswick: Rutgers University Press, 1964), p. 226, citando o *Reports of the Illinois State Hospital for the Insane,* de 1861–62. **"Da última vez":** A. McGhie e J. Chapman, "Disorders of Attention and Perception in Early Schizophrenia", *British Journal of Medical Psychologyv*, 34, p. 103–16, 1961. **"As cores parecem":** *Ibid*. **"Tudo parecia vibrante":** Cutting and Dunne. **"Montes de coisas":** *Ibid*. **"As pessoas pareciam deformadas":** *Ibid*. **"Eu via tudo":** G. Burns, "An Account of My Madness", mimeo, 1983. **"Essas crises":** M.

Sechehaye, *Autobiography of a Schizophrenic Girl* (Nova York: Grune and Stratton, 1951), p. 22. **"Tudo parece":** McGhie e Chapman. **"Ocasionalmente":** Anônimo, "An Autobiography of a Schizophrenic Experience", *Journal of Abnormal and Social Psychology*, v. 51 , p. 677–689, 1955. **"Meu foco":** M. Vonnegut, *The Eden Express* (Nova York: Praeger, 1975), p. 107. **"Quem vê de fora":** E. Leete, "Mental Illness: An Insider's View", apresentado em encontro anual da National Alliance for the Mentally Ill, Nova Orleans, 1985. **Em um estudo:** Cutting and Dunne. **"Às vezes, quando as pessoas":** McGhie e Chapman. **"Situações sociais":** R. McLean, *Recovered, Not Cured* (Crows Nest, Austrália: Allen and Unwin, 2003), p. 35. **"era terrível ser tocada":** M. Barnes e J. Berke, *Mary Barnes: Two Accounts of a Journey through Madness* (Nova York: Ballantine, 1973), p. 44. **"tocar qualquer paciente":** P. S. Wagner, "Life in the Closet", *Hartford Courant,* 26 de agosto de 1993. **"decomposição em minha boca":** Rollin, p. 150. **"uma irritação sexual":** *Ibid.* **Um psiquiatra que estudou:** Ver M. B. Bowers, *Retreat from Sanity: The Structure of Emerging Psychosis* (Baltimore: Penguin, 1974). **"Meu problema é"** e **"Minha concentração é":** McGhie e Chapman. **"Emoções da infância":** Bowers, p. 152. **"'Pensamentos' de todo tipo":** W. Mayer-Gross, E. Slater e M. Roth, *Clinical Psychiatry* (Baltimore: Williams and Wilkins, 1969), p. 268. **"Na faculdade":** Wagner. **"Fui convidado":** A. Boisen, *Out of the Depths,* 1960. Citado em B. Kaplan, ed., *The Inner World of Mental Illness* (Nova York: Harper and Row, 1964), p. 118. **"Anoitecia":** E. Leete, "The Interpersonal Environment", em: A. B. Hatfield e H. P. Lefley, *Surviving Mental Illness* (Nova York: Guilford Press, 1993), p. 117. **"De repente, todo":** M. Coate, *Beyond All Reason* (Philadelphia: Lippincott, 1965), p. 21. **"Eu estava num estado":** Bowers, p. 27. **"quase todos os pacientes":** J. Parnas e P. Handset, "Phenomenology of Anomalous Self-Expression in Early Schizophrenia", *Comprehensive Psychiatry*, v. 44, p. 121–134, 2003. **"como se uma pesada":** B. J. Freedman, "The Subjective Experience of Perceptual and Cognitive Disturbances in Schizophrenia", *Archives of General Psychiatry*, v. 30, p. 333–340, 1974. **"Por mais que":** Rollin, p. 150. **Uma das sensações:** Ver E. F. Torrey, "Headaches After Lumbar Puncture and Insensitivity to Pain in Psychiatric Patients", *New England Journal of Medicine*, v. 301, p. 110, 1979; G. D. Watson, P. C. Chandarana e H. Merskey, "Relationship between Pain and Schizophrenia", *British Journal of Psychiatry*, v. 138, p. 33–36, 1981; e L. K. Bickerstaff, S. C. Harris, R. S. Leggett, *et al.*, "Pain Insensitivity in Schizophrenic Patients", *Archives of Surgery* 123 (1988): 49–51. **"O andar de":** N. McDonald, "Living with Schizophrenia", *Canadian Medical Association Journal*, v. 82, p. 218–221, 678–681, 1960. **"Quando as pessoas falam":** McGhie e Chapman. **"Posso me concentrar":** *Ibid.* **"Eu costumava":**

Cutting e Dunne. **"Eu preciso juntar":** J. Chapman, "The Early Symptoms of Schizophrenia", *British Journal of Psychiatry*, v. 112, p. 225–251, 1966. **"os dentes, depois o nariz":** Sechehaye, prefácio. **"Hoje de manhã":** S. Sheehan, *Is There No Place on Earth for Me?* (Boston: Houghton Mifflin, 1982), p. 69. **"Não consigo me concentrar":** McGhie e Chapman. **"Tentei sentar":** B. O'Brien, *Operators and Things: The Inner Life of a Schizophrenic* (Nova York: Signet, 1976), p. 97–98. **"Durante a visita":** Sechehaye, p. 28. **"Se vou fazer algo":** Chapman. **"Meus pensamentos ficam":** McGhie e Chapman. **"Como pode uma coisa":** O'Brien, p. 100. **"Parecia que a parte":** McLean, p. 20. **"Grandes e magníficos":** Chapman. **"Sinto como se":** Mayer-Gross, Slater e Roth, p. 281, 267. **"Por exemplo, eu":** G. Bateson (Ed.), *Perceval's Narrative: A Patient's Account of His Psychosis 1830–1832* (1838, 1840) (Nova York: Morrow, 1974), p. 269. **"Eu posso estar":** McGhie e Chapman. **James Chapman diz:** Ver Chapman. **"Sou tão ambivalente":** Anônimo, "I Feel Like I Am Trapped Inside My Head, Banging Desperately against Its Walls", *New York Times,* 18 de março de 1986, p. C–3. **"Como é possível que":** S. Nasar, *A Beautiful Mind* (Nova York: Simon & Schuster, 1998), p. 11. **"Um policial passou":** A. Tchekhov, "Enfermaria Nº 6", citado em A. A. Stone e S. S. Stone, eds., *The Abnormal Personality through Literature* (Englewood Cliffs, N.J.: Prentice-Hall, 1966), p. 5. **"Durante meu período":** Anônimo, "Schizophrenic Experience." **"Sentia que tinha":** *Ibid.* **de Clérambault:** G. Remington e H. Book, "Case Report of de Clerembault Syndrome, Bipolar Affective Disorder and Response to Lithium", *American Journal of Psychiatry*, v. 141, p. 1285–1288, 1984. **"força telepática":** Rollin, p. 132. **"Eu acreditava que":** C. Hubert, "Woman Defies Her Demons to Excel", *Sacramento Bee,* 1 de fevereiro de 2002, p. A-1. **"Fiquei realmente confuso":** McLean, p. 76. **Um estudo de 1999:** E. F. Torrey, *et al.*, *Threats to Radio and Television Station Personnel in the United States by Individuals with Severe Mental Illnesses* (Washington, D.C.: Public Citizen's Health Research Group and the Treatment Advocacy Center, 1999). **"milhões e bilhões":** P. Earle, "Popular Fallacies in Regard to Insanity and the Insane", *Journal of Social Science*, v. 26, p. 107–117, 1890. **"Esse fenômeno":** J. Lang, "The Other Side of Hallucinations", *American Journal of Psychiatry*, v. 94, p. 1090–1097, 1938. **"Claro que então":** Poe, "O Coração delator". **"Assim, durante anos":** D. P. Schreber, *Memoirs of My Nervous Illness* (1903), traduzido e com introdução de I. Macalpine e R. A. Hunter (Londres: William Dawson, 1955), p. 172. **"Havia muita música":** Boisen, citado in Kaplan, p. 119. **"Por cerca de quase":** Schreber, p. 225. **"um estado constante":** E. Goode, "Experts See Mind's Voices in New Light", *New York Times,* 6 de maio de 2003, p. F-1. **"Eu não fico ali simplesmente":** D. Terry e D. Terry,

"My Private Chorus of Chaos", *Chicago Tribune,* 23 de fevereiro de 2003, p. 8. **"Estudos recentes"**: P. K. McGuire, G. M. S. Shah e R. M. Murray, "Increased Blood Flow in Broca's Area during Auditory Hallucinations in Schizophrenia", *Lancet,* v. 34, p. 703–706, 1993. **"junção temporoparietal"**: M. Plaze, M.-L. Paillère Martinot, J. Penttilä, *et al.,* "'Where Do Auditory Hallucinations Come From?' – A Brain Morphometry Study of Schizophrenia Patients with Inner or Outer Space Hallucinations", *Schizophrenia Bulletin,* v. 37, p. 212–221, 2011. **"nascem surdos"**: E. M. R. Critchley, "Auditory Experiences of Deaf Schizophrenics", *Journal of the Royal Society of Medicine,* v. 76, p. 542–544, 1983. **"Em um estágio"**: Lang. **Silvano Arieti**: *Creativity: The Magic Synthesis* (Nova York: Basic Books 1976), p. 251. **"Em algumas poucas"**: *Ibid.* **"Para a pessoa"**: Lang. **"Não tenho contato"**: Parnas e Handset. **"Um jovem costumava"**: *Ibid.* **Em casos extremos:** H. Faure, "L'Investissement Delirant de L'Image de Soi", *Evolution Psychiatrique,* v. 3, p. 545–577, 1956. **"Fico com os joelhos"**: Chapman. **"Isso também era verdade"**: Sechehaye, p. 87. **"Meu peito dá a impressão"**: Schreber, p. 207. **"81%"**: S. Bustamante, K. Maurer, W. Loffler, *et al.,* "Depressive Symptoms in the Early Course of Schizophrenia", abstract, *Schizophrenia Research,* v. 11, p. 187, 1994. **"Durante as primeiras"**: Lang. **"Mais tarde, ao considerá-las"**: Sechehaye, p. 35. **"Sentava no porão"**: M. Stakes, "First Person Account: Becoming Seaworthy", *Schizophrenia Bulletin,* v. 11, p. 629, 1985. **"tem havido uma crescente"**: P. Cramer, J. Bowen e M. O'Neill, "Schizophrenics and Social Judgment", *British Journal of Psychiatry,* v. 160, p. 481–487, 1992. **"pacientes tiveram desempenho"**: C. G. Kohler, T. H. Turner, W. B. Bilker, *et al.,* "Facial Emotion Recognition in Schizophrenia: Intensity Effects and Error Pattern", *American Journal of Psychiatry,* v. 160, p. 1768–1774, 2003. **"Metade do tempo"**: McGhie e Chapman. **"uma das primeiras mudanças"**: Chapman. **"Durante minha primeira"**: Anônimo, "Schizophrenic Experience." **"Em vez de desejar"**: E. Meyer e L. Covi, "The Experience of Depersonalization: A Written Report by a Patient", *Psychiatry,* v. 23, p. 215–217, 1960. **"Eu queria poder"**: J. A. Wechsler, *In a Darkness* (Nova York: Norton, 1972), p. 17. **"relataram experimentar"**: A. M. Kring, S. L. Kerr, D. A. Smith, *et al.,* "Flat Affect in Schizophrenia Does Not Reflect Diminished Subjective Experience of Emotion", *Journal of Abnormal Psychology,* v. 102, p. 507–517, 1993. **"A solidão precisa"**: J. K. Bouricius, "Negative Symptoms and Emotions in Schizophrenia", *Schizophrenia Bulletin,* v. 15, p. 201–207, 1989. **"Eu ainda sofro"**: I. Chovil, "First Person Account: I and I, Dancing Fool, Challenge You the World to a Duel", *Schizophrenia Bulletin,* v. 26, p. 745–747, 2000. **Um estudo sobre alterações:** T. C. Manschreck, *et al.,* "Disturbed Voluntary Motor Activity in

Schizophrenic Disorder", *Psychological Medicine*, v. 12, p. 73–84, 1982; ver também M. Jones e R. Hunter, "Abnormal Movements in Patients with Chronic Psychotic Illness", in G. E. Crane e R. Gardner, *Psychotropic Drugs and Dysfunctions of the Basal Ganglia,* publicação nº 1938 (Washington, D.C.: U.S. Public Health Service, 1969). **Em outro estudo:** Cutting and Dunne. **"Eu me tornei o oposto":** *Ibid.* **piscar os olhos:** Ver J. R. Stevens, "Eye Blink and Schizophrenia: Psychosis or Tardive Dyskinesia", *American Journal of Psychiatry*, v. 135, p. 223–226, 1978. **"[Ele] ficava":** H. de Balzac, "Louis Lambert" (1832), in A. A. Stone e S. S. Stone (Ed.), *The Abnormal Personality through Literature* (Englewood Cliffs, N.J.: Prentice-Hall, 1966), p. 63–64. **"Isso me acontece":** McGhie e Chapman. **"Não gosto":** *Ibid.* **"Não estou mais":** *Ibid.* **"Conforme a tarefa":** Kindwall e Kinder (1940), citado in C. Landis e F. A. Mettler, *Varieties of Psychopathological Experience* (Nova York: Holt, Rinehart, and Winston, 1964), p. 530. **"para ajudar a clareá-la":** Chapman. **Chapman acredita:** Chapman. **"a única maneira de escapar":** Wagner. **o "Abomin**ável Homem das Neves":** B. Hoffman, "Weird But True", *New York Post,* 28 de maio de 2002, p. 19. **temperatura corporal:** T. W. H. Chong e D. J. Castle, "Layer upon Layer: Thermoregulation in Schizophrenia", *Schizophrenia Research*, v. 69, p. 149–157, 2004. **Uma mulher jovem:** E. Herrig, "First Person Account: A Personal Experience", *Schizophrenia Bulletin*, v. 21, p. 339–342, 1995. **John Hinckley:** "Hinckley Sr. Seeks Support in Fight against Mental Illness", *Psychiatric News,* 16 de novembro de 1984. **"Em geral, pessoas insanas":** "Confinement of the Insane", *American Law Review*, p. 215, 1869. **"um tear mágico":** Citado por O. Sacks, *The Man Who Mistook His Wife for a Hat* (Nova York: Summit Books, 1985), p. 140. **"governante que mede a si mesmo":** Burns. **"Você irá perceber":** *The Complete Letters of Vincent Van Gogh,* vol. 3 (Boston: New York Graphic Society, 1978), p. 524. **citada por uma mulher:** A. Sobin e M. N. Ozer, "Mental Disorders in Acute Encephalitis", *Journal of Mount Sinai Hospital,* v. 33, p. 73–82, 1966. **"Algo dentro de mim":** B. Bick, "Love and Resentment", *New York Times,* 25 de março de 1990. **"Sem dúvida, Louis":** Balzac.

CAPÍTULO 2

"Para quem é": M. Coate, *Beyond All Reason* (Philadelphia: Lippincott, 1965), p. 1–2. **Estudos têm demonstrado:** C. S. Mellor, "First Rank Symptoms of Schizophrenia", *British Journal of Psychiatry*, v. 117, p. 15–23, 1970. **Pacientes com transtorno bipolar:** W. T. Carpenter, J. S. Strauss e S. Muleh, "Are There Pathognomonic Symptoms in Schizophrenia?" *Archives of General Psychiatry*,

v. 28, p. 847–852, 1973. **DSM-IV:** *Diagnostic and Statistical Manual of Mental Disorders* (Washington, D.C.: American Psychiatric Association, 1994). **Estudo de Rosenhan:** D. L. Rosenhan, "On Being Sane in Insane Places", *Science*, v. 179, p. 250–258, 1973; ver também R. L. Spitzer, "More on Pseudoscience in Science and the Case for Psychiatric Diagnosis", *Archives of General Psychiatry*, v. 33, p. 459–470, 1976. **"Se eu tomasse":** S. S. Kety, "From Rationalization to Reason", *American Journal of Psychiatry*, v. 131, p. 957–963, 1974. **Esquizofrenia deficitária:** W. T. Carpenter Jr., D. W. Heinrichs e A. M. I. Wagman, "Deficit and Nondeficit Forms of Schizophrenia: The Concept", *American Journal of Psychiatry*, v. 145, p. 578–583, 1988. **endofenótipos:** I. I. Goffman e T. D. Gould, "The Endophenotype Concept in Psychiatry: Etymology and Strategic Intentions", *American Journal of Psychiatry*, v. 160, p. 636–645, 2003. **5%:** J. van Os, R. J. Linscott, I. Myin-Germeys, *et al.*, "A Systematic Review and Meta-Analysis of the Psychosis Continuum: Evidence for a Psychosis Proneness-Persistence-Impairment Model of Psychotic Disorder", *Psychological Medicine*, v. 39, p. 1–17, 2008. **cross-national survey:** R. Nuevo, S. Chatterji, E. Verdes, *et al.*, "The Continuum of Psychotic Symptoms in the General Population: A Cross-National Study", *Schizophrenia Bulletin*, v. 38, p. 475–485, 2012. **"não deveria ser encarado":** D. B. Smith, "Can You Live with the Voices in Your Head?" *New York Times Magazine*, 25 de março de 2007, p. 49–53.

CAPÍTULO 3

"O que me consola": J. Rewald, *Post-Impressionism: From van Gogh to Gauguin* (Nova York: Museum of Modern Art, 1962), p. 320. **maconha:** J. McGrath, J. Welham, J. Scott *et al.*, "Association between Cannabis Use and PsychosisRelated Outcomes Using Sibling Pair Analysis in a Cohort of Young Adults", *Archives of General Psychiatry*, v. 67, p. 440–447, 2010; M. De Hert, M. Wampers, T. Jendricko *et al.*, "Effects of Cannabis Use on Age at Onset in Schizophrenia and Bipolar Disorder", *Schizophrenia Research* 126 (2011): 270–76. **O melhor estudo:** M. Harbrecht e H. Häfner, "Substance Abuse and the Onset of Schizophrenia", *Biological Psychiatry*, v. 40, p. 1155–1163, 1996. **estudo muito citado:** R. C. W. Hall, E. R. Gardner, S. K. Stickney *et al.*, "Physical Illness Manifesting as Psychiatric Disease", *Archives of General Psychiatry*, v. 37, p. 989–995, 1980. **Koran e seus colegas:** L. M. Koran, H. C. Sox, K. I. Marton *et al.*, "Medical Evaluation of Psychiatric Patients", *Archives of General Psychiatry*, v. 46, p. 733–740, 1980. **Um estudo inglês:** K. Davison, "Schizophrenia-like Psychoses Associated with Organic Cerebral Disorders: A Review", *Psychiatric Developments*, v. 1, p. 1–34, 1983. **Outro estudo inglês:** E. C. Johnstone, J. F. Macmillan e T. J. Crow, "The

Occurrence of Organic Disease of Possible or Probable Aetiological Significance in a Population of 268 Cases of First Episode Schizophrenia", *Psychological Medicine*, v. 17, p. 371–379, 1987. **Um estudo post-mortem:** Davison. **Encefalite viral:** E. F. Torrey, "Functional Psychoses and Viral Encephalitis", *Integrative Psychiatry*, v. 4, p. 224–236, 1986. **Um estudo constatou:** Davison. **Em 2004:** S. Saik, J. E. Kraus, A. McDonald *et al.*, "Neurosyphilis in Newly Admitted Psychiatric Patients: Three Case Reports", *Journal of Clinical Psychiatry*, v. 65, p. 919–921, 2004. **relato de uma mulher:** A. G. Awad, "Schizophrenia and Multiple Sclerosis", *Journal of Nervous and Mental Disease*, v. 171, p. 323–324, 1983. **"um diagnóstico inicial comum":** Davison. **AIDS:** N. Buhrich, D. A. Cooper e E. Freed, "HIV Infection Associated with Symptoms Indistinguishable from Functional Psychosis", *British Journal of Psychiatry*, v. 152, p. 649–653, 1988. **Há alguma evidência:** A. S. Nielsen, P. B. Mortensen, E. O'Callaghan *et al.*, "Is Head Injury a Risk Factor for Schizophrenia?" *Schizophrenia Research, v. 55, p. 93–98, 2002.* G. E. Jaskiw e J. F. Kenny, "Limbic Cortical Injury Sustained during Adulthood Leads to Schizophrenia-like Syndrome", *Schizophrenia Research*, v. 58, p. 205–212, 2002. **Um estudo com IRM:** P. Buckley, J. P. Stack, C. Madigan, *et al.*, "Magnetic Resonance Imaging of Schizophrenia-like Psychoses Associated with Cerebral Trauma: Clinicopathological Correlates." *American Journal of Psychiatry*, v. 150, p. 146–148, 1993. **Rosemary Kennedy:** E. F. Torrey, *Nowhere to Go* (Nova York: Harper and Row, 1988), p. 102–6. **E um estudo reportou:** J. Rimmer and B. Jacobsen, "Antisocial Personality in the Biological Relatives of Schizophrenics." *Comprehensive Psychiatry*, v. 21, p. 258–262, 1980.

CAPÍTULO 4

"Uma doença dessas": Citado in V. Norris, *Mental Illness in London* (Londres: Oxford University Press, 1959), p. 15. **"é muito provável que":** J. Hawkes, "On the Increase of Insanity", *Journal of Psychological Medicine and Mental Pathology*, v. 10, p. 508–521, 1857. **"em considerável número":** E. Kraepelin, *Dementia Praecox and Paraphrenia* (Huntington, N.Y.: Robert E. Krieger, 1971), p. 236–37. **um estudo na Finlândia:** M. Isohanni, I. Isohanni, P. Jones *et al.*, "School Predictors of Schizophrenia in the 1966 Northern Finland Birth Cohort", *Schizophrenia Research* 36 (1999): **Especialmente interessante:** A. Shaner, G. Miller e J. Mintz, "Evidence of a Latitudinal Gradient in the Age of Onset of Schizophrenia", *Schizophrenia Research,* v. 94, p. 58–63, 2007.**Pesquisadores na Alemanha e no Canadá:** M. Hambrecht, H. Häfner e W. Löffler, "Beginning Schizophrenia Observed by Significant Others", *Social Psychiatry and Psychiatric Epidemiology*, v. 29, p. 53–60, 1994. J. Varsamis e J. D. Adamson, "Somatic

Symptoms in Schizophrenia", *Canadian Psychiatric Association Journal*, v. 21, p. 1–6, 1976. **"temas de monstros":** A. T. Russell, L. Bett e C. Sammons, "The Phenomenology of Schizophrenia Occurring in Childhood", *Journal of the American Academy of Child and Adolescent Psychiatry*, v. 28, p. 399–407, 1989. **Estudos recentes de IR Ms:** J. L. Rapoport, J. N. Giedd, J. Blumenthal *et al.*, "Progressive Cortical Change During Adolescence in Childhood-Onset Schizophrenia", *Archives of General Psychiatry*, v. 56, p. 649–654, 1999. A. L. Sporn, D. K. Greenstein, N. Gogtay *et al.*, "Progressive Brain Volume Loss during Adolescence in Childhood-Onset Schizophrenia", *American Journal of Psychiatry*, v. 160, p. 2181–2189, 2003. **acompanhamento de dez crianças:** J. G. Howells e W. R. Guirguis, "Childhood Schizophrenia 20 Years Later", *Archives of General Psychiatry*, v. 41, p. 123–128, 1984. **Vladimir Nabokov:** V. Nabokov, *The Stories of Vladimir Nabokov* (Nova York: Vintage, 1995), p. 598–603. **Louise Wilson:** *This Stranger, My Son* (Nova York: Putnam, 1968). **Um estudo da Dinamarca:** I. M. Terp, G. Engholm, H. Moller *et al.*, "A Follow-Up Study of Postpartum Psychoses: Prognosis and Risk Factors for Readmission", *Acta Psychiatrica Scandinavica*, v. 100, p. 40–46, 1999. **Um estudo:** H. Brodaty, P. Sachdev, A. Koschera, *et al.*, "Long-term Outcome of Late-Onset Schizophrenia: 5-year Follow-up Study", *British Journal of Psychiatry*, v. 183, p. 213–219, 2003. **estudos recentes:** A. Aleman, R. S. Kahn, J. P. Selten, "Sex Differences in the Risk of Schizophrenia", *Archives of General Psychiatry*, v. 60, p. 565–571, 2003. **diferenças de gênero:** Ver M. V. Seeman, "Gender Differences in Schizophrenia", *Canadian Journal of Psychiatry, v. 27*, p. 107–111, 1982. J. M. Goldstein, "Gender Differences in the Course of Schizophrenia", *American Journal of Psychiatry*, v. 145, p. 684–689, 1988; e S. Lewis, "Sex and Schizophrenia: Vive la Difference", *British Journal of Psychiatry*, v. 61, p. 445–450, 1992. **"considerados relativamente normais":** J. Lieberman *et al.*, "Time Course and Biologic Correlates of Treatment Response in First-Episode Schizophrenia", *Archives of General Psychiatry*, v. 50, p. 369–376, 1993. **melhor resumo:** J. H. Stephens, "Long-term Prognosis and Follow-up in Schizophrenia", *Schizophrenia Bulletin*, v. 4, p. 25–47, 1978. **"Cerca de três quintos":** L. Ciompi, "Catamnestic Long-term Study of the Course of Life and Aging of Schizophrenics", *Schizophrenia Bulletin*, v. 6, p. 606–616, 1980. **"o quadro atual":** C. M. Harding e J. S. Strauss, "The Course of Schizophrenia: An Evolving Concept" in M. Alpert (Ed.), *Controversies in Schizophrenia* (Nova York: Guilford Press, 1985), p. 347. **"O paciente":** W. Mayer-Gross, E. Slater e M. Roth, *Clinical Psychiatry* (Baltimore: Williams and Wilkins, 1969), p. 275. **pesquisa na comunidade em Baltimore:** M. Von Korff, G. Nestadt, A. Romanoski *et al.*, "Prevalence of Treated and Untreated *DSM-III* Schizophrenia", *Journal of Nervous and Mental Disease*,

v. 173, p. 577–581, 1985. **enviesassem:** J. Thirthalli e S. Jain, "Better Outcome of Schizophrenia in India: A Natural Selection against Severe Forms?", *Schizophrenia Bulletin*, v. 35, p. 655–657, 2009. **"não é consistente":** R. J. Sullivan, J. S. Allen e K. L. Nero, "Schizophrenia in Palau", *Current Anthropology*, v. 48, p. 189–213, 2007. **Um relatório de 2008:** A. Cohen, V. Patel, R. Thara *et al.*, "Questioning an Axiom: Better Prognosis for Schizophrenia in the Developing World?", *Schizophrenia Bulletin*, v. 34, p. 229–244, 2008. **Um estudo de 2009:** A. Alem, D. Kebede, A. Fekadu *et al.*, "Clinical Course and Outcome of Schizophrenia in a Predominantly Treatment Naïve Cohort in Rural Ethiopia", *Schizophrenia Bulletin*, v. 35, p. 646–654, 2009. **"cerca do dobro":** P. Allebeck, "Schizophrenia: A Life-Shortening Disease", *Schizophrenia Bulletin*, v. 15, p. 81–89, 1989. **"perto de três vezes":** D. W. Black e R. Fisher, "Mortality in *DSM-IIIR* Schizophrenia", *Schizophrenia Research*, v. 7, p. 109–116, 1992. **"5,05 vezes":** P. Corten, M. Ribourdouille e M. Dramaix, "Premature Death among Outpatients at a Community Mental Health Center", *Hospital and Community Psychiatry*, v. 42, p. 1248–1251, 1991. **Um estudo de 1999:** B. P. Dembling, D. T. Chen e L. Vachon, "Life Expectancy and Causes of Death in a Population Treated for Serious Mental Illness", *Psychiatric Services*, v. 50, p. 1036–1042, 1999. **estudo de 2005 da Suécia:** B. Logdberg e L. Nilsson, "Mortality in Schizophrenia over the Last 70 Years in the Township of Malmo", abstract, *Schizophrenia Bulletin*, v. 31, p. 229, 2005. **o dobro da taxa:** M. J. Edlund, C. Conrad e P. Morris, "Accidents among Schizophrenic Outpatients", *Comprehensive Psychiatry*, v. 30, p. 522–526, 1989. **12%:** S. Brown, "Excess Mortality of Schizophrenia", *British Journal of Psychiatry*, v. 171, p. 502–8, 1997. ***Diseases:*** Ver A. E. Harris, "Physical Disease and Schizophrenia", *Schizophrenia Bulletin*, v. 14, p. 85–96, 1988; e S. Mukherjee, D. B. Schnur e R. Reddy, "Family History of Type 2 Diabetes in Schizophrenic Patients", *Lancet*, v. 1, p. 495, 1989. **câncer de próstata:** P. B. Mortensen, "Neuroleptic Medication and Reduced Risk of Prostate Cancer in Schizophrenic Patients", *Acta Psychiatrica Scandinavica*, v. 85, p. 390–393, 1992. **102 indivíduos:** S. Brown, J. Birtwistle, L. Roe *et al.*, "The Unhealthy Lifestyle of People with Schizophrenia", *Psychological Medicine*, v. 29, p. 697–701, 1999. **41% menor:** B. G. Druss, D. W. Bradford, R. A. Rosenheck *et al.*, "Mental Disorders and Use of Cardiovascular Procedures after Myocardial Infarction", *Journal of the American Medical Association*, v. 283, p. 506–511, 2000. **estudo na Inglaterra:** M. Marshall e D. Gath, "What Happens to Homeless Mentally Ill People? Follow-up of Residents of Oxford Hostels for the Homeless", *British Medical Journal*, v. 304, p. 79–80, 1992. **em Oklahoma:** J. Cannon, "Remains Identified", *Norman Transcript,* 21 de dezembro de 1990, p. 2. **Em Houston:** S. K. Bardwell, "Services Saturday for Homeless Woman,

Son Killed in Traffic Accident", *Houston Chronicle,* 29 de abril de 1999, p. A-32. **Em Santa Ana:** R. Hinch, "Woman Killed by Train Has Final Resting Place", *Orange County Register,* 23 de fevereiro de 2000, p. A-1.

CAPÍTULO 5

"A insanidade em": J. F. Duncan, "President's Address", *Journal of Mental Science*, v. 21, p. 316, 1875. **"Se o cérebro fosse":** Lyall Watson, citado in J. Hooper e D. Teresi, *The 3-Pound Universe* (Nova York: MacMillan, 1986), p. 21. **Em um estudo de 1933**: M. T. Moore, D. Nathan, A. E. Elliot *et al.*, "Encepalographic Studies in Schizophrenia", *American Journal of Psychiatry*, v. 89, p. 801–810, 1933. **Uma revisão de 2015**: K. Bakhshi e D. A. Chance, "The Neuropathology of Schizophrenia: A Selective Review of Past Studies and Emerging Themes in Brain Structure and Cytoarchitecture", *Neuroscience,* v. 303, p. 82–102, 2015. **"uma revisão de 2013"**: S. V. Haijma, N. V. Haren, W. Cahn *et al.*, "Brain Volume in Schizophrenia: A Metaanalysis of Over 18,000 Subjects", *Schizophrenia Bulletin*, v. 29, p. 1129–1138, 2013. **"três quartos dos pacientes esquizofrênicos":** M. A. Taylor e R. Abrams, "Cognitive Impairment in Schizophrenia", *American Journal of Psychiatry,* v. 141, p. 196–201, 1984. **Uma revisão de 1988:** D. W. Heinrichs e R. W. Buchanan, "Significance and Meaning of Neurological Signs of Schizophrenia", *American Journal of Psychiatry*, v. 145, p. 11–18, 1988. **mais de 20 estudos:** Torrey, "Studies of Indivíduos." **"uma ampla":** J. A. Grebb, D. R. Weinberger e J. M. Morihisa, "Electroencephalogram and Evoked Potentials Studies of Schizophrenia", *In*: H. A. Nasrallah e D. R. Weinberger, eds., *The Neurology of Schizophrenia* (Amsterdã: Elsevier, 1986), p. 121–40. **Fatores de risco conhecidos:** E. F. Torrey, J. J. Bartko e R. H. Yolken, "*Toxoplasma gondii* and Other Risk Factors for Schizophrenia: An Update", *Schizophrenia Bulletin*, v. 38, p. 642–647, 2012. **Fatores de risco conhecidos:** *Ibid.* **"A psiquiatria e a neuropatologia":** H. Griesinger, citado por G. Zilboorg e G. W. Henry, *A History of Medical Psychology* (Nova York: Norton, 1941), p. 436. **"Eu fui encarado":** "Britain's Offbeat Psychoanalyst", *Newsweek*, 1 de novembro de 1982, p. 16. **"Hubbard ensinava:** "Hubbard's Teachings Guide Treatment of Mental Illness", *St. Petersburg Times*, 14 de novembro de 1998. **"uma sensação da":** S. Arzy, M. Seeck, S. Ortigue *et al.*, "Induction of an Illusory Shadow Person", *Nature*, v. 443, p. 287, 2006. **sensações de que suas ações:** C. Farrar e C. D. Frith, "Experiencing Oneself vs Another Person as Being the Cause of an Action: The Neural Correlates of the Experience of Agency", *NeuroImage,* v. 15, p. 596–603, 2002. **"a insanidade, portanto, é":** W. A. F. Browne, *What Asylums Were, Are, and Ought to Be* (Edimburgo: Black, 1837), p. 6. **"importantes mudanças**

moleculares": H. Maudsley, *Physiology and Pathology of the Mind* (Londres: Macmillan, 1867), p. 367. **"uma meteórica chuva":** do Soneto 137, em sua coletânea de 1934 *Huntsman, What Quarry?* Extraído de *Poems by Edna St. Vincent Millay* (Nova York: Harper and Brothers, 1939). **"uma encefalopatia hereditária":** D. R. Weinberger, "Implications of Normal Brain Development for the Pathogenesis of Schizophrenia", *Archives of General Psychiatry*, v. 44, p. 660–669, 1987. **Um estudo de 1992:** E. S. Susser e S. P. Lin, "Schizophrenia after Prenatal Exposure to the Dutch Hunger Winter of 1944–1945", *Archives of General Psychiatry*, v. 49, p. 938–988, 1992; E. Susser, R. Neugebauer, H. W. Hoek *et al.*, "Schizophrenia after Prenatal Famine", *Archives of General Psychiatry*, v. 53, p. 25–31, 1996. **Um estudo de 2005:** D. St Clair, M. Xu, P. Wang *et al.*, "Rates of Adult Schizophrenia following Prenatal Exposure to the Chinese Famine of 1959–1961", *Journal of the American Medical Association*, v. 294, p. 557–562, 2005. **Em um estudo de 2010:** J. J. McGrath, T. H. Burne, F. Féron *et al.*, "Developmental Vitamin D Deficiency and Risk of Schizophrenia: A 10-Year Update", *Schizophrenia Bulletin*, v. 36, p. 1073–1078, 2010. **"não há boa evidência":** C. C. Tennant, "Stress and Schizophrenia: A Review", *Integrative Psychiatry*, v. 3, p. 248–261, 1985. **46 desses estudos:** E. Susser, C. S. Widom, "Still Searching for Lost Truths About the Bitter Sorrows of Childhood", *Schizophrenia Bulletin*, v. 38, p. 672–675, 2012. **"uma extensa literatura":** S. Bendall, H. J. Jackson, C.A. Hulbert *et al.*, "Childhood Trauma and Psychotic Disorders: A Systematic, Critical Review of the Evidence", *Schizophrenia Bulletin*, v. 34, p. 568–579, 2008. **"em casos precoces":** E. Bleuler, *Dementia Praecox or the Group of Schizophrenias* (Nova York: International Universities Press, 1950), p. 345; publicado pela primeira vez em 1911. **"Raramente vejo":** Carta de Sigmund Freud a Karl Abraham in E. Jones, *The Life and Work of Sigmund Freud*, vol. 2 (Nova York: Basic Books, 1955), p. 437. **"Não gosto desses pacientes":** Citado in M. Shur, *The Id and the Regulatory Principle of Mental Functioning* (Londres: Hogarth, 1967), p. 21. **"em certo sentido":** C. Lasch, *The Culture of Narcissism* (Nova York: Norton, 1979), p. 76. **"a psicose é o resultado final":** *Ibid.* **"um compromisso com a perspectiva":** R. C. Lewontin, S. Rose e L. J. Kamin, *Not in Our Genes* (Nova York: Pantheon Books, 1984), p. ix. **"Uma teoria adequada":** *Ibid*, p. 231.

CAPÍTULO 6

"Aliviar": Charles Dickens, "A Curious Dance around a Curious Tree", in *Household Words,* 17 de janeiro de 1852. **"um paciente que está sofrendo":** W. J. Annitto, "Schizophrenia and Ego Psychology", *Schizophrenia Bulletin*, v. 7, p.

99–200, 1981. **Um levantamento feito em 1996:** C. Blanco, C. Carvalho, M. Olfson *et al.*, "Practice Patterns of International and U.S. Medical Graduate Psychiatrists", *American Journal of Psychiatry*, v. 156, p. 445–450, 1999. **"O que significa":** B. J. Ennis, *Prisoners of Psychiatry* (Nova York: Harcourt Brace Jovanovich, 1972); para uma discussão mais completa desse problema, ver R. L. Taylor e E. F. Torrey, "The Pseudo-regulation of American Psychiatry", *American Journal of Psychiatry*, v. 129, p. 658–662, 1972. **algoritmo diagnóstico:** H. C. Sox, L. M. Koran, C. H. Sox *et al.*, "A Medical Algorithm for Detecting Physical Disease in Psychiatric Patients", *Hospital and Community Psychiatry*, v. 40, p. 1270–1276, 1989. **um estudo alemão:** B. von der Stein, W. Wittgens, W. Lemmer *et al.*, "Schizophrenia Mimicked by Neurological Diseases", apresentado na Conferência Internacional sobre Esquizofrenia, Vancouver, julho de 1992. **"O hospital se torna":** B. Silcock, "Three Experiences of Madness", *Sane Talk*, verão de 1994, p. 5. **Um estudo de 2002:** P. V. Rosenau e S. H. Linder, "A Comparison of the Performance of For-Profit and Nonprofit U.S. Psychiatric Inpatient Care Providers since 1980", *Psychiatric Services*, v. 54, p. 183–187, 2003. **"relacionamento aconchegante":** "JCAHO Responds to Concern over Psychiatric Hospital Oversight", *Mental Health Weekly*, vol. 9, 4 de outubro de 1999, p. 1. **"um homem montou uma barricada":** C. Holden, "Broader Commitment Laws Sought", *Science*, v. 230, p. 1253–1255, 1985. **"Defensor público":** D. A. Treffert, "The Obviously Ill Patient in Need of Treatment: A Fourth Standard for Civil Commitment", *Hospital and Community Psychiatry*, v. 36, p. 259–264, 1985. **"importantes mudanças":** J. M. Kane, F. Quitkin, A. Rifkin, *et al.*, "Attitudinal Changes in Involuntarily Committed Patients Following Treatment", *Archives of General Psychiatry*, v. 40, p. 374–377, 1983. **"a combinação de terapia":** B. Pasamanick, F. R. Scarpitti e S. Dinitz, *Schizophrenics in the Community: An Experimental Study in the Prevention of Hospitalization* (Nova York: Appleton-Century-Crofts, 1967), p. ix. **Um estudo de 1998:** J. Rabinowitz, E. Bromet, J. Lavelle *et al.*, "Relationship between Type of Insurance and Care during the Early Course of Psychosis", *American Journal of Psychiatry*, v. 155, p. 1392–1397, 1998. **Um estudo de 1985:** G. Geis, P. Jaslow, H. Pontell, *et al.*, "Fraud and Abuse of Government Medical Benefit Programs by Psychiatrists", *American Journal of Psychiatry*, v. 142, p. 231–234, 1985. **"A razão pela qual":** Editorial, "Mind and Money", *Wall Street Journal*, 17 de dezembro de 1999, p. A-14.

CAPÍTULO 7

"A loucura, como a chuva": *The Philosophy of Insanity*, por um interno do Glasgow Royal Asylum for Lunatics, em Gartnavel, 1860; usado como epígrafe por

Albert Deutsch, *The Shame of the States* (Nova York: Harcourt, Brace, 1948). **John Davis:** J. M. Davis, "Overview: Maintenance Therapy in Psychiatry: 1. Schizophrenia", *American Journal of Psychiatry*, v. 132, p. 1237–1245, 1975. **Stefan Leucht:** S. Leucht, M. Tardy, K. Komossa *et al.*, "Antipsychotic Drugs Versus Placebo for Relapse Prevention in Schizophrenia: A Systematic Review and Meta-Analysis", *Lancet*, v. 379, p. 2063–2071, 2012. **sintomas neurológicos:** G. Goldstein, R. D. Sanders, S. D. Forman *et al.*, "The Effects of Antipsychotic Medication on Factor and Cluster Structure of Neurologic Examination Abnormalities in Schizophrenia", *Schizophrenia Research*, v. 75, p. 55–64, 2005. **"cerca de 40%:** R. Mojtabai, L. Fochtmann, S-W. Chang *et al.*, "Unmet Need For Mental Health Care in Schizophrenia: An Overview of Literature and New Data From a First-Admission Study", *Schizophrenia Bulletin*, v. 35, p. 678–695, 2009. **Dois grandes estudos:** M. Torniainen, E. Mittendorfor-Rutz, A. Tanksanen *et al.*, "Antipsychotic Treatment and Mortality in Schizophrenia", *Schizophrenia Bulletin*, v. 41, p. 656–663, 2015. J. Vermeulen, G. van Rooijen, P. Doedens *et al.*, "Antipsychotic Medication and Long-Term Mortalitty Risk in Patients with Schizophrenia; A Systemic Review and Meta-Analysis", *Psychological Medicine*, v. 47, p. 2217–2218, 2017. **PORT:** R. W. Buchanan, J. Kreyenbuhl, D. L. Kelly *et al.*, "The 2009 Schizophrenia PORT Psychopharmacological Treatment Recommendations and Summary Statements", *Schizophrenia Bulletin*, v. 36, p. 71–93, 2010. **15 drogas em 212 testes**: S. Leucht, A. Cipriani, L. Spineli *et al.*, "Comparative Efficacy and Tolerability of 15 Antipsychotic Drugs in Schizophrenia: A Multiple-Treatments MetaAnalysis", *Lancet*, v. 382, p. 951–962, 2013. **"extraordin**ária prevalência"**: T. Turner, "Rich and Mad in Victorian England", *Psychological Medicine*, v. 19, p. 29–44, 1989. **estudo sobre a discinesia espontânea:** W. S. Fenton, "Prevalence of Spontaneous Dyskinesia in Schizophrenia", *Journal of Clinical Psychiatry*, v. 61, suppl. 4, p. 10–14, 2000. **Inferior a 20%:** V. Khot e R. J. Wyatt, "Not All That Moves Is Tardive Dyskinesia", *American Journal of Psychiatry*, v. 148, p. 661 666, 1991. **acompanhamento durante dez anos:** R. Yassa e N. P. V. Nair, "A 10-Year Follow-Up Study of Tardive Dyskinesia", *Acta Psychiatrica Scandinavica*, v. 86, p. 262–266, 1992. **usado às vezes para ficar "doidão":** O. V. Tcheremissine, "Is Quetiapine a Drug of Abuse? Reexamining the Issue of Addiction", *Expert Opinion on Drug Safety*, v. 7, p. 739–48, 2008. **Uma recente revisão:** S. Gentile, "Antipsychotic Therapy during Early and Late Pregnancy: A Systematic Review", *Schizophrenia Bulletin*, v. 36, p. 518–544, 2010. **em um útil artigo:** P. E. Deegan e R. E. Drake, "Shared Decision Making and Medication Management in the Recovery Process", *Psychiatric Services*, v. 57, p. 1636–1639, 2006. **a diferença entre:** "Fluphenazine Levels – Short and Long", *Biological Therapies in Psychiatry*, v. 4,

p. 33–34, 1981. **diferenças no grupo racial:** P. Ruiz, R. V. Varner, D. R. Small *et al.*, "Ethnic Differences in the Neuroleptic Treatment of Schizophrenia", *Psychiatric Quarterly*, v. 70, p. 163–172, 1999. **não demonstra melhora:** S. Leucht, R. Busch, W. Kissling *et al.*, "Early Prediction of Antipsychotic Nonresponse among Patients with Schizophrenia", *Journal of Clinical Psychiatry*, v. 68, p. 352–360, 2007. **"pacientes em primeiro episódio":** J. A. Gallego, D. G. Robinson, S. M. Sevy *et al.*, "Time to Treatment Response in First-Episode Schizophrenia: Should Acute Treatment Trials Last Several Months?" *Journal of Clinical Psychiatry*, v. 72, p. 1691–1696, 2011. **80 milhões de dólares**: J. L. Goren, A. J. Rose, E. G. Smith *et al.*, "The Business Case for Expanded Clozapine Utilization", *Pscyhiatric Services,* v. 67, p. 1197–1205, 2016. **"reduzem as recaídas em 30%":** C. Leucht, S. Heres, J. M. Kane *et al.*, "Oral versus Depot Antipsychotic Drugs for Schizophrenia – A Critical Systematic Review and Meta-Analysis of Randomised Long-term Trials", *Schizophrenia Research,* v. 127, p. 83–92, 2011. **epis**ódios de violência**:** C. Arango, I. Bombín, T. González-Salvador, *et al.*, "Randomised Clinical Trial Comparing Oral versus Depot Formulations of Zuclopenthixol in Patients with Schizophrenia and Previous Violence", *European Psychiatry,* v. 21, p. 34–40, 2006. **um estudo de 2017:** H. Taipale, E. MittendorferRutz, K. Alexanderson *et al.*, "Antipsychotics and Mortality in a Nationwide Cohort of 29,823 Patients with Schizophrenia", *Schizophrenia Research*, v. 197, p. 274–280, 2018. **"33% dos pacientes":** G. Goodwin, W. Fleischhacker, C. Arango *et al.*, "Advantages and Disadvantages of Combination Treatment with Antipsychotics", *European Neuropsychopharmacology*, v. 19, p. 520–532, 2009. **"revista *Fortune*":** D. Cauchon, "Americans Pay More; Here's Why", *USA Today*, 10 de novembro de 1999. **Robert Whitaker:** R. Whitaker, *Anatomy of an Epidemic* (Nova York: Crown, 2010). **vários estudos recentes:** S. Teferra, T. Shibre, A. Fekadu, *et al.*, "Five-year Clinical Course and Outcome of Schizophrenia in Ethiopia", *Schizophrenia Research*, v. 136, p. 137–142, 2012; A. Cohen, V. Patel, R. Thara *et al.*, "Questioning an Axiom: Better Prognosis for Schizophrenia in the Developing World?", *Schizophrenia Bulletin*, v. 34, p. 229–244, 2008. **hipersensibilidade da psicose:** J. Moncrieff, "Does Antipsychotic Withdrawal Provoke Psychosis? Review of the Literature on Rapid Onset Psychosis (Supersensitivity Psychosis) and Withdrawal-related Relapse", *Acta Psychiatrica Scandinavica*, v. 114, p. 3–13, 2006. **Em macacos:** G. T. Konopaske, K.-A. Dorph-Petersen, J. N. Pierri *et al.*, "Effect of Chronic Exposure to Antipsychotic Medication on Cell Numbers in the Parietal Cortex of Macaque Monkeys", *Neuropsychopharmacology*, v. 32, p. 1216–1223, 2007. **"a manifestação é aguda":** W. Z. Potter e M. V. Rudorfer, "Electroconvulsive Therapy – A Modern Medical Procedure", *New England Journal of Medicine*, v. 328, p.

882–883, 1993. **TMS:** P. B. Fitzgerald e Z. J. Daskalakis, "A Review of Repetitive Transcranial Magnetic Stimulation Use in the Treatment of Schizophrenia", *Canadian Journal of Psychiatry*, v. 53, p. 567–576, 2008; C. W. Slotema, J. D. Blom, H. W. Hoek *et al.*, "Should We Expand the Tool box of Psychiatric Treatment Methods to Include Repetitive Transcranial Magnetic Stimulation (rTMS)? A Meta-Analysis of the Efficacy of rTMS in Psychiatric Disorders", *Journal of Clinical Psychiatry*, v. 71, p. 873–884, 2010. **até o momento, os estudos:** P. McGorry, "At Issue: Cochrane, Early Intervention, and Mental Health Reform: Analysis, Paralysis, or Evidence-Informed Progress?", *Schizophrenia Bulletin*, v. 38, p. 221–224, 2012. M. Weiser, "Early Intervention for Schizophrenia: The Risk-Benefit Ratio of Antipsychotic Treatment in the Prodromal Phase", editorial, *American Journal of Psychiatry*, v. 168, p. 761–763, 2011. **Um levantamento:** J. Unützer, R. Klap, R. Sturm, *et al.*, "Mental Disorders and the Use of Alternative Medicine: Results from a National Survey", *American Journal of Psychiatry*, v. 157, p. 1851–1857, 2000. **óleo de prímula:** A. H. C. Wong, M. Smith e H. S. Boon, "Herbal Remedies in Psychiatric Practice", *Archives of General Psychiatry*, v. 55, p. 1033–1044, 1998. **intoxicação por lítio:** D. Pyevich e M. P. Bogenschutz, "Herbal Diuretics and Lithium Toxicity, carta, *American Journal of Psychiatry*, v. 158, p. 1329, 2001. **Em um estudo:** G. Hogarty e S. Goldberg, "Drug and Sociotherapy in the Post-Hospital Maintenance of Schizophrenia", *Archives of General Psychiatry*, v. 24, p. 54–64, 1973. **"uma duração mais longa":** M. Clarke, P. Whitty, S. Browne *et al.*, "Untreated Illness and Outcome of Psychosis", *British Journal of Psychiatry*, v. 189, p. 235–240, 2006. **"reduzir a DUP":** I. Melle, T. K. Larsen, U. Haahr *et al.*, "Prevention of Negative Symptom Psychopathologies in First-Episode Schizophrenia", *Archives of General Psychiatry*, v. 65, p. 634–640, 2008. **"pouco melhor":** P. B. Jones e J. J. Van Os, "Predicting Schizophrenia in Teenagers: Pessimistic Results from the British 1946 Birth Cohort", abstract, *Schizophrenia Research*, v. 29, p. 11, 1998. **Um estudo da Escócia:** E. C. Johnstone, K. P. Ebmeier, P. Miller *et al.*, "Predicting Schizophrenia: Findings from the Edinburgh High-Risk Study, *British Journal of Psychiatry*, v. 85, p. 18–25, 2005.

CAPÍTULO 8

"Esperar que": J. Halpern, P. R. Binner, C. B. Mohr, *et al.*, *The Illusion of Deinstitutionalization* (Denver: Denver Research Institute, 1978). **"Se, por exemplo":** W. M. Mendel, *Treating Schizophrenia* (São Francisco: Jossey-Bass, 1989), p. 128. **"expectativas pessimistas":** H. Hoffman, Z. Kupper e B. Kunz, "The Impact of 'Resignation' on Rehabilitation Outcome in Schizophrenia",

Schizophrenia Research 36 (1999): 325–26. **"a incapacidade de se engajar":** Social Security Administration, Department of Health and Human Services, *Supplemental Security Income Regulations* (essas regulamentações estão disponíveis em todas as agências da Social Security). **"programa certificado de vida independente":** "Diabetic Lay Dead at Group Home 3 Days", *Washington Post,* 19 de abril 1986, p. C-3. **"a polícia encontrou":** "21 Ex-Mental Patients Taken from 4 Private Homes", *New York Times,* 5 de Agosto de 1979, p. B-3. **série de reportagens de 2002:** C. Levy, "Broken Homes", *New York Times,* 28–30 de abril de 2002. **Em um estudo:** H. R. Lamb, "Board-and-Care Home Wanderers", *Hospital and Community Psychiatry*, v. 32, p. 498–500, 1981. **Fairweather Lodges:** G. W. Fairweather (Ed.), *The Fairweather Lodge: A TwentyFive-Year Retrospective* (São Francisco: Jossey-Bass, 1980). **características de pacientes:** F. B. Dickerson, N. Ringel e F. Parente, "Predictors of Residential Independence among Outpatients with Schizophrenia", *Psychiatric Services*, v. 50, p. 515–519, 1999. **"a presença de casas":** *There Goes the Neighborhood* (White Plains, N.Y.: Community Residences Information Services Program, 1986). **um estudo recente:** R. M. Friedrich, B. Hollingsworth, E. Hradek *et al.*, "Family and Client Perspective on Alternative Residential Settings for Person with Severe Mental Illness", *Psychiatric Services*, v. 50, p. 509–514, 1999. **6%:** R. J. Turner, "Jobs and Schizophrenia", *Social Policy* 8 (1977): 32–40. **"de manhã":** H. R. Lamb e Associados, *Community Survival for Long-term Patients* (São Francisco: Jossey-Bass, 1976), p. 8. **"Eu me perco":** S. E. Estroff, *Making It Crazy: An Ethnography of Psychiatric Clients in an American Community* (Berkeley: University of California Press, 1981), p. 233. **"Eu simplesmente não consigo":** C. Smith, "Schizophrenia in the 1980s", apresentado na Conferência sobre Esquizofrenia de Alberta, maio de 1986. **26 a 53%:** R. P. Roca, W. R. Breakey e P. J. Fisher, "Medical Care of Chronic Psychiatric Outpatients", *Hospital and Community Psychiatry*, v. 38, p. 741–744, 1987. **"tratar de outras doenças":** L. E. Adler e J. M. Griffith, "Concurrent Medical Illness in the Schizophrenic Patient", *Schizophrenia Research*, v. 4, p. 91–107, 1991. **conferência de dois dias:** S. R. Marder, S. M. Essock, A. L. Miller *et al.*, "Physical Health Monitoring of Patients with Schizophrenia", *American Journal of Psychiatry*, v. 161, p. 1334–1349, 2004. **cuidados dentários:** R. G. McCreadie, H. Stevens, J. Henderson *et al.*,"The Dental Health of People with Schizophrenia", *Acta Psychiatrica Scandinavica*, v. 110, p. 306–310, 2004. **ouvir vozes não é:** T. Styron, L. Utter, L. Davidson, "The Hearing Voices Network: Initial Lessons and Future Directions for Mental Health Professionals and Systems of Care", *Psychiatric Quarterly*, v. 88, p. 769–785, 2017. **"Tenho orgulho":** A. Woods, "The Voice-Hearer", *Journal of Mental Health*, v. 22, p. 263–270, 2013. **29%**: T. Styron, L. Utter, L. Davidson, *op. cit.*

CAPÍTULO 9

"Embora a insanidade": Anônimo, "Admissions to Hospitals for the Insane", *American Journal of Insanity*, v. 25, p. 74, 1868. **entre 1999 e 2016:** Dickerson, J. Schroeder, E. Katsafanas *et al.*, "Cigarette Smoking by Patients with Serious Mental Illness, 1999–2016: An Increasing Disparity", *Psychiatric Services*, v. 69, p. 147–153, 2018. **fumo e expectativa de vida:** C. Cather, N. Pachas, K. M. Cieslak *et al.*, "Achieving Smoking Cessation in Individuals with Schizophrenia", *CNS Drug*, v. 31, p. 471–481, 2017. **diminui a função cognitiva:** F. Dickerson, M. B. Adamos, E. Katsafanas *et al.*, "The Association Among Smoking, HSV-1 Exposure, and Cognitive Functioning in Schizophrenia, Bipolar Disorder, and Non-Psychiatric Controls", *Schizophrenia Research*, v. 176, p. 566–571, 2016. **café instantâneo:** J. I. Benson e J. J. David, "Coffee Eating in Chronic Schizophrenic Patients", *American Journal of Psychiatry*, v. 143, p. 940–941, 1986. **receptores de adenosina:** P. B. Lucas, D. Pickar, J. Kelsoe *et al.*, "Effects of the Acute Administration of Caffeine in Patients with Schizoprhenia", *Biological Psychiatry*, v. 28, p. 34–40, 1990. **cafeína pode diminuir:** S. R. Hirsch, "Precipitation of Antipsychotic Drugs in Interaction with Coffee or Tea", carta, *Lancet*, v. 2, p. 1130–1131, 1979. **piora nos sintomas:** Lucas *et al.*, "Effects of the Acute Administration of Caffeine"; M. O. Zaslove, R. L. Russell e E. Ross, "Effect of Caffeine Intake on Psychotic In-Patients", *British Journal of Psychiatry*, v. 159, p. 565–567, 1991. **interferir na absorção:** F. Kulhanek, O. K. Linde e G. Meisenberg, "Precipitation of Antipsychotic Drugs in Interaction with Coffee or Tea", carta, *Lancet*, v. 2, p. 1130, 1979. **Em um estudo:** J. A. Cabarillo, A. G. Herraiz, S. I. Ramos *et al.*, "Effects of Caffeine Withdrawal from the Diet on the Metabolism of Clozapine in Schizophrenic Patients", *Journal of Clinical Psychopharmacology*, v. 18, p. 311–316, 1998. **47% abusavam:** D. A. Regier, M. E. Farmer, D. S. Rae *et al.*, "Comorbidity of Mental Disorders with Alcohol and Other Drug Abuse", *Journal of American Medical Association*, v. 264, p. 2511–2518, 1990. **Um levantamento nacional de 2002:** Substance Abuse and Mental Health Services Administration, *Results from the 2002 National Survey on Drug Use and Health: Detailed Tables* (U.S. Department of Health and Human Services, 2003). **Um estudo:** C. A. Pristach e C. M. Smith, "Self-Reported Effects of Alcohol Use on Symptoms of Schizophrenia", *Psychiatric Services*, v. 47, p. 421–423, 1996. **uma taxa de recaída bem mais alta:** R. E. Drake e M. A. Wallach, "Substance Abuse among the Chronically Ill", *Hospital and Community Psychiatry*, v. 40, p. 1041–1046, 1989. **A análise de fios de cabelo:** M. S. Swartz, J. W. Swanson e M. J. Hannon, "Detection of Illicit Substance Use among Persons with Schizophrenia by Radioimmunoassay of Hair", *Psychiatric*

Services, v. 54, p. 891–895, 2003. **O dissulfiram pode ser usado:** S. J. Kingsbury e C. Salzman, "Disulfiram in the Treatment of Alcoholic Patients with Schizophrenia", *Hospital and Community Psychiatry*, v. 41, p. 133–134, 1990. **Maconha melhora:** R. Warner, D. Taylor, J. Wright *et al.*, "Substance Use among the Mentally Ill: Prevalence, Reasons for Use, and Effects on Illness", *American Journal of Orthopsychiatry*, v. 64, p. 30–39, 1994; V. Peralta e M. J. Cuesta, "Influence of Cannabis Abuse on Schizophrenic Psychopathology", *Acta Psychiatrica Scandinavica*, v. 85, p. 127–130, 1992. **73% eram:** J. Coverdale, J. Aruffo e H. Grunebaum, "Developing Family Planning Services for Female Chronic Mentally Ill Outpatients", *Hospital and Community Psychiatry*, v. 43, p. 475–477, 1992. **62% eram:** J. A. Kelly, D. A. Murphy, G. R. Bahr *et al.*, "AIDS/HIV Risk Behavior among the Chronically Mentally Ill", *American Journal of Psychiatry*, v. 149, p. 886–889, 1992. **66% haviam sido:** K. McKinnon, F. Courrios, H.F.L. Meyer-Bahlburg, *et al.*, "Reliability of Sexual Risk Behavior Interviews with Psychiatry Patients", *American Journal of Psychiatry*, v. 150, p. 972–974, 1993. **"a atividade sexual era":** D. Civic, G. Walsh e D. McBride, "Staff Perspectives on Sexual Behavior of Patients in a State Psychiatric Hospital", *Hospital and Community Psychiatry*, v. 44, p. 887–890, 1993. **"nunca haviam tido":** K. Bhui, A. Puffet e G. Strathdee, "Sexual and Relationship Problems amongst Patients with Severe Chronic Psychoses", *Social Psychiatry and Psychiatric Epidemiology*, v. 32, p. 459–467, 1997. **"fez uma descrição vívida":** M. B. Rosenbaum, "Neuroleptics and Sexual Functioning", *Integrative Psychiatry*, v. 4, p. 105–106, 1986. **30 a 60%:** G. Sullivan e D. Lukoff, "Sexual Side Effects of Antipsychotic Medication: Evaluation and Interventions", *Hospital and Community Psychiatry*, v. 41, p. 1238–1241, 1990. **reportou efeitos colaterais:** S. Smith, P. Mostyn, S. Vearnals *et al.*, "The Prevalence of Sexual Dysfunction in Schizophrenic Patients Taking Conventional Antipsychotic Medication", *Schizophrenia Research*, v. 41, p. 218, 2000. **"rotineiramente envolviam-se":** D. D. Gold e J. D. Justino, "'Bicycle Kickstand' Phenomenon: Prolonged Erections Associated with Antipsychotic Drugs", *Southern Medical Journal*, v. 81, p. 792–794, 1988. **"a taxa de criança":** M. V. Seeman, M. Lang e N. Rector, "Chronic Schizophrenia: A Risk Factor for HIV?" *Canadian Journal of Psychiatry*, v. 35, p. 765–768, 1990. **31% das mulheres:** J. H. Coverdale e J. A. Aruffo, "Family Planning Needs of Female Chronic Psychiatric Outpatients", *American Journal of Psychiatry*, v. 146, p. 1489–1491, 1989. **"a esquizofrenia foi associada":** L. M. Howard, G. Thornicroft, M. Salmon *et al.*, "Predictors of Parenting Outcome in Women with Psychotic Disorders Discharged from Mother and Baby Units", *Acta Psychiatrica Scandinavica*, v. 110, p. 347–355, 2004. **"pacientes psiquiátricas externas crônicas":** Coverdale e Aruffo,

"Family Planning Needs." **melhores mães:** M. Mullick, L. J. Miller e T. Jacobsen, "Insight into Mental Illness and Child Maltreatment Risk among Mothers with Major Psychiatric Disorders", *Psychiatric Services*, v. 52, p. 488–492, 2001. **propuseram linhas gerais:** L. B. McCullough, J. Coverdale, T. Bayer *et al.*, "Ethically Justified Guidelines for Family Planning Interventions to Prevent Pregnancy in Female Patients with Chronic Mental Illness", *American Journal of Obstetrics and Gynecology*, v. 167, p. 19–25, 1992. **Um estudo da Dinamarca:** B. E. Bennedsen, P. B. Mortensen, A. V. Olesen *et al.*, "Preterm Birth and Intra-Uterine Growth Retardation among Children of Women with Schizophrenia", *British Journal of Psychiatry*, v. 175, p. 239–245, 1999. **estudo preliminar da Austrália:** A. Jablensky, S. Zubrick, V. Morgan *et al.*, "The Offspring of Women with Schizophrenia and Affective Psychoses: A Population Study", *Schizophrenia Research*, v. 41, p. 8, 2000. **amamentação:** A. Buist, T. R. Norman e L. Dennerstein, "Breastfeeding and the Use of Psychotropic Medication: A Review", *Journal of Affective Disorders*, v. 19, p. 197–206, 1990. **1,6% no Texas:** D. Gamino, "1 in 24 New Austin State Hospital Patients Has HIV", *Austin American-Statesman,* 22 de agosto de 1991. **5,5% em Nova York:** F. Cournos, M. Empfield, E. Horwath, *et al.*, "HIV Seroprevalence among Patients Admitted to Two Psychiatric Hospitals", *American Journal of Psychiatry*, v. 148, p. 1225–1230, 1991. **3,4% eram positivos:** M. Sacks, H. Dermatis, S. Looser-Ott *et al.*, "Seroprevalence of HIV and Risk Factors for AIDS in Psychiatric Inpatients", *Hospital and Community Psychiatry*, v. 43, p. 736–737, 1992. **6,2%:** W. D. Klinkenberg, J. Caslyn, G. A. Morse, *et al.*, "Prevalence of Human Immunodeficiency Virus, Hepatitis B, and Hepatitis C among Homeless Persons with Co-occurring Severe Mental Illness and Substance Use Disorders", *Comprehensive Psychiatry*, v. 44, p. 293–302, 2003. **pegar AIDS com um aperto de mão:** J. F. Aruffo, J. H. Coverdale, R. C. Chacko *et al.*, "Knowledge about AIDS among Women Psychiatric Outpatients", *Hospital and Community Psychiatry*, v. 41, p. 326–328, 1990. **Um estudo de 1993:** F. Cournos, K. McKinnon, H. Meyer-Bahlburg *et al.*, "HIV Risk Activity among Persons with Severe Mental Illness: Preliminary Findings", *Hospital and Community Psychiatry*, v. 44, p. 1104–1106, 1993. **Em outro estudo:** J. A. Kelly *et al.*, "AIDS/HIV Risk Behavior." **programas educativos sobre a AIDS:** R. M. Goisman, A. B. Kent, E. C. Montgomery, *et al.*, "AIDS Education for Patients with Chronic Mental Illness", *Community Mental Health Journal*, v. 27, p. 189–197, 1991; J. A. Kelly, T. L. McAuliffe, K. J. Sikkema *et al.*, "Reduction in Risk Behavior among Adults with Severe Mental Illness Who Learned to Advocate for HIV Prevention", *Psychiatric Services*, v. 48, p. 1283–1288, 1997. **um estudo em Connecticut:** D. J. Sells, M. Rowe, D. Fisk *et al.*, "Violent Victimization of Persons with Co-occurring Psychiatric and

Substance Use Disorders", *Psychiatric Services*, v. 54, p. 1253–1257, 2003. **278 residentes:** A. F. Lehman e L. S. Linn, "Crimes against Discharged Mental Patients in Boardand-Care Homes", *American Journal of Psychiatry*, v. 141, p. 271–274, 1984. **185 indivíduos:** V. A. Hiday, M. S. Swartz, J. W. Swanson *et al.*, "Criminal Victimization of Persons with Severe Mental Illness", *Psychiatric Services*, v. 50, p. 62–68, 1999. **"Os mentalmente doentes":** C. W. Dugger, "Big Shelters Hold Terrors for the Mentally Ill", *New York Times,* 12 de janeiro de 1992, pp. 1 e 22. **20 mulheres:** S. Friedman e G. Harrison, "Sexual Histories, Attitudes, and Behavior of Schizophrenic and 'Normal' Women", *Archives of Sexual Behavior*, v. 13, p. 555–567, 1984. **Em Washington:** L. A. Goodman, M. A. Dutton e M. Harris, "Episodically Homeless Women with Serious Mental Illness: Prevalence of Physical and Sexual Assault", *American Journal of Orthopsychiatry*, v. 65, p. 468–478, 1995. **Na França:** J. M. Darvez-Bornoz, T. Lemperiere, A. Degiovanni e P. Grillard, "Sexual Victimization in Women with Schizophrenia and Bipolar Disorder", *Social Psychiatry and Psychiatric Epidemiology*, v. 30, p. 78–84, 1995. **"Sei de uma mulher":** C. J. Cooper, "Brutal Lives of Homeless S. F. Women", *San Francisco Examiner,* 18 de dezembro de 1988, p. A-1. **metade das vezes:** J. A. Marley e S. Buila, "When Violence Happens to People with Mental Illness: Disclosing Victimization", *American Journal of Orthopsychiatry*, v. 69, p. 398–402, 1999. **"estavam confusos":** T. Marshall e P. Solomon, "Professionals' Responsibilities in Releasing Information to Families of Adults with Mental Illness", *Psychiatric Services*, v. 54, p. 1622–1628, 2003. **"Nunca me forneceram":** N. Dearth, B. J. Labenski, M. E. Mott *et al.*, *Families Helping Families* (Nova York: Norton, 1986), p. 61. **Condado de Riverside:** T. Bogart e P. Solomon, "Procedures to Share Treatment Information among Mental Health Providers, Consumers, and Families", *Psychiatric Services*, v. 50, p. 1321–1325, 1999. **70% dos pacientes:** P. J. Weiden, L. Dixon, A. Frances *et al.*, "Neuroleptic Noncompliance in Schizophrenia", *In:* C. A. Tamminga e S. C. Schulz (Ed.), *Advances in Neuropsychiatry and Psychopharmacology. Vol. 1: Schizophrenia Research* (Nova York: Raven Press, 1991), p. 285–96. **136 milhões de dólares por ano:** P. J. Weiden e M. Olfson, "Measuring Costs of Rehospitalization in Schizophrenia", apresentado no encontro anual da American Psychiatric Association, São Francisco, Califórnia, maio de 1993. Custos médios para os primeiros dois anos. **era o dobro:** I. E. Lin, R. Spiga, e W. Fortsch, "Insight and Adherence to Medication in Chronic Schizophrenics", *Journal of Clinical Psychiatry*, v. 40, p. 430–432, 1979. **"Eu não queria acreditar":** D. Minor, citado in A. B. Hatfield e H. P. Lefley, *Surviving Mental Illness* (Nova York: Guilford Press, 1993), p. 134. **"Infelizmente os efeitos":** E. Leete, "The Treatment of Schizophrenia: A Patient's Perspective", *Hospital and Community Psychiatry*, v.

38, p. 486–491, 1987. **estudos recentes:** M. Vanelli, P. Burstein e J. Cramer, "Refill Patterns of Atypical and Conventional Antipsychotic Medications at a National Retail Pharmacy Chain", *Psychiatric Services*, v. 52, p. 1248–1250, 2001; M. Valenstein, F. C. Blow, L. A. Copeland *et al.*, "Poor Antipsychotic Adherence among Patients with Schizophrenia: Medication and Patient Factors", *Schizophrenia Bulletin*, v. 30, p. 255–264, 2004. **"o principal achado":** P. J. Weiden, J. J. Mann, G. Haas *et al.*, "Clinical Nonrecognition of Neuroleptic-Induced Movement Disorders: A Cautionary Study", *American Journal of Psychiatry*, v. 144, p. 1148–1153, 1987. **"psiquiatras avaliaram mal":** S. E. Finn, J. M. Bailey, R. T. Schultz *et al.*, "Subjective Utility Ratings of Neuroleptics in Treating Schizophrenia", *Psychological Medicine, v.* 20, p. 843–48, 1990 . **"a relutância em tomar":** T. Van Putten, "Why Do Schizophrenic Patients Refuse to Take Their Drugs?" *Archives of General Psychiatry*, v. 31, p. 67–72, 1974. **"ainda é importante":** R. Diamond, "Drugs and the Quality of Life: The Patient's Point of View", *Journal of Clinical Psychiatry*, v. 46, p. 29–35, 1985. **"Muitos dos erros":** B. Blaska, "The Myriad Medication Mistakes in Psychiatry: A Consumer's View", *Hospital and Community Psychiatry*, v. 41, p. 993–998, 1990. **"Alguns meses depois":** R. McLean, *Recovered, Not Cured* (Crow's Nest, Austrália: Allen and Unwin, 2003), p. 160–61. **descobriu que 37%:** C. Clary, A. Dever e E. Schweizer, "Psychiatric Inpatients' Knowledge of Medication at Hospital Discharge", *Hospital and Community Psychiatry*, v. 43, p. 140–144, 1992. **Em um estudo de Baltimore:** A. F. Lehman, L. B. Dixon, E. Kernan *et al.*, "A Randomized Trial of Assertive Community Treatment for Homeless Persons with Severe Mental Illness", *Archives of General Psychiatry*, v. 54, p. 1038–1043, 1997. **"aproximadamente um terço":** L. Dixon, P. Weiden, M. Torres *et al.*, "Assertive Community Treatment and Medication Compliance in the Homeless Mentally Ill", *American Journal of Psychiatry*, v. 154, p. 1302–1304, 1997. **reduz os dias de hospitalização:** D. J. Luchins, P. Hanrahan, K. J. Conrad *et al.*, "An Agency-Based Representative Payee Program and Improved Community Tenure of Persons with Mental Illness", *Psychiatric Services*, v. 49, p. 1218–1222, 1998. **abuso de substâncias:** R. Rosenheck, J. Lam e F. Randolph, "Impact of Representative Payees on Substance Use among Homeless Persons with Serious Mental Illness and Substance Abuse", *Psychiatric Services*, v. 48, p. 800–806, 1997. **dias como morador de rua:** M. R. Stoner, "Money Management Services for the Homeless Mentally Ill", *Hospital and Community Psychiatry*, v. 40, p. 751–753, 1989. **o juiz determinou que:** Brown v. Bowen, 845 F2d 1211, 3rd Circuit, 1988. **27% dos pacientes:** P. Gorman, New Hampshire Department of Health and Human Services, comunicação pessoal, 11 de setembro de 1998. **No único estudo reportado:** C. O'Keefe, D. P. Potenza, K. T. Mueser, "Treatment

Outcomes for Severely Mentally Ill Patients on Conditional Discharge to Community-Based Treatment", *Journal of Nervous and Mental Disease*, v. 185, p. 409–411, 1997. **O exemplo mais conhecido:** J. D. Bloom, M. H. Williams, J. L. Rogers, *et al.*, "Evaluation and Treatment of Insanity Acquittees in the Community", *Bulletin of the American Academy of Psychiatry and Law*, v. 14, p. 231–244, 1986. **Estudos adicionais:** J. D. Bloom, M. H. Williams, e D. A. Bigelow, "Monitored Conditional Release of Persons Found Not Guilty by Reason of Insanity", *American Journal of Psychiatry*, v. 148, p. 444–448, 1991. **alguma forma de compromisso de tratamento ambulatorial:** E. F. Torrey e R. J. Kaplan, "A National Survey of the Use of Outpatient Commitment", *Psychiatric Services*, v. 46, p. 778–784, 1995. **Em Washington, D.C.:** G. Zanni e L. deVeau, "Inpatient Stays before and after Outpatient Commitment", *Hospital and Community Psychiatry*, v. 37, p. 941–942, 1986. **em Ohio:** M. R. Munetz, T. Grande, J. Kleist, *et al.*, "The Effectiveness of Outpatient Civil Commitment", *Psychiatric Services*, v. 47, p. 1251–1253, 1996. **E em Iowa:** B. M. Rohland, "The Role of Outpatient Commitment in the Management of Persons with Schizophrenia", Iowa Consortium for Mental Health, Services, Training, and Research, maio de 1998. **na Carolina do Norte:** G. A. Fernandez e S. Nygard, "Impact of Involuntary Outpatient Commitment on the Revolving-Door Syndrome in North Carolina", *Hospital and Community Psychiatry*, v. 41, p. 1001–1004, 1990. **Em outro estudo:** M. S. Swartz, J. W. Swanson, H. R. Wagner *et al.*, "Can Involuntary Outpatient Commitment Reduce Hospital Recidivism?: Findings from a Randomized Trial with Severely Mentally Ill Indivíduos", *American Journal of Psychiatry*, v. 156, p. 1968–1975, 1999. **apenas 30%:** V. A. Hiday e T. L. Scheid-Cook, "The North Carolina Experience with Outpatient Commitment: A Critical Appraisal", *International Journal of Law and Psychiatry*, v. 10, p. 215–232, 1987. **Em Ohio, o compromisso ambulatorial:** Munetz, Grande, Kleist *et al.*, "The Effectiveness of Outpatient Civil Commitment." **"71%":** R. A. Van Putten, J. M. Santiago e M. R. Berren, "Involuntary Outpatient Commitment in Arizona: A Retrospective Study", *Hospital and Community Psychiatry*, v. 39, p. 953–958, 1988. **"parece que":** Rohland, "The Role of Outpatient Commitment." **"os resultados foram impressionantes":** J. W. Swanson, M. S. Swartz, R. Borum *et al.*, "Involuntary Outpatient Commitment and Reduction of Violent Behaviour in Persons with Severe Mental Illness", *British Journal of Psychiatry*, v. 176, p. 224–231, 2000. **redução de 66%:** J. C. Phelan, M. Sinkewicz, D.M. Castille *et al.* "Effectiveness and Outcomes of Assisted Outpatient Treatment in Nova York State", *Psychiatric Services*, v. 61, p. 137–143, 2010. **Lei Kendra:** *Kendra's Law: An Interim Report on the Status of Assisted Outpatient Treatment* (Nova York State Office of Mental Health, 2003).

"dos 35 pacientes": H. R. Lamb e L. E. Weinberger, "Conservatorship for Gravely Disabled Psychiatric Patients: A Four-Year Follow-up Study", *American Journal of Psychiatry*, v. 149, p. 909–913, 1992. **estudo de seis meses:** J. Geller, A. L. Grudzinskas Jr., M. McDermett *et al.*, "The Efficacy of Involuntary Outpatient Treatment in Massachusetts", *Administration and Policy in Mental Health*, v. 25, p. 271–285, 1998. **"Em um dos desdobramentos mais":** J. L. Geller, "On Being 'Committed' to Treatment in the Community", *Innovations and Research*, v. 2, p. 23–27, 1993. **"se o nível de lítio":** J. L. Geller, "Rights, Wrongs, and the Dilemma of Coerced Community Treatment", *American Journal of Psychiatry*, v. 143, p. 1259–1264, 1986. **Estudos recentes:** H. J. Steadman, A. Redlich, L. Callahan *et al.*, "Effect of Mental Health Courts on Arrests and Jail Days", *Archives of General Psychiatry*, v. 68, p. 167–172, 2011; V. A. Hiday e B. Ray, "Arrests Two Years after Exiting a Well-Established Mental Health Court", *Psychiatric Services*, v. 61, p. 463–468, 2010. **um observador:** H. R. Lamb e L. E. Weinberger, "Mental Health Courts as a Way to Provide Treatment to Violent Persons with Severe Mental Illness", *Journal of the American Medical Association*, v. 300, p. 722–724, 2008. **estudo sobre o PACT de Baltimore:** A. F. Lehman, comunicação pessoal, 12 de outubro de 1998. **riboflavina:** S. Kapur, R. Ganguli, R. Ulrich *et al.*, "Use of Random-Sequence Riboflavin as a Marker of Medication Compliance in Chronic Schizophrenics", *Schizophrenia Research*, v. 6, p. 49–53, 1992. **isoniazida:** G. A. Ellard, P. J. Jenner e P. A. Downs, "An Evaluation of the Potential Use of Isoniazid, Acetylisoniazid and Isonicotinic Acid for Monitoring the Self-Administration of Drugs", *British Journal of Clinical Pharmacology*, v. 10, p. 369–381, 1980. **27 pacientes ambulatoriais:** A. Lucksted e R. D. Coursey, "Consumer Perceptions of Pressure and Force in Psychiatric Treatments", *Psychiatric Services*, v. 46, p. 146–152, 1995. **30 pacientes:** W. M. Greenberg, L. Moore-Duncan e R. Herron, "Patients' Attitudes toward Having Been Forcibly Medicated", *Bulletin of the American Academy of Psychiatry and the Law*, v. 24, p. 513–524, 1996. **"liberdade de estar doente":** R. Reich, "Care of the Chronically Mentally Ill: A National Disgrace", *American Journal of Psychiatry*, v. 130, p. 912, 1997. **"reportaram que seu familiar":** Citado in A. B. Hatfield, *Family Education in Mental Illness* (Nova York: Guilford Press, 1990), p. 124. **Um levantamento da NAMI de 1990:** D. M. Steinwachs, J. D. Kaspare E. A. Skinner, "Family Perspectives on Meeting the Needs for Care of Severely Mentally Ill Relatives: A National Survey" (Arlington, Va.: National Alliance for the Mentally Ill, 1992). **"detenção e condenação":** J. Rabkin, "Criminal Behavior of Discharged Mental Patients: A Critical Appraisal of the Research", *Psychological Bulletin*, v. 86, p. 1–27, 1979. **quinze de cada 20:** D. A. Martell e P. E. Dietz, "Mentally Disordered Offenders Who

Push or Attempt to Push Victims onto Subway Tracks in Nova York City", *Archives of General Psychiatry*, v. 49, p. 472–475, 1992. **"que 27%":** J. Monahan, "Mental Disorder and Violent Behavior", *American Psychologist*, v. 47, p. 511–521, 1992. **estudo de Link** *et al.***:** B. G. Link, H. Andrews e F. T. Cullen, "The Violent and Illegal Behavior of Mental Patients Reconsidered", *American Sociological Review*, v. 57, p. 275–292, 1992. **estudo (ECA):** J. W. Swanson, C. E. Holzer, V. K. Ganju *et al.*, "Violence and Psychiatric Disorder in the Community: Evidence from the Epidemiologic Catchment Area Surveys", *Hospital and Community Psychiatry*, v. 41, p. 761–770, 1990. **"Os dados":** J. Monahan, "Mental Disorder and Violent Behavior", *American Psychologist*, v. 47, p. 511–521, 1992. **"Na última década":** P. M. Marzuk, "Violence, Crime, and Mental Illness", *Archives of General Psychiatry* 53 (1996): 481–86. **Um resumo de 2015**: J. W. Swanson, E. E. McGinty, S. Fazel *et al.*, "Mental Illness and Reduction of Gun Violence and Suicide: Bringing Epidemiologic Research to Policy", *Annals of Epidemiology*, v. 25, p. 366–376, 2015. **20%:** Todas as referências nesta seção, a não ser quando indicado de outra forma, foram extraídas de E. F. Torrey, *Out of the Shadows: Confronting America's Mental Illness Crisis* (Nova York: John Wiley, 1997), capítulo 3, p. 25–42. **5%:** B. A. Palmer, V. S. Pankratz e J. M. Bostwick, "The Lifetime Risk of Suicide in Schizophrenia", *Archives of General Psychiatry*, v. 62, p. 247–253, 2005. **nos primeiros dez anos:** C. P. Miles, "Conditions Predisposing to Suicide: A Review", *Journal of Nervous and Mental Disease*, v. 164, p. 231–246, 1977. **Estudo finlandês:** H. Heilä, "Suicide in Schizophrenia – A Review", *Psychiatria Fennica*, v. 30, p. 59–79, 1999. **Estudo belga:** M. De Hert, K. McKenzie e J. Peuskens, "Risk Factors for Suicide in Young People Suffering from Schizophrenia: A Long-Term Follow-up Study", *Schizophrenia Research*, v. 47, p. 127–134, 2001.

CAPÍTULO 10

"A trágica condição": H. M. Hurd, *The Institutional Care of the Insane in the United States and Canada,* vol. 2 (Nova York: Arno Press, 1973), p. 95, citando S. B. Woodward; publicado originalmente em 1917. **"recebe apoio emocional":** "Compassion and Love for One Son; Fear and Anger for the Other", *Ontario Friends of Schizophrenics Newsletter,* verão de 1987; reimpresso a partir de *Alliance for the Mentally Ill of Southern Arizona Newsletter.* **Uma excelente descrição:** L. Wilson, *This Stranger, My Son* (Nova York: Putnam, 1968). **"Você sabe, pai":** J. Wechsler, N. Wechsler e H. Karpf, *In a Darkness* (Nova York: Norton, 1972), p. 27. **"Eu li um livro":** Wilson, *This Stranger, My Son,* p. 123–24. **"Famílias maltratadas":** W. S. Appleton, "Mistreatment of Patients'

Families by Psychiatrists", *American Journal of Psychiatry*, v. 131, p. 655–657, 1974. **"Depois que você se liberta":** A. C., comunicação pessoal, Maryland. **comprimido de Cogentin:** C. Adamec, *How to Live with a Mentally Ill Person* (Nova York: John Wiley, 1996), p. 52. **"Um dos nossos":** H. B. M. Murphy, "Community Management of Rural Mental Patients", Final Report of USPHS Grant (Rockville, Md.: National Institute of Mental Health, 1964). **"Sou assombrada":** E. Leete, "The Treatment of Schizophrenia: A Patient's Perspective", *Hospital and Community Psychiatry*, v. 38, p. 486–491, 1987. **"Veio a manhã":** J. Baum, "Mental Illness: Acceptance Is the Key", publicado originalmente no *Alabama Advocate* e reimpresso na *Utah AMI Newsletter*, out./dez. de 1993, p. 4. **"Eu choro":** R. Carter, *Helping Someone with Mental Illness* (Nova York: Times Books, 1998), p. 6–7. **"Bem, acho que":** G. L., comunicação pessoal, Maryland. **Vários observadores notaram:** W. W. Michaux, *et al.*, *The First Year Out: Mental Patients After Hospitalization* (Baltimore: Johns Hopkins University Press, 1969). **"Vários familiares mencionaram":** C. Creer e J. K. Wing, *Schizophrenia at Home* (Londres: Institute of Psychiatry, 1974), p. 33. **"Você precisa bater":** Laffey, p. 40. **"Reconhecer que a pessoa tem":** H. R. Lamb e associados, *Community Survival for Long-Term Patients* (São Francisco: Jossey-Bass, 1976), p. 7. **"O ideal é ter uma expectativa neutra":** Wing, *Schizophrenia,* p. 29. **"Superficialmente, ela era":** O. Sacks, *The Man Who Mistook His Wife for a Hat* (Nova York: Summit Books, 1985), p. 70–74. **"Meu conselho":** E. Francell, "Medication: The Foundation of Recovery", *Innovations and Research*, v. 3, p. 31–40, 1994. **"Family-to-Family":** L. Dixon, B. Stewart, J. Burland, *et al.*, "Pilot Study of the Effectiveness of the Family-to-Family Education Program", *Psychiatric Services*, v. 52, p. 965–967, 2001. **"um ambiente controlado":** E. Leete, "How I Perceive and Manage My Illness", *Hospital and Community Psychiatry*, v. 15, p. 197–200, 1989. **"reconhecer quando":** E. Leete, "The Treatment of Schizophrenia: A Patient's Perspective", *Hospital and Community Psychiatry*, v. 38, p. 486–491, 1987. **estudo sobre exercício:** G. Faulkner e Sparkes, "Exercise as Therapy for Schizophrenia: An Ethnographic Study", *Journal of Sport and Exercise Psychology*, v. 21, p. 52–69, 1999. **"um lugar para sentar":** E. Leete, "How I Perceive and Manage My Illness." **"ajudar a restaurar":** J. Walsh, "Schizophrenics Anonymous: The Franklin County, Ohio, Experience", *Psychosocial Rehabilitation Journal*, v. 18, p. 61–74, 1994. **"pares conselheiros":** C. W. McGill e C. J. Patterson, "Former Patients as Peer Counselors on Locked Psychiatric Inpatient Units", *Hospital and Community Psychiatry, v.* 41 p. 1017–20, 1990. **auxiliaries para gestão de caso:** P. S. Sherman e R. Porter, "Mental Health Consumers as Case Management Aides", *Hospital and Community Psychiatry*, v. 42, p. 494–498, 1991. **28 desses estudos:** A.-M. Baronet, "Factors

Associated with Caregiver Burden in Mental Illness: A Critical Review of the Research Literature", *Clinical Psychology Review*, v. 19, p. 819–841, 1999. **"Às vezes me sinto"**: "Thoughts from a NAMI Mother", *NAMI Oklahoma News* 15 (1999), p. 1. **Um levantamento online feito em 2018**: D. Lerner, H. Chang, W. H. Rogers, "Psychological Distress Among Caregivers of Indivíduos with a Diagnosis of Schizophrenia or Schizoaffective Disorder", *Psychiatric Services* 69 (2018): 169–78. **na Austrália**: J. Farhall, B. Webster, B. Hocking, *et al.*, "Training to Enhance Partnerships between Mental Health Professionals and Family Caregivers: A Comparative Study", *Psychiatric Services*, v. 49, p. 1488–1490, 1998. **"Olhe para a pessoa"**: Anônimo, comunicação pessoal, Davis, Califórnia. **"Meu filho parecia"**: A. H., comunicação pessoal, Washington, D.C. **"Os pacientes tendem a"**: Wing, *Schizophrenia*, p. 27. **"Teria ficado muito grato"**: H. R. Rollin (Ed.), *Coping with Schizophrenia* (Londres: Burnett, 1980), p. 158. **"Uma meta mais realista"**: Creer e Wing, p. 71. **"Uma paciente voltava para casa"**: *Ibid.*, p. 22. **"Um jovem geralmente"**: *Ibid.*, p. 11. **"Uma senhora disse"**: *Ibid.*, p. 8. **"Agora me deixe sozinha"**: B., comunicação pessoal, Nova York. **"Quando nosso filho estava"**: L.Y., comunicação pessoal, San Jose, Califórnia. **"A lição mais notável"**: L. M., comunicação pessoal, Flórida. **"Enquanto apreciavam"**: P. Earle, "Popular Fallacies in Regard to Insanity and the Insane", *Journal of Social Science*, v. 26, p. 113, 1890. **"Descobri que a estrutura"**: A. H., comunicação pessoal, Washington, D.C. **"Minha mulher prepara uma refeição"**: Creer e Wing, p. 30. **"A segunda sugestão prática"**: Anônimo, comunicação pessoal, Califórnia. "É muito irritante": Creer e Wing, p. 10. **"estava convencida de que"**: R. Lanquetot, "First Person Account: On Being Daughter and Mother", *Schizophrenia Bulletin*, v. 14, p. 337–341, 1988. **"e então ficávamos sentadas"**: M. Fichtner, "Children of Madness", *Miami Herald,* 15 de setembro de 1991, p. J-1-4. **Meg Livergood:** M. Blais, "Trish", *Miami Herald Sunday Magazine,* 24 de maio de 1987, p. 7–16. **"de repente, tanto meu irmão"**: W. Kelley, "Unmet Needs", *Journal of the California Alliance for the Mentally Ill*, v. 3, p. 28–30, 1992. **"inveja ao ver meus amigos"**: J. Mozham, "Daddy and Me: Growing Up with a Schizophrenic", *Reflections of AMI of Michigan,* maio/junho de 1991, p. 18–19. **"Naquele dia"**: A. S. Brodoff, "First Person Account: Schizophrenia through a Sister's Eyes – The Burden of Invisible Baggage", *Schizophrenia Bulletin*, v. 14, p. 113–116, 1988. **"Eu sinto esse grande pesar"**: M. Wasow, *The Skipping Stone* (Palo Alto, Calif.: Science and Behavior Books, 1995), p. 72. **"A esquizofrenia do meu marido"**: D. T. Marsh, *Serious Mental Illness and the Family* (Nova York: John Wiley, 1998), p. 239. **"Engraçado"**: P. Aronowitz, "A Brother's Dreams", *New York Times Magazine,* 24 de janeiro de 1988, p. 355. **"*superkids*"**: C. Kauffman, H. Grunebaum, B. Cohler *et al.*,

"Superkids: Competent Children of Psychotic Mothers", *American Journal of Psychiatry*, v. 136, p. 1398–1402, 1979. **"Crescer com uma mãe":** Lanquetot. **Moorman:** M. Moorman, *My Sister's Keeper* (Nova York: Norton, 1992). **"Ela havia conhecido":** Mozham. **"tinha consciência de que":** Fichtner. **Julie Johnson:** J. Johnson, *Hidden Victims–Hidden Healers* (Nova York: Doubleday, 1988). **Em um dos maiores estudos:** C. D. Swofford, J. W. Kasckow, G. Scheller-Gilkey *et al.*, "Substance Use: A Powerful Predictor of Relapse in Schizophrenia", *Schizophrenia Research*, v. 20, p. 145–151, 1996. **145 pacientes:** M. I. Herz e C. Melville, "Relapse in Schizophrenia", *American Journal of Psychiatry*, v. 137, p. 801–5, 1980). **"é extremamente importante":** M. Herz, "Prodromal Symptoms and Prevention of Relapse in Schizophrenia", *Journal of Clinical Psychiatry*, v. 46, p. 22–25, 1985. **Na Inglaterra:** M. Birchwood, J. Smith, F. MacMillan *et al.*, "Predicting Relapse in Schizophrenia: The Development and Implementation of an Early Signs Monitoring System Using Patients and Families as Observers", *Psychological Medicine*, v. 19, p. 649–656, 1989. **"Escala de Sinais de Advertência":** P. Jørgensen, "Schizophrenic Delusions: The Detection of Warning Signals", *Schizophrenia Research*, v. 32, p. 17–22, 1998. **"No primeiro estágio":** M. Lovejoy, "Recovery from Schizophrenia: A Personal Odyssey", *Hospital and Community Psychiatry*, v. 35, p. 809–812, 1984. **fazer filmes:** S. A. Davidoff, B. P. Forester, S. N. Ghaemi *et al.*, "Effect of Video Self-Observation on Development of Insight in Psychotic Disorders", *Journal of Nervous and Mental Disease*, v. 168, p. 697–700, 1998.

CAPÍTULO 11

"Não há doença": R. Mead, *Medical Precepts and Cautions* (Londres: J. Brindley, 1751). **gêmeos idênticos:** D. L. DiLalla e I. I. Gottesman, "Normal Personality Characteristics in Identical Twins Discordant for Schizophrenia", *Journal of Abnormal Psychology*, v. 104, p. 490–499, 1995. **"A filha":** B. Bick, "Love and Resentment", *New York Times Magazine,* 25 de março de 1990, p. 26. **"Parte da peculiar":** J. K. Wing, *Schizophrenia and Its Management in the Community* (folheto publicado pela National Schizophrenic Fellowship, 1977), p. 28–29. **"quase todos os crimes":** S. Brill, "A Dishonest Defense", *Psychology Today,* novembro de 1981, p. 16–19. **"a linha entre um impulso":** C. Holden, "Insanity Defense Reexamined", *Science*, v. 222, p. 994–995, 1983. **uma pequena perda de QI:** A. J. Russell, J. C. Munro, P. B. Jones *et al.*, "Schizophrenia and the Myth of Intellectual Decline", *American Journal of Psychiatry*, v. 154, p. 635–639, 1997. **na Finlândia:** I. Isohanni, M. R. Jarvelin, P. Jones *et al.*, "Can Excellent School Performance Be a Precursor of Schizophrenia? A 28-Year Follow-Up in the Northern Finland 1966 Birth Cohort", *Acta Psychiatrica Scandinavica*, v. 100, p. 17–26, 1999. **na infância:** J. S. Bedwell, B. Keller, A. K. Smith *et al.*, "Why Does Postpsychotic IQ Decline in Childhood-Onset Schizophrenia?" *American Journal of Psychiatry*, v. 156, p. 1996–1997, 1999. **um estudo de 1989:** M. J. Edlund, C. Conrad e P. Morris, "Accidents among Schizophrenic Outpatients", *Comprehensive Psychiatry*, v. 30, p. 522–526, 1989. **Dois estudos anteriores:** L. E. Hollister, "Automobile Driving by Psychiatric Patients", carta, *American Journal of Psychiatry*, v. 149, p. 274, 1992; Ver também D. O'Neill, "Driving and Psychiatric Illness", carta, *American Journal of Psychiatry*, v. 150, p. 351, 1993. **"um aumento de sua religiosidade":** G. Kirov, R. Kemp, K. Kirov *et al.*, "Religious Faith after Psychotic Illness." *Psychopathology*, v. 31, p. 234–245, 1998. **representantes do clero:** D. B. Larson, A. A. Hohmann, L. G. Kessler *et al.*, "The Couch and the Cloth: The Need for Linkage", *Hospital and Community Psychiatry*, v. 39, p. 1064–1069, 1998. **cultos religiosos:** Ver M. Galanter, "Psychological Induction into the Large Group: Findings from a Modern Religious Sect", *American Journal of Psychiatry*, v. 137, p. 1574–1579, 1980; ver também M. Galanter *et al.*, "The 'Moonies': A Psychological Study of Conversion and Membership in a Contemporary Religious Sect", *American Journal of Psychiatry*, v. 136, p. 135–170, 1979; para uma análise particularmente convincente, ver também S. V. Levine, "Role of Psychiatry in the Phenomenon of Cults", *Canadian Journal of Psychiatry*, v. 24, p. 593–603, 1979. **pode haver algumas vantagens:** Ver S. V. Levine, "Role of Psychiatry." **"que você diga que é escritor":** F. J. Frese, "Twelve Aspects of Coping for Persons with Schizophrenia", *Innovations and Research* 2 (1993): 39–46. **28 e 29%:** E. Kringlen, "Adult Offspring of Two Psychotic Parents, with Special Reference to Schizophrenia", *In:* L. C. Wynne, R. L. Cromwell e S. Matthysse, *The Nature of Schizophrenia* (Nova York: John Wiley, 1978), p. 9–24; K. Modrzewska, "The Offspring of Schizophrenic Parents in a Swedish Isolate", *Clinical Genetics*, v. 17, p. 191–201, 1980. **28%:** E. F. Torrey, "Are We Overestimating the Genetic Contribution to Schizophrenia?" *Schizophrenia Bulletin*, v. 18, p. 159–170, 1992.

CAPÍTULO 12

"Mas o brilho": F. S. Fitzgerald, *Tender Is the Night* (Nova York: Charles Scribner's Sons, 1934), p. 191–92. **"a quintessência da contracultura":** J. Mahler, "Fully Committed", *Talk,* março de 2000, p. 134–35. **"obrigatório":** Embora ele às vezes se perca, como em sua resenha de *Shine,* Roger Ebert geralmente escreve sobre doença mental com sensibilidade e entendimento;

ver www.suntimes.com/ebert/index.html ou *Roger Ebert's Video Companion* (Kansas City: Andrews and McMeel, atualizado anualmente desde 1986). **"[Embora] a maioria":** M. Martin e M. Porter, *Video Movie Guide 2000* (Nova York: Ballantine Books, 1999). **"Dois séculos atrás":** T. Teachout, "The Music and the Mayhem", *New York Daily News,* 20 de março de 1997 (www.nydailynews.com). Obrigado a Darlene Bakk por seu artigo "David Helfgott – Poster Boy for the Mental Illness Myth", que foi publicado no *AMI Cooke County North Suburban Newsline* no início de 1998. **"sombrio, de congelar os ossos":** S. Holden, "Into Sinister Webs of a Jumbled Mind", *New York Times,* 28 de fevereiro de 2003, E-1. **"uma das mais antigas":** E. L. Altschuler, "One of the Oldest Cases of Schizophrenia in Gogol's *Diary of a Madman",* *British Medical Journal* 323 (2001): 1475–77. **"Berenice":** As citações foram extraídas de "Berenice", de E. A. Poe, in *The Works of the Late Edgar Allan Poe,* vol. 1, N. P. Willis, J. R. Lowell e R. W. Griswold, eds. (Nova York: J. S. Redfield, 1850), p. 437–45. **"Sim! – um louco!":** C. Dickens, "A Madman's Manuscript", in *The Works of Charles Dickens: The Pickwick Papers* (Nova York: Books, Inc., 1868), p. 134. **"Na sombra profunda":** C. Brontë, *Jane Eyre* (Nova York: Penguin Books, 1982), p. 295. **"nos quais tudo o que é bom":** H. Small, *Love's Madness: Medicine, the Novel, and Female Insanity, 1800–1865* (Nova York: Oxford University Press, 1996), p. 165, citando carta de Brontë de 4 de janeiro de 1848. **" 'Bem', respondeu o senhor Dick":** C. Dickens, *The Oxford Illustrated Dickens: The Personal History of David Copperfield* (Londres: Oxford University Press, 1966), p. 202. **Bartleby:** H. Melville, *Herman Melville: Four Short Novels* (Nova York: Bantam Books, 1959), p. 3–41. **"Em casa":** Extraído de A. A. Stone e S. S. Stone (Ed.), *The Abnormal Personality through Literature* (Englewood Cliffs, N.J.: Prentice-Hall, 1966), p. 5. **"Mas elas acenavam":** V. Woolf, *Mrs. Dalloway* (Nova York: Knopf, 1993), p. 23. **"As outras pessoas":** V. Woolf, *The Waves* (Nova York: Harcourt Brace, 1988), pp. 43–45, 107. **"uma sensação de neve":** C. Aiken, "Silent Snow, Secret Snow", in *The World Within: Fiction Illuminating Neuroses of Our Time,* Mary Louise Aswell, ed. (Nova York: McGraw-Hill, 1947), p. 241. **"Deite.":** *Ibid,* p. 258. **"As paredes do quarto":** Z. Fitzgerald, *Save Me the Waltz* (Nova York: Signet, 1968), p. 186. **"Minha grande preocupação":** Carta de F. S. Fitzgerald ao Dr. J. Slocum, 8 de abril de 1934 (www.poprocks.com/zelda/scott letters/fitz4.html). **"Era necessário tratá-la":** F. S. Fitzgerald, *Tender Is the Night* (Nova York: Scribners, 1934), p. 191–92. **"I Am Lazarus":** A. Kavan, in *The World Within: Fiction Illuminating Neuroses of Our Time,* Mary Louise Aswell (Ed.) (Nova York: McGraw-Hill, 1947), p. 270–81. **"The Headless Hawk":** T. Capote, in *The World Within: Fiction Illuminating Neuroses* of Our Time, Mary Louise Aswell (Ed.)(Nova York: McGraw-Hill, 1947), p. 270–81. **receptores de dopamina-2:** O. de Manzano, S. Cervenka, A. Karabanov, *et al.*, "Thinking Outside a Less Intact Box: Thalamic Dopamine D2 Receptor Densities Are Negatively Related to Psychometric Creativity in Healthy Indivíduos", *PLoS One* 5 (2010): e10670. **No entanto, um estudo sugeriu:** J. L. Karlson, "Genetic Association of Giftedness and Creativity with Schizophrenia", *Hereditas*, v. 66, p. 177, 1970.**Uma biografia:** R. Ellmann, *James Joyce: New and Revised Edition* (Nova York: Oxford University Press, 1982), p. 685. **Um psiquiatra que estudou:** N. J. C. Andreasen, "James Joyce: A Portrait of the Artist as a Schizoid", *Journal of the American Medical Association*, v. 224, p. 67–71, 1973. **"Joyce tinha":** Ellmann, p. 650. **"…esta doença tem":** *Antonin Artaud: Selected Writings* (Nova York: Farrar, Straus and Giroux, 1976), p. 423. **"Se sou insano":** A. A. Davidson, "The Wretched Life and Death of an American Van Gogh", *Smithsonian Magazine,* dezembro de 1987, p. 80–91. **"seu cérebro":** Esta e outras citações a respeito de Gurney são de M. Hurd, *The Ordeal of Ivor Gurney* (Oxford: Oxford University Press, 1978), p. 43, 122 e 158. **"To God":** De P. J. Kavanagh (Ed.), *Collected Poems of Ivor Gurney* (Oxford: Oxford University Press, 1982), p. 156; reimpresso com permissão do editor. **"a carreira dele":** Essas citações são de S. Nasar, *A Beautiful Mind* (Nova York: Simon & Schuster, 1998), p. 243 e 244. **"Amo a vida":** R. Nijinsky (Ed.), *The Diary of Vaslav Nijinsky* (Berkeley: University of California Press, 1968), p. 185–86. **"Ah, se eu pudesse":** B. Schiff, "Triumph and Tragedy in the Land of 'Blue Tones and Gay Colors,' " *Smithsonian Magazine,* outubro de 1984, p. 89. **calouros de faculdade:** O. Wahl, "Public vs. Professional Conceptions of Schizophrenia", *Journal of Community Psychiatry*, v. 15, p. 285–291, 1987. **Uma enquete de 1986:** C. Holden, "Giving Mental Illness Its Research Due", *Science*, v. 232, p. 1084–1086, 1986. **em um levantamento de 1996:** J. C. Phelan, B. G. Link, A. Stueve *et al.*, "Public Conceptions of Mental Illness in 1950 and 1996: What Is Mental Illness and Is It to Be Feared?", *Journal of Health and Social Behavior*, v. 41, p. 188–207, 2000. **"Por que o estigma é tão forte":** *Report on Mental Health of the United States Surgeon General* (Washington, D.C.: U.S. Department of Health and Human Services, 1999). **Um levantamento em 2006**: B. A. Pescolsolido, J. K. Martin, J. S. Long *et al.*, "A Disease Like Any Other? A Decade of Change in Public Reactions to Schizophrenia, Depression, and Alcohol Dependence", *American Journal of Psychiatry*, v. 167, p. 1321–1330, 2010. **um estudo de 2016:** E. E. McGinty, A. K. Hendricks, S. Chosky *et al.*, "Trends in the News Media Coverage of Mental Illness in the United States: 1995–2014", *Health Affairs*, v. 35, p. 1121–1129, 2016. **"atitudes negativas":** J. A. Thorton e O.

F. Wahl, "Impact of a Newspaper Article on Attitudes toward Mental Illness", *Journal of Community Psychology*, v. 24, p. 17–25, 1996. **"acentuado aumento":** M. C. Angermeyer e H. Matschinger, "The Effect of Violent Attacks by Schizophrenic Persons on the Attitude of the Public Towards the Mentally Ill", *Social Science and Medicine*, v. 43, p. 1721–1728, 1996. **"um tiroteio em massa":** M. S. McGinty, D. W. Webster, C. L. Barry, "Effects of News Media Message About Mass Shootings on Attitudes Toward Persons With Serious Mental Illness and Public Support for Gun Control Policies", *American Journal of Psychiatry*, v. 70, p. 494–501, 2013. **"a proporção":** E. E. Ginty *et al.*, *op cit.* **"horas depois":** E. Jarvik, "Mental Health Clients Fear Growing Stigma", *Deseret News,* 24 de abril de 1999, p. A-1.

CAPÍTULO 13

"A esquizofrenia é": W. Hall, G. Andrews e G. Goldstein, "The Costs of Schizophrenia", *Australian and New Zealand Journal of Psychiatry*, v. 19, p. 3–5, 1985. **"uma das palavras mais sinistras":** L. Wilson, *This Stranger, My Son* (Nova York: Putnam, 1968), p. 174. **Estudos sobre sem-teto:** E. F. Torrey, *Out of the Shadows: Confronting America's Mental Illness Crisis* (Nova York: John Wiley, 1997); **15%:** D. J. James e L. E. Glaze, *Mental Health Problems of Prison and Jail Inmates* (Washington, D.C.: U.S. Department of Justice, 2006). **um levantamento de 1991:** D. M. Steinwachs, J. D. Kasper, E. A. Skinner, *et al.*, *Family Perspectives on Meeting the Needs for Care of Severely Mentally Ill Relatives* (Arlington, Va.: NAMI, 1992). **são quase mil por ano os homicídios:** J. M. Dawson e P. A. Langan, *Murder in Families* (Washington, D.C.: U.S. Department of Justice, 1994). **Em Los Angeles:** A. F. Lehman e L. S. Linn, "Crimes against Discharged Mental Patients in Board-and-Care Homes", *American Journal of Psychiatry*, v. 141, p. 271–274, 1984. **Em Nova York:** S. Friedman e G. Harrison, "Sexual Histories, Attitudes, and Behavior of Schizophrenic and Normal Women", *Archives of Sexual Behavior*, v. 13, p. 555–567, 1984. **Em Des Moines:** T. Alex, "Summer in the City: Violent Crime in D.M.", *Des Moines Register,* 3 de agosto de 1989, p. 1. **a polícia removeu:** "21 Ex-Mental Patients Taken from 4 Private Homes", *New York Times,* 5 de agosto de 1979, p. A-33. **Em 1990:** S. Raab, "Mental Homes Are Wretched, A Panel Says", *New York Times,* 6 de agosto 1990. **No Mississippi:** "9 Ex-Patients Kept in Primitive Shed", *New York Times,* 21 de outubro de 1982, p. A-21. **Em Illinois:** R. Davidson, "A Mental Health Crisis in Illinois", *Chicago Tribune,* 9 de dezembro de 1991. **Em Nova York:** C. F. Muller e C. L. M. Caton, "Economic Costs of Schizophrenia: A Postdischarge Study", *Medical*

Care, v. 21, p. 92–104, 1983. **Um estudo sobre reinternações:** J. L. Geller, "A Report on the 'Worst' State Hospital Recidivists in the U.S.", *Hospital and Community Psychiatry*, v. 43, p. 904–908, 1992. **24.787 chamados desse tipo:** E. Bumiller, "In Wake of Attack, Giuliani Cracks Down on Homeless", *New York Times,* 20 de novembro de 1999, p. 1. **apenas 3%:** M. Olfson, H. A. Pincus e T. H. Dial, "Professional Practice Patterns of U.S. Psychiatrists", *American Journal of Psychiatry*, v. 151, p. 89–95, 1994. **apenas 60%:** D. A. Regier, W. E. Narrow, D. S. Rae *et al.*, "The De Facto U.S. Mental and Addictive Disorders Service System", *Archives of General Psychiatry*, v. 50, p. 85–94, 1993. **levantamento em Baltimore:** M. Von Korff, G. Nestadt, A. Romanoski, *et al.*, "Prevalence of Untreated *DSM-III* Schizophrenia", *Journal of Nervous and Mental Disease*, v. 173, p. 577–581, 1985. **em Wisconsin:** D. A. Treffert, "The Obviously Ill Patient in Need of Treatment", *Hospital and Community Psychiatry*, v. 36, p. 259–264, 1985. **1,5%:** "Health Care Reform for Americans with Severe Mental Illnesses: Report of the National Advisory Mental Health Council", *American Journal of Psychiatry*, v. 150, p. 1447–1465, 1993. **estudo em Baltimore:** J. C. Anthony, M. Folstein, A. J. Romanoski *et al.*, "Comparison of the Lay Diagnostic Interview Schedule and a Standardized Psychiatric Diagnosis", *Archives of General Psychiatry*, v. 42, p. 667–675, 1985. **revisou sua estimativa:** W. E. Narrow, D. S. Rae, L. N. Robins, "Revised Prevalence Estimates of Mental Disorders in the United States", *Archives of General Psychiatry*, v. 59, p. 115–123, 2002. **Cinco estudos separados:** Ver M. Kramer, B. M. Rosen e E. M. Willis, "Definitions and Distribution of Mental Disorders in a Racist Society", *In:* C. V. Willie, B. M. Kramer e B. S. Brown, eds., *Racism and Mental Health* (Pittsburgh: University of Pittsburgh Press, 1973); e M. Kramer, "Population Changes and Schizophrenia, 1970–1985", *In:* L. Wynne, *et al.*, *The Nature of Schizophrenia* (Nova York: Wiley, 1978). **estudo meticuloso em Rochester:** *Report of the President's Commission on Mental Health* (Washington, D.C.: U.S. Government Printing Office, 1978). **no Texas e na Louisiana:** Kramer, Rosen, Willis. **Residentes hispânicos:** M. A. Burnam, R. L. Hough, J. I. Escobar *et al.*, "Six-Month Prevalence of Specific Psychiatric Disorders among Mexican Americans and Non-Hispanic Whites in Los Angeles", *Archives of General Psychiatry*, v. 44, p. 687–694, 1987. **estudo sobre residentes mexicano-americanos:** E. G. Jaco, *The Social Epidemiology of Mental Disorders: A Psychiatric Survey of Texas* (Nova York: Russell Sage Foundation, 1960). **Huteritas:** J. W. Eaton e R. J. Weil, *Culture and Mental Disorders: A Comparative Study of the Hutterites and Other Populations* (Glencoe: Free Press, 1955). **esquizofrenia em outras partes do mundo:** A não ser quando indicado de outro modo, todos os estudos mencionados nesta seção foram revistos em E. F. Torrey, *Schizophrenia and Civilization* (Nova York: Jason Aronson, 1980); e em E. F. Torrey, "Prevalence Studies in Schizophrenia", *British Journal of Psychiatry*, v. 150, p. 598–608, 1987. **McGrath e seus colegas:** S. Saha, D. Chant, J. Welham e J. McGrath, "A Systematic Review of the Prevalence of Schizophrenia", *PLoS Medicine*, v. 2, p. e141–e433, 2005. **diferença de cerca de cinco vezes:** J. J. McGrath, "Myths and Plain Truths about Schizophrenia Epidemiology – the NAPE Lecture 2004", *Acta Psychiatrica Scandinavica*, v. 111, p. 4–11, 2005. **Na Micronésia:** F. X. Hezel e A. M. Wylie, "Schizophrenia and Chronic Mental Illness in Micronesia: An Epidemiological Survey", *ISLA: A Journal of Micronesian Studies*, v. 1, p. 329–354, 1992. **"a insanidade é uma doença":** A. Halliday, *Remarks on the Present State of the Lunatic Asylums in Ireland* (Londres: John Murray, 1808). **imigrantes caribenhos:** S. Wessely, D. Castle, G. Der *et al.*, "Schizophrenia and AfroCaribbeans", *British Journal of Psychiatry*, v. 159, p. 795–801, 1991. **risco mais de duas vezes maior:** E. Cantor-Graae e J.-P. Selten, "Schizophrenia and Migration: A MetaAnalysis and Review", *American Journal of Psychiatry*, v. 162, p. 12–24, 2005. **A partir de 1985:** R. E. Kendell, D. E. Malcolm e W. Adams, "The Problem of Detecting Changes in the Incidence of Schizophrenia", *British Journal of Psychiatry*, v. 162, p. 212–218, 1993. **Em Baltimore:** R. Lemkau, C. Tietze e M. Cooper, "Mental-Hygiene Problems in an Urban District", *Mental Hygiene*, v. 25, p. 624–646, 1941; e v. 26, p. 100–119, 1942. **em New Haven:** A. B. Hollingshead e F. C. Redlich, *Social Class and Mental Illness* (Nova York: John Wiley, 1958). **incidência muito alta de *novos* casos:** A. Y. Tien e W. W. Eaton, "Psychopathologic Precursors and Sociodemographic Risk Factors for the Schizophrenia Syndrome", *Archives of General Psychiatry*, v. 49, p. 37–46, 1992. **"esquizofrenia tem existido":** D. V. Jeste, R. del Carmen, J. B. Lohr *et al.*, "Did Schizophrenia Exist before the Eighteenth Century?" *Comprehensive Psychiatry*, v. 26, p. 493–503, 1985; ver também N. M. Bark, "On the History of Schizophrenia", *Nova York State Journal of Medicine*, v. 88, p. 374–384, 1988. **Do outro lado:** E. F. Torrey, *Schizophrenia and Civilization* (Nova York: Jason Aronson, 1980). **Pobre Tom:** N. M. Bark, "Did Shakespeare Know Schizophrenia? The Case of Poor Mad Tom in King Lear", *British Journal of Psychiatry*, v. 146, p. 436–438, 1985. **George Trosse:** Jeste *et al.* e E. Hare, "Schizophrenia before 1800? The Case of the Revd George Trosse", *Psychological Medicine*, v. 18, p. 279–285, 1988. **insanidade estava em aumento:** Torrey, *Schizophrenia and Civilization*, e E. Hare, "Was Insanity on the Increase?" *British Journal of Psychiatry*, v. 142, p. 439–455, 1983. **O gráfico a seguir:** Dados são de A. L. Stroup e R. W. Manderscheid, "The Development of the State Mental Hospital System in the

United States: 1840–1980", *Journal of the Washington Academy of Sciences*, v. 78, p. 59–68, 1988. **"insanidade é uma doença em crescimento":** E. Jarvis, "On the Supposed Increase in Insanity", *American Journal of Insanity*, v. 8, p. 333, 1852. **"os sucessivos relatos":** Citado in W. J. Corbet, "On the Increase of Insanity", *American Journal of Insanity*, v. 50, p. 224–238, 1893. **"os insanos cresceram":** F. B. Sanborn, "Is American Insanity Increasing? A Study", *Journal of Mental Science*, v. 40, p. 214–219, 1894. **Desinstitucionalização:** A maior parte do material nessa seção foi extraído de Torrey, *Nowhere to Go* (Nova York: Harper and Row, 1988). **"nenhuma condenação resultou":** Audiências sobre o National Neuropsychiatric Institute, Subcomissão sobre Saúde e Educação, Senado dos Estados Unidos, 6–8 de março de 1946, p. 167 e 169. **"em algumas das alas":** A. Deutsch, *The Shame of the States* (Nova York: Harcourt Brace, 1948), p. 28. **A irmã mais nova dos Kennedy:** Ver Torrey, *Nowhere to Go,* p. 102–6. **"tem sido demonstrado":** Mensagem especial de 1963 do presidente Kennedy ao Congresso, reimpressa em H. A. Foley e S. S. Sharfstein, *Madness and Government* (Washington, D.C.: American Psychiatric Press, 1983). **programa federal CMHC:** E. F. Torrey, S. M. Wolfe e L. M. Flynn, "Fiscal Misappropriations in Programs for the Mentally Ill: A Report on Illegality and Failure of the Federal Construction Grant Program for Community Mental Health Centers" (Washington, D.C.: Public Citizen Health Research Group and National Alliance for the Mentally Ill, 1990). **número de advogados:** L. Caplan, "The Lawyers Race to the Bottom", *Washington Post,* 6 de agosto de 1993, A-24. **Um levantamento de 1980:** C. A. Taube, B. J. Bums e L. Kessler, "Patients of Psychiatrists and Psychologists in Office-Based Practice: 1980", *American Psychologist*, v. 39, p. 1435–1447, 1984. **Em 2000:** O exemplo do Oregon foi extraído de "No Housing, No Recovery", um editorial no *Oregonian,* 20 de março de 2000, p. E-12. **636 mil dólares:** A. E. Moran, R. I. Freedman e S. S. Sharfstein, "The Journey of Sylvia Frumkin: A Case Study for Policymakers", *Hospital and Community Psychiatry*, v. 5, p. 887–893, 1984. **Um dos estudos:** D. P. Rice e L. S. Miller, "The Economic Burden of Schizophrenia", *Journal of Clinical Psychiatry*, v. 60, suppl. 1, p. 4–6, 1999. **outro estudo:** R. J. Wyatt, I. de Saint Ghislain, M. C. Leary *et al.*, "An Economic Evaluation of Schizophrenia – 1991", *Social Psychiatry and Psychiatric Epidemiology*, v. 30, p. 196–205, 1995. **dados de 2002:** E. Q. Wu, H. G. Birnbaum, L. Shi *et al.*, "The Economic Burden of Schizophrenia in the United States in 2002", *Journal of Clinical Psychiatry*, v. 66, p. 1122–1129, 2005. **Na Austrália:** G. Andrews, W. Hall, G. Goldstein *et al.*, "The Economic Costs of Schizophrenia", *Archives of General Psychiatry*, v. 42, p. 537–543, 1985. **180 bilhões de dólares:** R. J. Wyatt, "Science and Psychiatry", *In:* J. T.

Kaplan e B. J. Sadock, eds., *Comprehensive Textbook of Psychiatry,* 4. ed. (Baltimore: Williams and Wilkins, 1984), capítulo 53, p. 2027. **"Seja qual for a maneira":** E. Jarvis, *Insanity and Idiocy in Massachusetts: Report of the Commission on Lunacy, 1855* (Cambridge: Harvard University Press, 1971), p. 104.

CAPÍTULO 14

"E, uma vez mais": R. C. Waterston, "The Insane in Massachusetts", *Christian Examiner*, v. 33, p. 338–352, 1843. **"Eles dizem, 'Não há o que'":** F. Tiffany, *Life of Dorothea Lynde Dix* (Ann Arbor: Plutarch Press, 1971), p. 134. **Um relatório de 2003:** E. F. Torrey, M. T. Zdanowicz, S. M. Wolfe *et al.*, *A Federal Failure in Psychiatric Research: Continuing NIMH Negligence in Funding Sufficient Research on Serious Mental Illnesses* (Arlington, Va.: Treatment Advocacy Center, novembro de 2003). **SAMHSA:** E. F. Torrey, "Bureaucratic Insanity: The Federal Agency That Wastes Money while Undermining Public Health", *National Review*, 20 de junho de 2011. **"Podemos reduzir o estigma":** H. R. Lamb, "Combating Stigma by Providing Treatment", *Psychiatric Services*, v. 50, p. 729, 1999. **Um estudo de 2009:** H. Takahashi, T. Ideno, S. Okubo *et al.*, "Impact of Changing the Japanese Term for 'Schizophrenia' for Reasons of Stereotypical Beliefs of Schizophrenia in Japanese Youth", *Schizophrenia Research* 112 (2009): 149–52. **2015 e 2016:** A. Aoki, Y. Aoki, R. Goulden, *et al.*, "Change in Newspaper Coverage of Schizophrenia in Japan Over 20-year Period", *Schizophrenia Research*, v. 175, p. 193–197, 2016; S. Koike, S. Yamaguichi, Y. Ojie *et al.*, "Effect of Name Change of Schizophrenia on Mass Media Between 1985 and 2013 in Japan: A Text Data Mining Analysis", *Schizophrenia Bulletin*, v. 42, p. 552–559, 2015. **"uma minoria entre as minorias":** *Report of the President's Commission on Mental Health,* vol. 2 (Washington, D.C.: U.S. Government Printing Office, 1978), p. 362. **"A esquizofrenia é":** R. W. Heinrichs, *In Search of Madness: Schizophrenia and Neuroscience* (Nova York: Oxford University Press, 2001), p. 276.

Índice remissivo

estratégias de sobrevivência, 349–365

por drogas de rua, 116, 72

procedimento diagnóstico, 210

sintomas de primeira ordem, 95

Alzheimer, doença de, 15, 84, 134, 139, 170, 179, 256, 318, 452, 454

amamentação, 297

amantadina (Symmetrel), *118*

Ambien (zolpidem), *118*

ambivalência, 48, 55

American Civil Liberties Union (ACLU), 322, 449, 473

Associação Americana de Psiquiatria (American Psychiatric Association, APA), 105, 137, 207, 223, 225, 236, 444

aminoácidos, 193

amish, 437–438

amissulprida, 230

amizade, 75, 273–275

análise de fios de cabelo, 290

analogia com a operadora de telefonia, *30*, 42, 45, 54, 75

Anatomy of an Epidemic (Whitaker), 252–254, 492

andar, jeito de, 132

Andrews, G., 429

anfctaminas, 114, 287 291

anfetaminas, 114, 287–291

Angel Baby (filme), 406

animais de estimação, 275

anomalias do desenvolvimento, 109

anormalidades elétricas, 174–175

anormalidades neurológicas, 173

anormalidades neuropsicológicas, 105, 172, 327–28

anosognosia, 83, 141, 155, 173, 182, 239, *305*

descumprimento da medicação e, *284*, 305–312, 407

ansiedade, 101, 136, 250, 255, 256, 259, 261

Antabuse (dissulfiram), *118*, 290

antecedentes, 109, 119, 137, 394

anticolinérgicos, 235

anticonvulsivantes, 250

anticorpos, 189

antidepressivos, 251

anti-inflamatórios, 251

antipsicóticos, 228–229

administração oral, 230–239, *232*, 248

apoio psicoterápico com uso de, 256–257

cafeína e absorção, 248, 286

câncer de próstata e, 149

críticas aos, 254–255

custos, 229, 238, 239, 249–252

de primeira-geração, 230–239, *232*, 236

de segunda geração, 230–239, *232*

descumprimento da medicação. *Ver* descumprimento

dicas para economizar dinheiro com, 249

dosagcm, 242 245

duração do tratamento, 242–245

durante a gravidez, 239, 294, 297, *297–298*

efeitos colaterais. *Ver* efeitos colaterais

efeitos das anormalidades neurológicas, 174

eficácia, 228–229, *232*, *233*

em forma líquida, 248

cerimônias religiosas fundamentalistas, 127

chá, 248–249, 284

Chapman, James, 55, 75, 82

Charlish, Anne, 470

Chechik, Jeremiah, 405

Chicago Institute for Psychoanalysis,
180

China, 63, 189, 193–195, 246

chlorambucil (Leukeran), *118*

CIA (Central Intelligence Agency),
27, 30, 155

ciclobenzaprina (Flexeril), *118*

cicloserina (Seromycin), *118*

Cientologia, 151, 180, 254–255, 252,
392

cigarros, 149, 284–287

cingulado anterior, 85, 181, 182

cingulado posterior, 182

Ciompi, Luc, 149

citalopram (Celexa), 251

Citizens Commission on Human
Rights (CCHR), 494

citocinas, 188, 316

citomegalovírus, 119, 189

ciúmes, 100, 367

Clean, Shaven (filme), 405–406

clero, 459

clonazcpam (Klonopin), 249–252

clonidina (Catapres), *118*

cloroquina (Aralen), *118*

clorpromazina, 227, *232*, 234, 238,
245, 381

Cloutier, M., 454

clozapina, 230–239, *232*, 239–242
dependência de álcool e, 283
dosagem, 232
efeitos colaterais, 234–278, 238,
246

eficácia, 233
para o primeiro surto psicótico,
239–242
recursos para obter informações, 497

Clozaril. *Ver* clozapina

Coate, Morag, 93

cocaína, 290

Cockburn, Henry, 470

Cockburn, Patrick, 470

coeficiente de inteligência (QI), 123,
389–390

Cogentin (benzatropina), 235

Coleman, M., 121

Colorado, 217–224

comandos alucinatórios, 325

comida. *Ver* dieta

Community Mental Health Centers
(CMHCs), 433, 447, 433, 449

complicações perinatais, 105, 193

comportamento agressivo e violento,
283–284, 323
abuso de álcool e drogas e, 287
detenção e encarceramento,
329–330
estudos sobre prevalência de,
337, 437
família e, 287, 337, 361, 366
preditores de, 337
prevenção de, 337, 338
vulnerabilidade a violências,
299–301

comportamentos bizarros, 126, 272,
330, 341, 386, 412

comportamentos ritualizados, 82

comportamentos socialmente inadequados, 83

Composite International Diagnostic
Interview (CIDI), 103

cuidados dentários, 275–277

cuidados pessoais, 269, 363

culpa, 72

nos membros da família, 287–88, 365–369

culpa, e membros da família, 338

cultos, 127, 392–393

cultos religiosos, 392–393
    alucinações de cunho religioso, 34–35, 63
    êxtase religioso, 73

cultura (fatores culturais)
    alucinações, 34–35
    comportamento psicótico culturalmente sancionado, 83
    crenças paranoides, 65–67, 75
    delírios, 63, 206–211
    médicos formados no exterior e comunicação, 206–211
    teoria da esquizofrenia por más culturas, 200
    Transtorno de Personalidade Paranoide, 98

Culture of Narcissism, The (Lasch), 200

curatelas, 319, 335–336

curso de 10 anos da esquizofrenia, *121, 145*

curso de 30 anos da esquizofrenia, *145*, 149

curso de longa duração da esquizofrenia, *145*, 149

curso educativo "Family-to-Family", 349

custo da esquizofrenia, 385–388. *Ver também* questões financeiras

custo econômico da esquizofrenia, *436*

custódia do filho, 296

Cutting, John, 405

Cytovene (ganciclovir), *118*

D

"dementia", 421

"despachos", 63

"Diário de um Louco" (Gogol), 412

"divisão de personalidade", 113–114, 459

Dakota do Norte, 217–224

Dartmouth Psychiatric Research Center, 289

Dauwan, M., 277

David and Lisa (filme), 402, 491

David Copperfield (Dickens), 413

Davis, John, 228, 230

de Clérambault, Gaëtan G., 61–62

de Clérambault, síndrome, 61–62

decisão M'Naghten, 387

decisões, ambivalência ao tomar, 48, 55

defensores, 457–458
    como organizar, 462
    diminuição do estigma, 424–427
    educar o público, 401
    equivocada, 322, 368, 383
    leituras recomendadas, 427–428
    papel dos membros da família, 338, 345–346
    quatro princípios da, *458*

defesa da insanidade, 387–388, 402

defesa, organizações de, *458*

defesas equivocadas, 457

deficiência intelectual 123, 386

deficiências de aprendizagem, 136

deficiências imunológicas, 186–188

déficits das funções executivas, 172

definição de esquizofrenia, 54–69
    critérios oficiais de diagnóstico, 94–98

estratégias para lidar, 349–350

estressores, 123, 350

estrógeno, 144, 251

estudos de associação genômica ampla (*genome-wide association studies*, GWAS), 186

estudos de gêmeos, 132, 177, 183, 186, 338, 383–385, 482

estudos de neuroimagem, 182

estudos sobre "alto risco", 132

estudos sobre casos de esquizofrenia com bom prognóstico, *156*

estupor, 99

estupro, 126, 269, 299

Etiópia, 154

evolução, 169

exame da condição mental, 206–211

exame físico, 211

exames de habilitação, 206–211

exames de sangue, 211, 245

exames neurológicos, 211

excentricidades, 101

exercícios físicos, 277

exercícios físicos, 277, 350

expectativas realistas, 346

expectativas realistas, 346

experiências incomuns de percepção, 101

Ezequiel, 442

padrões de alimentação, *136*, 361

tratamento precoce, e RAISE, 260–262

F

Fairweather Lodges, 269

fala desorganizada, 57, 59

falta de emoções, 77, 88

falta de estímulo, 77, 88

família (membros da família), 284–321. *Ver também* histórico familiar
"emoção expressa", 199

adesão à medicação, 248–249, 312–313, 315

atitude correta da, 338

comportamento agressivo e violento, 323–328, 361, 431

comunicação entre os membros da, 355–356

custos não econômicos para a, 454

educação a respeito da esquizofrenia, 349, 368, 426

efeitos da esquizofrenia em irmãos, filhos e esposos, 365–369

empatia da, 27–30, 76

estabelecimento de rotinas diárias, 361

estratégias de sobrevivência para a, 349–365

estratégias de sobrevivência para pacientes, 349–352

indicações de médicos, 206–211

leituras recomendadas, 333–336

minimização das recaídas, 369

morar em casa, 270–271, 361

morte dos pais, 197, 398

observação dos sintomas precoces, *136*, 136–138

papel de defensor, 338, 345–346

prevenção do suicídio e, 67, 73, *284*, 330

problemas com abuso de álcool e drogas, 290

problemas com detenção e encarceramento, 329–330, 365, 430–432

fraude nos serviços de saúde, 225
Frese, Frederick, *159*, 394
Freud, Sigmund (psicanálise freudiana), 180, 199, 402–403
Friendship Network, 273–275
Frost, Robert, 420
Frumkin, Sylvia, 451
Fuller, Doris, 312, 345–346
fumo, 149, 284–287
função endócrina, 124, 195
Fundação CURESZ, 248

G

"governante que mede a si mesmo", *96*
GABA (ácido gama-aminobutírico), 169, 170, 190, 229, 286
Gage, S. H., 115
galactorreia, 237
Gana, 373
ganciclovir (Cytovene), *118*
gânglios basais, 87 78
ganho de peso, 234–235, 239, 241, 246
gargalhada repentina, 40
Geller, Jeffrey, 319
genéricos, *232*, *233*, 249–252
genética
    crianças adotadas, 397–398
    da esquizofrenia infantil, 136
    da esquizofrenia, 105
    de outros transtornos, 105
    escolha do antipsicótico e, 234, 239
    fatores de risco, 175, 177–179, 298
    interação gene-ambiente, 186
    teorias da esquizofrenia, 200
genoma humano, 186

Geodon (ziprasidona), *232*, *233*, 234, 238, 239, 241
gestão de caso assertiva, 313–314, 321
gestos, 45–46
Gillberg, C., 121
ginecomastia, 237
Gingerich, Susan, 476
ginkgo biloba, 256
giro para-hipocampal, 182
giro temporal superior, 67, 182
glândula pineal, 196
glândula pituitária, 119, 196
glia, 168
glutamato, 169, 190, 229, 286
Gogol, Nicolai, 424
Goldstein, G., 429
Gordon, Kathleen, 367, 368
Gorman, Mike, 446
grandeza, e transtorno bipolar, 105
Grandin, Temple, 124
Grant, Arnold E., 479
gravidez, 294–50
    contracepção, 294–296
    cuidados pré-natais, 297
    drogas antipsicóticas durante a, 239, 294, 297, *297–298*
    esquizofrenia pós-parto, 138
    estação do ano ao nascer, *109*, 183, 193
    fatores de risco para esquizofrenia, 177
    inesperada, com antipsicóticos, 238
    psicose pós-parto, 138
    teorias desenvolvimentais da esquizofrenia, 193
    teorias nutricionais da esquizofrenia, 193–195

Great Gatsby, The (Fitzgerald), 417

Green, Hannah, 3, 488

Green, Peter, 420

Griesinger, Henry, 179

Griffith, J. M., 276

gripe, 177, 189

GROW, 350

grupos civis, 459, 463

grupos de apoio, 350, 462
    família, 146, 349, 338, 345, 462
    pares, 277–279

grupos de apoio entre pares, 277–279

grupos de apoio para a família, 146, 349, 338, 345, 462

grupos de autoajuda, 273–275, 350

Gurney, Ivor, 421

H

Hadfield, James, 121

Häfner, H., 116

Haldol (haloperidol), *232, 233,* 234, 235, 239, 241, 245, 286

Hall, L. L., *118*

Hall, W., 429

Halliday, Andrew, 443

haloperidol (Haldol), *232, 233,* 234, 235, 239, 241, 245, 286

Halpern, J., 265

Hambrecht, M., 116

Hamlet (Shakespeare), 443

Harding, Courtenay, 149

Hare Krishna, 330

Hare, Edward, 444

Harrell, Tom, 420

Haslam, John, 40, 450, 462

Hatfield, Agnes B., 471

Havaí, 209

Hawkes, John, 133, 444

haxixe, 116

Hearing Voices Network (HVN), 103, 182, 277–279, 350

hebefrenia, 98

Heinrichs, R. Walter, 435–436

Helfgott, David, 406

Helping Someone with Mental Illness (Carter), 344

Henrique VI (Shakespeare), 442

Henry, Jule, 200

heroína, 290

herpes simplex, 119, 189

Hershey, Lewis B., 446

Herz, Marvin, 370

heterogeneidade, 184–185

Hicks, Scott, 406

Hidden Victims–Hidden Healers (Johnson), 368

higiene, 269, 362

Hinckley, John, 84

HIPAA (Health Insurance Portability and Accountability Act), 301

hiperacuidade, 31, 34–38, 54, 87 135, 415

hiperacuidade dos sentidos, 31, 34–38, 54, 87 135, 415
    audição, 31
    visão, 32–36

hiperatividade, 136

hipersensibilidade, 102

hipertireoidismo, 195–96

hipocampo, 169, 170, 182, 193

hipomania, 105

hipótese de automedicação, 286, 243

hipotireoidismo, 195–96

hispano-americanos, 242, 372

histamina, 229

história da esquizofrenia, 441

marcos de atraso no desenvolvimento,133, 134

Marinol (dronabinol), *118*

Marrocos, 175

Marsh, Diane T., 474–475

Marshall, ilhas, 373

Martin, John Bartlow, 21

Martin, Mick, 343

Maryland, 217–224, 316, 336, 372

Marzuk, Peter, 274

Massachusetts, 161, 316, 319, 331, 350, 444

masturbação, 83, 444

Maudsley, Henry, 184

McCann, Tim, 408

McCullough, L. B., 296

McFarlane, William, 261

McGrath, John, 195–96, 436, 438

McLean, Richard, 309, 476

Mead, Margaret, 200

Mead, Richard, 322

medicações adjuvantes, 190–193, 249–252

medicações. *Ver* antipsicóticos; drogas prescritas

Medicaid, 219, 225, 276, 410, *458*

Medical Letter, 117, 230, 238–81

Medicare, 225, 276, 384

médicos
    busca e seleção, 206–211
    médicos formados no exterior, 206–211
    não médicos *versus*, 209, 211
    perguntas a fazer aos, 208
    procedimento diagnóstico, 206–211
    questões de confidencialidade, 301–305

relacionamento médico-paciente, 206–211, 308–311, *311*
    tipos de personalidade dos, 209
    tomada de decisão conjunta, 239

médicos "certificados" pelo conselho, 208

médicos "habilitados" pelo conselho, 208

médicos formados no exterior, 206–211

médicos formados no exterior, 435

medidas para a esquizofrenia, 257

Medi-Monitor System, 310

medo, 28, 36, 43
    de que o membro da família fique doente, 368

mefloquina (Lariam), *118*

Melleril (tioridazina), *232*, 234, 235, 238, 239, 241, 245

Melville, Herman, 414

memória de curto prazo ("operacional"), 173

Mendel, Werner M., 265

menonitas, 446

menstruação irregular, 237, 293, 294

Mental Health Law Project. *Ver* Lei do Centro Bazelon para Saúde Mental

Meridia (sibutramina), *118*

Metabolife, 256

metabolismo da insulina, 196

metabolismo de proteínas, 193

metabolismo dos lipídios, 193

metanfetaminas,114

metildopa, *118*

metilfenidato (Ritalina), *118*

metionina, 193

metodistas, 446

N

em países em desenvolvimento, 153

estudos de caso de esquizofrenia com bom prognóstico, *156*

leituras recomendadas, 163

preditores de resultado, 140–143

Program of Assertive Community Treatment (PACT), 313–314

Programa Compeer, 274

programas com paciente-provedor, 350

programas de Doze Passos, 290

programas de seis passos, 290

programas para parar de fumar, 284, 285

prolactina, 237, 294

Proleukin, *118*

Prolixin (flufenazina), 234, 235, *241*, 245, 250

propafenona (Rythmol), *118*

prostaglandinas, 177–179

prostituição, 294

proteína C-reativa, 188, 217

Provigil (modafinil), *118*

Prozac (fluoxetina), 251

Pseudoefedrina (Sudafed), *118*

psicanálise, 180, 199, 254–255, 257–259

psicose. *Ver também* esquizofrenia
causas da, 114–117
pós-parto, 138
sintomas e critérios de diagnóstico, 96, 97. *Ver também* delírios

psicose de hipersensibilidade, 252

Psicose Free, 350

psicose histérica, 127

psicose paranoide, 98

psicose pós-parto, 138, 195–196

psicoterapia de apoio, 257–259

psicoterapia de orientação psicodinâmica, 257–259

psicoterapia, 208, 256–257, 289

psiquiatras, 338
negligência por parte dos, 433
indisponibilidade de, 450

Psychiatric Drugs: Hazards to the Brain (Breggin), 252, 487

Psychological Masquerade (Taylor), 211, 481

psychoses passionnelles, 62

PTSD (*post-traumatic stress disorder*), 103, 197, 255

punções lombares, 214–216
indicações no primeiro episódio de esquizofrenia, 216

Q

QI (coeficiente de inteligência), 123, 389–390

Quakers, 446

quarter-way houses, 267

questões com planos de saúde, 219, 225, 276

questões de confidencialidade, 301–305

questões financeiras
condição de incapacitado, 266–267
custo econômico da esquizofrenia, 238–81, 249–252, 254–255
custos dos remédios, 229, 238, 239, 249–252
exclusão do IMD, 219, 225
família, 362
fontes de auxílio financeiro, 266–267
moradia, 270

tratamentos em casa, 225

trauma na cabeça, 78–79, *176*, 177

trazodona (Desyrel), 251

Treating Schizophrenia (Mendel), 265

Treatment Advocacy Center (TAC), 223, 322–323, 329, 503

treinamento em autodefesa, 299

tremores, 79, 174, 235, 284

Trepp, John, 269

tribunais de saúde mental, 287, 319

trifluoperazina (Stelazine), *232*, 234, 245, 250

Trilafon (perfenazina), *232*, 234, 241, 250

trimetoprim (Bactrim), *118*

triptofano, 179

Trosse, George, 443

tuberculose, 184, 186, 245, 305, 312, 321

Tuke, Harrington, 444

tumores, no cérebro, 30, 119, 211, 214

tutela, 319, 398

U

Uma mente brilhante (filme), 408

urinálise, 211, 290

V

vacinas, 124

valbenzina, 237

vales-refeição, 269, 384

valganciclovir (Valcyte), *118*

Valium (diazepam), 249–252

valproato (Depakote), 249–252

van Gogh, Vincent, 96, 113, 360

vareniclina, 284

vergonha, nos membros da família, 338, 366, 367

Vermont State Hospital, 149

Vermont, 349

Vestida para Matar [*Dressed to Kill*] (filme), 403

vestuário, 83, 405

Veterans Administration (VA), 219, 225

Vfend (voriconazol), *118*

Viagra (sildenafil), *118*

vida independente, 269, 269, 270, 361, 406

Vincent, Glyn, 421

vincristina, *118*

violência. *Ver* comportamento agressivo e violento

Viramune (nevirapina), *118*

Virgem Maria, 61

visão
  alterações no comportamento, *30*, 79–83, 96
  distorções grosseiras dos estímulos visuais, 31–32
  distorções na arte, 86
  embotada, 40
  hiperacuidade, 31, 34–38, 54, 79, 135, 415
  ilusões, 105, 341, 346
  inundação, 27
  mudanças perceptuais, 31
  problemas para interpretar/reagir, *30*, 41
  taxa de piscar os olhos, 79, 174

visitas em casa, 225

vitamina D, deficiência, 195–96

volume do cérebro, 136, 170

Vonnegut, Mark, 402

voriconazol (Vfend), *118*

vulnerabilidade a violências, 299–301, 366

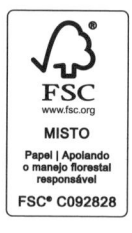

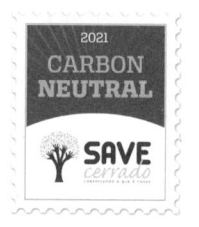

2021

CARBON
NEUTRAL

SAVE
cerrado

Este livro foi composto com tipografia Adobe Garamond Pro
e impresso em papel Avena 80g/m² na Formato Artes Gráficas.